第六辑

国家古籍整理出版专项经费资助项目

中医脉学经典医籍集成

张磊 题

主审 张磊

主编 孙玉信 高翔 胡斌 王晓田

山东科学技术出版社

整理说明

中医学是中国优秀文化的重要组成部分，传承发展中医药事业是适应时代发展要求的历史使命。脉学是中医诊断学的重要内容，源远流长，特色鲜明，是中医学之瑰宝，也是世界医学领域中特有的诊断方法，具有极高的应用价值。脉诊是四诊中唯一直接触及患者人体的重要诊法，古人认为诊脉可以测知病源、断死生，备受历代医家重视。历来医家对脉学多有著述，为中医学的传承做出了不可磨灭的贡献。

中医古籍是中医学发展的根基，中医临床则是其长久发展的核心力量。传承中医，要从读医籍入手，文以载道，中医传统思维尽在于医籍，因此医籍要常读、熟读。临床医学关键在"用"，吸纳先贤行医经验，切于临床，方可学以致用。因此，"书"与"用"，二者并重。

山东科学技术出版社从贴近临床应用的角度出发，以"书""用"并重为原则，策划出版了《中医脉学经典医籍集成》。其中共收录了48种脉学医籍，所选书目均系历代医家推崇并尊为必读的经典著作。

具体书目如下。

第一辑

《脉说》《脉语》《脉经》《脉经直指》《脉经考证》《脉诀考证》《脉象统类》《诸脉主病诗》《图注脉诀辨真》《丹溪脉诀指掌》

第二辑

《三指禅》《濒湖脉学》《崔氏脉诀》《平脉考》《删注脉诀规正》《订证太素脉秘诀》《人元脉影归指图说》

第三辑

《脉诀阐微》《脉诀乳海》《脉诀汇辨》《脉诀刊误》《脉诀指掌病式图说》

第四辑

《脉义简摩》《诊家枢要》《诊家正眼》《诊宗三昧》《四诊心法要诀》《四诊脉鉴大全》

第五辑

《脉确》《脉理求真》《医脉摘要》《素仙简要》《四诊抉微》《玉函经》《重订诊家直诀》《新刊诊脉三十二辨》

第六辑

《脉微》《脉理存真》《脉理正义》《脉理宗经》《脉理会参》《脉镜须知》

第七辑

《赖氏脉案》《医学脉灯》《脉学辑要》《脉学辑要评》《脉因证治》《脉症治方》

本次整理，力求原文准确，每种医籍均遴选精善底本，若底本与校本有文字存疑之处，择善而从，整理原则如下。

1. 原书为竖排刻本的整理后改为横排。

2. 本书一律采用现代标点方法，对原书进行标点。

3. 原书中繁体字、通假字、俗写字统一改为通行的简体字，如"藏府"改作"脏腑"，"脉沈"改为"脉沉"，"觕"改为"粗"，"耎"改为"软"，"鞕"与"硬"等，不出校注。"胎、苔""盲、肓""已、以""巳、己、已"等据文意及现代行文习惯做相应改动，不出校注。

4. 原书中音近形似（如"日""曰"不分）及偏旁误用文字（如"浓"与"脓"），或明显的笔画差错残缺等处，径改。

5. 原书中倒错，有本校或他校资料可据者，据本校或他校资料改正，无本校或他校资料可据者，据文义改正。

凡底本文字引用他书，而与原书有文字差异及增减，则视情形分别处理。若虽有异文，而含义无变化，且底本文句完整，则不作校记；若含义虽有差异而底本无错误，则保留底本原字，出校记；若引文错误影响语义者，则对底本加以改正，并出校记。

6. 底本中的"经曰""经言"多为泛指，故均不加书名号。

7. 为了保持古籍原貌，原本中"元、圆、丸""证、症"未作改动。

8. 涉及医药名词术语者，保留原貌，在首见处出注。药名与现通行写法不一者，在首见处出注。其中常用中药名称径直改作通行规范药名。如"王不流行"改作"王不留行"，"黄耆"改作"黄芪"，"白微"改作"白薇"，"栝楼"改作"瓜蒌"等。

9. 原书引文较多，且大多不是原文，故凡文理通顺，意义无实质性改变者，不改不注以省繁文。唯引文及出处明显有误者，或据情酌改，或仍存其旧，均加校记。

10. 按惯例，凡原书表示文图位置的"右""左"，一律改为"上""下"；部分不规范词语按简体版习惯予以律齐，如"已上"改为"以上"等，均不出注。

11. 部分书中"凡例"正文段落前原有提示符"一"，今一并删去。

12. 原目录前无"目录"二字的，今据体例加。原目录较烦琐，今据正文重新整理。原书目录与正文存在文字差异的，今一律以正文为准，修正目录，不另出注。

13. 附图中原有文字，一律以简体字重新标注，原图字序横排者一律按从左向右排列，上下纵排及旋转排列者保持原序不变。

14. 原书中明引前代文献，简注说明。其中引用与原文无差者，用"语出"；引用与原文有出入者，用"语本"；称引自某书而某书不见反见于他书者，用"语见"。

15. 原文小字，根据内容应为大字的调整为大字。

16. 部分疑难字酌加注释和注音。注释以疏通文意为主旨，一般不引书证。有些词语颇为费解，未能尽释，已解者也或有不当，有待达者教正。文字注音采用汉语拼音。

17. 对原书稿中漫漶不清、脱漏之文字，用虚阙号"□"表示，按所脱字数据不同版本或文义补入。

18. 原书每卷卷首著作者及校刊者信息，如"京江刘吉人校正选录""绍兴裘吉生校刊"等字样，今一律删除。

总 目 录

（第六辑）

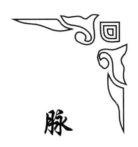

脉

微

明·施沛 纂述

王华男
吴亚鹏 校注

内容提要

　　明·施沛纂述。二卷。成书于明崇祯十二年（1639 年）。施沛（1585—1661），字沛然，自称笠泽居士，堂号笠泽草堂。号元元子、一鹤道人。华亭人（今上海松江，古称笠泽），为明代大藏书家施大经之子。上卷为脉微总说，下卷为脉学理论。施沛引经据典，从《素问》《灵枢》寻求依据。施氏的脉理脉络，延宋朝崔嘉彦的四脉为纲说，承元末明初医家滑伯仁之六脉为准绳。他对脉学"心领神会，援笔图之"，将复杂的脉学内容提纲挈领绘成简单易懂的"阴阳离合分配六位"和"一脉分成九道"的精细绘图二帧，同时将脉诊的内容、方法、意义用通俗易懂、易记易学的歌括骈语韵语形式全面、丰富地呈现出来。他反对当时医家常用的解释脉学的七表、八里、九道脉的烦琐的分类方法。施沛摘《脉经》中简要明切者，各标名目，以类相从，再结合自己的切身体会而撰成简要、明晰、易懂的《脉微》，以使"微者著，晦者明，隐者现"，发煌古义，融会新知，博古通今，启迪后学。

　　本次整理，以明崇祯十二年（1639 年）刻本为底本。

目　录

中医脉学经典医籍集成

第六辑

小 序

《内经》曰："微妙在脉，不可不察。"曰："至数之要，迫近以微。"曰："至道在微，变化无穷。"脉之理洵①微矣哉！昔在西晋，有王叔和氏，谓："脉理精微，其体难辨。"医药为用，性命所系。乃集岐伯以来诸家经论要诀，撰成《脉经》，垂法②来撰。仁人之功，其利普矣。迨晋室东渡，天下多事，性命之理，实未暇及，其后渐视医为小道，荐绅③先生罕念之，遂致精微之业，付彼肤浅。惟有《脉经》，昧不能读，读不能解，解不能明，于是高阳生之《脉诀》反得以鄙俚④行。《脉诀》行而《脉经》隐，《脉经》隐而脉理晦，由此医道日卑，夭横时有。余不获已⑤，就《脉经》中摘其简要明切者，各标名目，以类相从，冠以《灵》《素》，附之众说，俾微者著，晦者明，隐者见，敢曰至数在是？聊为遵涂⑥者之指南云尔。

崇祯己卯夏六月朔旦华亭施沛书于笠泽草堂

---

① 洵（xún）：实在。
② 垂法：垂示法则。
③ 荐绅：指有官职或做过官的人。
④ 鄙俚：粗野，庸俗。
⑤ 不获已：无可奈何。
⑥ 遵涂：又作遵途，谓遵循道路前进。

《脉经》《脉诀》辨误

　　《脉经》作于西晋王叔和，其书分别人脉合二十有四种。写难状之形，如在眉睫；决受病之原，直洞底里。使人人了然于心，了然于手，可谓至慈悯，至精妙矣！顾其文字简奥，仿佛秦汉而上，后之浅医，与其书而不能句，又乌能析其原委，解其文字，使病根脉状，洞如观火，而起天下之疲癃①残疾也哉！高阳生祖其意作《脉诀》，为五七言韵语，便初学诵读，意非不善。第高阳所撰括，多有与《脉经》相谬戾②者。夫叔和以数字状一脉，非此字则此脉不能状，医人亦不能晓，而高阳另以他字易而状之，能更明且显于叔和乎？其状滑脉曰：指下寻之，三关如珠动，按之即伏，不进不退。夫《脉经》曰：脉来沉滑如石，肾也。是滑脉有沉矣。而《诀》言按之即伏，则有浮而无沉矣。又言不进不退，是脉不往来，不前却而定矣，岂不谬乎！《诀》状涩脉曰：指下寻之似有，举之全无，是涩但有沉而无浮也。夫经曰：浮而短涩者，肺也。则涩脉有浮明矣，岂不谬乎？经曰：芤脉，按之中央空，两边实。《诀》曰：两头即有，中间全无。夫尺脉上不至关为阴绝，寸脉下不至关为阳绝。若两头即有，中间全无，则是阴阳绝脉也，安得为芤脉乎？经曰：浮则为阳，芤则为阴。而《脉诀》以芤为七表之阳，可乎？又叔和辨脉阴阳大法，以动为阳脉，《诀》以动为阴。叔和以弦为阴，《脉诀》以弦为阳。《脉经》第十卷曰："气口之中，阴阳交会，中有五部，前后左右，各有所主，上下中央，分为九

---

　① 疲癃（lóng）：曲腰高背之疾。泛指年老多病或年老多病之人。
　② 谬戾（lì）：指荒谬乖戾，差错，错误的，不合情理的。

道。"而《脉诀》以一长、二短、三虚、四促、五结、六代、七牢、八动、九细为九道。诸如此类，毫厘千里，难以枚举。流传至今，家传户习，害可胜道？

夫《脉经》自宋熙宁中神宗有旨，出内府所藏古医经方书，命光禄卿林亿等，典领校雠①，镂板②行世。哲宗绍圣三年，奏改小字本，刻之国子监，以便买者。至宁宗嘉定初，长乐陈孔硕借得医局本，与阁本参订互考，刻之广西漕司。嘉定十年，濠梁何大任有家藏小字监本③，正其误千有余字，刻于本局。屡经兵燹④，板复不行。元泰定四年，医学教授庐陵谢缙翁，刊置龙兴路学宫。皇明成化十年，曲阳尹毕玉延玺氏于吴佑舟中，乞归手录，梓于淮阳。据余所见，已屡刊矣。而世犹废经而尊《诀》。盖《脉经》十卷，九十七篇，总七万余言；《脉诀》五七言韵语，仅六千余言，世取其便诵，舍难就易。医者不读，鬻⑤者不售，书遂不行。询及王氏《脉经》，尽诵《脉诀》以对。朱晦翁、陈孔硕所谓《脉诀》出而《脉经》隐，正谓此也。夫医以寄死生，即惮⑥其难，何不改而习他道，而以人之死生为试也！

闵承诏撰

---

① 校雠（jiào chóu）：一人独校为校，二人对校为雠。谓考证书籍，纠正讹误。

② 镂（lòu）板：亦作镂版，谓雕版印刷。

③ 监本：版本类型，官刻本的一种，也是官刻本的代表。各朝国子监所刻印书籍统称"监本"。

④ 兵燹（xiǎn）：燹，野火。此指战乱中纵火焚烧。

⑤ 鬻（yù）：卖。

⑥ 惮（dàn）：怕，畏惧，忌惮。

凡 例

业医以诊脉为首务，自轩岐以下，叔和而上，皆论其精微。第①《灵》《素》深奥，而诸家之说又各有异同，学者每苦望洋②。是编虽本《脉经》，然引经断义，必期简明。故于经义有难测者，即伸以名家直说。间附一得之愚，俾读者展卷了然。惟于脉象主病，聊括骈语，以便初学。

寸口为脉之大会。凡三部九候，气口人迎，悉诊于是。脏腑阴阳，各分表里，俱有一定之位。轩岐以来，莫之能易。故帝曰：气口何以独为五脏主③？伯曰：气口亦太阴也，是以五脏六腑之气味，皆出于胃，变见于气口。后人不察经旨，妄谓独取寸口，起于扁鹊，何也？《素问》虽有"三部九候论"，原名"决死生论"，盖欲行针者，先扪循三部九候之动脉，确知虚邪人客何经，详审其血气之盛衰，以施补泻，非古人于十二经动脉中各行诊法也。是编一轨于正，悉屏④异说。

诊脉之法，自古及今独取寸口。此外惟有趺阳、太溪，危病诊之，以候胃气元气。世有妄执三部九候之说，而欲分诊于头面手足者；又有执足阳明动脉，而欲诊人迎于结喉两傍⑤者；又有执尺内以候腹中一语，而欲诊大小肠于两尺者。奇说异端，最易惑世。余于脉书辩之详矣。兹编简略，不能殚⑥述。

---

① 第：但是，只是。
② 望洋：望洋兴叹的省写。
③ 气口何以独为五脏主：语出《素问·五脏别论》。
④ 屏：抛弃。
⑤ 傍：通"旁"。
⑥ 殚（dān）：竭尽之意。

第
六
辑

人身如小天地，左寸太阳，右寸太阴。太阳为父，太阴为母。故曰膈肓之上，中有父母。上附上，左外以候心，内以候膻中。此《素问》语也。膻中者，心主之宫城。此《灵枢》语也。左手寸口阳绝者，无小肠脉也，刺手心主经，治阴。左手寸口人迎以前阴实者，手厥阴经也。此《脉经》语也。则心与手心主小肠之脉，俱候于左寸明矣。而《脉诀》之手心主脉，则诊之右尺。近世又有以小肠脉，诊于左尺者，不几大谬经旨乎？如此异说，是编悉为论定。

医门习业者，仅读《难经》《脉诀》《药性》《病机》，以为道在是矣。不知《脉诀》乃高阳生妄作，假托叔和以行，实与《脉经》大谬，误人不浅。谚有"学医人费①"之语，职此之故欤！

《难经》者，扁鹊取《灵》《素》要语，设为问难，开示来学。苏子瞻谓医之有《难经》，句句皆理，字字皆法。今坊间乃以《难经》与《脉诀》并行，使薰莸②共器，良可浩叹。

"阴阳离合分配六位"及"一脉分为九道"二图，余实授之异人，心领神会，援笔图之，颇臻妙境，览者细加详玩，当自得之。脉之大要，无出乎此。

浮、沉、迟、数四脉，可为诸脉纲领。余列为四图，统贯各脉，详注形象，庶为初学指南。

"丹溪手镜图"乃朱氏家传秘本，近为义乌令吴公所出，得行于世。其评脉数语，甚为扼要，故并载之。

崔紫虚《四言脉要》，统括经旨，最便初学诵习。复经李月池删补，余于简首，略更数语，不失原文。

---

① 学医人费：宋代大文豪苏东坡有云"学书费纸，学医费人"，意即"学习书法会耗费很多纸张，学习行医要耗费很多人命"。

② 薰莸（yóu）：香臭之意。

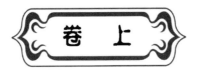

《脉微》总说

　　晋太医令王叔和，集岐、扁以来诸名家经论要诀，合成十卷，名曰《脉经》。此诚诊家万世不易之准绳也。至六朝时，有高阳生者，剽窃经意，作为歌诀，亦托叔和之名以行，实与《脉经》大相刺谬。因辞义鄙浅，俗学便之，遂使《脉诀》行而《脉经》隐，不惟脉理晦蚀，且使部位更移，遗害匪浅。沛反覆《内经》《灵枢》，以迄仓、扁、仲景、叔和诸书，此参彼证，沉酣四十余年，今识见颇定，始敢祖述轩岐之旨，纂成脉书。然其书浩瀚，难于记诵，故复撮其要略，约为是编，以眎① 初学，俾步趋不谬。若欲登轩岐之堂，人仓扁之室，必须仰钻《灵》《素》，卓有定见，庶不为邪说所惑，所谓神而明之，存乎其人也。

脉资始于先天元气

　　黄帝曰：人始生，先成精，精成而脑髓生。骨为干，脉为营，筋为刚，肉为墙，皮肤坚而毛发长，谷入于胃，脉道已通，

---

　　① 眎：通"示"。

第
六
辑

血气乃行。故华元化曰：脉者，血气之先也出《灵枢·经脉》篇。

　　文子①曰：精气为人。人受天地变化而生，一月而膏初形骸如膏脂，二月而脉渐生筋脉，三月而胚胚，肢也，三月如水龙壮也，四月而胎如水中虾蟆之胎，五月而筋气积而成筋，六月成骨血化肉，肉化脂，脂化骨，七月成形四肢九窍成，八月而动动作，九月而躁动数如前，十月而生，形骸乃成，五脏乃形。

　　潘西泉②曰：医者察病之际，莫不先观脉之治乱，以决人之死生。岂知老于医者，犹不知脉为何物。有以营卫为脉者，有以经隧为脉者，皆非也。若以营卫为脉，何以谓之营行脉中，卫行脉外？既曰营卫行于脉中脉外，固知营卫与脉为二也。又曰：脉者，血之府也。脉既为血之府，又知血之与脉亦为二也。扁鹊有曰：十二经皆有动脉。各经有脉，脉亦非经也。岐伯曰：壅遏营气，令无所避，是谓脉③。脉能壅遏营气，知脉非为营也。且人有断手刖④足，而不致于死者；剜目劓鼻，而不毁于生者。至于脉之在人身，顺则治，逆则病，而绝则死矣。脉之所系大矣，果何执以成其名乎？余独断之曰：脉者，先天之元气也。

脉资生于后天谷气

　　岐伯曰：人受气于谷，谷入于胃，以传于肺，五脏六腑，皆以受气。其清者为营，浊者为卫。营行脉中，卫行脉外。营

---

　　① 文子：是老子的弟子，著有《文子》。

　　② 潘西泉：指潘蔚，号西泉居士。

　　③ 壅遏营气……是谓脉：语出《灵枢·决气论》。

　　④ 刖（yuè）：古代的一种酷刑，把脚砍掉。《说文》曰"刖：绝也"。《广雅》曰"刖：断也"。

出于中焦，卫出于上焦。又曰：营者，水谷之精气也，和调于五脏，洒陈于六腑，乃能入于脉也。又曰：中焦受气，取汁变化而赤，是谓血。壅遏营气，令无所避，是谓脉。故曰脉者，血之府也出《灵枢·营卫生会》等篇。

章本清①曰：脉者何也？莫非气乎？气为卫，卫行脉外。莫非血乎？血为荣，荣行脉中。然则脉之一字，果何物乎？当试原之，必有说矣。盖人之渺躯，浑然中处。吾身之气血，即天地之阴阳也。天地之阴阳，所以一升一降者，必有主宰者焉。人身之气血，所以一周一转者，必有统御者焉。知此则知脉矣。古之"衇"字，从血从辰，所以使气血各依分派而行经络也。今之"脉"字从月从永，所以使肌肉以之长久而保天年也。脉者有三，一曰命之本，二曰气之神，三曰形之道。经所谓天和是矣。春之生也，吾之脉与天地之气同升；夏之长也，吾之脉与天地之气同浮；秋之杀也，吾之脉与天地之气同降；冬之藏也，吾之脉与天地之气同流。分而言之，曰气，曰血，曰脉。总而言之，唯脉运行气血而已。脉为气血之体，气血乃脉之用也。然则气血能使脉为盛衰，而气血之盛衰，则又以谷致焉。盖谷入于胃，脉道乃行。谷气多，则血气荣昌，脉亦盛矣。谷气少，则气血微弱，脉亦衰矣。至于折一肢，瞽②一目，不能为害，而脉不可须臾失，失则绝命害生也。故经曰：四时以胃气为本。脉无胃气则死矣③。论而至此，脉之一字，岂非太乙天真之元气乎？

---

① 章本清：章潢，字本清，明朝著名理学家、易学家、教育家。
② 瞽（gǔ）：盲，瞎。
③ 四时以胃气……死矣：语出《素问·平人气象论》。

诊法常以平旦

黄帝问曰：诊法何如？岐伯对曰：诊法常以平旦，阴气未动，阳气未散，饮食未进，经脉未盛，络脉调匀，气血未乱，故乃可诊有过之脉有过之脉，《脉经》作"过此非也"。出《素问·脉要精微论》。

孙真人曰：平脉者，皆于平旦，勿食勿语，消息体气，设有所作，亦如食顷，师亦如之。

《神镜经》曰：欲诊他人之脉，先调自己之气，然后诊取病人，以候太过与不及，知病之浅深。如有动作，暂停食顷，方可诊脉。人有急病，无论早晚，就当与诊之，不必拘于平旦。

戴同父曰：凡诊平人之脉，常以平旦。若诊病脉，则不以昼夜，此王贶①法也。

气口独为五脏主

黄帝曰：气口何以独为五脏主？岐伯曰：胃者，水谷之海，六腑之大源也。五味入口，藏于胃，以养五脏气。气口亦太阴也，是以五脏六腑之气味，皆出于胃，变见于气口出《素问·五脏别论》篇。

"一难"曰：十二经皆有动脉，独取寸口，以决五脏六腑，死生吉凶之法，何谓也？扁鹊曰：寸口者，脉之大会，手太阴之动脉也。

---

① 王贶：字子亨，北宋考城（今河南兰考）人。著《全生指迷论》，北宋名医宋道方之婿。

食气入胃，散精于肝，淫气于筋。食气入胃，浊气归心，淫精于脉。脉气流经，经气归于肺，肺朝百脉，输精于皮毛，毛脉合精，行气于府，府精神明，留于四脏。气归于权衡。权衡以平，气口成寸，以决死生出《素问·经脉别论》。

愚按：胃为五脏六腑之海。五脏六腑，皆禀气于胃。营卫宗气，分为三隧：清气为营，浊气为卫。宗气积于胸中，名曰气海。盖受谷者浊，受气者清，故食气入胃，其精微者，先散于肝，而淫气于筋，以肝藏筋膜之气，主发生故也。其五谷之浊气，则上归于心，而精气则浸淫于脉，以心藏血脉之气也。脉气周流于十二经中，起于中焦，上膈而归肺。以藏真高于肺，而行营卫阴阳也。肺合皮毛，心合血脉。心主血，肺主气。血为营，气为卫。卫营者，精气也。血者，神气也。脉者，血之府也。阳明为十二经脉之长，而为之行气于三阳。阳脉荣其腑也。太阴者亦为之行气于三阴，阴脉荣其脏也。脾主为胃行其津液，故不言五脏，止言四脏，盖五行皆属土，四脏总归脾。脾胃为一身之主也。然府之精气虽行于百脉，而神明则留藏于四脏。其淫溢之气，则归于权衡。人身营卫调匀，阴阳平等，若权衡然，而后气口平，尺寸成，死生可决矣。

饮入于胃，游溢精气，上输于脾。脾气散精，上归于肺，通调水道，下输膀胱，水精四布，五经并行，合于四时，五脏阴阳，揆度[1]以为常也出《素问·经脉别论》。

愚按：水饮入胃，其精气转输于脾，脾主为胃行其津液，所谓中焦如沤者是也。散其精微，上归于肺。肺主气，气为水母，所谓上焦如雾者是也。通调水道，下输膀胱。膀胱者，州都之官，津液藏焉，所谓下焦如渎者是也。然膀胱虽藏水液，

---

[1] 揆度（kuí duó）：意为揣度、揣测，估量。

全赖三焦主持诸气，上将于肺，下将于肾，上下通调，水道方出。故曰气化则能出矣。然水精四布，亦与五经并行。内溉五脏，外合四时，准则阴阳，揆度虚实，用为常道也。

平人呼吸

黄帝问曰：平人何如？岐伯对曰：人一呼，脉再动。一吸，脉亦再动。呼吸定息，脉五动，闰①以太息，命曰平人。平人者，不病也。常以不病调病人，医不病，故为病人平息以调之为法。人一呼脉一动，一吸脉一动，曰少气。人一呼脉三动，一吸脉三动而躁，尺热曰病温，尺不热脉滑曰病风。人一呼脉四动以上曰死。脉绝不至曰死。乍疏乍数者死出《素问·平人气象论》。

扁鹊曰：人一呼脉行三寸，一吸脉行三寸。呼吸定息，脉行六寸。人一日一夜，凡一万三千五百息，脉行五十度，周于身，漏水下百刻，荣卫行阳二十五度，行阴亦二十五度，为一周也。故五十度复会于手太阴。太阴者，寸口也。五脏六腑之所终始，故取法于寸口也。

昼夜五十营

岐伯曰：一日一夜五十营，以营五脏之精。不应数者，名曰狂生。所谓五十营者，五脏皆受气，持其脉口，数其至也。五十动而不一代者，五脏皆受气。四十动而一代者，一脏无气。

---

① 闰（rùn）：本义余数。正常一息四动，此处多出一动，一息五动，故曰闰以太息。

三十动一代者，二脏无气。二十动一代者，三脏无气。十动一代者，四脏无气。不满十动一代者，五脏无气。予之短期，要在终始。所谓五十动而不一代者，以为常也，以知五脏之期。予之短期者，乍数乍疏也出《灵枢·根结》篇。

"十一难"曰：经言脉不满五十动而一止，一脏无气者，何脏也？扁鹊曰：人吸者随阴入，呼者因阳出。今吸不能至肾，至肝而还，故知一脏无气者，肾气先尽也。

寸口分为三部

黄帝问曰：余闻胃气，手少阳三焦，四时五行脉法。夫人言脉有三阴三阳，知病存亡。脉外以知内，尺寸大小，愿卒闻之！岐伯对曰：寸口之中，外别浮沉，前后左右。虚实死生之要，皆见寸口之中。从鱼际至高骨，却行一寸，其中名曰寸口。从寸至尺，名曰尺泽，故曰尺寸。寸后、尺前名曰关。阳出阴入，以关为界。阳出三分，阴入三分，故曰三阴三阳，阳生于尺，动于寸；阴生于寸，动于尺。寸主射上焦、头及皮毛竟手，关主射中焦、腹及腰，尺主射下焦、少腹至足出《脉经》。

"二难"曰：脉有尺寸，何谓也？扁鹊曰：尺寸者，脉之大要会也。从关至尺，是尺内，阴之所治也。从关至鱼际，是寸口内，阳之所治也。故分寸为尺，分尺为寸。故阴得尺内一寸，阳得寸内九分，尺寸终始，一寸九分，故曰尺寸。

脉有三部九候，各何主之？扁鹊曰：三部者，寸关尺也；九候者，浮中沉也。上部法天，主胸以上至头之有疾也；中部法人，主膈以下至脐之有疾也；下部法地，主脐以下至足之有疾也。审而明之者也。

王叔和曰：尺胜治下，寸胜治上，尺寸俱平治中央。脐以上阳也，法于天；脐以下阴也，法于地。脐为中关，头为天，足为地。

滑伯仁曰：凡诊脉之道，先须调平自己气息。男左女右，先以中指定得关位，却齐下前后二指。初轻按以消息之，次中按以消息之，次重按以消息之。然后自寸关至尺，逐部寻究。一呼一吸之间，要以脉行四至为率，闰以太息，脉五至为平脉也。其有太过不及则为病脉。看在何部，各以其部断之。

又曰：凡诊脉之际，人臂长则疏下指，人臂短则密下指。三部之内，大小、浮沉、迟数同等，尺寸阴阳高下相符，男女左右强弱相应，四时之脉不相戾，命曰平人。其或一部之内，独大独小，偏迟偏疾，左右强弱之相反，四时男女之相背，皆病脉也。凡病之见，在上曰上病，在下曰下病。左曰左病，右曰右病。左脉不和，为病在表，为阳，主四肢；右脉不和，为病在里，为阴，主腹脏。以次推之。

又曰：察脉须识上下、来去、至止六字。不明此六字，则阴阳虚实不别也。上者为阳，来者为阳，至者为阳。下者为阴，去者为阴，止者为阴也。上者自尺部上于寸口，阳生于阴也；下者自寸口下于尺部，阴生于阳也。来者自骨肉之分，而出于皮肤之际，气之升也。去者自皮肤之际，而还于骨肉之分，气之降也。应曰至，息曰止也。

愚按：脉者，资始于先天元气，资生于后天谷气，以周流一身，贯串经络。所谓元气者，即肾间动气，出于下焦，升于中焦，合水谷之精气，谓之荣气。又升于上焦，合水谷之悍气，谓之卫气。荣行脉中，卫行脉外，其宗气积于胸中，名曰气海，即所谓膻中也。故扁鹊曰：三焦者，元气之别使也。主通行三气，经历于五脏六腑。华元化曰：三焦者，人之三元之气也。总领五脏六腑、营卫经络、内外、左右、上下之气也。观轩帝

"胃气手少阳三焦"一语，则脉有胃气则生，无胃气则死，故三部九候，浮以①候表，沉以候里，中以候胃气。经曰：寸以射上焦，关以射中焦，尺以射下焦。三焦分配三部，正所以候胃气，而合之四时五行，以知病存亡，所关岂小？乃后人不能理会经旨，妄自揣度，即明达如滑伯仁，而亦谓右尺乃手心主三焦脉所出，一何谬也！况下此者乎？盖手心主与三焦为表里，俱有名无形，主持诸气，分布阴阳。其于周身灌体，和内调外，莫大于此，其可忽诸？

指下轻重

"五难"曰：脉有轻重，何谓也？扁鹊曰：初持脉如三菽之重，与皮毛相得者，肺部也。如六菽之重，与血脉相得者，心部也。如九菽之重，与肌肉相得者，脾部也。如十二菽之重，与筋平者，肝部也。按之至骨，举指来疾者，肾部也。故曰轻重也。

持脉之要有三：曰举，曰按，曰寻。轻手循之曰举，重手取之曰按，不轻不重，委曲求之曰寻。初持脉，轻手候之，脉见皮肤之间者，阳也，腑也，亦心肺之应也。重手得之，脉附于肉下者，阴也，脏也，亦肝肾之应也。不轻不重，中而取之，其脉应于血肉之间者，阴阳相适，冲和之应，脾胃之候也。若浮中沉之不见，则委曲而求之。若隐若见，则阴阳伏匿之脉也，三部皆然滑伯仁。

---

① 浮以：此二字原无，据下文补。

脉有阴阳

岐伯曰：夫言人之阴阳，则外为阳，内为阴；言人身之阴阳，则背为阳，腹为阴；言人身之脏腑中阴阳，则脏者为阴，腑者为阳。肝、心、脾、肺、肾，五脏皆为阴；胆、胃、大肠、小肠、膀胱、三焦，六腑皆为阳。故背为阳，阳中之阳，心也；背为阳，阳中之阴，肺也；腹为阴，阴中之阴，肾也；腹为阴，阴中之阳，肝也；腹为阴，阴中之至阴，脾也。此皆阴阳、表里、内外、雌雄相输应也。

所谓阴阳者，去者为阴，至者为阳；静者为阴，动者为阳；迟者为阴，数者为阳。

"四难"曰：脉有阴阳之法，何谓也？扁鹊曰：呼出心与肺，吸入肾与肝，呼吸之间，脾受谷味也。其脉在中，浮者阳也，沉者阴也，故曰阴阳也。心肺俱浮，何以别之？曰：浮而大散者心也，浮而短涩者肺也。肝肾俱沉，何以别之？曰：牢而长者，肝也；按之濡，举指来实者，肾也；脾主中州，故其脉在中，是阴阳之法也。

脉有阳盛阴虚，阴盛阳虚，何谓也？然浮之损小，沉之实大，故曰阴盛阳虚。沉之损小，浮之实大，故曰阳盛阴虚。是阴阳虚实之意。

脉分脏腑

"九难"曰：脉何以知脏腑之病也？扁鹊曰：数者，腑也；迟者，脏也。数即有热，迟即生寒。诸阳为热，诸阴为寒，故别知脏腑之病也。

脉分内外表里虚实

脉沉而弦急者，病在内；脉浮而洪大者，病在外。脉实者病在内，脉虚者病在外。在上为表，在下为里。浮为在表，沉为在里。

滑伯仁曰：明脉须辨表、里、虚、实四字。表，阳也，腑也。凡六淫之邪，袭于经络，而未入于胃腑及脏者，皆属于表也。里，阴也，脏也。凡七情之气，郁于心腹之内，不能越散；饮食五味之伤，流于肠胃之间，不能通泄，皆属于里也。虚者，元气之自虚，精神耗散，气力衰竭也；实者，邪气之实，由正气本虚，邪得乘之，非元气之自实也。故虚者补其正气，实者泻其邪气。经所谓"邪气盛则实，精气夺则虚"，此大法也。

又曰：凡脉之至，在筋肉之上，出于皮肤之间者，阳也，腑也。行于肌肉之下者，阴也，脏也。若短小而见于皮肤之间者，阴乘阳也。洪大而见于肌肉之下，阳乘阴也。寸、尺亦然。

三部诊候定位

尺内两傍，则季胁也。尺外以候肾，尺内以候腹中。附上，左外以候肝，内以候鬲①；外以候胃，内以候脾。上附上，右②外以候肺，内以候胸中；左外以候心，内以候膻中。前以候前，后以候后。上竟上者，胸喉中事也。下竟下者，少腹腰股膝足胫中事也。

---

① 鬲：通"膈"，横膈膜，亦借指胸腹。晋陆云《与陆典书书》之五："绍季札之遐踪，结鬲肝与中夏。"

② 右：原无，据《素问·脉要精微论》补。

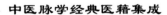

愚按：尺，谓尺泽也，其穴在肘节中。季胁在胁下，正当肘尽处。尺泽内廉之两傍，则季胁之分也。肾居季胁之后，故曰尺外以候肾；腹居季胁之前，故曰尺里以候腹中。左为肾，右为命门，其气与肾通，故不分左右也。肝居肾上，其治在左。肝主鬲，与脊胁周围相着，故曰附上。左外以候肝，内以候鬲。脾居中州，脾与胃以膜相连，故曰右外以候胃，内以候脾也。肺居最上，其叶外垂。胸中为腔①气所冲，故曰上附上，右外以候肺，内以候胸中。心系于背，膻中者，心主之宫城也。故左外以候心，内以候膻中。背为阳。腹为阴；腹在前，背在后，故曰：前以候前，后以候后。寸为上，尺为下。上部法天，主胸以上至头之有疾也。下部法地，主脐以至足之有疾也。

推而外之，内而不外，有心腹积也；推而内之，外而不内，身有热也。推而上之，上而不下，腰足清也。推而下之，下而不上，头项痛也。按之至骨，脉气少者，腰背②痛而身有痹也以上出《素问·脉要精微》篇。

蔡辌曰：推者，究也，察也，言欲察其病之所在也。内者，里也；外者，表也。推而外之，言欲察而轻举之也。内而不外者，言脉沉而不浮，莫应其举也，如是则病不在表而在里，故知心腹有积也。推而内之，言欲察而重按之也。外而不内者，言脉浮而不沉，莫应其按也。如是则病不在里而在表，故知身有热也。张景岳曰：上，寸口也；下，尺中也。凡推求于上部，然脉止见于上，而下部则弱，此以有升无降，上实下虚，故腰足为之清冷也。凡推求于下部，然脉止见于下，而上部则亏，此以有降无升，清阳不能上达，故为头项痛也。或以阳虚而阴

---

① 腔（qiāng）：用同"腔"，此指喉咙。
② 腰背：《素问·脉要精微论》作"腰脊"。

凑之，亦为头项痛也，盖前二节反言之，后二节顺言之也。按之至骨，沉，阴胜也。脉气少者，血气衰也。正气衰而阴气盛，故为腰脊痛而身有痹也。

愚按：人身五脏六腑及心之包络，共有十二经。十二经皆有动脉，轩岐独取寸口，以为五脏主。虽九道^①之秘法，至汉已隐而不传，然十二经表里阴阳，其配合自有一定之理而不可变易者也。盖心为君主之官，神明出焉。手少阴是其经也，与手太阳为表里，以小肠合为腑，合于上焦，左寸其部位也。真心不受邪，故少阴无腧。厥阴手心主，代君行令，亦居左寸。故经曰：外以候心，内以候膻中。

膻中者，臣使之官，喜乐出焉。又曰：膻中者，心主之宫城也。而高阳生乃候之右尺，谬矣！即丹溪亦误以膻中、心主，分为二脏，况其他乎？小肠者，受盛之官，化物出焉。虽腑居胃下，然手太阳之脉，实络于心，故《素问》云：心脉急，为心疝，少腹当有形也。则徐春甫、张景岳辈，欲候之左尺者，谬也。肺者相傅之官，治节出焉，手太阴是其经也，与手阳明为表里，以大肠合为腑。合于上焦，右寸其部位也。大肠者，传道之官，变化出焉。虽腑当脐右，去肺甚远，然手阳明之脉，实络于肺。故《素问》云：咳嗽上气，厥在胸中，过在手阳明、太阴。则徐春甫、张景岳辈，欲候之右尺者，谬也。脾胃者，仓廪之官，五味出焉。足太阴是其经也，与足阳明为表里，以胃合为腑，合于中焦，脾胃之间，右关其部位也。脾不主时，故曰孤脏。胃为五脏六腑之海，其清气上注于肺。肺气从太阴而行之，为十二经脉之始，故关前一分，名曰寸口。寸口候阴，其义最秘，非粗工所能知也。肝者，将军之官，谋虑出焉。足

---

① 九道：即一脉分为九道之说（实为三部九候以测全身）。

厥阴是其经也，与足少阳为表里，以胆合为腑，合于中焦，右关其部位也。胆者，中正之官，决断出焉。人身之中，胆少阳脉，行肝脉之分外。肝厥阴之脉，行胆脉之位内，两阴交尽，一阳初生，十二经脉之终，且官为中正，刚断果决，凡十一脏皆取决于胆，故关前一分，名曰人迎。人迎候阳，其义尤秘，量非暗汶所能窥测也。肾者，作强之官，伎巧出焉。足少阴是其经也，与足太阳为表里，以膀胱合为腑，合于下焦，两尺其部位也。左为肾，右为命门。命门者，精神之所舍，原气之所系也。男子以藏精，女子以系胞，为十二经之根本也。膀胱者，州都之官，津液藏焉，气化则能出矣。三焦者，决渎之官，水道出焉。手少阳是其经也，号曰中清之府，为原气之别使，主通行人身三元之气，经历五脏六腑。三焦通，则内外、左右、上下之气皆通。三焦即胸腹脏腑之郭，膻中即心主之官城，皆曰有名无形，亦号曰孤独之府。故其经虽与手心主合为表里，而部位各异。但三焦之原，实在下焦，与膀胱相属，故《灵枢·本腧》云：少阳属肾，肾上连肺，故将两脏。三焦者，中渎之府也，水道出焉，属膀胱，是孤之府也。故三焦诊法，《脉经》分配于寸关尺三部之中，此正论也。而高阳生乃以三焦、心包络属右尺，误孰甚焉！盖右尺乃胞门、子户①之位也。故《脉经》曰：右手关后、尺中阳绝者，无子户脉也。经义昭然，岂得妄自移易乎？

---

① 胞门子户：胞门，指胞宫（子宫）；子户，产子出入的门户。

阴阳离合分配六位之图

诊在左寸

心主合三焦广明膈门

气海火三焦　十二经皆
腹相历络　　　贲门
　　　　　　上下于膈

上焦在心上下，膈在胃上口
主内而不出，其治在膻中

上焦
火 手太阳
心合小肠
君 手少阴
左寸 外以候心

中焦
木 足少阳
肝合胆
人迎 上连风 足厥阴
左关 内以候膈 外以候肝

肝主贲。贲，膈也。
诊在左关

脐

太冲之原
血三焦
海遍属 三焦属 原气

三焦将二藏 少阳属肾。肾上
连肺，故将两脏

下焦当膀胱上口，主出而不内，以传道，主分别阴阳
治在脐下一寸

下焦
水 足太阳
肾合膀胱
寒 足少阴
左尺 内以候腹中 外以候肾

下输在足，下将少阴，足太阳为络，属膀胱
上输在手，上将太阴，手少阴为经

外为阳，内为阴；背为阳，腹为阴。可见背为外，腹为内矣。胸前背后，前以候前，后以候后。

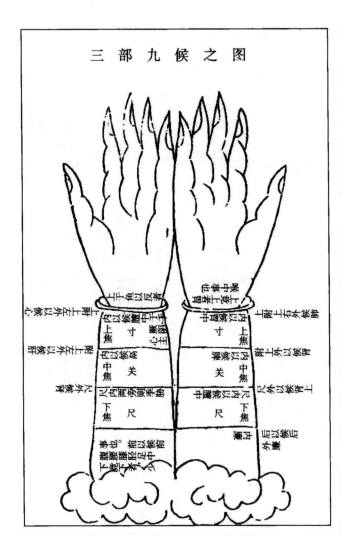

三 部 九 候 之 图

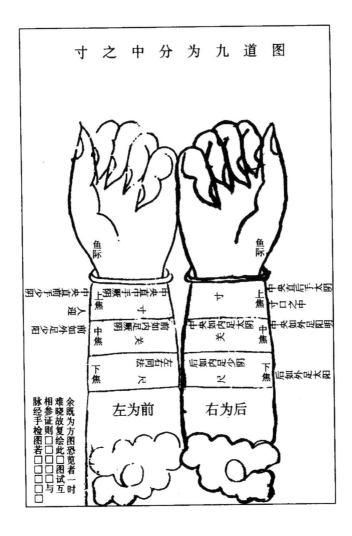

寸 之 中 分 为 九 道 图

脉法赞

肝心出左，脾肺出右。肾与命门，俱出尺部。

魂魄谷神，皆见寸口。左主司官，右主司府。

左大顺男，右大顺女。关前一分，人命之主。

左为人迎，右为气口。神门决断，两在关后。

人无二脉，病死不愈。诸经损减，各随其部。

察按阴阳，谁与先后。阴病治官，阳病治府。

奇邪所舍，如何捕取。审而知者，针入病愈 出王叔和《脉

经》。

张仲景平脉法 出《伤寒论》

问曰：

脉有三部，阴阳相乘。荣卫血气，在人体躬。

呼吸出入，上下于中。因息游布，津液流通。

随时动作，效象形容。春弦秋浮，冬沉夏洪。

察色观脉，大小不同。一时之间，变无经常。

尺寸参差，或短或长。上下乖错，或存或亡。

病辄改易，进退低昂。心迷意惑，动失纪纲。

愿为具陈，令得分明。

师曰：

子之所问，道之根源。脉有三部，尺寸及关。

荣卫流行，不失衡铨。肾沉心洪，肺浮肝弦。

此自经常，不失铢分。出入升降，漏刻周旋。

水下二刻，一周循环。当复寸口，虚实见焉。

变化相乘，阴阳相干。风则浮虚，寒则牢坚。
沉潜水滀，支饮急弦。动则为痛，数则热烦。
设有不应，知变所缘。三部不同，病各异端。
太过可怪，不及亦然。邪不虚见，中必有奸。
审察表里，三焦别焉。知其所舍，消息诊看。
料度腑脏，独见若神。为子条记，传与贤人。

左手寸口心与心主、小肠脉候

心部，在左手关前，寸口是也，即手少阴经也，与手太阳为表里，以小肠合为腑。合于上焦，名曰神庭，在鸠尾下五分。

小肠腑脉证

左寸阳绝者，无小肠脉也。苦脐痹，小腹中有疝瘕，王月①即冷上抢心②*刺手心主经，治阴，即太陵穴也。*

左寸阳实者，小肠实也。苦心下急痹，小肠有热，小便赤黄*刺手太阳经，治阳，即后溪穴也。*

心主脉证

心脏坚固，邪不能客。诸邪在于心者，皆心之包络。包络者，心主之脉也。

左寸阴绝者，无心脉也。苦心下毒痛③，掌中热，时时善呕，口中伤烂*刺手太阳经，治阳。*

---

① 王月：即"旺月"。指各季的第二个月。
② 冷上抢心：即寒气冲心。抢，冲、撞之意。
③ 毒痛：指痛楚、苦痛。

左寸阴实者，心实也。苦心下有水气，忧恚发之刺手心主经，治阴。

手太阳经脉证

人迎以前阳实者，手太阳经也。病苦身热，热来去，汗不出而烦，心中满，身重，口中生疮。

人迎以前阳虚者，手太阳经也。病苦颅际偏头痛，耳颊痛。

手厥阴经脉证

人迎以前阴实者，手厥阴经也。病苦闭，大便不利，腹满，四肢重，身热，苦胃胀刺三里。

人迎以前阴虚者，手厥阴经也。病苦悸恐不乐，心腹痛，难以言，心如寒状，恍惚。

左寸阴阳俱实

人迎以前，阴阳俱实者，手少阴与太阳经俱实也。病苦头痛，身热，大便难，心腹烦满，不得卧，以胃气不转，水谷实也。

左寸阴阳俱虚

人迎以前，阴阳俱虚者，手少阴与太阳经俱虚也。病苦洞泄①，苦寒，少气，四肢寒，肠澼②。

---

① 洞泄：指湿盛伤脾的泄泻，又称濡泻、湿泻、脾虚泻，如《杂病源流·泄泻源流》："惟濡泄一症，又名洞泄，乃湿自甚，即脾虚泄也。"
② 肠澼：出自《素问·通评虚实论》。为痢疾一类疾病。

左手关上肝膈胆脉候

肝部，在左手关上是也。足厥阴经也，与足少阳为表里。以胆合为腑，合于中焦，名曰胞门，在太仓左右三寸。

胆腑脉证

左关阳绝者，无胆脉也。苦膝疼，口中苦，眯目①，善畏，如见鬼状，多惊少力刺足厥阴经，治阴，即行间穴也。

左关阳实者，胆实也。苦腹中实，不安，身躯习习②也刺足少阳经，治阳。

肝脏脉证

左关阴绝者，无肝脉也。苦癃，遗溺，难言，胁下有邪气，善吐刺足少阳经，治阳。

左关阴实者，肝实也。苦肉中痛，动善转筋刺足厥阴经，治阴。

足少阳经脉证

左关阳实者，足少阳经也。病苦腹中气满，饮食不下，咽干，头重痛，洒洒③恶寒，胁痛。

---

① 眯（mí）目：指尘埃等细小异物入眼，使人一时不能睁眼。

② 习习：游走性痛痒貌。

③ 洒洒（xiǎn xiǎn）：寒栗貌。《素问·刺疟》："肾疟者，令人洒洒然，腰脊痛宛转，大便难。"

左关阳虚者，足少阳经也。病苦眩，厥痿，足指不能摇，躄①坐不能起，僵仆，目黄失精晄晄②。

足厥阴经脉证

左关阴实者，足厥阴经也。病苦心下坚满，常两胁痛，自恣恣如怒状。

左关阴虚者，足厥阴经也。病苦胁下坚，寒热，腹满不欲饮食，腹胀，悒悒③不乐，妇人月经不利，腰腹痛。

左关阴阳俱实

左关阴阳俱实者，足厥阴与少阳经俱实也。病苦胃胀，呕逆，食不消。

左关阴阳俱虚

左关阴阳俱虚者，足厥阴与少阳经俱虚也。病苦恍惚，尸厥④不知人，妄见，少气不能言，时时自惊。

左手尺部肾腹膀胱脉候 并候少腹腰股膝胫足及下焦

肾部，在左手关后尺中是也。足太阴经也。与足太阳为表里，以膀胱合为腑，合于下焦，在关元左。

---

① 躄（bì）：书面用语，表示仆倒或腿瘸。
② 晄晄（huāng huāng）：目不明。
③ 悒悒（yì yì）：忧郁，愁闷。汉·班固《汉武帝内》："庸主对坐，悒悒不乐。"
④ 尸厥：古病名。突然昏倒不省人事，状如昏死的恶候，以神志丧失，身体僵直，不能言语，二便失禁，其状若尸为主要表现。

膀胱腑脉证

左尺阳绝者，无膀胱脉也。苦逆冷，妇人月水不调，王月则闭，男子失精，尿有余沥刺足少阴经，治阴，即太溪穴也。

左尺阳实者，膀胱实也。苦逆冷，胁下有邪气相引痛刺足太阳经，治阳。

肾脏脉证

左尺阴绝者，无肾脉也。苦足下热，两髀里急，精气竭少，劳倦所致刺足太阳经，治阳。

左尺阴实者，肾实也。苦恍惚，健忘，目视晾晾，耳聋怅怅，善鸣刺足少阴经，治阴。

足太阳经脉证

左尺神门以后阳实者，足太阳经实也。病苦逆满，腰中痛，不可俯仰，劳也。

左尺神门以后阳虚者，足太阳经虚也。病苦脚中筋急，腹中痛引腰背，不可屈伸，转筋，恶风，偏枯，腰痛，外踝后痛。

足少阴经脉证

左尺神门以后阴实者，足少阴经实也。病苦膀胱胀闭，少腹与腰脊相引痛，苦舌燥咽肿，心烦嗌干，胸胁时痛，喘咳，汗出，小腹胀满，腰背强急，体重，骨热，小便赤黄，好怒好忘，足下热疼，四肢黑，耳聋。

左尺神门以后阴虚者，足少阴经虚也。病苦心中闷，下重，足肿，不可以按地。

左尺阴阳俱实

左尺神门以后阴阳俱实者,足少阴与太阳经俱实也。病苦脊强反折,戴眼①,气上抢心,脊痛不能自反侧。

左尺阴阳俱虚

左尺神门以后阴阳俱虚者,足少阴与太阳经俱虚也。病苦小便利,心痛,背寒,时时少腹满。

右手寸口肺胸中大肠脉候并候上焦

肺部,在右手关前寸口是也。手太阴经也,与手阳明为表里,以大肠合为腑,合于上焦,名呼吸之府,在云门。

大肠腑脉证

右寸阳绝者,无大肠脉也。苦少气,心下有水气,立秋节即咳刺手太阴经,治阴,即太渊穴也。

右寸阳实者,大肠实也。苦肠中切痛,如锥刀所刺,无息时刺手阳明经,治阳,即阳溪穴也。

肺脏脉证

右寸阴绝者,无肺脉也。苦短气咳逆,喉中寒,噫逆刺手阳明经,治阳。

---

① 戴眼:指目睛上视而不能转动。

右寸阴实者，肺实也。苦少气，胸中满彭彭①，与肩相引刺手大阴经，治阴。

手阳明经脉证

气口以前阳实者，手阳明经也。病苦腹满，善喘咳，面赤身热，咽喉中如核状。

气口以前阳虚者，手阳明经也。病苦胸中喘，肠鸣，虚渴，唇口干，目急，善惊，泄白②。

手太阴经脉证

气口以前阴实者，手太阴经也。病苦肺胀，汗出若露，上气喘逆，咽中塞，如欲呕状。

气口以前阴虚者，手太阴经也。病苦少气，不足以息，嗌干③，不朝④津液。

右寸阴阳俱实

气口以前阴阳俱实者，手太阴与阳明经俱实也。病苦头痛，目眩，惊狂，喉痹痛，手臂卷，唇吻⑤不收。

右寸阴阳俱虚

气口以前阴阳俱虚者，手太阴与阳明经俱虚也。病苦耳鸣

---

① 胸中满彭彭：盛多的样子。形容胸中满闷。

② 泄白：指小便呈乳白色。

③ 嗌干：即咽喉干燥。

④ 朝：通"潮"。汉·袁康《越绝书·外传记吴地传》："吴古故祠江汉于棠浦东，江南为方墙，以利朝夕水。"

⑤ 唇吻：指口嘴。汉·王充《论衡·率性》："扬唇吻之音，聒贤圣之耳。"

嘈嘈①，时妄见光明，情中不乐，或如恐怖。

右手关上脾胃脉候并候中焦

脾部，在右手关上是也。足太阴经也，与足阳明为表里，以胃合为腑，合于中焦，脾胃之间，名曰章门，在季胁前一寸半。

胃腑脉证

右关阳绝者，无胃脉也。苦②吞酸，头痛，胃中有冷刺足太阴经，治阴，即公孙穴也。

右关阳实者，胃实也。苦肠中伏伏③不思食物，得食不能消刺足阳明经，治阳，即冲阳穴也。

脾脏脉证

右关阴绝者，无脾脉也。苦少气，下利，腹满身重，四肢不欲动，善呕刺足阳明经，治阳。

右关阴实者，脾实也。苦肠中伏伏如坚状，大便难刺足太阴经，治阴。

足阳明经脉证

右关阳实者，足阳明经也。病苦腹中坚痛而热，汗不出，如温疟，唇口干，善哕，乳痈，缺盆腑下肿痛。

---

① 嘈嘈：众声嘈杂和喧杂的样子。形容粗重的耳鸣。
② 苦：原文作"若"，据上下文改为"苦"。
③ 伏伏：《脉经》卷二林亿注"一作幅幅"。幅幅，郁结的样子。

右关阳虚者，足阳明经也。病苦胫寒，不得卧，恶寒洒洒，目急①，腹中痛，虚鸣，时寒时热，唇口干，面目浮肿。

足太阴经脉证

右关阴实者，足太阴经也。病苦足寒胫热，腹胀满，烦扰不得卧。

右关阴虚者，足太阴经也。病苦泄注，腹满气逆，霍乱，呕吐，黄疸，心烦不得卧，肠鸣。

右关阴阳俱实

右关阴阳俱实者，足太阴与阳明经俱实也。病苦脾胀腹坚，抢胁下痛，上冲肺肝，动五脏，立喘鸣，多惊，身热汗不出，喉痹，精少。

右关阴阳俱虚

右关阴阳俱虚者，足太阴与阳明经俱虚也。病苦胃中如空状，少气不足以息，四逆寒，泄注不已。

右尺命门子户脉候

肾部，在右手尺中是也。足少阴经也，与足太阳为表里，以膀胱合为腑，合于下焦，在关元右。左属肾，右为子户，名曰三焦。

---

① 目急：指眼目缩紧。

膀胱腑脉证

右尺阳绝者，无子户脉也。苦足逆寒，绝产带下，无子，阴中寒刺足少阴经，治阴。

右尺阳实者，膀胱实也。苦少腹满，引腰痛刺足太阳经，治阳。

肾脏脉证

右尺阴绝者，无肾脉也。苦足逆冷，上抢胸痛，梦入水，见鬼，善厌寐，黑色物来掩入上刺足太阳经，治阳。

右尺阴实者，肾实也。苦骨疼，腰脊痛，内寒热刺足少阴经，治阴。

足太阳经脉证

右尺阳实者，足太阳经也。病苦转胞，不得小便，头眩痛，烦满，脊骨僵。

右尺阳虚者，足太阳经也。病苦肌肉振动，脚中筋急，耳聋，忽忽不闻，恶风，飕飕作声。

足少阴经脉证

右尺阴实者，足少阴经也。病苦痹，身热，心痛，脊胁相引痛，足逆，热烦。

右尺阴虚者，足少阴经也。病苦足胫小弱，恶风寒，脉代绝，时不至，足寒，上重下轻，行不可以按地。少腹胀满，上抢胸胁，痛引肋下。

右尺阴阳俱实

右尺阴阳俱实者，足太阴与太阳经俱实也。病苦癫疾，头重，与目相引痛，厥欲起走，反眼①，大风多汗。

右尺阴阳俱虚

右尺阴阳俱虚者，足少阴与太阳经俱虚也。病苦心痛，若下重不自收，篡反出②，时时苦洞泄寒中，泄，肾心俱痛。

人迎气口

黄帝曰：寸口主中，人迎主外。两者相应，俱往俱来。若引绳大小齐等。春夏人迎微大，秋冬气口微大，如是者命曰平人以上出《灵枢·禁服》篇。

所谓平人者，不病。不病者，脉口、人迎应四时也，上下相应而俱往来也。六经之脉不结动也，本末之寒温之相守司也。形肉血气，必相称也，是谓平人。少气者，脉口人迎俱少，而不称尺寸也。如是者，则阴阳俱不足，补阳则阴竭，泻阴则阳脱。如是者，可将以甘药，不可饮以至剂。如此者弗灸。不已者因而泻之，则五脏气坏矣。

人迎一盛，病在足少阳。一盛而躁，病在手少阳。人迎二盛，病在足太阳。二盛而躁，病在手太阳。人迎三盛，病在足阳明。三盛而躁，病在手阳明。人迎四盛，且大且数，名曰溢阳。溢阳为外格，死不治。必审按其本末，察其寒热，以验其

---

① 反眼：指眼睛上翻，上视。患癫疾之人常见。
② 篡反出：疑为肛门脱垂。

脏腑之病盛，"禁服"作倍。

脉口一盛，病在足厥阴。一盛而躁，在手心主。脉口二盛，病在足少阴。二盛而躁，在手少阴。脉口三盛，病在足太阴。三盛而躁，在手太阴。脉口四盛，且大且数者，名曰溢阴。溢阴为内关。内关不通，死不治。必审察其本末之寒温，以验其脏腑之病。

人迎盛则为热，虚则为寒，紧则为痛痹，代则乍甚乍间。《灵枢·经脉》篇云：虚则人迎反小于寸口也。

气口盛则胀满，寒中，食不化。虚则热中，出糜，少气，溺色变。紧则痛痹，代则乍痛乍止。"经脉篇"云：虚则气口反小于人迎也。

人迎与脉口俱盛，三倍以上，命曰阴阳俱溢。如是者不开，则血脉闭塞，气无所行，流淫于中，五脏内伤，如此者因而灸之，则变易而为他病矣。

人迎与太阴脉口俱盛，四倍以上，命曰关格。关格者，与之短期。

雷公曰：病之益甚，与其方衰如何？黄帝曰：外内皆在焉。切其脉口，滑小紧以沉者，病益甚，在中；人迎气大紧以浮者，其病益甚，在外。其脉口浮滑者，病日进。人迎沉而滑者，病日损；其脉口滑以沉者，病日进，在内；其人迎脉滑、盛以浮者，其病日进，在外。脉之浮沉，及人迎与寸口气小大等者，病难已。病之在脏，沉而大者，易已。小为逆，病在腑。浮而大者，其病易已。人迎盛坚者，伤于寒。气口盛坚者，伤于食出《灵枢·五色》篇。

一其形，听其动静者，持气口人迎，以视其脉，脉坚且盛且滑者，病日进，脉软者，病将下。诸经实者，病三日已。气口候阴，人迎候阳也出《灵枢·四时气论》。

愚按：经曰：人生于地，悬命于天。天食人以五气，地食人以五味，故曰天气通于肺，地气通于嗌。又曰：喉主天气，咽主地气。故喉之上管为吸门，上有会厌，名曰气口，乃五脏之隘口。阴受之则入五脏，故气口候阴。其位在右手关前一分。咽之上管为咽门，傍有动脉，名曰人迎，乃六腑之源头。阳受之，则入六腑，故人迎候阳。其位在左手关前一分，此人生命之所系也。上古最为秘密，必歃血①而后传之。其义微露于《素问·六节脏象论》，曰：凡十一藏取决于胆也。故人迎一盛云云。故字紧顶上胆字。咽为胆之使，故人迎候于胆之前。又"阴阳类论"云：一阳者，少阳也。至手太阴，上连人迎。又按《史记·仓公传》诊齐侍御史成病云：切其脉，时少阳初代，代者经病，病去过人，人则去络脉主病，当其时少阳初关一分云云。所谓人者，即人迎也。则知人迎候于左关前一分，自古已然。而曰始于秦越人者何与？世人传疑者，始因王太仆"阴阳类论"中，上连人迎，误注谓结喉两傍之动脉，致张景岳辈附会其说，反疑王叔和未详经旨。呜呼！是非颠倒，不惟诽谤前贤，抑且惑乱后学，余乌得不辨？盖太渊脉口，为脉之大会。肺朝百脉，故独取寸口，以决死生。左右两手，总是手太阴之动脉，其分为三部，以候他脏之气耳。非曰此心脉，此肺脉也。张景岳乃谓人迎为足阳明之脉，不可以言于手，反引人迎盛坚伤于寒，气口盛坚伤于食为证，然则左右六脉俱盛者，止是伤食而，无伤寒之脉耶？《内经》何以有寸口脉浮而盛者，曰病在外？仲景何以有尺寸俱浮，为太阳受病耶？人迎固结喉两傍之动脉，为胃之别络，其内即咽嗌，故左候人迎以主阳也。气口即会厌，为肺之上系，其窍即喉咙，故右候气口，以主阴也。

---

① 歃（shì）血：古代举行盟会时，微饮牲血，或含于口中，或涂于口旁，以示信守誓言的诚意。

若谓人迎必候之喉傍，则气口亦当候之喉内矣！有是理乎？

神门脉

两手关后尺前，此神门脉候也。愚按《脉法赞》云：神门决断，两在关后。人无二脉，病死不愈。《素问》云：岁水太过，邪害心火，神门绝者，死不治。注云：神门，心脉也。水胜而火绝，故死。又按：神门乃手少阴心经穴也，在掌后兑骨之端，正与高骨相对，但少后于高骨一分。其动脉两两相应，故叔和乃于关后决断之耳。

反关脉

反关脉者，脉不行于寸口，由列缺络入臂后，手阳明大肠经也。以其不顺行于关上，故曰反关。若左手得之主贵，右手得之主富。左右俱反，富而且贵。男女皆然。

冲阳太溪

冲阳，胃脉也，一名趺阳，在足面大指间五寸，骨间动脉是也。若病势危笃，当诊冲阳，以察胃气有无。盖以土为万物之母也，经曰：冲阳绝，死不治。信哉！

太溪，肾脉也，在足内踝后，跟骨上陷中动脉是也。若病势危笃，当诊太溪，以察肾气有无。盖以天一生水，真元之气，聚于斯也。经曰：太溪绝，死不治。信哉！《伤寒赋》云：伤食伤寒，须辨人迎、气口；有根有本，必诊太溪、冲阳。

趺阳脉浮而涩，少阴脉如经者，其病在脾，法当下利，何以知之？若脉浮大者，气实血虚也。今趺阳脉浮而涩，故知脾气不足，胃气虚也。以少阴脉弦而浮一作沉，才见此为调脉，故称如经也。若反滑而数者，故知当屎脓也。

趺阳脉迟而缓，胃气如经也。趺阳脉浮而数，浮则伤胃，数则动脾，此非本病，医特下之所为也。荣卫内陷，其数先微，脉反但浮，其人必大便硬，气噫而除。何以言之？本以数脉动脾，其数先微，故知脾气不治。大便硬、气噫而除，今脉反浮，其数改微，邪气独留，心中则饥。邪热不杀谷，潮热发渴，数脉当迟缓，脉因前后度数如法，病者则饥。数脉不时，则生恶疮也。

趺阳脉浮，浮则为虚。浮虚相搏，故令气饐①。言胃气虚竭也。

趺阳脉滑而紧，滑者胃气实，紧者脾气强。持实击强，痛还自伤。以手把刃，坐作疮也。

趺阳脉浮而涩，伏则吐逆，水谷不化；涩则食不得入，名曰关格。

趺阳脉大而紧者，当即下利，为难治。

趺阳脉紧而浮，浮为气，紧为寒；浮为腹满，紧为绞痛。

浮紧相搏，肠鸣而转，转即气动，膈气乃下。少阴脉不出，其阴肿大而虚也。

趺阳脉沉而数，沉为实，数消谷②，紧者病难治。

趺阳脉浮而芤，浮者卫气衰，芤者荣气伤。其身体瘦，肌肉甲错。浮芤相搏，宗气微衰，四属③断绝。

---

① 饐（yē）：同"噎"。食物等梗阻喉咙。《玉篇·食部》："饐，或噎字，食不下也。"

② 消谷：《灵枢·大惑论》："胃热则消谷，谷消故善饥。"为中消主证。

③ 四属：指四肢。

趺阳脉微而紧，紧则为寒，微则为虚。微紧相搏，则为短气。少阴脉弱而涩，弱者微烦，涩者厥逆。

趺阳脉不出，脾不上下，身冷肤硬，少阴脉不至，肾气微，少精血，奔气促迫，上入胸膈，宗气反聚，血结心下，阳气退下，热归阴股，与阴相动，令身不仁。此为尸厥。当刺期门、巨阙。

脉分四时以胃气为本

《素问》曰：春应中规，夏应中矩，秋应中衡，冬应中权。

《素问》曰：春日浮，如鱼之游在波。夏日在肤，泛泛乎万物有余。秋日下肤，蛰虫将去。冬日在骨，蛰虫周密，君子居室。

春胃微弦曰平，弦多胃少曰肝病，但弦无胃曰死。

夏胃微钩曰平，钩多胃少曰心病，但钩无胃曰死。

长夏胃微软弱曰平，弱多胃少曰脾病，但代无胃曰死。

秋胃微毛曰平，毛多胃少曰肺病，但毛无胃曰死。

冬胃微石曰平，石多胃少曰肾病，但石无胃曰死。

蔡氏曰：凡脉中指，不大不小，不长不短，不浮不沉，不滑不涩，应手中和，意思欣欣，难以名状者，为胃气。

参黄子曰：脉以胃气为本者，脉之中和也。中和者，弦不甚弦，钩不甚钩，软不甚软，毛不甚毛，石不甚石，顺四时五行，而无太过不及也。若春脉弦，如循刀刃；夏脉钩，如操带钩；长夏脉软，介然不鼓；秋脉涩，如风吹毛；冬脉石，来如弹石，是得真脏之脉，全失中和，是无胃气，可与之决死期矣。

刘肖斋曰：四时平脉，在《素问》谓之春弦、夏钩、秋浮、冬营。在《难经》谓之春弦、夏钩、秋毛、冬石。俚俗谓之春弦、夏洪、秋毛、冬石。词异而理同也。

滑伯仁曰：凡诊脉，须要先识时脉、胃脉，与腑脏平脉，然后及于病脉。时脉，谓春三月，六部中俱带弦，夏三月俱带洪，秋三月俱带浮，冬三月俱带沉。胃脉，谓中按得之，脉和缓。腑脏平脉，已见前章。凡人腑脏既平，胃脉和，又应时脉，乃无病者也。反此为病。

愚按：《难经》曰呼出心与肺，吸入肾与肝。呼吸之间，脾受谷味故也，其脉在中。故五脏之脉，皆有胃气附，不独右关见之而已。《脉经》云：胃气于少阳三焦、四时五行脉法，乃知三焦主持诸气，其于用身灌身，和内调外，荣左养右，导上宣下，贯串于寸关尺三部之中，无可休息，故经曰：人绝饮食则死，脉无胃气亦死。

脉贵有神

东垣云：不病之脉，不求其神，而神无不在也。有病之脉，则当求其神之有无。谓如六数七极，热也。脉中此中字浮中沉之有有力言有胃气即有神矣，为泄其热。三迟二败，寒也，脉中有力说并如上即有神矣，为去其寒。若数极、迟败中不复有力，为无神也，将何所恃耶？苟不知此而遽①泄之去之，神将何以依而主耶？故经曰：脉者，气血之先。气血者，人之神也。善夫！

脉分四方

夫中原之地，四时异气。居民之脉，亦因时异。春弦、夏

---

① 遽（jù）：本义指送信的快车或快马，此处指急速。

洪、秋毛、冬石，脉与时违，皆名曰病。东夷之地，四时皆春，其气喧和，民脉多缓；南夷之地，四时皆夏，其气蒸炎，民脉多大；西夷之地，四时皆秋，其气清肃，民脉多劲；北夷之地，四时皆冬，其气凛冽，民脉多石；东南卑湿，其脉软缓。居于高巅，亦西北也，西北高燥，其脉刚劲。居于污泽，亦东南也。南人北脉，所禀必刚；北人南脉，所禀必柔。东西不同，可以类剖。

脉分五脏

肝脉弦，心脉钩，脾脉代，肺脉毛，肾脉石。

五脏平脉

肝脉来，软弱招招①，如揭长竿末梢，曰肝平。
心脉来，累累②如连珠，如循琅玕③，曰心平。
脾脉来，和柔相离，如鸡践地，曰脾平。
肺脉来，厌厌聂聂④，如落榆荚，曰肺平。
肾脉来，喘喘⑤累累如钩，按之而坚，曰肾平。

五脏病脉

肝脉来，盈实而滑，如循长竿，曰肝病。

---

① 招招：形容长软的样子。
② 累累（léi léi）：形容接连成串。
③ 琅玕（láng gān）：像玉珠的美石，比喻柔滑的脉象。
④ 厌厌聂聂：翩翩之状，浮薄而流利。形容脉象微弱。
⑤ 喘喘：形容脉象圆滑连贯。

心脉来，喘喘连属，其中微曲，曰心病。

脾脉来，实而盈数，如鸡举足，曰脾病。

肺脉来，不上不下，如循鸡羽，曰肺病。

肾脉来，如引葛，按之益坚，曰肾病。

五脏死脉

肝脉来，急益劲，如新张弓弦，曰肝死。

心脉来，前曲后居，如操带钩，曰心死。

脾脉来，锐坚如鸟之喙，如鸟之距，如屋之漏，如水之流，曰脾死。

肺脉来，如物之浮，如风吹毛，曰肺死。

肾脉来，发如夺索，辟辟①如弹石，曰肾死。

五脏真脉

真肝脉至，中外急，如循刀刃，责责然，如按琴瑟弦。

真心脉至，坚而搏，如循薏苡子，累累然。

真脾脉至，弱而乍数乍疏。

真肺脉至，大而虚，如以毛羽中人肤。

真肾脉至，搏而绝，如指弹石，辟辟然。

---

① 辟辟：形容脉象沉而坚，如以指弹石之感。

男女脉异

朱丹溪曰：昔轩辕使伶伦①，截嶰谷②之竹，作黄钟律管，以候天地之节气。使岐伯取气口，作脉法，以候人之动气。故黄钟之数九分，气口之数亦九分。律管具而寸之数始形，故脉之动也，阳得九分，阴得一寸，吻合于黄钟。天不足西北，阳南而阴北，故男子寸盛而尺弱，肖乎天也；地不满东南，阳北而阴南，故女子尺盛而寸弱，肖乎地也。黄钟者，气之先兆，故能测天地之节候。气口者，脉之要会，故能知人命之死生。世之俗医，诵高阳生之妄作，欲以治病，其不杀人也几希！

参黄子曰：男子以阳为主，故两寸脉，常王③于尺。若两寸反弱，尺反盛者，肾气不足也。女子以阴为主，故两尺脉，常王于寸。若两尺反弱，寸反盛者，上焦有余也，是不足固病，有余亦病，所谓过犹不及也。

妇人脉法

阴虚阳搏，谓之崩。

阴搏阳别，谓之有子。

妇人手少阴脉动甚者，妊子也。

得太阴脉为男，得太阳脉为女。太阴脉沉，太阳脉浮。

---

① 伶伦：中国古代传说中的音乐人物，亦作泠伦。相传为黄帝时代的乐官，是发明律吕据以制乐的始祖。《吕氏春秋·古乐》有"昔黄帝令伶伦作为律"的记载。

② 嶰（xiè）谷：昆仑山北谷名，传说黄帝使伶伦取嶰谷之竹以制乐器。

③ 王：通"旺"。

左疾为男，右疾为女，俱疾为生二子。

尺脉左偏大为男，右偏大为女。左右俱大，产二子。

左手沉实为男，右手浮大为女。左右手俱沉实，猥①生二男；左右俱浮大，猥生二女。

左右尺俱浮，为产二男。不尔，则女作男生。左右尺俱沉，为产二女。不尔，则男作女生。

妇人阴阳俱盛，曰双躯。若小阴微紧者，血即凝浊。经养不周，胎则偏夭，其一独死，其一独生。不去其死，害母失胎。

何以知怀子之且生也？岐伯曰：身有病而无邪脉也。妇人欲生，其脉离经，夜半觉，日中则生也。

妇人经断有躯，其脉弦者，后必大下，不成胎也。

新产伤阴，出血不止，尺脉不能上关者死。

脉平而虚者，乳子法也。

妇人尺脉微迟为居经，月事三月一下。

妇人尺脉微弱而涩，少腹冷，恶寒，年少得之为无子，年大得之为绝产。

老少脉异

老弱之人，脉宜缓弱。若脉过旺者，病也。少壮之人，脉宜充实。若脉过弱者，病也。然犹有说焉：老者脉旺而非躁，此天禀之厚，引年之叟也，名曰寿脉。若脉躁疾，有表无里，此孤阳也，其死近矣。壮者脉细而和缓，三部同等，此天禀之静，清逸之士也，名曰阴脉。若脉来细而劲直，前后不等，可与之决死期矣。

---

① 猥（wěi）：多。

小儿脉法

小儿三岁以下，未可用寸关尺诊，惟以男左女右手虎口，次指寅卯辰三关视之。寅位为气关，卯位为风关，辰位为命关。纹色紫，热；红，伤寒；青，惊风；白，疳疾。惟黄色隐隐，为常候也。至见黑色则危。及三岁以上，乃以一指取寸关尺三部，常以六至为率，五至即为迟，七至即为数矣。

诸病宜忌

伤寒，未汗，宜阳脉，忌阴脉；已汗，宜阴脉，忌阳脉。

中风，宜浮迟，忌急数。

咳嗽，宜浮濡，忌沉伏。

喘急，宜浮滑，忌短涩。

水肿，宜浮大，忌沉细。

头痛，宜浮滑，忌短涩。

心痛，宜浮滑，忌短涩。

腹痛，宜沉细，忌弦长。

腹胀，宜浮大，忌沉小。

消渴，宜数大，忌虚小。

痿痹，宜虚濡，忌紧急。

癥瘕，宜沉实，忌虚弱。

癫狂，宜实大，忌沉细。

吐血，宜沉小，忌实大。

衄血，宜沉细，忌浮大。

脱血，宜阴脉，忌阳脉。

肠澼，宜沉小，忌数大。

下痢，宜沉细，忌浮大。

霍乱，宜浮洪，忌微迟。

虚损，宜软缓，忌细数。

堕伤，宜坚紧，忌小弱。

金疮，宜微细，忌紧数。

痈疽，宜微缓，忌滑数。

中恶，宜紧细，忌浮大。

中毒，宜洪大，忌细微。

新产，宜沉滑，忌弦紧。

带下，宜迟滑，忌急疾。

崩漏，宜微弱，忌实大。

蟹蚀，宜虚小，忌紧急。

怪脉

雀啄：连三五至而歇，歇而再至，如雀啄食，脾绝也。

屋漏：脉来良久一滴，如屋漏滴水状，胃绝也。

弹石：脉来筋骨间，劈劈然①而至，如指弹石，肾绝也。

解索：如解绳索之状，精血竭也。

虾游：脉来沉，中间一浮，如虾游之状，静中一跃，神魂绝也。

鱼翔：脉来浮，中间一沉，若鱼翔，似有如无，命绝也。

釜沸：如釜中有水，火燃极而滚沸，有出无入，阴阳气绝，旦占夕死，不可为也。

---

① 劈劈然：犹，立即。

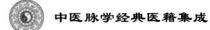

附：芤脉解

"芤脉，浮大而软，按之中央空，两边实"，此《脉经》语也。愚按：芤即慈葱也，其状中空外实，故芤脉似之。盖卫行脉外，营行脉中。脉者，血之府也。故脱血之后，营虚卫实，其脉按之，指下空豁，有外无中，此芤脉也。《脉诀》言：两头有、中间无，是脉断截矣。芤为失血，《脉诀》乃主淋沥，气入小肠，亦甚辽绝，误世不小。而刘肖斋所引诸家言芤脉者，亦多附会可笑。

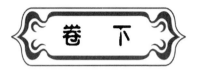

浮沉迟数为诸脉纲领

《内经》曰：夫脉之小大滑涩浮沉，可以指别。五脏之象，可以类推。又曰：按尺寸，观浮沉滑涩，知病所在。《三因方》云：博则二十四字，不滥丝毫①；约则浮沉迟数，总括纪纲。故知浮为风为虚，沉为湿为实，迟为寒为冷，数为热为燥。风湿寒热属外，虚实冷燥属内。内外既分，三因类别。刘立之亦以浮沉迟数为纲，以教学者。浮风，沉气，迟冷，数热，分别三部为证，此诚初学入门要诀。然必由博反约，方能知脉之妙。若遽以此自足则尽②矣！滑伯仁亦谓大抵提纲之要，不出乎浮沉迟数滑涩六脉。人一身之变，不越乎此。能于是六脉之中以求之，则灾疾在人者，莫能逃矣。吾明韩飞霞于六脉之外，又补以有力无力。予更按《脉经》，诸脉形状，指下秘诀，分列于四脉之下，以便览观。

凡取脉之道，理各不同。脉之形状，又各非一。凡脉之来，必不单至。必曰浮而弦，浮而数，沉而紧，沉而细之类，将何以别之？大抵提纲之要，不出浮、沉、迟、数、滑、涩之六脉也。浮沉之脉，轻手重手而取之也。迟数之脉，以已之呼吸而

---

① 毫：原作"毛"，据《三因方》卷一改。
② 尽：截止、停止。

取之也。滑涩之脉，则察夫往来之形也。浮为阳，轻手而得之也，而芤、洪、散、大、长、濡、微，皆轻手而得之之类也。沉为阴，重手而得之也，而弦、伏、短、细、牢、实，皆重手得之之类也。迟者一息脉三至，而缓、结、微、弱，皆迟之类也。或曰滑类乎数，涩类乎迟，何也？然脉虽似而理则殊也。彼迟数之脉，以呼吸察其至数之疏数。此滑涩之脉，则以往来密察其形状也。数为热，迟为寒，滑为血多气少，涩为气多血少，所谓提纲不出乎六字者，盖以其足以统夫表里阴阳、冷热虚实、风寒燥湿、脏腑气血也。浮为阳为表，诊为风为虚；沉为阴为里，诊为湿为实；迟为在脏，为寒为冷；数为在腑，为热为燥；滑为血有余，涩为气独滞也。人一身之变，不越乎此。能于是六脉之中以求之，则灾疾在人者，莫能逃焉。

有力无力

脉大而有力者，气受邪也；脉小而有力者，血受邪也；脉大而无力者，气不足也；脉小而无力者，血不足也；脉数而无力者，阴虚也；脉缓而无力者，阳虚也。

浮有力主风，无力主虚，凡得浮脉，是外得之病，宜发散。

沉有力主积，无力主气，凡得沉脉，是内得之病，宜疏利。

迟有力主痛，无力主冷，凡得迟脉，是内得之病，宜温中。

数有力主热，无力主疮，凡得数脉，是外得之病，宜汗解。

如左寸有力可汗，如左尺无力可温。如右寸有力可吐，如右尺有力可下。

愚按经曰：邪气盛则实，精气夺则虚。又曰：脉实血实，脉虚血虚。临诊之工，最宜详审。

弦芤，革弦大而芤，如按鼓皮。革，浮牢沉。

有力，洪来盛去衰，极大在指下。

浮而不沉为浮举之有余，按之不足。如微风吹鸟背上毛，厌厌聂聂，如循榆荚。

无力，芤浮大而软，按之中央空、两头实。

软细，濡极软而浮细，如帛在水中，轻手相得，按之无有。

极细，微极细而软，或欲绝，若有若无。浮而薄。瞥瞥如羹上肥。

迟大，虚迟大而软，按之无力，隐指豁豁然空。

虚甚，散大而散，有表无里。

浮脉法天，轻手可得。泛泛在上，如水漂木。

有力洪大，来盛去悠。无力虚大，迟而且柔。

虚甚则散，涣漫不收。有边无中，其名曰芤。

浮小为濡，绵浮水面。濡甚则微，不任寻按。

沉紧，弦举之无有，按之如弓弦状。端直以长。状如弓弦，按之不移。

牢甚，实大而长，微弦，按之隐指，愊愊然①。一曰沉浮皆得。

有力，牢有似沉伏实大而长，微弦。牢比弦紧，转坚转劲。《千金翼》以革为牢。

沉而不浮为沉举之不足，按之有余。

无力，弱极软而沉细，按之欲绝指下。

至骨，伏极重，指按之至骨乃得。一曰关上沉不出。

极细，细小大于微，常有，但细耳。

沉脉法地，近于筋骨。深深在下，沉极为伏。

有力为牢，实大弦长。牢甚则实，愊愊而强。

无力为弱，柔小如绵。弱甚则细，如蛛丝然。

有止，结往来缓，时一止复来，名曰结。累同阴盛则结，按之来缓，时一止者，名曰结阳；初来动止，更来小数，不能自还，举之则动，

---

① 愊愊（bì bì）然：胀满的样子。此指实脉指下盈实感。

名曰结阴。

有力，缓去来亦迟，小驶于迟。一曰浮大而软。阴与阳同等。缓与迟相类。

迟而不数为迟呼吸三至，去来极迟。

无力，涩细而迟，往来难且散，或一止复来。参伍不调，涩类乎迟，浮而短，短而止。

不回，代来数中止，不能自还，因而复动。脉动而中止。

迟脉属阴，一息三至。小驶于迟，缓不及四。

二损一败，病不可治。两息夺精，脉已无力。

浮大虚散，或见芤革。浮小濡微，沉小细弱。

迟细为涩，往来难交。易散一止，参伍不调。

结则来缓，止而复来。代则来缓，止不能回。

有止，促来去数，时一止，复来，名曰促。累同阳盛则促。

有力，紧数如切绳状。脉来往有力，左右弹人手，如转索无常。

数而不迟为数去来促急，一曰一息六七至。一曰数者进之名。

流利，滑往来前却，流利展转，替替然，与数相似。又曰漉漉如欲脱。滑与数相类。

关数，动阴阳相搏，见于关上。无头尾，如豆大，厥厥然动摇。数脉见关上，上下无头尾。

数脉属阳，六至一息。七疾八极，九至为脱。

浮大者洪，沉大牢实。往来流利，是谓之滑。

有力为紧，弹如转索。数见寸口，有止为促。

数见关中，动脉可候。厥厥动摇，状如小豆。

兼见脉

过于本位曰长实牢弦紧，皆有长脉。如循长竿末梢为平，如引绳、如循长竿为病。

不能满部曰短涩微动结，皆兼短脉。应指而回，不能满部。

减于常脉一倍曰小濡弱微细，皆兼小脉。浮沉取之，悉皆损小。

加于常脉一倍曰大洪实芤虚，皆兼大脉。浮取之，若浮而洪；沉取之，大而无力。

长则气治，过于本位。长而端直，弦脉应指。

短则气病，不能满部。不见于关，惟尺寸候。

奇经八脉

奇经八脉，其诊又别。直上直下，浮则为督。

牢则为冲，紧则任脉。寸左右弹，阳跷可决。

尺左右弹，阴跷可别。关左右弹，带脉当决。

尺外斜上，至寸阴维。尺内斜上，至寸阳维。

尺寸中央俱浮，直上直下者，督脉。中央实，尺寸俱牢，直上直下者，冲脉。横寸口边丸丸①者，任脉。前部左右弹者，阳跷。中部左右弹者，带脉。后部左右弹者，阴跷。从少阳之厥阴者，阴维。从少阴之太阳者，阳维。

诸脉体象

脉理精微，其体难辨。在心易了，指下难明。浮沉迟数，乃诸脉之纲领；举按呼吸，为诊法之定衡。举之有余，按之不足兮，脉为浮矣。举之不足，按之有余兮，脉以沉名。呼吸三至，而去来极迟兮，斯为迟脉；呼吸六至，而去来促急兮，当以数称。于是纲领既得，条目不失。浮则冠乎洪、芤、濡、散、

---

① 丸丸：圆滑端直貌。

第
六
辑

虚、微；沉则统乎细、伏、弱、弦、牢、实；迟有缓、涩、结、代须辨；数有紧、滑、促、动当述。浮而有力兮，脉名为洪，指下极大，满而且充；无力为芤兮，绝类慈葱，两边虽实，中央则空；濡则极软而浮且细兮，如衣如帛而浮在水中；微乃极细而软欲绝兮，若有若无，而莫可形容；虚则迟大而软，空豁而隐于指下；散则虚大而散，涣漫而如无定踪。沉而有力，脉名为实兮，长大微强，隐指幅幅；状如弓弦，脉名为弦兮，举无按有，长而端直；革则弦大而似伏兮，伏则着骨而乃得；细则常有而但细兮，弱则沉细而软极。于是浮沉既审，迟数宜昭。缓则小驶于迟，而往来和缓；涩则往来短散，而参伍不调。涩又若轻刀之刮竹节，缓又若微风之飐柳条。结则往来既缓，时一止而复动；代则来数中止，不能还而气消。紧如切绳，亦如转索；滑若动珠，流利前却；促则往来既急数，而时复一止，譬若蹶者之起而复趋；动则上下无头尾，而见乎关上，形如豆大而动摇跃如。于是体象既立，形似宜分。浮芤与微涩而形同仿佛，弦紧与滑数而象类纷纭。革与实兮宜别，软与弱兮当寻。谓沉为伏，则方治永乖；以缓为迟，则危殆立至。况有数候俱见，异病同脉者乎？

诸脉主病

脉象既立，证候可推。采先圣之旨要，为后学之筌蹄。仍以浮沉迟数为纲领，更分寸关尺部为指归。庶寓目而脉若镜，俾临诊而证不迷。

浮脉

浮为在表兮，为风为虚。风则伤卫兮，虚则邪居<small>经曰：邪之</small>

所凑，其气必虚。寸浮则中风发热，头痛而鼻塞。关浮则腹满虚胀，饮食必不思。尺浮为阳客下焦，风热而小便不利。更兼滑大，则腹满溺痛，而大便亦稀。尺寸俱浮，直上直下，或癫或痫，或腰背强痛而不可俯仰，此带脉为病。脉浮而大，在寸关尺。尺关寸格，关则张口肩息，而憺憺欲呕，为风在胃俞。浮而实大，浮而滑疾，皆曰脾不磨而宿食不化。浮缓为痹，浮紧为寒，必强痛不仁而邪在肌肤。浮短则肺伤而气少，浮迟则病劳而荣枯。

洪脉

若夫洪脉，为气为热。寸脉洪大，伤寒热病兮，胸胁满而痛且烦；尺中无有，为阳干阴兮，腰背疼而足胫寒。关洪兮胸热烦满，尺洪兮脖热便难。偏洪实滑为患积，大坚疾者为病癫。病速进在外，苦头痛发热痛肿者，其脉必洪大急弦。病心腹冷积结聚，喜热饮食者，其脉止关上襜襜[①]。

微脉

至如微、芤、虚、濡，总属虚寒之脉。阳微发汗兮，阴微自下。阳微不能呼兮，阴微不能吸。寸微寒衄而胸中短气兮；关微胃冷而心下拘急；尺微心力少而不欲言兮，少腹拘寒而足弱厥逆。或微而弱兮，或微而涩，气血俱虚兮，荣卫不足。或发寒热兮，疼烦汗出。或痹不仁兮，数欠吐沫。寸口微而尺紧兮，为阴在而阳不见，其人必虚损而多汗。寸微迟而尺沉兮，为血实而络胸臆，其人必痿薄而厥逆。微缓则为血崩兮，微滑则为带疾。微芤则唾血尿血兮，微数必汗出而振栗。

---

① 襜（chān）襜：摇动的样子。

芤脉　濡脉　虚脉

芤为亡血之徵，寸为吐，尺为溺，关则膈腧伤而便血数斗。

濡乃虚冷之候，寸自汗，关脾弱，尺则风痹成而四逆难走。

脉虚血虚，为虚寒。为伤暑，伤暑则头痛自汗，虚寒则小便不禁。寸虚即寒在脾胃，而食不消化；尺虚即漏血胫寒，而痿痹脚疼。

沉脉

沉为在里兮，为水为实。水必兼弦滑兮，实必带弦急。或为遁尸①兮，或为鬼疰②。或为悬饮兮，或为积聚。关沉则心下苦满而吞酸，寸沉则胸中引胁而短气。尺沉腰背痛，若关上无者，心下喘急。尺沉关上有者，必心痛阴冷而脚痹。沉重而直前绝者，为血在肠间；沉重而中散者，因寒食而成瘕矣。沉而弱者，寒热疝瘕，小腹痛而发必堕落；沉而细者，下焦有寒，小便数而绞痛下利。

寸口沉细，名曰阳中之阴，病苦悲伤不乐，恶声恶闻人声少气，亦曰时汗出，阴气不通而臂不能举。尺脉沉细，名曰③阴中之阴，病苦两胫痿疼，不能久立，亦曰阴气衰，小便余沥而阴下痒湿。寸脉沉滑，为上肿、为风水；尺脉沉滑，为下重、为寸白。又沉为血实，滑为气实，血气相搏，脏不可入入脏即死，入腑即愈。又沉则为水，紧则为寒。沉紧相搏，结在关元。沉迟兮，腹藏冷病；沉横兮，胁腹痛攒寸口脉沉而横者，胁下及腹

---

① 遁尸：指突然发作心腹胀满刺痛气喘的病症。

② 鬼疰：又称流注，即流窜无定、随处可生的多发性深部脓疡。

③ 曰：原作"中"，据文义改。

中有横积痛。腹中有伏梁而脉沉虚者，必泄注；得冷即便下而脉沉紧者，乃上热而下寒。

实脉

若夫脉实血实，病属内因。寸实心劳，关实胃疼。寸实兮即热生脾肺，而呕逆气塞；尺实兮必小腹作痛，而小便不禁。实而兼紧兮，则胃中有寒，故饮食不能强进。时时呕利兮，恐稽留难治，虽卢扁①莫可回生。

伏脉

至于伏则挥霍扰乱，势必下注上冲。寸伏为胸中气逆，噎塞不通；关为中焦水气溏泄，尺则小腹癥疝痛攻。下或水谷不化，上或冷气冲胸。或为四肢厥逆，或为痛极难当。

牢脉

诊得牢居关部，脾胃气塞，热即腹满，响声汩汩。尺部亦满，阴中胀急。尺寸俱牢，上直下直。胸有寒疝，此为冲脉。尺脉牢长，关上却没。两胫苦重，腰腹痛极。

细脉　弱脉

若夫细则气少，弱则虚悸。寸脉若细兮，发热反吐；胃虚腹满兮，关脉必细。尺寒脉细兮，谓之后泄。细滑附骨兮，食积谷气。尺脉细滑兮，妇人欲产。按之虚直，从高下坠。寸沉细而时直者，身有痈肿。寸沉细而带滑者，胁有积聚。左右皆

---

① 卢扁：即古代名医扁鹊。因家于卢国，故又名"卢扁"。

满，痛引及背。细小紧急，病速进在中兮，腹寒刺痛，必内有疝瘕积聚。寸脉细数，即发热反吐兮。尺若细急，必足痿筋挛疼痹。

寸弱阳虚兮，必心悸自汗而短气。慎勿极劳兮，在饮食调理以消息。关弱胃虚兮，胃中虽有热而虚矣。热不可攻兮，攻之必热去而寒起。尺弱寸强，胃络脉伤。尺弱阳气少兮，骨烦发热，上热冲头面兮，下冷无阳。弱迟为卫微荣寒兮，必发热心饥，饥而虚满不食。弱缓则胸膈气填兮，必吞酸不食，噫为阳弱胃强。脉弱而弦，胸胁腰背并痛；弱小而涩，胃反血气俱伤。

迟脉　缓脉　涩脉

迟为在脏兮，迟则为寒。寸迟上寒兮，心痛吐酸。关胃尺下兮，风冷相干。迟涩血少，为中寒癥结等症；迟缓绞痛，乃亡血中风不安。迟缓须温食，食冷而咽即痛；迟滑必作胀，胀满而胸不宽。

缓则为风为虚，寸缓兮皮肤不仁，而风寒在肌；关缓兮饮食不欲，而脾胃气虚。尺缓兮脚弱下肿，便有沥馀。涩则少血多气，寸涩心痛而胃气不足；关涩逆冷而中热血虚；尺涩兮，或足胫逆冷而小便赤涩，或下血下利而汗出淋漓。寸大尺涩，滞气宿食。关涩坚大，按之有力。胃中实热，脾结肺塞。此为异脉，不可不识。

数脉

数为在腑兮，为虚为热。数则烦心兮，心下热结。寸数即为吐兮，胃脘有热而邪气上熏。关数则胃有客热兮，尺则恶寒便赤，而脐下热疼。阳数必吐血而口生疮兮，阴数必恶寒烦挠，而眠不获宁。寸口虚数，咳而声哑者，肺痿可虑。口燥实数，咳而隐痛者，肺痈必成。

滑脉

滑为实为下兮，亦为鬼疰。滑主血多兮，或曰少气。滑而冲和者，无病而有娠。滑浮微疾者，新病或病肺。寸滑阳实，胸中壅满，而必成吐逆。关滑胃热，气满不食而食入还出。尺脉滑者，男溺血而女经闭，盖为血气俱实。兼浮大者，小腹痛而不能尿，尿则阴中痛急。滑而浮散者，中风瘫缓；尺偏滑疾者，外热面赤。更有关上脉滑，而大小不匀者，是病方进，发动不出两日。其人欲多饮，而饮即注利者，视其止否，生死于焉可测。

紧脉

紧则为寒兮，紧亦为实。浮紧伤寒兮，沉紧宿食。伤寒则寸紧而头痛骨疼，伤食则关紧而心满痛急。又人迎紧盛为伤寒，气口紧盛为伤食。寸口浮紧，为膈寒水气。紧而滑疾，定蛔动呕逆。寸紧疝瘕腹痛，尺紧脐下痛极。紧而急者遁尸，驶而紧者鬼击①。

弦脉 附：革脉

弦为痛痹兮，为风痓，为疟疾。偏弦为饮兮，双弦当病胁。胁下拘急而痛兮，其人必恶寒之啬啬。阳弦头痛而阴弦腹痛兮，弦迟多寒而弦数多热。寸弦头痛有水气，而心下愊愊兮，降寸

---

① 鬼击：又名鬼排。指疫疠之气感染于人，突然感觉如有人以刀矛刺状，脚胁腹急痛，不可按，或即吐血，或鼻中出血，或下血。

口者为头痛，上寸口者为宿食。关弦胃气虚而胃中有寒兮，心下必然厥逆。尺弦小腹疼而有疝瘕兮，脚中必然拘急。弦而钩者，胁下刀刺，状如飞尸，至困不死。弦而紧者，卫气不行，恶寒，水走肠间有声。左关弦紧，胁痛伤脏，瘀血内凝。弦紧而细，寒痹癥瘕。寸关尺部，心胃脐分。弦大为革，亡血失精。半产漏下，妇人之徵。关若弦大，痛绕脐轮。弦小寒游，弦迟宜温。此诸脉之见证，聊掇拾以敷陈。

结脉　促脉　代脉　动脉　长脉　短脉　散脉　大脉　小脉

　　至若阴盛则结，阳盛则促。安卧脉盛，谓之脱血。上盛则气高，下盛则气胀。长则气治，短则气病。阳动则汗出，阴动则发热。大则病进，代则气衰，代散则死。诸脉宜忌，各有条理。须备考夫《脉经》，毋遗彼而泥此。

迟	洪	紧	弦	实	滑	芤	浮		数	细	伏	沉	微	涩	弱	濡	缓
○		劳	虚	阳	○			虚	○	○				○			下
								实				○					
		实						气		虚	上		少	○		虚	虚
			闭经	血失				血		虚			败	少			少
					○			风							○	○	○
○		○	○					寒		○		○			○		
								湿						○		痹	痹
	○		○		○			热		○							
		○			○			喘						○			
		○	○		○			满闷									
		○			○			咳嗽								血	

迟	洪	紧	弦	实	滑	芤	浮		数	细	伏	沉	微	涩	弱	濡	缓
					○			利下		泄	泄		泄			○	○
○	○	○	○					痛		○	○	疝		心			○
	○	○				○		水									
					○	○		呕吐	○	○	霍乱						
饮		饮	饮		痰			痰饮				痰					
					○			宿食									
			○					癥积		○	○						
		蛊				肠痛	○	自汗					○	○		○	
			○					肠痛					○	○		○	
			○					疟									

愚按经曰：代散则死。丹溪释曰：代其死脉，不分三部，随应皆是。余尝诊善化令黄桂岩，脉三动一止，良久不能自还，决其必死。后病寻愈，深以为异。乃遍检诸家脉法，至滑伯仁《诊家枢要》，其言谓无病羸瘦，其脉代止，真危亡之兆。若因病血气骤损，以致元气不续，或风家痛家，脉见止代，只为病脉。又周梅屋《医学碎金》谓老者生，少者死。盖桂岩年当髦耋，又是病后，所以不忌代脉。医非博涉，未易语也。

丹溪手镜图

促去来数，而一止复来，皆以痰饮气血，留滞不行。
结去来缓，时一止，复来，皆积。
动为恐，为痛，为惊，为革。
革、代、散死。又革为虚寒。

丹溪评脉

凡男女当以左手尺脉常弱，右手尺脉常盛为平。

脉诸按之不鼓，为虚寒。

脉诸搏手，为寒凉，或寒药致之。

脉两手相似，而右为甚，或责胃虚。

脉少有力，胜则似止，元气不及。

脉诸短为虚，诸大为虚。

脉涩而盛大，外怕寒，证名寒中。注云：寒留于血，脉涩故大也。

脉涩与弦而大，按之有力为实，无力为虚。

脉滑，关以上见为大热，关以下见为大寒。注云：水并于上从火化，火并于下从水化。

脉沉迟，寸微滑者为实。

寸微尺紧，其人虚损，为阴盛阳微故也。

脉小而虚，不可损气；脉大而实，不可益气。

两寸短小，谓阳不足，病在下。

两尺不见，或短小，乃食塞，当吐之。

两寸不足，求之脾胃，当从阴引阳。

两尺脉虚为寒，宜姜、附。

两关脉实，上不至发汗，下不至利小便。

两关沉细，此虚也，宜温补之。

右肾属火，补之，巴戟、杜仲；左肾属水，补之，地黄、山茱萸、黄柏。

伤寒寸脉浮滑者，有痰宜吐。

杂病寸脉沉者，属痰，宜吐。

凡脉有力者为实，无力者为虚。假令脉浮，则为阳盛阴虚；脉沉，则为阴盛阳虚。此有则彼无，彼有则此无。又如弦，木实、金亏、土虚也。

凡脉来者为阳、为气，去者为阴、为血。假令来疾去迟，为阳有余而阴不足，故曰外实内虚。出候外，入候内。

久卒病死脉

长病，脉虚而涩，虚而滑，虚而缓，虚而弦，虚而结，浮而滑，实而滑，实而大，微而伏，细而软，如屋漏，如雀啄，如羹上肥，如蜘蛛丝，如霹雳，如贯珠，如水淹，皆死脉也。卒病与长病条下反者，死候。

形脉不相应

肥人脉细欲绝者死。瘦人脉躁者死。身涩脉滑者死。身滑脉涩者死。身小脉大者死。身大脉小者死。身短脉长者死。身长脉短者死。

附：紫虚脉诀

月池李言闻删补，笠泽施沛考定

人身之脉，本乎先天。自祖溯宗，一脉相传。
父母构精，两神合焉。肾间动气，实居形先。
随母呼吸，胎息绵绵。十月降生，始资后天。
天食五气，地食五味。五气入鼻，藏于心肺。
五味入口，藏于肠胃。五脏六腑，皆以受气。

清者为营，浊者为卫。营行脉中，卫行脉外。

壅遏营气，令无所避。是谓脉也，血之府也。

脉不自行，随气而至。气动脉应，阴阳之义。

气如橐龠①，血如波澜。血脉气息，上下循环。

十二经中，皆有动脉。独取寸口，吉凶可测。

手太阴肺，上系吭嗌②。脉之大会，息之出入。

初持脉时，令彼仰掌。掌后高骨，是谓关上。

阳出阴入，以关为界。关前为阳，关后为阴。

寸关与尺，三部停匀。左右六部，一部两经。

一脏一腑，一表一里。浮为在表，沉为在里。

迟则在脏，数则在腑。左寸属心，合于小肠。

膻中主气，心主宫墙。关为肝胆，尺肾膀胱。

右寸属肺，大肠同条。关则脾胃，尺命与胞。

寸关尺部，分配三焦。寸射胸上，关候膈下。

尺候于脐，下至跟踝。左脉候左，右脉候右。

病随所在，不病者否。左大顺男，右大顺女。

关前一分，人命之主。左为人迎，右为气口。

神门决断，两在关后。人无二脉，病死不愈。

男女脉同，惟尺则异。阳弱阴强，反此病至。

脉有七诊，曰浮中沉。上下左右，消息求寻。

又见九候，举按轻重。三部浮沉，各候五动。

浮为心肺，沉为肾肝。脾胃中州，浮沉之间。

心脉之浮，浮大而散。肺脉之浮，浮涩而短。

---

① 橐龠（tuó yuè）：指的是古代冶炼时用以鼓风吹火的装置，比喻肺主气，司呼吸，调节气机的功能。《道德经·第五章》："天地之间，其犹橐籥乎？虚而不屈，动而愈出。"

② 吭嗌（háng ài）：咽喉，比喻形势险要的地方。

肝脉之沉，沉而弦长。肾脉之沉，沉实而濡。

脾胃属土，脉宜和缓。命为相火，左寸同断。

春弦夏洪，秋毛冬石。四季和缓，是谓平脉。

太过实强，病生于外。不及虚微，病生于内。

春得秋脉，死在金日。五脏准此，推之不失。

四时百病，胃气为本。脉贵有神，不可不审。

调停自气，呼吸定息。四至五至，平和之则。

三至为迟，迟则为冷。六至为数，数即热证。

转迟转冷，转数转热。迟数既明，浮沉当别。

浮沉迟数，辨内外因。外因于天，内因于人。

天有阴阳，风雨晦冥。人喜怒忧，思悲恐惊。

外因之浮，则为表证。沉里迟阴，数则阳盛。

内因之浮，虚风所为。沉气迟冷，数热何疑？

浮数表热，沉数里热。浮迟表虚，沉迟冷结。

表里阴阳，风气冷热。辨内外因，脉证参别。

脉理浩繁，总括于四。既得提纲，引申触类。

浮脉法天，轻手可得。泛泛在上，如水漂木。

有力洪大，来盛去悠。无力虚大，迟而且柔。

虚甚则散，涣漫不收。有边无中，其名曰芤。

浮小为濡，绵浮水面。濡甚则微，不任寻按。

沉脉法地，近于筋骨。深深在下，沉极为伏。

有力为牢，实大弦长。牢甚则实，愊愊而强。

无力为弱，柔小如绵。弱甚则细，如蛛丝然。

迟脉属阴，一息三至。小驶于迟，缓不及四。

二损一败，病不可治。两息夺精，脉已无气。

浮大虚散，或见芤革。浮小濡微，沉小细弱。

迟细为涩，往来极难。易散一止，止而复还。

结则来缓，止而复来。代则来缓，止不能回。

数脉属阳，六至一息。七疾八极，九至为脱。

浮大者洪，沉大牢实。往来流利，是谓之滑。

有力为紧，弹如转索。数见寸口，有止为促。

数见关中，动脉可候。厥厥动摇，状如小豆。

长则气治，过于本位。长而端直，弦脉应指。

短则气病，不能满部。不见于关，惟尺寸候。

一脉一形，各有主病。数脉相兼，则见诸证。

浮脉主表，里必不足。有力风热，无力血弱。

浮迟风虚，浮数风热。浮紧风寒，浮缓风湿。

浮虚伤暑，浮芤失血。浮洪虚火，浮微劳极。

浮濡阴虚，浮散虚剧。浮弦痰饮，浮滑痰热。

沉脉主里，主寒主积。有力痰食，无力气郁。

沉迟虚寒，沉数热伏。沉紧冷痛，沉缓水畜。

沉牢痼冷，沉实热极。沉弱阴虚，沉细痹湿。

沉弦饮痛，沉滑宿食。沉伏吐利，阴毒聚积。

迟脉主脏，阳气伏潜。有力为痛，无力虚寒。

数脉主腑，主吐主狂。有力为热，无力为疮。

滑脉主痰，或伤于食。下为畜血，上为吐逆。

涩脉少血，或中寒热。反胃结肠，自汗厥逆。

弦脉主饮，病属胆肝。弦数多热，弦迟多寒。

浮弦支饮，沉弦悬痛。阳弦头痛，阴弦腹痛。

紧脉主寒，又主诸痛。浮脉表寒，沉紧里痛。

长脉气平，短脉气病。细则气少，大则病进。

浮长风痫，沉短宿食。血虚脉虚，气实脉实。

洪脉为热，其阴则虚。细脉为湿，其血则虚。

缓大者风，缓细者湿。缓涩血少，缓滑内热。

濡小阴虚，弱小阳竭。阳竭恶寒，阴虚发热。

阳微恶寒，阴微发热。男微虚损，女微泻血。

阳动汗出，阴动发热。为痛与惊，崩中失血。

虚寒相搏，其名为革。男子失精，女子失血。

阳盛则促，肺痈阳毒。阴盛则结，疝瘕积郁。

代则气衰，或泄脓血。伤寒心悸，女胎三月。

脉之主病，有宜不宜。阴阳顺逆，凶吉可推。

中风浮缓，急实则忌。浮滑中痰，沉迟中气。

尸厥沉滑，卒不知人。入脏身冷，入腑身温。

风伤于卫，浮缓有汗。寒伤于营，浮紧无汗。

暑伤于气，脉虚身热。湿伤于血，脉缓细涩。

伤寒热病，脉喜浮洪。沉微涩小，证反必凶。

汗后脉静，身凉则安。汗后脉躁，热甚必难。

阳病见阴，病必危殆。阴病见阳，虽困无害。

上不至关，阴气已绝。下不至关，阳气已竭。

代脉止歇，脏绝倾危。散脉无根，形损难医。

饮食内伤，气口急滑。劳倦内伤，脾脉大弱。

欲知是气，下手脉沉。沉极则伏，涩弱久深。

大郁多沉，滑痰紧食。气涩血芤，数火细湿。

滑主多痰，弦主留饮。热则滑数，寒则弦紧。

浮滑兼风，沉滑兼气。食伤短疾，湿留濡细。

疟脉自弦，弦数者热。弦迟者寒，代散者折。

泄泻下痢，沉小滑弱。实大浮洪，发热则恶。

呕吐反胃，浮滑者昌。迟数紧涩，结肠者亡。

霍乱之候，脉代勿讶。厥逆迟微，是则可怕。

咳嗽多浮，聚肺关胃。沉紧小危，浮濡易治。

喘急息肩，浮滑者顺。沉涩肢寒，散脉逆证。

第六辑

病热有火，洪数可医。沉微无火，无根者危。

骨蒸发热，脉数而虚。热而涩小，必殒其躯。

劳极诸虚，浮软微弱。土败双弦，火炎急数。

诸病失血，脉必见芤。缓小可喜，数大可忧。

瘀血内畜，却宜牢大。沉小涩微，反成其害。

遗精白浊，微涩而弱。火盛阴虚，芤濡洪数。

三消之脉，浮大者生。细小微涩，形脱可惊。

小便淋闭，鼻头色黄。涩小无血，数大何妨？

大便燥结，须分气血。阳数而实，阴迟而涩。

癫乃重阴，狂乃重阳。浮洪吉兆，沉急凶殃。

痫脉宜虚，实急者恶。浮阳沉阴，滑痰数热。

喉痹之脉，数热迟寒。缠喉①走马②，微伏则难。

诸风眩运③，有火有痰。左涩死血，右大虚看。

头痛多弦，浮风紧寒。热洪湿细，缓滑厥痰。

气虚弦软，血虚微涩。肾厥弦坚，真痛短涩。

心腹之痛，其类有九。细迟从吉，浮大延久。

疝气弦急，积聚在里。牢急者生，弱急者死。

腰痛之脉，多沉而弦。兼浮者风，兼紧者寒。

弦滑痰饮，濡细肾著④。大乃肾虚，沉实闪朒⑤。

脚气有四，迟寒数热。浮滑者风，濡细者湿。

---

① 缠喉：又名缠喉风、喉痹。《喉白阐微》："喉间白腐一证，俗名白菌，即白缠喉是也。"疑为今之白喉。

② 走马：指走马疳，可见牙缝出血，牙齿松动欲脱，肉烂漏落。

③ 眩运：即眩晕。"运"通"晕"。《医碥·眩晕》："晕与运同；旋转也。所见之物，皆旋转如飞，世谓之头旋是也。"

④ 肾著：又名肾着，以腰冷重痛为主要见症，因于寒湿外侵，痹着于腰部所致，腰为肾之外府，故以"肾著"名之。

⑤ 朒（nà）：肥软的意思，此指腰部的肌肉。

痿病肺虚，脉多微缓。或涩或紧，或细或濡。
风寒湿气，合而为痹。浮涩而紧，三脉乃备。
五疸实热，脉必洪数。涩微属虚，切忌发渴。
脉得诸沉，责其有水。浮气与风，沉石或里。
沉数为阳，沉迟为阴。浮大出厄，虚小可惊。
胀满脉弦，土制于木。湿热数洪，阴寒迟弱。
浮为虚满，紧则中实。浮大可治，虚小危极。
五脏为积，六腑为聚。实强者生，沉细者死。
中恶腹胀，紧细者生。脉若浮大，邪气已深。
痈疽浮数，恶寒发热。若有痛处，痈疽所发。
脉数发热，而痛者阳。不数不热，不疼阴疮。
未溃痈疽，不怕洪大；已溃痈疽，洪大可怕。
肺痈已成，寸数而实。肺痿之形，数而无力。
肺痈色白，脉宜短涩。不宜浮大，唾糊呕血。
肠痈实热，滑数可知，数而不热，关脉芤虚。
微涩而紧，未脓当下。紧数脓成，切不可下。
妇人之脉，以血为本。血旺易胎，气旺难孕。
少阴动甚，谓之有子。尺脉滑利，妊娠可喜。
滑疾不散，胎必三月，但疾不散，五月可别。
左疾为男，右疾为女。女腹如箕，男腹如釜。
欲产之脉，甚至离经。水下乃产，未下勿惊。
新产之脉，缓滑为吉。实大弦实，有证则逆。
小儿之脉，七至为平。更察色证，与虎口文。
奇经八脉，其诊又别。直上直下，浮则为督。
牢则为冲，紧则任脉。寸左右弹，阳跷可决。
尺左右弹，阴跷可别。关左右弹，带脉当决。
尺外斜上，至寸阴维。尺内斜上，至寸阳维。

督脉为病，脊强癫痫。任脉为病，七疝①瘕坚②。

冲脉为病，逆气里急。带主带下，脐痛精失。

阳维寒热，目眩僵仆。阴维心痛，胸胁刺筑。

阳跷为病，阳缓阴急。阴跷为病，阴缓阳急。

癫痫③瘛疭④，寒热恍惚。八脉脉证，各有所属。

平人无脉，移于外络。兄位弟乘，阳溪列缺。

病脉既明，吉凶当别。经脉之外，又有真脉。

肝绝之脉，循刀责责。心绝之脉，转豆躁急。

脾则雀啄，如屋之漏。如水之流，如杯之覆。

肺绝如毛，无根萧索。麻子动摇，浮波之合。

肾脉将绝，至如省客。来如弹石，去如解索。

命脉将绝，虾游鱼翔。至如涌泉，绝在膀胱。

真脉既形，胃已无气。参察色证，断之以臆。

---

① 七疝：病名。语出《素问·骨空论》。为冲疝、狐疝、癞疝、厥疝、瘕疝、癀疝、癃疝。

② 瘕坚：指腹部肿块，无形的气聚，部位不定的叫瘕；有形的血聚，部位固定的叫坚积。

③ 癫痫：指突然跌倒，四肢抽搐，口吐白沫，牙关紧闭，喉中有声，或如羊如猪叫声。

④ 瘛疭（chì zòng）：又作瘈疭。瘛者，筋脉急也。疭者，筋脉缓也。急则引而缩，缓则纵而伸，或伸动而不止，名曰瘛疭，俗谓之抽搐，抽筋，抽风。

手检图 _{此图得之心悟，与原图迥别}

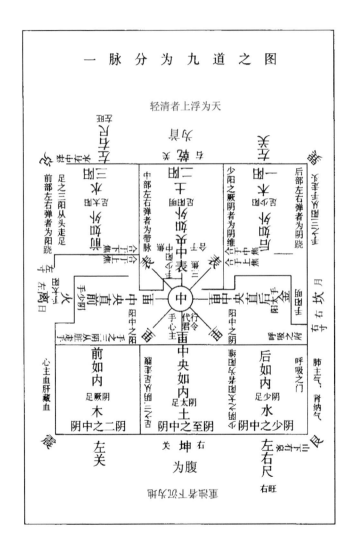

手检图二十一部说

愚按经言：气口独为五脏主。又云：肺朝百脉。又云：气口成寸，以决死生。故气口之中，阴阳交会，中有五部，前后左右，分为九道。又阴跷阳跷，阴维阳维，阴结阳结，及带脉，又为七部，共成二十一部，统十二经脉，并奇经八脉，此乃岐伯所授黄帝之秘诀也。向来但传三部，而不明九道，故奇经之脉，世无知者。宋·林亿始以手检图补在《脉经》之末，然直存旧目，无从考证。至我明李濒湖，杜撰为图，分左右两手各为九道，殊为牵合附会。且其图全无义理，览之益令人瞆瞆。余反覆玩味，至穷岁月。一旦恍若有悟，质之异人，撰为此图，并将《脉经》原文，稍为诠次，以附阴阳诸论之后。俾明心人便于参证，以阐千古之秘藏也。

黄帝问曰：肺者，人之五脏华盖也。上以应天，解理万物，主行精气。法五行四时，知五味。寸口之中，阴阳交会，中有五部，前后左右，各有所主，上下中央，分为九道。浮、沉、结、散，知邪所在，其道奈何，岐伯对曰：

前如外者，足太阳也。中央如外者，足阳明也。

后如外者，足少阳也。中央直前者，手少阴也。

中央直中者，手心主也。中央直后者，手太阴也。

前如内者，足厥阴也。中央如内者，足太阴也。

后如内者，足少阴也。以上九道。

前部左右弹者，阳跷也。中部左右弹者，带脉也。后部左右弹者，阴跷者。

从少阳之厥阴者，阴维也。从少阴之太阳者，阳维也。

来大时小者，阴结也。来小时大者，阳结也。以上七部。

足太阳主病

前如外者，足太阳也。动，苦目眩，头项腰背强痛，男子阴下湿痒，女子月水不利，少腹痛引命门，阴中痛，子脏闭。浮为风，涩为寒，滑为劳热，紧为宿食。

足阳明主病

中央如外者，足阳明也。动，苦头痛面赤。滑为饮，浮为大便不利。涩为嗜卧，肠鸣，不能食，足胫痹。

足少阳主病

后如外者，足少阳也。动，苦腰、背、胻①、股、肢节痛。浮为气涩。涩为风血。急为转筋，为劳。

足厥阴主病

前如内者，足厥阴也。动，苦少腹痛引腰，大便不利，小便难，茎中痛。女子月水不利，阴中寒，子户壅绝，内少腹急。男子疝气，两丸上入，淋也。

足太阴主病

中央如内者，足太阴也。动，苦胃中痛，腹满，上脘有寒食不下，病以饮食得之。咳唾有血，足胫寒，少气身重，从腰上状如坐水中。沉涩者，苦身重，四肢不动，食不化，烦满不

---

① 胻（héng）：《说文》胫崂也，从肉行声，户更切。《五音集韵》肚也。此处指小腿胫部。

能卧，足胫痛，苦寒，时咳血，泄利黄。

足少阴主病

后如内者，足少阴也。动，苦少腹痛，与心相引，背痛，淋。从高堕下，伤于尻内，便血里急。月水来，上抢心胸，胁满拘急，股里急也。

手少阴主病

中央直前者，手少阴也。动，苦心痛，微坚，腹胁急实，坚者为感忤，纯虚者为下利肠鸣。滑者为有娠，女子阴中痒痛，痛出玉门上一分前。

手心主主病

中央直中者，手心主也。动，苦心痛，面赤，食苦咽，多喜怒。微浮苦悲伤恍惚。涩为心下寒。沉为恐怖，如人将捕之状，时寒热有血气。

手太阴主病

中央直前者，手太阴也。动，苦咳逆，气不得息。浮为内风。沉为热。紧为胸中积热。涩为时咳血。

阳跷主病

前部左右弹者，阳跷也。动，苦腰背痛，癫痫风恶，偏枯①

---

① 偏枯：指半身不遂。

僵仆①，羊鸣②，瘑③痹皮肤，身体强。微涩为风。

带脉主病

中部左右弹者，带脉也。动，苦少腹痛引命门，女子月水不来，绝继复下，令人无子。男子苦少腹拘急，或失精也。

《脉经》云：诊得带脉，左右绕脐腹腰脊痛冲阴股也。

阴跷主病

后部左右弹者，阴跷也。动，苦癫痫寒热，皮肤强痹，少腹痛，里急，腰胯相连痛，男子阴疝，女子漏下不止。

阳维主病

从少阳斜至太阳者，阳维也。动，苦肌肉痹痒，癫疾，僵仆羊鸣，手足相引，甚者失音不能言。

《脉经》云：诊得阳维脉浮者，暂起目眩，阳盛实，苦肩膝洒洒如寒。

阴维主病

从少阳斜至厥阴者，阴维也。动，苦癫痫僵仆，羊鸣失音，肌肉淫痒，汗出恶风。

《脉经》云：诊得阴维脉，沉大而实者，苦胸中痛，胁下支满，心痛。诊得阴维如贯珠者，男子两胁实，腰中痛，女子阴

---

① 僵仆：跌倒。
② 羊鸣：指"羊痫风""癫痫"。发作时精神恍惚，甚则突然跌倒，牙关紧闭，喉中有声，如羊叫声，移时苏醒。
③ 瘑（qún）：同"瘎"。《广韵》："痹也"。《字汇》："手足麻痹也"。

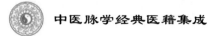

中痛，如有疮状。

阴络主病

脉来暂大暂小，是阴结也。动，苦肉痹，应时自发，身洗洗也。

阳络主病

脉来暂小暂大者，是阳结也。动，苦皮肤痛，下部不仁，汗出而寒也。

愚按：以上俱出手检图，余采《脉经》，以足奇经八脉，附载于后。

冲督二脉

两手脉浮之俱有阳，沉之俱有阴。阴阳皆实盛者，此为冲督之脉也。冲督之脉者，十二经之道路也。冲督用事，则十二经不复朝于寸口，其人皆苦恍惚狂痴。不者，必当犹豫有两心也。

冲脉：脉来中央坚实，尺寸俱牢，直上直下者，此为冲脉。动，苦少腹痛，上抢心，胸中有寒疝瘕，绝孕遗溺，胁支烦满也。

督脉：尺寸中央俱浮，直上直下者，此为督脉。动，苦腰背僵痛，不得俯仰，膝寒，大人癫病，小儿风痫疾。

任脉

横寸口边丸丸，此为任脉。苦腹中有气，如指上抢心，拘急不得俯仰。一又云：脉来紧细实长，至关者任脉也。动者，少腹绕脐下，引横骨阴中切痛。

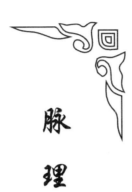

脉理存真

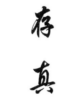

清·余显廷 编纂

刘亚辉
齐慧君 校注

内容提要

清·余显廷编纂。三卷。刊于光绪二年（1876年）。余显廷，字廉斋，自号橘泉子，清代新安婺源（今属江西）人。上卷为滑寿《诊家枢要》，主要阐述脉与气血的关系，左右手配脏腑部位、五脏平脉、四时平脉、三部九候脉法等。对切脉方法有较详细说明，如切脉先须调息，先识时脉、胃脉与脏腑平脉，然后观察病脉；切脉指法上要注意切指的轻重、布指疏密；察脉须识上下来去至止，明脉须辨表里虚实四字。中卷为婺源余含辉氏之论，以类比方法阐述二十七脉特征，组合为浮沉、迟数、滑涩、长短、虚实、微细、濡弱、动芤、牢革、伏散、洪弦紧、促结代、缓脉等类。下卷抄引太极图、《难经本义》五行子母相生图、《内经》分布脏腑部位图、六子应六气图、司天在泉指解图等，并附河洛精蕴数节。本书于辨别脉象言之较详，或两两对勘，或三脉并举，并对每脉之形状、部位、形成机制、预后等细予论述，有助于对疑似脉象之鉴识。

本次整理，以清光绪二年丙子（1876年）慎德堂刻本为底本。

目 录

脉
理
存
真

序

医学自岐黄而后，代不乏人。而方书之散见于百家者，亦不一其说，率多各逞己见，纷纷聚讼，妄议前人，未能切理餍心①，存真辨伪，是亦医家之通患也。余君显廷，嗜学人也。性恬静，常恨不十年读书，甫弱冠，辄通医学，性之所近，业最精焉。丙子岁，予游幕石署中，见君案头书甚夥②，多古经希见之本，沉思渺虑，直凑单微③。每于更阑灯炧④与予谈论，尝谓此事非小道，当以《灵枢》《素问》为根柢⑤，《难经》《金匮》诸大家为典要，而后参酌群言，务期至当，庶几析理既真，审脉自确，不致有承讹之失。予虽不知医，然耳熟之下，自觉其说理透辟，取法精详，不啻先得我心者。继以手订《脉理存真》一帙见示，予披阅之，简而括，亦详而明。其上卷则元许昌滑氏所著，坊间罕见，实为《诊家枢要》；中卷则君先叔祖燕峰公所辑，原原本本，足征家学渊源；下卷则独具精心，博览群经，撷采诸说，折衷于一是。后并附选先儒《河洛精蕴》⑥数节，尤见医通于《易》，阴阳至理，互相发明。至若缕析条分，征据该洽，洵足破后人之疑案，扩先哲之真诠，以存医家之正轨也。而其尊信旧文，急欲为表章之，俾不至终于湮没者，亦足见君之济世情殷，敏而好学之意也夫。

光绪二年孟秋月姻愚弟戴桂谨序

---

① 切理餍（yàn）心：切合事理而令人心满意足。
② 夥（huǒ）：多。
③ 直凑单微：直聚细微之处。单微，细微之处。
④ 更阑灯炧（xiè）：深夜点着灯烛。更阑，更深夜残。灯炧，灯烛。
⑤ 根柢：根基，基础。
⑥ 河洛精蕴：著作名。

序

　　《礼记》曰：医不三世，不服其药。诚谓医道之难，非世其学者不能知。谚曰：为人子者不可不知医。然则医固人子所当知，特恐畏为难知而即于怠，抑或视为易知而又失之疏也。吾家自曾祖泽远公尝学医，略知梗概，先祖韫堂公未尝学医，而命次子学之，即先二叔父燕峰公也。先父厚山公，亦尝学医，自言脉理难辩中止，燕峰公则精究于脉理，深得其要领，而尤长于针灸，惜天不假年，未竟其业。先三叔父梦塘公，痛父兄之相继逝也，发愤而学医，探源于《内经》《难经》，宗主于张仲景，而博采于李东垣、朱丹溪、刘河间、薛立斋、张景岳诸大家，以折其衷，殚精极思，专务于此道者数十年，著《医林枕秘》十卷、《梦塘三书》八卷、《保赤存真》十卷，吾家医学固推梦塘公为最，即当时就诊者，应手辄效，能起沉疴，决生死，远近佩服，无论知与不知者无异辞，咸叹为近今所仅见焉。先伯兄绍唐，亦尝学医，性颖悟，不泥于方书，不幸早世。先从兄①允恭，能继梦塘公之学，贯微达幽，不失细小，可谓三折肱知为良医者矣。吾习闻医说于父兄之论方辨症，耳熟能详，但不知脉理，故不敢以医名，吾从弟②小亭、遵武，能世守其家学，遵武勤于学力，而小亭优于天资，加以学力，故所造益深。吾家食指③日繁，援人子不可不知医之训命，三子廉斋学医，肆

---

　　① 从兄：同祖伯叔之子年长于己者。即堂兄。

　　② 从弟：堂弟。

　　③ 食指：指家族人口。

业①于斯者五年矣。小亭弟以《保赤存真》见示，廉斋心向往之，请付剞劂②，又念燕峰公《脉理》一书可与滑伯仁并传，不忍湮没，因取《诊家枢要》列于前，而杂采诸家言以附之，汇为三卷，予名之曰《脉理存真》，附梓于《保赤存真》之后，盖欲存先泽而不失其真也。夫吾家医学，父子、兄弟、叔侄，世传其业，学有渊源，迄于今盖五世矣。岂惟三世云乎哉？廉斋其敬勉之，念医固人子所当知，知之可以保家，可以守身，可以济世，勿畏为难知而即于怠，勿视为易知而失之疏，庶几③仰承家学，无坠厥命，是则予之所深望者也。

夫时维光绪二年岁在丙子孟秋之月介石余丽元序石门后学徐著谦书

---

① 肄（yì）业：修习课业。
② 剞劂（jī jué）：雕板，刻印。
③ 庶几：或许，也许。

序

　　昔皇甫谧有言，人而不精医道，虽有忠孝之心、仁慈之性，君父危困，赤子颠连①，将何以济？夫欲精医道者在读书，读而不能为医者有矣，未有不读而能为医者也。余幼失恃②，奉父命弃儒习医，谓母体羸弱多病，为人子者不可不知医，况可保身，亦可济世。尝闻诸庭训，曰非圣人之书不可读。今肄业于医有年，颇觉得力斯语，良以诸家之书，虽详不精，徒博不约，义浅辞繁，浩如烟海，不若精究四圣之遗书，探其源而通其变，则人道转难为易矣。如以古书之深奥视为畏途，而徒涉猎诸家之书，是欲趋易路而不知人道之愈难也。故余惟从事岐、黄、秦、张四圣之书，虽未深造，而或间有一得，则觉古经之甚可味也。滑氏尝云：百家③者，流④莫大于医，医莫先于脉。虽经云"望而知之谓之神，闻而知之谓之圣，问而知之谓之工，切而知之谓之巧"，然而神圣难言矣。盖得其工巧，则医之能事思过半矣。独怪今之医者，以脉之理至微而竟弃之不讲，是则入道无门矣；或则惟脉是图，自诩技高，可以切脉而知，杜病者之口，无须述症，诊毕从不一问，而使愚者反称其神矣。然则自古医圣，莫不以脉证互参，今能切脉即知其病而无借于四诊，其技果超出于轩、岐、扁鹊、仲景乎？抑亦自欺而欲欺人乎？且脉，人之气血附行于经络，热胜则脉疾，寒胜则脉迟，实则

---

①　颠连：困顿不堪；困苦。按《针灸甲乙经·序》作"涂地"。
②　失恃：丧母。
③　百家：泛指有各种行业技艺的人。
④　流：品类。

有力，虚则无力，亦只言其大概耳，至于得病之由及所伤之物，岂能以脉知乎？故医者不可不问其由，病者不可不告其故。孙真人云未诊先问，最为有准，而东坡则云只图愈疾，不图困医，其言良为有理，足以破世人之惑矣。余自得《诊家枢要》一书，如长夜行得月，获益实非浅鲜，犹恐其书未尽传于世，不敢私秘，爰重刻以公同志。然《枢要》中则于每脉主病论之至精，我叔祖燕峰公所遗《脉理》一书，则于辨脉象言之尤详，且燕峰公一生心血所遗，不忍其湮没弗彰，亟当汇梓以问世。此外尚有较定《铜人图》一卷、《针灸图》一卷，精神贯注，全在针灸，惜天不假年，未卒业而殁，良足伤矣！予复忘其谫陋①，慨诊家之分配部位迄无定论，而特遵古经以发挥其义，附诸卷末，折中则有之，杜撰则弗敢也。书成，吾父名之曰"脉理存真"，亦犹"保赤存真"之意云尔。愿以就正当代君子，进而教之，以匡不逮，是则予之幸矣。

光绪二年丙子秋七月橘泉子余显廷谨识

---

① 谫（jiǎn）陋：浅陋。

滑伯仁先生传

新安介石余丽元撰

　　滑寿，字伯仁，号撄宁生，许昌人，元之奇士也。生性警敏，工①文辞，尤精于医，尝受业京口②王居中氏。居中以黄帝、岐伯之书启之，既而喟然叹曰《素问》为说备矣，第③其篇次无序，乃注《素问钞》，凡十二卷。又以《难经》文辞古奥，辨析精微，读者不能遽④晓，乃采摭⑤十一家，融会诸说，而以己意折衷之，辨论精核，本其旨义而注之，为《难经本义》二卷。视他家所得为多，故今惟《本义》传于世，尝言道莫大于医，医莫先于脉，病⑥高阳生之凿七表、八里、九道，求脉之明，实脉之晦，乃作《诊家枢要》一卷。简而尽，核而当，盖得岐、黄、越人之精而约取之，非异说所得而托也。尝学针法于东平高洞阳，又有《经络发挥》与《疮疡痔瘘》《医韵》等篇，亦可谓集往哲之大成矣！惜当世无表彰之者，故后学但知宗张、刘、李、朱为圭臬⑦，于伯仁诸集若罔闻知。盖东垣、丹

---

　　① 工：善于，擅长。
　　② 京口：地名。今江苏镇江。
　　③ 第：但。
　　④ 遽：立刻，马上。
　　⑤ 摭（zhí）：拾取，摘取。
　　⑥ 病：困惑。
　　⑦ 圭臬（niè）：比喻典范、准则。

溪为当时缙绅①所揄扬②，声名藉③甚，伯仁弗若也，乃艺虽高而名弗彰。太史公曰：岩穴之士④，欲砥立名行，非附青云之士⑤，恶能声施后世哉？信如斯言，余为伯仁慨矣！元初，伯仁祖父官江南，自许昌徙仪真，而伯仁生焉，许昌其祖贯，实则仪真人也。伯仁卒于明洪武中，故《明史》列之《方伎传》，然戴良《九灵山房集》有怀滑撄宁诗曰："海日苍凉两鬓丝，异乡飘泊已多时。欲为散木留官道，故托长桑说上池。蜀客著书人岂识，韩公卖药世偏知。道涂同是伤心者，只合相从赋黍离。"则伯仁亦抱节⑥之遗老，托于医以自晦⑦者也，余故特表之而为之传。

---

① 缙绅：插笏于绅带间，旧时官宦的装束。亦借指士大夫。
② 揄扬：赞扬，宣扬。
③ 藉（jí）：显赫。
④ 岩穴之士：指隐士。
⑤ 青云之士：指位高名显的人。
⑥ 抱节：坚守节操。
⑦ 自晦：自隐才能，不使声名彰著。

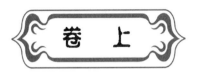

　　《诊家枢要》① 曰：天下之事，统之有宗，会之有元。言简而尽，事核而当，斯为至矣！百家者，流莫大于医，医莫先于脉。浮沉之不同，迟数之反类，曰阴曰阳，曰表曰里，抑亦以对待而为名象焉，有名象而有统会矣。高阳生之七表、八里、九道，盖凿凿也。求脉之明，为脉之晦，或者曰脉之道大矣，古人之言亦夥②矣。犹惧弗及，而欲以此统会该③之，不既太简乎？呜呼！至微者脉之理，而名象著焉，统会寓焉，观其会通，以知其典礼，君子之能事也。由是而推之，则诉流穷源④，因此识彼诸家之全，亦无遗珠⑤之憾矣！

　　脉者，气血之先也。气血盛则脉盛，气血衰则脉衰，气血热则脉数，气血寒则脉迟，气血微则脉弱，气血平则脉治。又长人脉长，短人脉短，性急人脉急，性缓人脉缓。左大顺男，右大顺女，男子尺脉常弱，女子尺脉常盛。此皆其常也，反之者逆。

---

① 《诊家枢要》：脉学著作，元·滑寿约撰于1359年。

② 夥（huǒ）：多也。

③ 该：包容，包括。

④ 诉（sù）流穷源：亦作"溯流穷源"推寻原委。

⑤ 遗珠：喻指弃置未用的美好事物或贤德之才。

左右手配脏腑部位

左手寸口：心、小肠脉所出。

左关：肝、胆脉所出。

左尺：肾、膀胱脉所出。命门与肾脉通。

右手：寸口肺、大肠脉所出。

右关：脾、胃脉所出。

右尺：命门、心包络、手心主、三焦脉所出。

五脏平脉

心脉浮大而散，肺脉浮涩而短，肝脉弦而长，脾脉缓而大，肾脉沉而软滑。

心合血脉，心脉循血脉而行，持脉指法如六菽①之重。按至血脉而得者为浮，稍稍加力脉道粗者为大，又稍加力脉道阔软者为散。

肺合皮毛，肺脉循皮毛而行，持脉指法如三菽之重。按至皮毛而得者为浮，稍稍加力脉道不利为涩，又稍加力不及本位曰短。

肝合筋，肝脉循筋而行，持脉指法如十二菽之重。按至筋而脉道如筝弦相似为弦，次稍加力脉道迢迢②者为长。

脾合肌肉，脾脉循肌肉而行，持脉指法如九菽之重。按至

---

① 菽：《春秋·考异邮》谓"大豆曰菽"。文中三菽、六菽、九菽、十二菽，以其重量比喻按脉力度的比例。

② 迢迢：远的样子。此引申为脉长之意。

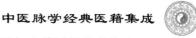

肌肉如微风轻飐①柳梢之状为缓，次稍加力脉道敦实者为大。

肾合骨，肾脉循骨而行，持脉指法如十五菽之重②。按至骨上而得者为沉，次重而按之脉道无力为濡，举止来疾流利者为滑。

凡此五脏平脉，须要察之，久久成熟，一遇病脉自然可晓。经曰：先识经脉而后识病脉，此之谓也。

四时平脉

春弦，夏洪，秋毛，冬石，长夏四季脉迟缓。

呼吸沉浮定五脏脉

呼出心与肺，吸入肾与肝，呼吸之间脾受谷味，其脉在中。心肺俱浮，浮而大散者心，浮而短涩者肺；肾肝俱沉，牢而长者肝，濡而来实者肾。脾为中州，其脉在中。

因指下轻重以定五脏

即前所谓三菽、五菽之重也。

三部所主 九候附

寸为阳，为上部，主头项以下至心胸之分也；关为阴阳之

---

① 飐（zhǎn）：风吹颤动。
② 如十五菽之重：此六字原缺。据《诊家枢要》补。

中，为中部，主脐腹胠①胁之分也；尺为阴，为下部，主腰足胫股之分也。凡此三部之中，每部各有浮、中、沉三候，三而三之，为九候也。浮主皮肤，候表及腑；中主肌肉，以候胃气；沉主筋骨，候里及脏也。

凡诊脉之道，先须调平自己气息，男左女右。先以中指定得关位，却齐，下前后二指。初轻按以消息之，次中按消息之，然后自寸关至尺，逐部寻究。一呼一吸之间，要以脉行四至为率，闰以太息，脉五至为平脉也，其有太过不及，则为病脉，看在何部，各以其部断之。

凡诊脉，须要先识时脉、胃脉与腑脏平脉，然后及于病脉。时脉，谓春三月，六部中俱带弦，夏三月俱带洪，秋三月俱带浮，冬三月俱带沉。胃脉，谓中按得之，脉和缓。腑脏平脉已见前章。凡人腑脏脉既平，胃脉和，又应时脉，乃无病者也。反此为病。

诊脉之际，人臂长则疏下指，臂短则密下指。三部之内大小、浮沉、迟数同等，尺寸、阴阳、高下相符，男女、左右、强弱相应，四时之脉不相戾②，命曰平人。其或一部之内独大、独小，偏迟偏疾，左右强弱之相反，四时男女之相背，皆病脉也。凡病之见，在上曰上病，在下曰下病，左曰左病，右曰右病，左脉不和，为病在表为阳，主四肢；右脉不和，为病在里为阴，主腹脏。以次推之。

凡取脉之道，理各不同，脉之形状，又各非一。凡脉之来，必不单至，必曰浮而弦、浮而数、沉而紧、沉而细之类，将何以别之？大抵提纲之要，不出浮、沉、迟、数、滑、涩之六脉

---

① 胠（qū）：腋下。
② 戾：违背，违反。

也。浮沉之脉，轻手重手取之也；迟数之脉，以己①之呼吸而取之也；滑涩之脉，则察夫往来之形也。浮为阳，轻手而得之也，而芤、洪、散、大、长、濡、弦，皆轻手而得之之类也；沉为阴，重手而得之也，而伏、石、短、细、牢、实，皆重手而得之之类也。迟者一息脉二至，而缓、结、微、弱，皆迟之类也；数者一息脉六至，而疾、促皆数之类也。或曰滑类乎数，涩类乎迟，何也？然脉虽是，而理则殊也。彼迟数之脉，以呼吸察其至数之疏数；此滑涩之脉，则以往来察其形状也。数为热，迟为寒，滑为血多气少，涩为气多血少。

所谓脉之提纲，不出乎六字者，盖以其足以统夫表里、阴阳、冷热、虚实、风寒、燥湿、脏腑、血气也。浮为阳为表，诊为风为虚；沉为阴为里，诊为湿为实。迟为在脏，为寒为冷；数为在腑，为热为燥。滑为血有余，涩为气独滞也。人一身之变，不越乎此，能于是六脉之中以求之，则疢疾②之在人者，莫能逃焉！

持脉之要有三：曰举，曰按，曰寻。轻手寻之曰举，重手取之曰按，不轻不重委曲求之曰寻。初持脉，轻手候之，脉见皮肤之间者，阳也腑也，亦心肺之应也；重手得之，脉附于肉下者，阴也脏也，亦肝肾之应也；不轻不重，中而取之，其脉应于血肉之间者，阴阳相适，中和之应，脾胃之候也。若浮、中、沉之不见，则委屈而求之，若隐若见，则阴阳伏匿之脉也。三部皆然。

察脉须识上、下、来、去、至、止六字，不明此六字，则阴阳虚实不别也。上者为阳，来者为阳，至者为阳；下者为阴，去者为阴，止者为阴也。上者，自尺部上于寸口，阳生于阴也；

---

① 己：指医者。
② 疢（chèn）疾：疾病。

下者，自寸口下于尺部，阴生于阳也。来者，自骨肉之分而出于皮肤之际，气之升也；去者，自皮肤之际而还于骨肉之分，气之降也。应曰至，息曰止也。

明脉须辨表、里、虚、实四字。表，阳也，腑也，凡六淫之邪袭于经络而未入胃腑及脏者，皆属于表也；里，阴也，脏也，凡七情之气郁于心腹之内不能越散，饮食五味之伤留于腑脏之间不能通泄，皆属于里也。虚者，元气之自虚，精神耗散，气力衰竭也；实者，邪气之实，由正气之本虚，邪得乘之，非元气之自实也。故虚者补其正气，实者泻其邪气，经①所谓邪气盛则实，精气夺则虚，此大法也。

凡脉之至，在筋肉之上，出于皮肤之间者，阳也，腑也；行于肌肉之下者，阴也，脏也。若短小而见于皮肤之间，阴乘阳也；洪大而见于肌肉之下者，阳乘阴也。寸尺皆然。

脉贵有神

东垣云：不病之脉，不求其神，而神无不在也；有病之脉，则当求其神之有无。谓如六数七极，热也，脉中此中字，浮、中、沉之中这有力言有胃气这即有神矣，为泄其热；三迟二败，寒也，脉中有力说并如上即有神矣，为去其寒。若数、极、迟、败中不复有力，为无神也，将何所恃邪？苟不知此，而遽②泄之去之，人将何以依而主邪？故经曰：脉者，血气之主；血气者，人之神也。善夫！

----

① 经：此指《黄帝内经》。
② 遽（jù）：匆忙，急。

脉阴阳类成

浮，不沉也。按之不足，轻举有余，满指浮上曰浮。为风虚动之候，为胀，为风，为痁①，为满不食，为表热，为喘。浮大伤风鼻塞，浮滑疾为宿食，浮滑为饮。左寸浮主伤风，发热，头疼，目眩及风痰。浮而虚迟，心气不足，心神不安；浮散，心气耗，虚烦；浮而洪数，心经热。关浮腹胀。浮而数，风热入肝经；浮而促，怒气伤肝，心胸逆满。尺浮，膀胱风热，小便赤涩。浮而芤，男子小便血，妇人崩带；浮而迟，冷疝、脐下痛。右寸浮，肺感风寒，咳喘，清涕，自汗，体倦。浮而洪，肺热而咳；浮而迟，肺寒喘嗽。关浮，脾虚中满不食。浮大而涩，为宿食；浮而迟，脾胃虚。尺浮，风邪客下焦，大便秘。浮而虚，元气不足；浮而数，下焦风热，大便秘。

沉，不浮也。轻手不见，重手乃得。为阴逆阳郁之候，为实，为寒，为气，为水，为停饮，为癥瘕，为胁胀，为厥逆，为洞泄。沉细为少气，沉迟为痼冷，沉滑为宿食，沉伏为霍乱，沉而数内热，沉而迟内寒，沉而弦心腹冷痛。左寸沉，心内寒邪，为痛，胸中寒饮，胁疼。关沉，伏寒在经，两胁刺痛；沉弦，癖②内痛。尺沉，肾脏感寒，腰背冷痛，小便浊而频，男为精冷，女为血结；沉而细，胫酸阴痒，溺有余沥。右寸沉，肺冷，寒痰停蓄，虚喘少气。沉而紧滑，咳嗽；沉细而滑，骨热寒热，皮毛焦干。关沉，胃中寒积，中满吞酸。沉紧，悬饮。尺沉，病水，腰脚疼。沉细，下利，又为小便滑，脐下冷痛。

迟，不及也。以至数言之，呼吸之间脉仅三至，减于平脉

---

① 痁（shān）：疟疾的一种，多日一发。
② 癖：潜匿在两胁间的积块。

一至也。为阴盛阳亏之候，为寒，为不足。浮而迟，表有寒；沉而迟，里有寒。居寸为气不足，居尺为血不足。气寒则缩，血寒则凝也。左寸迟，心上寒，精神多惨；关迟，筋寒急，手足冷，胁下痛；尺迟，肾虚便浊，女人不月。右寸迟，肺感寒，冷痰气短；关迟，中焦寒及脾胃伤冷物不化，沉迟为积；尺迟，为脏寒，泄泻，小腹冷痛，腰脚重。

数，太过也。一息六至，过①平脉两至也。为烦满，上为头疼，上为热，中为脾热，口臭，胃烦，呕逆，左为肝热目赤，右下为小便黄赤，大便秘涩。浮数表有热，沉数里有热也。

虚，不实也。散大而软，举按豁然，不能自固，气血俱虚之诊也。为暑，为虚烦多汗，为恍惚多惊，为小儿惊风。

实，不虚也。按举不绝，迢迢而长，动而有力，不疾不迟。为三焦气满之候，为呕，为痛，为寒塞，为气聚，为食积，为利，为伏阳在内。左寸实，心中积热，口舌疮，咽疼痛。实大，头面热风，烦躁，体痛面赤。关实，腹胁胀满。实而浮大，肝盛目暗，赤痛。尺实，小腹痛，小便涩。实而滑，淋沥，茎痛，溺赤；实大，膀胱热，溺难；实而紧，腰痛。右寸实，胸中热，痰嗽烦满。实而浮，肺热咽燥痛，喘咳气壅。关实，伏阳蒸内，脾虚食少，胃气滞。实而浮，脾热，消中善饥，口干劳倦。尺实，脐下痛便难，或时下利。

洪，大而实也。举按有余，来至大而去且长，腾上满指。为荣络大热，血气燔灼之候，为表里皆热。左寸洪②，眼赤，口疮，头痛，内烦；关洪，肝热及身痛，四肢浮热；尺洪，膀胱热，小便赤涩。右寸洪，肺热毛焦，唾粘咽干；关③洪而紧为

---

① 过：超过。
② 左寸洪：原缺，据《诊家枢要》补。
③ 关：原缺，据《诊家枢要》补。

胀；尺洪，腹满，大便难，或下血。

微，不显也。依稀轻细，若有若无。为气血俱虚之侯，为虚弱，为泄，为虚汗，为崩漏败血不止，为少气。浮而微者，阳不足，必身体恶寒；沉而微者，阴不足，主脏寒下利。左寸微，心虚忧惕①，荣血不足，头痛胸痞，虚劳盗汗；关微，胸满气乏，四肢恶寒，拘急；尺微，败血不止，男为伤精尿血，女为血崩带②。右寸微，上焦寒痞，冷痰不化，中寒少气；关微，胃寒气胀，食不化，脾虚噫气，心腹冷痛；尺微，脏寒泄泻，脐下冷痛。

弦，按之不移，举之应手，端直如弓弦。为血气收敛，为阳中伏阴，或经络间为寒所滞，为痛，为疟，为拘急，为寒热，为血虚，为盗汗，为凝气结，为冷痹，为疝，为饮，为劳倦。弦数为劳疟，双弦，胁急痛，弦长为积。左寸弦，头疼心惕，劳伤，盗汗乏力。关弦，胁肋痛，疝癖。弦紧为疝瘕，为瘀血；弦小，寒癖；尺弦，小腹痛；弦滑，腰脚痛。右寸弦，肺受寒，咳嗽，胸中有寒痰。关弦，脾胃伤冷，宿食不化，心腹冷痛，又为节。尺弦，脐下急痛不安，下焦停水。

缓，不紧也。往来纤缓，呼吸徐徐。以气血两衰，故脉体为之徐缓，而为风，为虚，为痹，为弱，为疼。在上为项强，在下为脚弱。浮缓沉缓，血气弱。左寸缓，心气不足，怔忡多忘，亦主项背急痛；关缓，风虚眩虚，腹胁气结；尺缓，肾虚冷，小便数，女人月事多。右寸缓，肺气浮，言语短气；关缓，胃虚弱，不沉不浮，从容和缓，乃脾家本脉也；尺缓，下寒脚弱，风气秘滞，浮缓，肠风泄泻，沉缓，小腹感冷。

滑，不涩也。往来流利，如盘走珠，不进不退。为血实气

---

① 忧惕：忧虑戒惧。
② 带：此字下疑脱"下"字。

壅之候，盖气不胜于血也，为呕吐，为痰逆，为宿食，为经闭滑而不断绝，经不闭，有断绝者经闭。上为吐逆，下为气结。滑数为结热。左寸滑，心热，滑而实大，心惊舌强；关滑，肝热，头目为患；尺滑，小便淋涩，尿赤，茎中痛。右寸滑，痰饮呕逆，滑而实，肺热，毛发焦，膈壅，咽干，痰晕目昏，涕淫黏；关滑，脾热口臭，及宿食不化，吐逆，滑实，胃热；尺滑，因相火炎而引饮多作冷，腹鸣，或时下利，妇人主血实气壅，月事不通，若和滑为孕。

涩，不滑也。虚细而迟，往来极难，三五不调，如雨沾沙，如轻刀刮竹。然为气多血少之候，为少血，为无汗，为血痹痛，为伤精，女人有孕，为胎痛无孕，为败血病。左寸涩，心神虚耗不安，及冷气心痛；关涩，肝虚血散，肋胀，胁满，身痛；尺涩，男子伤精及疝，女人月事虚败，若有病，主胎漏不安。右关涩，脾弱不食，胃冷而呕；尺涩，大便涩，津液不足，小腹寒，足胫逆冷经云滑者伤热，涩者中雾露。

长，不短也。指下有余，而过于本位，气血皆有余也。为阳毒内蕴，三焦烦郁，为壮热。

短，不长也。两头无，中间有，不及本位，气不足以前导其血也。为阴中伏阳，为三焦气壅，为宿食不消。

大，不小也。浮取之若浮而洪，沉取之大而无力，为血虚气不能相人也。经曰大为病进。

小，不大也。浮沉取之悉皆损小。在阳为阳不足。在阴为阴不足，前大后小则头疼目眩，前小后大则胸满气短。

紧，有力而不缓也。其来劲急，按之长，举之若纤绳转索之状。为邪风激搏，伏于荣卫之间，为痛，为寒。浮紧为伤寒身疼，沉紧为腹中有寒，为风痫。左寸紧，头热，目眩，舌强。紧而沉，心中气逆冷痛。关紧，心腹满痛，胁痛，肋急。紧而盛，伤寒浑身痛；紧而实，疝癖。尺紧，腰脚脐下痛，小便难。右寸紧，鼻塞，膈壅。紧而沉滑，肺实咳嗽。关紧，脾腹痛吐逆。紧盛，腹胀伤食。尺紧，下焦筑痛。

弱，不盛也。极沉细而软，怏怏①不前，按之欲绝未绝，举之即无。由精气不足，故脉萎弱而不振也。为元气虚耗，为萎弱不前，为痼冷②，为开热，为泄精，为虚汗。老得之顺，壮得之逆。左寸弱，阳虚心热，自汗；关弱，筋痿无力，妇人主产后客风面肿；尺弱，小便数，肾虚耳聋，骨肉疫痛。右寸弱，身冷多寒，胸中短气；关弱，脾胃虚，食不化；尺弱，下焦冷痛，大便滑。

动，其状如大豆，厥厥摇动，寻之有，举之无，不往不来，不离其处，多于关部见之。动而痛，为惊，为虚劳体痛，为崩脱，为泄利。阳动则汗出，阴动则发热。

伏，不见也。轻手取之绝不可见，重取之附着于骨。为阴阳潜伏，关鬲③闭塞之候，为积聚，为瘕疝，为食不消，为霍乱，为水气，为荣卫气闭而厥逆。关前得之为阳伏，关后得之为阴伏。左寸伏，心气不足，神不守常，沉忧抑郁；关伏，血冷，腰脚痛及胁下有寒气；尺伏，肾寒精虚，疝瘕寒痛。右寸伏，胸中气滞寒；关伏，中脘积块作痛及脾胃停滞；尺伏，脐下冷，下焦虚寒，腹中痼冷。

促，阳脉之极也。脉来数，时一止复来者曰促。阳独盛而阴不能相和也，或怒逆上，亦令脉促，为气粗，为狂闷，为瘀血发狂，又为气，为血，为饮，为食，为痰。盖先以气热脉数，

---

① 怏怏：不高兴，不满意。
② 痼冷：痼，久病之意。指寒气久伏于身体某一经络、脏腑，形成局部的寒证。经久不愈，如脐腹冷痛，呕吐清涎，骨节拘急而痛，四肢不温等。
③ 鬲：同"膈"。

而五者或一有留滞乎其间，则因之而为促，非恶脉也。虽然，加即死，退即生，亦可畏哉！

结，阴脉之极也。脉来缓，时一止复来者曰结，阴独盛而阳不能相人也。为癥结，为七情所郁，浮结为寒邪滞经，沉结为积气在内；又为气，为血，为饮，为食，为痰。盖先以气寒脉缓，而五者或有一留滞于其间，则阴而为结，故张长沙为结促皆病脉。

芤，浮大而软，寻之中空旁实，旁有中无，实在浮举重按之间，为失血之候。大抵气有余，血不足，血不能统气，故虚而大，若芤之状也。左寸芤，主心血妄行，为吐，为衄；关芤，主胁间血气痛，或腹中瘀血，亦为吐血目暗；尺芤，小便血，女人月事为病。右寸芤，胸中积血，为衄为呕；关芤，肠痈，瘀血及呕血不食；尺芤，大便血。又云前大后细，脱血也，非芤而何？

革与牢脉互换，沉伏实大廷按：此是牢脉之象，似宜作牢脉看，原注与牢脉互换，疑未妥，如鼓皮曰革廷续，浮大有力，中沉不可得见，气血虚寒。革，易常度也，妇人则半产漏下，男子则亡血失精，又为中风寒湿之诊也。

濡，无力也。虚软无力，应手散细，如棉絮之浮水中，轻手乍来，重手却去。为血气俱不足之候，为少血，为无血，为疲损，为自汗，为下冷，为痹。左寸濡，心虚易惊，盗汗泾气；关濡，荣卫不和，精神离散，体虚少力；尺濡，男为伤精，女为脱血，小便数，自汗多瘩。右寸濡，发①热憎寒，气乏体虚；关濡，脾软不化饮食；尺濡，下元冷惫，肠虚泄泻。

牢，坚牢也。沉而有力，动而不移。为里实表虚，胸中气

---

① 发：原作"关"，据《诊家枢要》改。

促，为劳伤。大抵其脉近乎无胃气者，故诸家皆以为危殆之脉云，亦主骨间疼痛，气居于表。

疾，盛也。快于数而疾，呼吸之间脉七至，热极之脉也。在阳犹可，在阴为逆。

细，微眇也。指下寻之，往来如线，盖血令气虚不足以充故也。为元气不足，乏力无精，内外俱冷，萎弱洞泄①，为忧劳过度，为伤湿，为积，为痛在内及在下。

代，更代也。动而中止，不能自还，因而复动，由是复止，寻之良久，乃复强起为代。主形容赢瘦，口不能言。若不因病而人赢瘦，其脉代止，是一脏无气，他脏代止，真危亡之兆也。若因病而气血骤损，以致元气不续，或风家、痛家，脉见止代，只为病脉，故伤寒家亦有心悸而脉代者，腹心痛亦有结涩止代不匀者。盖凡痛之脉，不可准也。又妊娠亦有脉代者，此必有二月余之胎也。

散，不聚也。有阳无阴，按之满指，散而不聚，来去不明，谩②无根柢。为气血耗散，腑脏气绝。在病脉主虚阳不敛，又主心气不足，大抵非佳脉也。

妇人脉法

妇人女子尺脉常盛，而右手大，皆其常也。若肾脉微涩，或左手关后尺内脉浮，或肝脉沉而急，或尺脉滑而断绝不匀，皆经闭不调之候也。妇人脉，三部浮沉正等，无他病而不月③

---

① 洞泄：指湿盛伤脾的泄泻，又称濡泻、湿泻、脾虚泻，如《杂病源流·泄泻源流》："惟濡泄一症，又名洞泄，乃湿自甚，即脾虚泄也。"

② 谩：通"漫"。

③ 不月：月经未至。

第
六
辑

者，妊也。又尺数而旺者亦然。又左手尺脉洪大为男，右手沉实为女。又经云：阴搏阳别谓之有子尺内阴脉搏手，而其中别有阳脉也，阴阳相平，故能有子也。

凡女人，天癸①未行之时属少阴，既行属厥阴，已绝属太阴，胎产之病从厥阴。凡妇人室女，病寒及诸寒热气滞，须问经事若何。凡产后，须问恶露②有无多少。

小儿脉

小儿三岁以下，看虎口三关纹色，紫，热；红，伤寒；青，惊风；白，疳病；惟黄色隐隐或淡红隐隐为常候也；至见黑色则危矣。其他纹色，在风关为轻，气关渐重，命关尤重也。及三岁以上，乃以一指按三关寸、关、尺指三关，常以六七至为平，添则为热，减则为寒。若脉浮数，为乳痫风热，或五脏壅，虚濡为惊风，紧实为风痫，紧弦为腹痛，弦急为气不和，牢实为便秘，沉细为冷。大小不匀，祟脉或小或缓或沉或细，皆为宿食不消。脉乱身热，汗出不食，食即吐，为变症也。浮为风，伏结为物聚，单细为疳劳。小儿但见憎寒壮热，即须问曾发斑疹否，此大法也。

诊家宗法

浮沉以举按轻重言。浮甚为散，沉甚为伏。

迟数以息至多少言。数甚为疾，数止为促。

---

① 天癸：古指女子月经。

② 恶露：产后恶露是指产后随子宫脱膜脱膜，含有血液，坏死脱膜等组织经阴道排出，称为恶露。

虚实洪微以亏盈言。虚以统芤濡，实以该①牢革，微以该弱。

弦紧滑涩以体性言，弦甚为紧，缓止为结，结甚为代，滑以统动。

长短以部位之过、不及言。

大小以形状言。

诸脉亦统之有宗欤！盖以相为对待者，以见曰阴曰阳，为表为里，不必断断然，七表、八里、九道，如昔人云云也。观《素问》、仲景书中，论脉处之可见取象之义。今之为脉者，能以是观之，思过半矣，于乎脉之道大矣，而欲以是该之，不几于举一而废百欤？殊不知至微者理也，至著者象也，体用一源，显微无间，得其理则象可得而推矣。是脉也，求之于阴阳对待统系之间，则启源而达流，因此而识彼，无遗策矣。

---

① 该：包括。

跋

　　滑伯仁先生，元之医宗也，注《素问》，注《难经》，多有发明。惟《诊家枢要》一书，独具卓识，能补前贤所未及，能正异说之纠纷，至精而约，至简而该，诚诊家之宝筏①也。余自学医道，留心访求已久，至乙亥始得是编于旧书肆中，购而珍之，俾予如夜行得月，心中豁然，而嗜学之余，窃慨前贤于分配部位讫无定论，虽贤如景岳②嘉言③，且臆断大小肠配诊尺中，甚至士材、纫庵误会以为本诸滑氏，即章虚谷能辨其非者，亦随声附和，谓二肠误配尺中，实自伯仁始，余独为伯仁冤之。今其书具在，分配确当，悉依古经，岂诸君于此书未之寓目④耶？夫《内经》云尺内以候腹中者，盖包括而可推及之也。又言上竟上者，胸喉中事也；下竟下者，小腹腰股膝胫足中事也。盖不拘一脏一腑，而意会于脏腑之外也。滑氏因扩充其旨，注云左尺主小肠、膀胱、前阴之病，右尺主大肠、后阴之病，是盖通其变，以尺中可兼候得下焦、前阴、后阴、二肠、脐下、少腹、腰膝、股胫、足中之病情，患处非指部位言也。士材误解其说，乃将二肠配定尺中，何见之左也？余考《枢要》中每脉主病，精详至矣。如沉脉中言左尺沉，主肾脏感寒，小便频浊，右尺迟主脏寒泄泻，小腹冷痛，盖以二便开合皆肾所主也，

---

　　① 宝筏：佛教语。比喻引导众生渡过苦海到达彼岸的佛法。
　　② 景岳：张景岳，本名介宾，字会卿，号景岳，浙江会稽（今浙江绍兴）人，明代杰出医学家，为温补学派的代表人物。
　　③ 嘉言：喻嘉言，本名喻昌，字嘉言。明末清初著名医学家，江西南昌府新建（今江西新建）人。
　　④ 寓目：过目，看过。

且尺中沉迟，下焦寒甚，故前阴小便频浊矣，后阴泄泻矣，小腹冷痛矣，如左尺洪主膀胱热，小便赤涩，是膀胱热使然，非尽关小肠也明矣！右尺洪主腹满，大便难，是棚火炽盛，下焦热甚，故大便难，非尽关大肠也明矣！然：肠鲜有专病，如溺赤淋痛乃心之遗热，小便频清乃心之虚寒，非小肠能自病也。如肠痈、肠游乃肺之遗热，洞泄清冷乃肺之虚寒，非大肠能自病也。所以《内经》以心脉急甚者名心疝，肺脉沉搏者为肺疝，主二肠之病。《难经》言心脉大甚者，心邪自干心也。微大者，小肠邪自干小肠也。此《内经》《难经》之言，若合符节①而义理昭然，不足为万世之定论乎？要之医家，《内经》《难经》至矣尽矣！后学者虽有睿智聪明，亦研求于其中而不暇②，何敢复生异议于彼？犹自诩其私智以求胜于圣经，亦多见其不知量也！嗟乎！苟非有明理不惑者，又孰能相信而无疑也哉？惜是书几三百年无重刻者，坊中罕有，犹恐湮没而弗彰，谨遵父命，细加雠校③圈点，寿④诸梨枣⑤以公同志，卷首又有家君作传而特表之，由是诊法得以复明于世，不独伯仁幸甚，抑亦医林之幸甚也！

　　　　　后学余显廷跋于语溪橘隐之时在光绪丙子夏六月

---

① 符节：古代符信之一种。

② 不暇（xiá）：没有时间；来不及。

③ 雠（chóu）校：校勘。

④ 寿：引申指刊刻。

⑤ 梨枣：旧时刻版印书多用梨木或枣木，故以"梨枣"为书版的代称。

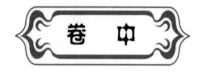

浮沉

浮，举有余，按之不足。沉，举不足，按之有余。

燕峰氏曰：浮脉属阳，《素问》谓之毛，云如微风吹鸟背上毛，盖象其轻清在上之象也。惟轻清在上，故方举之即见耳。

显廷按：帝曰：秋脉何如而浮？岐伯曰：秋脉者，肺也，万物之所以收成也，故其气来轻虚以浮，来急去散。又曰：平肺脉来厌厌聂聂①，如落榆荚。盖轻虚以浮，有恬静意，其喻微风吹鸟背上毛者，仍不离轻虚恬静之意，非若毛羽中人肤也。如中央坚，两旁虚，则为太过，是病脉矣。若大而虚，如物之浮，如风吹毛，似以毛羽中人肌肤之状，则但毛而无胃气者也。

附此以时脉、平脉、病脉、死脉而分喻之也。

沉脉属阴，《素问》谓之石，又谓之营，盖象其重点浊在下之象也，惟重浊在下，故必按之始现耳。

显廷按：帝曰：冬脉何如而营？岐伯曰：冬脉者，肾也，万物之所以合藏也，故其气来沉以搏。沉搏者，沉濡而实也。又曰：平肾脉来喘喘累累如钩。盖沉而滑濡而似钩也，若来如弹石，按之益坚，则为太过，是病脉矣。至搏击而绝，辟辟②然如弹石，则又非沉以搏之本体，但沉而无胃气者也。

---

① 厌厌聂聂：翩翩之状，浮薄而流利。形容脉象微弱。
② 辟辟：形容脉象沉而坚，如以指弹石之感。

迟数

迟，为阴盛，一息三至。数，为阳盛，一息六至。

迟，阴也；数，阳也。一呼一息为一息，至者脉之动。四至、五至方为平脉；三至则迟滞不及，寒也；六至则急数太过，热也。

滑涩

滑，则流利，如珠走盘。涩，则艰涩，如刀刮竹。

滑，阳中阴也。滑脉必兼数，或浮或沉，莫不辗转流①利，如盘中走珠焉。

涩，阴也，涩脉则兼迟，细而短，至数不匀，有艰涩之意，如刀刮竹者，正喻其阻滞而不滑也。

长短

长，主气旺，首尾俱端。短，主气虚，首尾俱俯。

长，阳也，直上直下，首尾相称，肝脉宜之，然心脉长者，神强气壮，肾脉长者，蒂固根深，皆美脉也。但长而和缓，即合春生之气，而为健旺之征。若长而硬满，即属火亢之形，而为疾病之应。凡实、牢、弦、紧四脉，皆兼长脉。

短，阴也，两头俯下，而中间浮起，不能满部之状，惟肺脉宜之，肺应秋金，天地之气，至是收敛，故短脉见。然短则

---

① 流：原无，据《诊家枢要》补。

气病，必于短中有和缓之意，则气乃治。若短而沉且涩，是气衰之兆，而谓肺见短脉，不为病乎？此长脉属肝，宜于春，短脉属肺，宜于秋，但诊肺肝，则长短自见，而非其部非其时，斯为病脉矣。

廷按：形缩为短。

虚实

虚，按无力，浮大而迟。实，皆有力，长大而坚。

虚，阴也，中空不足之状，专以软而无力得名。王叔和①云虚脉迟大软，按之豁豁然空。盖浮候中，见其大而既兼软，则大不甚大，非如实脉之大可知，且又兼迟，迟为寒状，病之虚极者必挟寒，理势然也。及按之豁豁然空，知为阴虚之状，但其空非截然而空，不过软而无力，几不可见耳。

实，阳也，既大且长而又坚，浮、中、沉三候皆有力，正坚劲有余之象，必有大邪、大热、大积、大聚，而后见此脉也。

微细

微，甚于细，微细欲绝。细，显于微，如丝沉见。

微、细皆阴也，微在浮分多，细在沉分多。每见人动以微细并称，不知微脉轻取之而如无，故曰阳气衰，沉按之而欲绝，故曰阴气竭，长病得之多不可救，谓正气将次②消灭也，暴病得之犹或可生，谓邪气不至深重也，所以仲景云瞥瞥如羹上肥状，

---

① 王叔和：晋代医学家，名熙，高平（今属山东）人。著有《脉经》，系现存我国最早脉学专书。

② 将次：将要；就要。

其浮候软而无力也，萦萦如蛛丝状，其沉候细而难见也，盖极细极软，似有似无，欲绝非绝之状焉。

廷按：微，不显也，指下模糊，不分明也。

细脉亦状如丝，但轻取之如无，重按之犹显明而易见，不若微脉之指下模糊，此微较甚于细，而细稍显于微也。大抵二脉俱为阳气衰残之候，惟细脉见滑，仍是正脉，平人多有之，若更兼弦数，则是枯脉，六腑内绝不治。

廷按：细脉形如蜘蛛丝之细，指下分明。

濡弱

濡，细而软，浮举乃见。弱，细而软，沉按方来。

濡，阴中阳也，即软之意，必于浮分乃见细软，中、沉二候不可得而见也。王叔和比之帛廷按：帛当作絮浮水面，李时珍比之水上浮沤，皆曲状，其如随手而没之象也。然浮主气分，浮举之而可得，气犹未败，沉主血分，沉按之而全无，血已伤残，在久病老年人，尚未至必绝，若暴病少壮人，名无根脉，去死不远矣。

弱，阴也，沉而细软之候也。叔和云弱脉极软而沉细，按之乃得，举手无有，然浮取之如无，则阳气衰微，惟弱堪重按，阴犹未绝，若更兼涩象，斯气血交败，生理灭绝矣。

动芤

动，如转豆，头垂中突。芤，如慈葱，边有中空。

动，阳也，动脉必兼滑数，两头垂下，中央突起，圆转如豆，厥厥动摇之状。

芤，阳中阴也，芤脉必兼浮大软。刘三点①云芤脉何似，绝类慈葱，指下成窟，有边无中。叔和云芤脉浮大而软，按之中央空，两边实。盖芤乃草名，状与葱无异，假令以指候葱，浮候之着上面葱皮，中候之正当葱中空处，沉候之又着下面葱皮，以是审察，乃两边俱有，中央独空之状也。但动脉之中与两头以寸、关、尺三部平分言也，芤脉之中与两边以浮、中、沉三候竖说定也。

牢革

牢，则坚牢，沉按始现。革，则鼓革，浮取方得。

牢，阴中阳也，牢脉沉大而弦实，浮、中二候不可得见，坚固牢实之意焉，有深居在内之义焉。故树以根深为牢，深入于下者也，狱以禁囚为牢，深藏于内者也。沈氏云：似沉似伏，牢之位也，实大弦长，牢之体也。

廷按：牢脉沉而强直搏指，主内实。

革，阳中阴也，革脉浮大而弦芤，中、沉二候不可得而见也，恰如鼓皮，外绷急而内虚空也。盖浮举之而弦大，非绷急之象乎？沉按之豁焉，非中空之象乎？惟表有寒邪，故弦急之象著，惟中亏气血，故空虚之象彰，是牢沉革浮，牢实革虚，形症皆异，安得以革脉即牢脉乎？

廷按：革脉中空而外坚，视芤脉一软一坚各别不同，主阴阳不交。

伏散

伏，沉骨里，阳伏阴藏。散，浮皮间，阳散阴竭。

---

① 刘三点：元代医学家刘岳，时号为"刘三点"。

伏，阴也，浮、中二候绝无影子，虽至沉候，亦不可见，必推筋至骨方得，此阳伏阴藏，受病人深之候也。

散，亦阴也，浮候之俨而大，而亦成脉，小攸渐空，重按绝无，此阳气将尽，阴血已亏，根本脱离之攸山、

廷按：散，乃按之不聚，来去不明，主气散。

洪弦紧

洪，似洪水，滔滔满指。弦，似琴弦，迢迢挺指，满指盛大，挺指不移。紧，则紧绳指下绞转，左右弹人。

洪，阳也，弦，阳中阴也，紧，阴中阳也，三脉浮、中、沉三候皆见。洪脉属心宜于夏，夏为火令，天地之气醋满畅达，故《素问》谓之钩，言如钩之曲上而复下，应血脉去来之象，象万物敷布下垂之状也。洪者，即大也，如洪水之洪，滔滔而来，正喻其盛满之象，是《素问》之所谓来盛者，叔和云夏脉洪大而散，即《素问》之所谓去衰者，非真如散脉之无根。

廷按：洪，非大也。

显廷按：帝曰：夏脉何如而钩？岐伯曰：夏脉者心也，万物之所以盛长也，故其气来盛去衰。又曰：平心脉来累累如连珠，盖脉满而来盛去衰，有钩而且和之义，如来盛去亦盛，则为太过，来不盛去反盛，则为不及，是病脉矣。若脉来坚而搏，如循薏苡子，则又非来盛去衰之本体，但钩而无胃气者也。

弦脉属肝宜于春，春为木令，天地之气温和，故脉软弱，轻虚而滑，端直而长，是弦脉必兼滑，如琴弦之挺直而略带长也。弦为初春之状，阳中之阴，天气犹寒，故如琴弦之端直而挺然，稍带一分之紧急，长为暮春之象，纯属于阳，绝无寒意，故如木干之条直以长，纯是发生之气象，此弦、长二脉皆属肝而主春令，但弦宜初春，长宜暮春耳。顾洪脉之满指盛大者，

只是根脚阔大，亦却非坚硬，若使大而坚硬则为实脉，《内经》谓大则病进者，亦以其气方张也。弦脉挺指不移者，从中直过挺然，指下按之不移，其中却仍兼滑意，若使弹指则为紧脉，戴同父谓弦而软其病轻，弦而硬其病重，亦以其气实强也。

显廷按：帝曰：春脉何如而弦？岐伯曰：春脉者肝也，万物之所以始生也，故其气来软弱轻虚而滑，端直以长。又曰：平肝脉来，软弱迢迢。盖言弦之和缓有胃气者如此。其来强实，则为太过，为病脉矣；若急益劲，如新张弓弦，则为死肝脉矣。

又按：高鼓峰曰：弦如弓弦之弦，按之勒指，胃气将绝，五脏无土，木气太甚，即真脏脉也。凡病见此即凶。廷乙亥仲冬朔日，诊视李耀先舅，痫症，察其面色黯黑无神，明堂现青色，诊得左关，脉来刚劲勒指，如弓弦然，绝无胃气，乃真脏脉见，无能为力矣。《内经》云：肝见庚辛死，余决其不治，必死在庚辛日，后于初八辛丑日果殁。

紧脉则急疾有力，绷急而兼绞转之形，故紧脉必数甚，丹溪谓譬如二股三股纠合为绳之象，可见紧之为义，不独纵有挺急，且横有转侧，此《内纤》谓之左右弹人，仲景谓之转索，叔和谓之切绳也，所以比之弦有更加挺劲及转为绳索之异耳。

促结代

促，为急促，数时一止。结，为凝结，缓时一止，止无常数，一止即来。代，即禅代，止有常数，良久方至。

促，阳也，结、代皆阴也。止者，或衰惫而失其揆度①之常，或留滞而阻其运行之机，因而不相接续也，俗谓之歇至。

促脉必兼数，于急促中时见一止。

---

① 揆度（kuí duó）：估量，揣测。

结脉必兼缓，如徐行而怠，偶羁①一步，皆或二动三动而止，一止即来。

代脉兼迟，止有常数，如四时之禅代，不愆其期，但不能自还，必良久而后复动耳。

独有缓脉主为胃气，来往和匀，四至即是，必有兼脉，方以病拟。

缓，阴也，从容和缓，浮沉得中，此平人之正脉，即真胃气脉也。

廷按：病中湿，脉多怠缓，身足重，步履疲，此屡验也。

杨乘六曰：大抵脉来和缓，病虽重可治，以其有胃气也。大抵病能饮食，虚能受补，亦为有胃气，易治易愈。若见食即畏，服药即胀，为无胃气，不治。

显廷按：帝曰：四时之序，逆从之变异也，然脾脉独何主？岐伯曰：脾脉者土也，孤脏以灌四旁者也。帝曰：然则脾善恶可得见之乎？岐伯曰：善者不可得见，恶者可见。玩此可知善者是缓脉之从容不迫，浮沉得中，不疾不徐，意气欣欣，悠悠扬扬，难以名状，是真胃气脉也。故凡脉皆以有胃气为本，惟以意消息之。又曰：平脾脉来，和柔相离，如鸡践地。盖犹鸡之徐行践地，至和而柔者也。若病，脾脉来实而盈数，如鸡举足。盖犹鸡之疾行举足，虽为和缓，而实盈且数，则少和缓意，所以谓之病也。至死，脾脉来则锐且坚，是弱而不和矣。如鸟之喙②，其喙不静矣；如鸟之距③，其距必前矣；如屋之漏，其势必间矣；如水之流，其势不及矣，所以谓之死也。

大小疾

大，不是洪，应指形大。小，不是细，应指形小。疾，快

---

① 羁：停留。
② 喙（huì）：鸟兽的嘴。
③ 距：雄鸡爪子后面突出像脚趾的部分。

于数，脉来七至。

显廷续补：大，阳也，浮取之若浮而洪，沉取之大而无力，与洪脉之盛大且数不同，旧本多统于洪脉，今分别之。

小，阴也，指下形小，与细脉之细如蜘蛛丝不同，二者乃以形状言大小也。

疾，阳也，呼吸之间脉来七至，数之至极，故又名极，是热极之脉也。

附：辨似脉

燕峰氏曰：虚、散、芤、革四脉，皆见浮大，亦皆不任沉按，但虚之大软而兼迟，散之大涣散轻飘，芤之大则软，革之大且弦也。虚则愈按而愈软，芤则重按而反见，散、革按之全无，然散之无是涣散意，革之无乃中空象也。

濡、微二脉皆浮细而软，又皆不任沉按，但濡脉浮候犹见细软，微则轻取如无，更极细极软矣。濡脉按之随手而没，微则欲绝非绝，犹似有似无矣。其并异于虚、散、芤、革者，一从浮大，一从浮细也。

细、弱二脉，皆沉按始得，亦皆浮举全无，但细脉虽沉，按之犹显明而易见，弱更较之极细极软耳。其并异于濡、微者，一在浮分，一在沉分也。

短脉之两头俯而中央起，与动似，但动是圆转如豆，必兼滑数，短则气虚不能满部，不若动脉之动摇不已也。

实脉之长大而坚，其强劲与弦、紧、牢似，但弦虽略带长而必滑，紧虽急劲而必数，且犹弹手，牢之实大弦强，是又兼弦，亦只见于沉分耳。

燕峰氏按：帝问曰：何以知病之所在？岐伯曰：察九候①独小者病，独大者病，独疾者病，独迟者病，独热者病，独寒者病，独陷下者病。玩此"独"字，正医中精一之义，诊家纲领莫切于此，经云得一之精以知死生是也。盖九候中，有脉独与他部不同，即按其部而知其病之所在也，但既言独疾，则主热矣，既言独迟，则主寒矣，而又言独寒独热者，必于阳部得洪、实、滑、数之脉，故又言独热也，必于阴部得迟、微、细、涩之脉，故又言独寒也，独陷下者，沉伏而不起者也。

显廷按：《诊家枢要》每脉分主病症，以寸迟主上寒，关迟主中寒，尺迟主下寒，盖亦深得经旨之奥义。至《吴医汇讲》唐立三言三部之脉，数则俱数，迟则俱迟，如何提出一部之独迟独数为主病乎？此为叛经之论，勿为所惑，当以燕峰公灼见为定论也，要知一部独乖，乖处藏奸，便得病之所在，洵诊家之扼要哉！

---

① 九候：切脉部位有上（头部）、中（手部）、下（足部）三部，每部各分天、地、人三候，共九候。

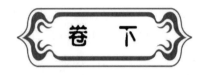

太极图抄引

　　朱子曰：太极只是天地万物之理。在天地统体一太极，在万物各具一太极，即阴阳而在阴阳，即五行而在五行，即万物而在万物。夫五行异质，四时异气，皆不能外乎阴阳，阴阳异位，动静异时，皆不能离乎太极，人在大气中，亦万物中一物尔，故亦具此太极之理也。惟具此太极之理，则日用动静之间，皆当致夫中和，而不可须臾离也。医之为教，正示人节宣天地之气，而使之无过不及。攻是业者，不能寻绎①太极之妙，岂知本之学哉？故具太极图抄于首简。

周子太极图说

　　无极而太极，太极动而生阳；动极而静，静而生阴。静极复动，一动一静，互为其根，分阴分阳，两仪立焉。阳变阴合而生水、火、木、金、土，五气顺布，四时行焉。五行一阴阳也，阴阳一太极也，太极本无极也，五行之生也，各一其性，无极之真，二五之精，妙合而凝，乾道成男，坤道成女，二气

---

　　①　寻绎：反复探索，推求。

交感，化生万物，万物生生而变化无穷焉。惟人也，得其秀而最灵，形既生矣，神发知矣，五性感动而善恶分，万事出矣，圣人定之以中正仁义而主静，立人极焉，故圣人与天地合其德，日月合其明，四时合其序，鬼神合其吉凶，君子修之吉，小人悖之凶，故曰立天之道曰阴与阳，立地之道曰柔与刚，立人之道曰仁与义。又曰原始反终，故知死生之说大哉。《易》也，斯其至矣。

不知《易》者不足以言太医论

生生子曰：天地间非气不运，非理不宰，理气相合而不相离者也，何也？阴阳气也，一气屈伸而为阴阳，动静，理也；理者，

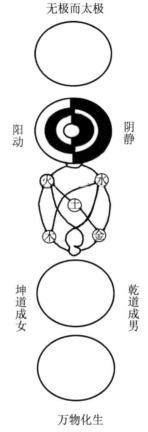

无极而太极

阳动　阴静

火　水
土
木　金

坤道成女　乾道成男

万物化生

太极也，本然之妙。所以纪纲造化，根柢①人物，流行古今，不言之蕴也，是故在造化则有消息盈虚，在人身则有虚实顺逆。有消息盈虚则有范围之道，有虚实顺逆则有调剂之宜，斯理也，

---

① 柢：当作"柢"。

难言也。包犠氏①画之，文王彖②之，姬公③爻之，尼父④替而翼之，黄帝问而岐伯陈之，越人难而诂释之，一也。但经与四圣则为《易》，立论于岐黄则为《灵》《素》，辨难于越人则为《难经》，书有二而理无二也。知理无二，则知《易》以道阴阳，而《素问》，而《灵枢》，而《难经》，皆非外阴阳而为教也。《易》理明则可以范围天地，曲成民物，通知乎昼夜。《灵》《素》《难经》明，则可以节宣化机，拯理民物，调燮札瘥⑤疵疠⑥而登太和。故深于《易》者，必善于医，精于医者，必由通于《易》。术业有专攻，而理无二致也，斯理也，难言也，非独秉之智不能悟，亦非独秉之智不能言。如唐祖师孙思邈者，其洞彻理气合一之旨者欤，其深于《易》而精于医者欤，其具独秉之智者欤。故曰不知《易》者不足以言太医，惟会理之精，故立论之确，即通之万世而无弊也。彼知医而不知《易》者，拘方之学，一隅之见也，以小道视医，以卜筮⑦视《易》者，亦蠡测⑧之识，窥豹⑨之观也，恶足以语此。

---

① 包犠氏：即伏羲氏。

② 彖（tuàn）：《易经》中解释卦义的文字。

③ 姬公：指周公姬旦，周文王第四子。

④ 尼父：亦称"尼甫"，对孔子的尊称。孔子字仲尼，故称。

⑤ 札瘥：疫疠、疾病。

⑥ 疵（cī）疠：亦作"疵厉"。灾害疫病。

⑦ 卜筮：古时预测吉凶，用龟甲称卜，用蓍草称筮，合称卜筮。

⑧ 蠡（lǐ）测：以瓠瓢测量海水。比喻见识短浅，以浅见量度人，"以蠡测海"的略语。

⑨ 窥豹："窥豹一斑"的略语。谓只见局部未见整体。比喻以小见大或以偏概全。

两肾命门合周子太极图形

《难经》曰：命门者，男子以藏精，女子以系胞。余按：《内经》只云精藏于肾，又考胞胎，亦是系于两肾，其谓男子以藏精，女以系胞者，是极归重于命门。以此中间动气，为人之命蒂，藏精系胞，皆由其主持，实生命之根也，故云。

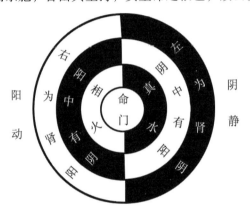

橘泉子按：人受天地之中以生，亦具有太极之形，如两肾命门，在人身中合成一太极，是天人一致之理也。盖人以气化而成形，二五之精①，妙合而凝，初如珠露之一滴，而命门先生，内含一点元阳，以为生生不息之机。命曰动气，又曰原气，此中间命门，即太极之本体也。迨②气以成形，分阴分阳，而两肾始生，是太极之生两仪也。故第以形言，则左为肾阴，右为肾阳，为藏精之舍，而命门则无形可见，常运动乎其中，实为阳气之根，虽不曰相火，亦即火之气也。两肾中间是其安宅，即《易》所谓一阳陷于二阴之中，一是阳数，阳则为火，其《内经》少火生气之谓欤。至其右旁相火，即三焦之宅穴，三焦者，通达于命门，禀命而行，周流于

---

① 二五之精：指生命之孕育。二指阴阳，五指五行。
② 迨（dài）：等到，达到。

一身而不息；其左旁真水，乃真之水气，亦随相火周流于一身之间。此一水一火，俱本无形，日夜潜行而默运，要皆由命门主使之；、故《难经》曰肾间动气者人之生命也，人身既由此而生，可不慎保其真元也哉？

越人曰左为肾右为命门
合二气圆转太极图说

考汪双池先生《诠义》，曰太极之为图不一，若杨龟山则白圈而涂其半◑，蔡西山则又为二气圆转之形◉，此于理不诬，而法象皆有所合。余按：越人以左为肾，右为命门，云命门者，诸神精之所舍，原气之所系，是皆以气言，而与此图甚合，故独宗之。

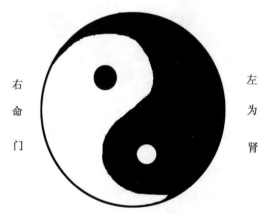

右命门

左为肾

橘泉子按：《易》有太极，是生两仪。两仪者，只是两个阴阳，邵子所谓一分为二者也。由是观之，则蔡氏二气圆转之图，亦直以太极分为两个阴阳，其象活泼，其气圆转，诚哉于理不诬矣。而越人谓左为肾、右为命门者，盖以先天转为后天，乾变成离，一阳落于坎中，为生气之根，升发于左肾，归藏于右肾，其中是先天乾阳之所在，为人生命之门，故直曰命门。且后天之义，本以震之一阳为主，阴止以辅阳而已，则右尺命门正是一阳震卦，人自不查耳。夫天下事，信之以理，理所可信，从而信之，越人分左为肾、右为命门，虽《内经》所未发，然不得以此而疑之。彼《内经》未以两肾分言者，正犹浑仑之太极，无极之前，阴中含阳，有象之后，阳以分阴，斯《内经》妙处，乃不言之也。矧①《三十九难》云命门其气与肾通，则亦不离乎肾，其习坎之谓欤。八卦中他卦虽重，不加其名，独坎加习，则越人右加其名曰命门，其义不灼，然可见哉。学者于此不加察焉，反訾②而非之，是亦惑矣。苏氏轼曰：医之有《难经》，句句皆理，字字皆法，后世达者，神而明之，如盘走珠，如珠走盘，无下可者，若出新意而弃旧学以为无用，非愚无知则狂而已。余尝佩斯言而志之勿谖③。

"灵兰秘典"十二官论

　　此言十二官之道，乃至道也，微妙而难测，变化而无穷，帝乃深赞此论，而藏灵兰之室，以传保焉。实习医之第一要义，学者当熟玩④之。

　　帝曰：愿闻十二脏之相使，贵贱何如？岐伯曰：心者，君主之官也，神明出焉。心为一身之君主，禀虚灵而含造化，聪明智慧莫不由之，故曰神明出焉，是极归重于心也。肺者，相去声傅之官，治节出焉。肺与心皆居膈上，位高近君，犹之宰辅，故称相傅之官。肺主气，调则营卫脏腑无所不治，故曰治节出焉，节制也。肝者，将军之官，谋虑出焉。勇而能断，故曰将军，肝能藏血，故善谋虑，而谋虑所出，犹运筹于帷幄之中也。胆者，中正之官，决断出焉。胆秉刚果之气，故为中正之官，有胆量则有果断，故决断出焉。膻中者，臣使之官，喜乐出焉。膻中者，胸中两乳间，为气之海，包络为心之居室，膻

---

　① 矧（shěn）：另外，况且。

　② 訾（zǐ）：毁谤，非议。

　③ 谖（xuān）：忘记。

　④ 熟玩：认真钻研。

中如包络之宫城，位居膻中，而代君行令，故为臣使之官，气和志通，则喜乐出焉。脾胃者，仓廪之官，五味出焉。脾主运化，胃司受纳，通主水谷，故皆为仓廪之官，五味入胃，由脾转输，以养脏气，故曰五味出焉。大肠者，传道之官，变化出焉。大肠居小肠之下，小肠之受盛者，赖以传道，变化糟粕，从是出焉。小肠者，受盛平声之官，化物出焉。小肠居胃之下，受盛胃中水谷，赖以化物而分清浊，水液由此而渗于前，糟粕由此而归于后，脾气化而上升，小肠化而下降，故曰化物出焉。肾者，作强之官，伎巧出焉。五脏惟肾强于作用，故曰作强之官。而男女构精，人物化生，精妙莫测，故曰伎巧出焉。三焦者，决渎之官，水道出焉。决，通也；渎，水道也。上焦不治则水泛高原，中焦不治则水留中脘，下焦不治则水乱二便，三焦气治则脉络通而水道利，引导阴阳开通闭塞，故曰决渎之官。膀胱者，州都之官，津液藏焉，气化则能出矣。膀胱位居最下，是为水府，乃水液都会之处，故曰州都之官，津液藏焉。膀胱有下口而无上口，水谷入肠，济泌别汁而渗入膀胱，若得下气海之气施化，则溲便注泄，气海之气不及则闭塞而不通矣。凡此十二官者，不得相失也，故主明则下安，以此养生则寿，殁世不殆，以为天下则大昌。主即心也，盖心者君主之官，神明出焉，故心既明，以摄生则寿，以处世则安，以治天下则昌，皆实理也。主不明则十二官危，使道闭塞而不通，形乃大伤，以此养生则殃，以为天下者，其宗大危，戒之戒之！玩此则十二脏之主在心，贵莫加焉，能养其主则十二官俱不相失，摄生处世治天下，无往而不得矣。

人身内景说

咽之与喉有二窍，前后不同，喉在前，咽在后。咽则因物而咽，以应地气，而为胃之系，下连胃管，为水谷之道路。自咽而入于胃，胃主腐熟水谷，其水谷精悍之气自胃之上口出于贲门，输于脾，脾气散精，上归于心，淫精于脉，脉气流经，经气归于肺，肺朝百脉，输精于皮毛，毛脉合精，气行于腑，腑精神明，留于四脏，冲和百脉，颐养神气，利关节，通九窍，滋志意者也。其滓秽则自胃之下口入于幽门，传与小肠，自小肠下口至于大肠上口，大、小二肠相会为阑门。阑门者，阑约水谷以分别也，其水则渗灌入于膀胱。膀胱者，胞之室也，胞虚受水而为脏水之室家也。其浊秽入于大肠，大肠一名回肠，以其回屈而受小肠之浊秽也。喉主出纳，以应天气，而为肺之系，下接肺经，为喘息之道路，自喉咙而通于肺，肺下无窍而有空，行列分布诸脏清浊之气以为气管，大肠为肺之腑，肺色白，故大肠为白肠，主传送浊秽之气下行，传化物而不藏，皆由脏气鼓运也。肺之下有心，心系有二，一则上与肺相通，一则自肺叶曲折向后，并脊膂细络相连，贯脊通髓，而与肾系相通，小肠为心之腑，心色赤，故小肠为赤肠，主引心火浊气下行，其能化物者，心火之力，故称为火腑也。盖心通五脏系，而为五脏之主，有隔膜遮蔽浊气，不得上熏于心，所以真心不受邪凌犯，其所以致病者，心包络耳。心包络是包心脏之膜，有细筋如丝，自膻中散布，络绕于三焦。三焦者，即脏腑之外，躯体之内，包络诸脏腑，一腔之大腑也，其气通灌十二经络，上下往来，无有休息。脾系在膈下，著[1]右胁，上与胃膜相连，胃为脾之腑，脾色黄，故胃为黄肠，而为水谷之腑也。肝系在心肺下，著左胁，上贯膈，入肺中，与膈膜相连，而胆在肝短叶之间，胆为肝之腑，肝色青，故胆为青肠，而为清静之腑也。肾与脐对，左右两枚，精之所舍，而曲附脊膂，有系上通于心，所谓坎离相感，水火升降者此也，膀胱为肾之腑，肾色黑，故膀胱为黑肠，而为津液之腑也。

---

① 著：通"着"。

三阴三阳表里

　　足太阳与少阴为表里，少阳与厥阴为表里，阳明与太阴为表里，是谓足之阴阳也。手太阳与少阴为表里，少阳与手心主为表里，阳明与太阴为表里，是谓手之阴阳也。

　　此言手足各之阴阳，两经为之表里也，表里者，内外也。足太阳者，膀胱也；足少阴者，肾也。膀胱之井、荥、俞、原、经、合始于足小指之外侧，肾之井、荥、俞、经、合始于足心，故皆称曰足。膀胱为腑，故曰表；肾为脏，故曰里。是足太阳与足少阴为表里者如此。足少阳者，胆也；足厥阴者，肝也。胆之井、荥、俞、原、经、合始于足之第四指之端，肝之井、荥、俞、经、合始于足大指外侧之端，故皆称曰足。胆为腑，故曰表；肝为脏，故曰里。是足少阳与厥阴为表里者如此。足阳明者，胃也；足太阴者，脾也。胃之井、荥、俞、原、经、合始于足次指之端，脾之井、荥、俞、经、合始于足大指内侧之端，故皆称曰足。胃为腑，故曰表；脾为肌，故曰里。是足阳明与太阴为表里者如此，此乃所以为足之阳经阴经也。手太阳者，小肠也；手少阴者，心也。小肠之井、荥、俞、原、经、合始于手小指外侧之端，心之井、荥、俞、经、合始于手小指内侧之端，故皆称曰手。小肠为腑，故曰表；心为脏，故曰里。是手太阳与少阴为表里者如此。手少阳者，三焦也；手厥阴者，心包络经也。三焦之井、荥、俞、原、经、合始于手第四指之端，心包络经之井、荥、俞、经、合始于手中指之端，故皆称之曰手。夫曰手心主者，盖包络居心之下，代心主以行事，心不受邪，而治病者亦治手心主，故即称之曰心主。大义见《灵枢·邪客》篇三焦为腑，故曰表；心主为脏，故曰里其脉则共见于右手尺部，惜乎后世之人不能知此，但知有命门之说，而不知此部有二经之脉也，是手少阳与心主为表里者如此。手阳明者，大肠经也；手太阴者，肺也。大肠之井、荥、俞、原、经、合始于手次指之端，肺之井、荥、俞、经、合始于手大指之端，故皆称曰手。大肠为腑，故曰表；肺为脏，故曰里。是手阳明与太阴为表里者如此也，乃所以为手之阳经阴经也。按：《灵枢·经脉》篇言十二经经脉之行其于肺经，则曰肺络大肠，大肠经则曰属大肠络肺，胃则曰属胃络脾，脾则曰属脾络胃，心则曰属心络小肠，小肠则曰属小肠络心，膀胱则曰属膀胱络肾，肾则曰属肾络膀胱，心包则曰属心包络三焦，三焦则曰属三焦络包络，胆则曰属胆络肝，肝则曰属肝络胆。凡本经则曰属，而与为表里者则曰络，其相须有如此者，宜乎其为表里也。

诊命门说

橘泉子按：越人以左为肾，右为命门。云命门者，诸精神之所舍，原气之所系，男子以藏精，女子以系胞，此真上补《灵》《素》之未及，何后人犹敢非之？抑思不有越人，又何从知有命门也？盖人身之所贵者，阳而已耳。阳为主，阴为辅；气为重，血为轻；阳可以统阴，阴只以从阳。故先天一点元阳居于命门，是为阳气之根，所谓龙雷之火也，雷乃地下之阳，亦即火之气也。左尺属水，右尺属火；左为血，右为气；左以候肾，右候命门。似得《难经》本旨矣。而《医旨续余》[①]《吴医汇讲》犹谓《铜人图》命门穴在两肾俞之中，且命门乃肾间动气，非若属脏属腑，有形质之物，以经络动脉，而形于诊，此不特右尺不能候，即两尺亦不能候，信如斯言，则探本命门之一法，晦而弗明矣。殊不知脉法不能拘于穴道脏腑取诊。经

---

① 《医旨续余》：明代医家孙一奎著。

第
六
辑

云：脉者，气血之主，气血者，人之神也。故以形言，命门虽居两肾中间，而以气言，则左为阴血，右为阳气，命门配诊右尺，于理不诬矣。世之医书，惟扁鹊之言为深，然往往有隐而未详者，殆欲使后人自求之耳。

诊手心主说

橘泉子按"二十五难"曰：手少阴与心主别脉也，心主与三焦为表里，俱有名而无形，故言经有十二也。盖心包络为包心脏之膜，与心虽相近而不相络，即经脉度数终始亦各为一脉。其脏虽有一衣膜，而与他脏他腑之自具一形者，又各不同，如三焦外腑，包罗诸脏，众之所共，外有孤腑，而内无形，包络包心，用为包护真心，以御邪莫能害，究只一衣膜以之包裹而无特形，故曰有名无形也。况君火以名，相火以位，手厥阴代君火行事。以用而言，故曰手心主；以经而言，则曰心包络。一经而二名，实相火也。其背经义者，徒拘拘①以三焦脉上见寸口，中见于关，下见于尺，以手厥阴即手少阴心脉同部，果如其言，则右尺当何所候耶？竟不思心络小肠不络心主，手厥阴本与手少阳相络，三焦包脏腑之外，而心包外护于心，部位相近，故经络相通，合为一阴一阳之表里。凡各部配诊，皆以脏腑相络相为表里，手以手配，足以足配，阴以阳配，火以火配，水以水配，乃自然之势，不得不然者，且心与肾，上下相通，坎离相感，心主相火，代君行令，三焦相火通达命门，以右尺相火同部配诊，是得《难经》之本旨，如"十八难"曰：手心主少阳火，生足太阴阳明土是也。惜乎虚谷②既能以土材误配二

---

① 拘拘：拘泥的样子。

② 虚谷：即章虚谷。

肠于尺中，力辨其非，乃复谓心主当诊左寸，三焦当分隶寸关尺配诊，此又自复为误，而不自知其非矣，总之拘拘以心主在上，谓不得诊之于尺，与其言二肠在下，不得诊之于寸者，同为叛经之说，何乃以五十步笑百步耶？

诊三焦说

橘泉子按"三十八难"曰：三焦者，有原气之别焉，主持诸气，有名而无形，其经属于少阳，此外腑也。盖主持诸气为原气之别使者，以原气赖其导引潜行于一身之中，故呼吸升降，水谷腐熟，皆待此通达命门，禀命而行，使引导原气，周流于五脏六腑之间，顾焦从火，相火也，其满腔中热气，则原气与胃气而已。上、中、下三焦有分司之任，上主升达气血而布胸中，宗气所注；中主腐熟水谷而化精微，营气所注；下主济泌别汁而分清浊，卫气所出，此言其司治如此，不得拘拘以三焦分隶寸关尺配诊。总之，一身经脉气血相络贯通，凡诊脉部位，不可以上焦下焦脏腑位所为言，其所候者，是候脏腑之气，非候脏腑之体也，故《内经》云脉者气血之先人之神也。所谓知其要者，一言而终，不知其要，流散无穷，况右尺属相火，三焦又为原气之别使，实与命门相通，以三焦、手心主、命门同部配诊于右尺，毫无疑义矣。至马氏复称三焦有形者，乃不知外腑包罗诸脏，众之所共，名有而实无，即越人所言外腑之内无形可见者，正以《内经》云上焦如雾、中焦如沤、下焦如渎，举无形之功用相似者而比

拟之也，使必以无形之说为误，岂岐、黄、越人之才智，反在后人下耶？观此配合，则知乎以手配，足以足配，手足阴阳，皆有定偶，手配手之阴阳，足配足之阴阳，而手心主、三焦俱属相火，一脏一

腑，一表一里，一阴一阳，皆是手经，既诊于右尺为合理，自必不复配足经之右肾，明矣！

诊大小肠说

橘泉子按：《内经》分寸、关、尺部位，候五脏一胃之气，而未及他腑，遂致后人纷纷聚讼，以大、小肠或诊于寸，或诊于尺，卒无定论，要皆由未明至理也。盖肺与大肠为表里，心与小肠为表里，其气化相合，经络相通，其形虽是居下，而气实升现上，故"十难"言一脉有十变，假令心脉急甚者，肝邪干心也，微急者，胆邪干小肠也；心脉大甚者，心邪自干心也，微大者，小肠邪自干小肠也；心脉缓甚者，脾邪干心也，微缓者，胃邪干小肠也；心脉涩甚者，肺邪干心也，微涩者，大肠邪干小肠也；心脉沉甚者，肾邪干心也，微沉者，膀胱邪干小肠也。五脏各有刚柔邪，故令一脉变为十也，此特以心脏发其例，余可类推。以腑脏之气，同候于一部，脉乖甚者为脏病，微乖者为腑病也，且《内经》言肺脉沉搏为肺疝，肺疝则为大肠之病；心脉急甚为心疝，小肠为之使，少腹有形也。

由是观之，则大肠必当诊于右寸，小肠必当诊于左寸，毫无疑义矣。夫医之门户分于金元，金元以前，悉皆从古诊法，未有言二肠当诊于尺者，自明以后，始谬①为二肠在下，当诊尺中之说，然推原其故，实由高阳生之《脉诀》讹传，前贤力辟其非，因欲正之，而复误以配诊部位，翻乱殆尽，殊不知《脉诀》固非叔和本书，而独此配诊部位，悉遵叔和，非出伪诀，且亦非始于叔和，实本诸《灵》《素》《难经》耳。若能究《内

---

① 谬：错误的，荒唐的。

经》《难经》之的旨，自可了无疑义，顾①蔑古者，必以嘉言、景岳之言为宗，亦不知所取法矣。

诊膀胱说

橘泉子按：膀胱一腑，止有下口而无上口。盖得气海②之气施化，则溲便注泄，气海之气不及，则闷隐不通，是小便之约束启闭，全在气化所司也。近阅《吴医汇讲》，独言交肠之病，小便出粪，其粪由肠流入膀胱，则膀胱必有上口云云，何不明至理，甚见之左矣。余考《灵枢·营卫生会》篇曰：水谷者，常并居胃中，成糟粕，而俱下于大肠而成下焦，渗而俱下，济泌别汁，循下焦而渗入膀胱焉。此言糟粕下于大肠，由气火蒸化，渗出肠外之水液，流至下焦，济泌别汁，清者随气输布，秽者渗入膀胱，故膀胱名津液之腑也。考夷人③《全体新论》④，尝剖验尸身，亦见膀胱有下口而无上口，云溲便泄精，虽由外肾茎总门施出，而内有膀胱之下口在焉，有肾脏之精窍在焉。膀胱之溺，肾脏之精，分道而施，皆借总门而出者也。寻释于圣经，考之于明验，则知其必无上口矣。要之交肠之病，是因大、小肠交接处损伤，其粪漏出，杂气水流于下焦，渗由小便总门而出，故病名交肠，与膀胱不相涉也。若必以交肠之病，小便出粪，即谓其粪由膀胱中来者，岂交媾所泄之精，莫非亦从膀胱中来乎？可见《汇讲》不究经旨，不明《内景》之臆说

---

① 顾：相当于"故"。
② 气海：经穴名。前正中浅上，当脐中下1.5寸。
③ 夷人：对外国人的泛称。
④ 全体新论：为西方医术传入中国较早之著作，著者（英）合信，陈修堂译，内收大量人体解剖图。

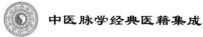

也。至论诊法，即左尺属水，膀胱又为水府，与肾脏相络相为表里，一阴一阳，足与足配，似诊之左尺，已无疑义矣，其误会经云肾合三焦膀胱一语，而以膀胱候之于两尺者，是为臆说①，吾不信也。

人迎气口辨

"禁服篇"②雷公曰：愿闻其工？黄帝曰：寸口主中，人迎主外，两者相应，俱往俱来，若引绳大小齐等。春夏人迎微大，秋冬寸口微大，如是者，名曰平人。

马元台曰：此言人迎、寸口之脉各有所主，而合四时者，为无病也。寸口者，居右手关前，即太渊穴去鱼际一寸，故曰寸口，以其为脉气之所会，故曰脉口，又曰气口。寸口主中，乃足、手六阴经脉所见也。人迎者，居左手关前，盖人迎乃足阳明胃经之穴名，而其脉则见于此，故即以人迎称之，以胃为六腑之先也。人迎主外，故左关为东为春，左手为南为夏，所以谓左寸为外，凡足、手六阳经之脉，必见于此；右手为秋为西，右关为中央为长夏，其两尺则为北为冬，所以谓右寸为内，凡足、手六阴经之脉，必见于此。然寸口之脉，在内而出于外，人迎之脉，在外而人于内，即如人迎一动为足少阳胆经，寸口一动为足厥阴肝经，则肝与胆相为表里，而一出一入，两经本相应也，故俱往俱来。若引绳齐等，而春夏之时，则人迎比寸口之脉为微大，秋冬之时，则寸口比人迎之脉为微大，乃为平和无病之人也。盖曰微大，则是平和之脉耳。

"六节藏象论"曰：人迎一盛病在少阳，二盛病在太阳，三

---

① 臆说：主观推测的说法。
② 禁服篇：即《灵枢·禁服》篇。

盛病在阳明，四盛以上为格阳。寸口一盛病在厥阴，二盛病在少阴，三盛病在太阴，四盛以上为关阴。人迎与寸口俱盛，四倍以上为关格，关格①之脉赢，不能极于天地之精气则死矣。

马元台曰：此言关格之脉，而决其为死也。然胃、胆、小肠、大肠、三焦、膀胱之脉，见于左手关前曰人迎，肝、心、脾、肺、肾之脉，见于右手关前曰气口，故《灵枢·终始经脉四时气》等篇皆云：人迎一盛，病在足少阳，一盛而躁，病在手少阳；人迎二盛，病在足太阳，二盛而躁，病在手太阳；人迎三盛，病在足阳明，三盛而躁，病在手阳明；人迎四盛且大且数，名曰溢阳，溢阳为外格，故此篇名之曰格阳，正以拒六阴于内，而使之不得出耳。又言脉口一盛，病在足厥阴，一盛而躁，病在手心主；脉口二盛，病在足少阴，二盛而躁，病在手少阴；脉口三盛，病在足太阴，三盛而躁，病在手太阴；脉口四盛，且大且数者，名曰溢阴，溢阴为内关，故此篇名之曰关阴，正以关六阳在外，而使之不得入耳。

雷公曰：病之益甚与其方衰如何？黄帝曰：外内皆在焉切其脉口，滑小紧以沉者，病益甚在中，人迎气大紧以浮者，其病益甚在外。其脉口浮滑者，病日进；人迎沉而滑者，病日损。其脉口滑以沉者，病日进在内，其人迎脉滑盛以浮者，其病日进在外；脉之浮沉及人迎与寸口气小大等者，病难已。病之在脏沉而大者，易已；小为逆，病在腑浮而大者，其病易已。人迎盛坚者，伤于寒；气口盛坚者，伤于食。

马元台曰：此言病之间甚、内外，可切人迎、脉口以知之也。公以病之益甚方衰难知为疑，帝言人迎主外，脉口主内，外内皆在，其病可得而知也。切其脉口而滑脉兼小及紧以沉者，

①　关格：中医病名。是指以脾肾虚衰，气化不利，浊邪壅塞三焦，而致小便不边与呕吐并见为临床特征的危重病证。

其病当在中，而为益甚也；切其人迎而脉气既大兼紧以浮者，其病当在外，而为益甚。然脉口不但脉滑兼小及紧以沉者为益甚，虽滑而带浮者，亦病必日进也；人迎不但脉大兼紧以浮者为益甚，若沉而带滑，则病可日减矣。由此观之，则脉口浮而带滑者，病固日进，虽滑而带沉者亦然，但其病在内，所谓一盛二盛三盛，乃六阴经之为病也。人迎必沉而带滑者，幸得日损，若盛以浮者，必不能损，而为日进，但其病在外，所谓一盛二盛三盛，乃六阳经之为病也，不宁唯是医工用指以脉之。《伤寒论》曰脉之者本此。人迎与寸口，其脉气或小或大相等者，则外感内伤俱未尽减，其病为难已也。然病在六阴，谓之在五脏也，必沉而大者，其病易已。盖沉为在内，大则有力也，若沉而带小，则病之在脏者未已也。病在六阳，谓之在六腑也，必浮而大者，其病易已，盖浮为在外，大为易散也。何以知人迎之为外感也？惟其脉之盛而且坚，是必伤于寒者所致耳。何以知脉口之为内伤也？惟其脉亦盛而且坚，是必伤于食者所致耳。

橘泉子按帝曰：寸口主中，人迎主外。然六阴为里为内，六阳为表为外，则右寸口候六脏之阴，左人迎候六腑之阳，可知矣！况又言春夏人迎微大，秋冬寸口微大，而左关为东为春，左手为南为夏，凡足、手六腑之脉，必见于右手人迎矣，右手为秋为西，右关为中央为长夏，其尺则为北为冬，凡足、手六脏之脉，必见于右手气口矣。此等明白晓畅之经文，何后人犹不解其义？是亦疏矣！而王叔和独得经旨，谓人迎左手关前一分是也，气口右手关前一分是也，特为发明而示来学，实师之不遑①，安可复轻议乎？

----

① 不遑：没有时间，来不及。

"二十三难"曰：经脉十二，络脉十五，何始何穷也？然：经脉者，行血气，通阴阳，以荣于身者也。其始从中焦注手太阴阳明，阳明注足阳明太阴，太阴注手少阴太阳，太阳注足太阳少阴，少阴注手心主少阳，少阳注足少阳厥阴，厥阴复还注手太阴。别络十五，皆因其原，如环无端，转相灌溉，朝于寸口、人迎，以处百病，而决死生也。

滑氏注曰：因者，随也；原者，始也。朝，犹朝会之朝以用也。直行者谓之经，旁行者谓之络。十二经有十二络，兼阳络、阴络、脾之大络，为十五络也。谢氏曰：始从中焦者，盖谓饮食入口藏于胃，其精微之化，注手太阴阳明，以次相传至足厥阴，厥阴复还注手太阴也，络脉十五皆随十二经脉之所始，转相灌溉，如环之无端，朝于寸口、人迎，以之处百病而决死生也。寸口、人迎，古去以侠喉两旁动脉为人迎，至晋·王叔和直以左手关前一分为人迎，右手关前一分为气口，后世宗之。愚谓昔人所以取人迎、气口者，盖人迎为足阳明胃经受谷气而养五脏者也，气口为手太阴肺经朝百脉而平权衡者也。

经云：明知终始，阴阳定矣，何谓也？然：终始者，脉之纪也。寸口、人迎，阴阳之气通于朝使，如环无端，故曰始也。终者，三阴三阳之脉绝，绝则死，死答有形故曰终也。

谢氏曰：《灵枢》经第九篇，凡刺之道，毕于终始，明知终始，五脏为纪，阴阳定矣。又曰：不病者，脉口、人迎应四时也，少气者，脉口、人迎俱少而不称尺寸也。此一节因上文寸口、人迎处百病决死生而推言之，谓欲晓知终始于阴阳为能定之，盖以阳经取决于人迎，阴经取决于气口也。朝使者，朝谓气血如水潮，应时而灌溉，使谓阴阳相为用也，始如生物之始，终如生物之穷，欲知生死，脉以候之，阴阳之气，通于朝使，如环无端则不病，一或不相使则病矣，况三阴三阳之脉绝乎，绝必死矣！

橘泉子按：《内经》以寸口候六阴，人迎候六阳，是因六阴惟肺为重，六阳惟胃为重，乃以寸口肺之部名，人迎胃之穴名，就其本有之名，借为命名耳，不得因此而误会以人迎穴上取诊，若必拘拘以穴道为言，即如"根结篇"曰：太阳根于至阴，结于命门。命门者，目也，岂候命门，亦可候之于目乎？盖经言经脉者，行血气通刚阳，以荣于身，始从中焦而注，皆因其原，如环无端，转相灌溉，朝于寸口、人迎，以处百病而决死生，是明言脉乃气血之先，行见于两手关前，其血气转相灌溉，朝于寸口、人迎，在平人两手关前一分，可以候营卫之盈亏，病则人迎盛坚者，决其伤于寒，气口盛坚者，决尺伤于食，察百病决死生，皆其能事也。

仲景先师《伤寒论》原序曰：观今之医，不念思求经旨，以演其所知，各承家技，终始顺旧，省疾问病，务在口给①，相对斯须②，便处汤药，按寸不及尺，握手不及足，人迎、趺阳三部不参，动数发息不满五十，短期未知决诊，九候曾无髣髴③，明堂④阙庭⑤尽不见察，所谓窥管而已。

橘泉子按：仲师当时尝慨庸医不念思求经旨，各承家技，终始顺旧而已，由是观之，古时已然，而今之医，何莫不然？且甚至无一而不犯之！尝见今之市医，往往临诊之时，而兼谈风月，无怪乎按寸而不及尺矣，握手而不及足矣，人迎、趺阳三部不参矣。盖言人迎、趺阳三部不参者，以其左手关前，则

---

① 口给：口才敏捷，能言善辩。
② 斯须：片刻。
③ 髣髴（fǎng fú）：大约的印象。
④ 明堂：指鼻。
⑤ 阙庭："阙"与"庭"两个部位的合称，即眉之间和额部。

《内经》诸篇皆谓之人迎矣，而右手关前气口，则《内经》曰：胃者，水谷之海，六腑之大：源，五味入口藏于胃，以养五脏气，而变见于气口也，又肺与胃其气本相为流通，是以五脏六腑之气味皆出于胃，变见于气口耳，惟脉出于胃，变见于气口，故凡有积聚痰物，其气口必大而滑，凡脾之虚者，其气口脉必虚。故仲师不曰气口而曰跗阳，脉口本出于胃，变见则为气口，要知六阴之脉气，是皆见于右手关前一分，借为命名跗阳，非拘拘以胃气、肺气为言也。以诊之于右关，盖人迎结喉穴属胃，足跗阳穴亦属胃，皆借以命名，则使谓人迎属胃，当诊于右关，与谓气口为肺气，当诊于右寸者，无从藉口矣，仲师论中特用少阴跗阳字眼，犹云肾气、胃气，少阴诊之于尺部，跗阳诊之于右关，即"一难"之独取寸口肺气本由胃气之变见也，与"八难"之独取肾气其意吻合，以为并重也。又考"终始篇"曰：终始者，经脉为纪，持其脉口、人迎，以知阴阳有余、不足。不病者，脉口、人迎应四时也。少气者，脉口、人迎俱少，而不称尺寸也。如是者则阴阳俱不足也。玩此则知脉口、人迎是诊于两关，指左关人迎，右关脉口，不称于寸上尺中也，而且仲师序中又指出三部二字，醒出论中大眼目，盖凡言三部者，是指左右两手而言，慨今人于左关人迎，右关跗阳，尽不见察，以三部而略关于不参也，诚所谓窥管而已，予但愿后贤须知叔和曰：人迎左手关前一分是也，气口右手关前一分是也，斯二语是本之于经，非其杜撰也，当宗之而毋忽。至右手关前一分曰寸口、曰气口、曰脉口、曰跗阳，任人称之可也，余虽不敏，而圣训煌煌①，吾用吾愚，但知宗岐、黄、越人、仲景四圣，而不敢随声附和于诸子，知我罪我，听之后人而已。

---

① 煌煌：昭彰，醒目。

《难经本义》五行子母相生图

右寸手太阴阳明金，生左尺足太阳少阴水，太阳少阴水生左关足厥阴少阳木，厥阴少阳木生左寸手太阳少阴火，太阳少阴火通右尺手心主少阳火，手心主少阳火生右关足太阴阳明土，足太阴阳明土复生右寸手太阴阳明金，此皆五行子母更相生养者也。

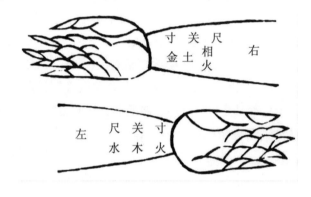

《十八难图注》辨

橘泉子按"十八难"曰：脉有三部，部有四经，手有太阴阳明，足有太阳少阴，为上下部，何谓也？然：手太阴阳明金也，足少阴太阳水也，金生水，水流下行而不能上，故在下部也；足厥阴少阳木也，生手太阳少阴火，火炎上行而不能下，故为上部也；手心主少阳火，生足太阴阳明土，土主中宫，故在中部也，此皆五行子母更相生养者也。滑伯仁注曰：此篇自设问答，谓人十二经脉，凡有三部，每部之中有四经，今手有太阴阳明，足有太阳少阴，为上、下部，何也？盖三部者，以寸、关、尺分上、中、下也，四经者，寸、关、尺两两相比，则每部各有四经矣。手之太阴阳明、足之太阳少阴为上下部者，肺居右寸，肾居左尺，循环相资，肺高肾下，母子相望也。手太阴阳明金下生足太阳少阴水，水性下，故居下部；足少阴太阳水生足厥阴少阳木，木生手少阴太阳火及手心主火，火炎上行，是为上部；火生足太阳阳明土，土居中部，故孙东宿因疑所列之图，乃以手厥阴心主火与手少阳三焦火，分诊在下部右尺，图与注自相背戾，何后人翕然①宗之，不复查考？恐此图未必是伯仁之意，此必后人泥《脉诀》，而以此图牵合耶！余细释滑氏之注，孙氏疑之，虽亦有以启之，究可不必论滑氏《图注》之是非。然原文本甚明白，了无疑义。其言足厥阴少阳木电，生手太阳少阴火，火炎上行而不能下，故为上部也。一节是明示左关之上寸部候手太阳小肠、手少阴心矣，手心主少阳火生足太阴阳明土，土主中宫，故在中部也。一节是明示右手尺部候手厥阴、手心主、手少阳三焦矣，然孙氏之意必欲以手心主诊之手左寸而后已，果如其言，则左寸当候心主与心、小肠，试以两两相比，两寸已有五经，则又与经云"部有四经"之旨不合矣，此孙氏显背经义，而不自知其非也。凡读古书，不解其意而臆断后人所增，直斥为非古人书，不为深思而轻议之，断乎其不可矣！

《内经》分配脏腑部位

左寸心、膻中，左关肝、膈，左尺肾、腹中。右寸肺、胸中，右关胃、脾，右尺肾、腹中。

《素问·脉要精微》曰：尺内两旁则季胁也，尺外以候肾，

---

① 翕然：一致貌。

尺里以候腹中。附上，左外以候肝，内以候膈，右外以候胃，内以候脾。上附上，右外以候肺，内以候胸中，左外以候心，内以候膻中。前以候前，后以候后，上竟上者，胸喉中事也；下竟下者，少腹腰股膝胫足中事也。

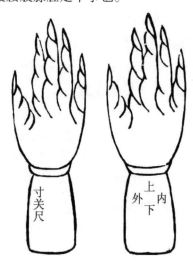

橘泉子按：尺内，尺中也。季胁者，肋骨尽处也。外谓外侧也，内谓内侧也，前以候前者，上前谓左寸，下前谓胸前也。后以候后者，上后谓右寸，下后谓背后也。竟，尽也，上竟上，至鱼际也，下竟下尽尺，尺脉动处也，此又所以候形身之上下也。腹中者，少腹中也；膈者，指膈膜之下也。胸中者主卫，膻中者主营，位在膈上。血为营，气为卫，相随上下，谓之营卫。卫气由胸而达肌肤，营气由膻而走经脉，肺居胸中，心居膻中，同称气海，而有营卫之分，此当意会，安可穿凿划分界限乎？其言右寸外以候肺、内以候胸中者，是言外以候肺，而内大肠附焉，并可候胸中之卫气也。左寸外以候心、内以候膻中者，是言外以候心，而内小肠附焉，并可候膻中之营气也。左关外以候肝、内以候膈者，是言外以候肝，而内胆亦附焉，并可候膈下之化气也。右关外以候胃、内以候脾者，是独以胃腑为特重也。顾胃为后天之根本，为十二经脉之化源，五脏六腑皆禀气于胃。凡诊他脉，必须皆有胃气为主，岂不独重而且尊乎！尺外以候肾、尺里以候腹中者，经独未分左右，亦该之而非略之也，其实两肾一阴一阳，两尺一水一火，左尺为血，右尺为气，而命门为阳气之根，故以宅穴言谓左为肾、右为命门则不可以，候脉言则直谓右尺为命门可也。余乃续之曰：左尺外以候肾，而内膀胱附焉，并可候少腹中之浊气也。右尺外以候命门，而内并可候手心主、三焦之相火也。《难经本义》曰：右寸手太阴手阳明金生左尺足少阴足太阳水，少阴太阳水生左关足厥阴足少阳木，厥阴少阳木生左寸手少阴手太阳火，少阴太阳火通右尺手厥阴手少阳火，厥阴少阳火生右关足太阴足阳明土，太阴阳明土复生右寸手太阴手阳明金，生生不已，循环无端。由是观之，右寸金，左尺水，左关木，左寸火，右尺相火，右关土，五行各一，而火分君相，则脏有心主相火之阴也，腑有三焦相火之阳也，况脏腑经脉各自相络贯通，每部一脏一腑，一阴一阳，手与手配，足与足配，火与火合，水与水合，相为表里，相为配合，乃出于自然，岂人所能安排布置哉？且凡左右三部皆以候脏气为主，故经只言心肝脾肺肾，而腑未有明文，然实已该括其中，盖候脏即所以候腑，腑附脏以见脉也。而景岳《类经》注云：所谓腹者，凡大小肠膀胱皆在其中；又云：手心主当候于左寸，盖误会经旨，画蛇添足也。在《素问》经旨以上下阴阳之义，已暗示之矣。岂料后人才智远不相及，致自戴同甫以下，纷纷聚讼而粗疏错乱如此，殆亦智者千虑必有一失欤！先叔祖梦塘公谓：著书难，读书尤难。陈修园先生每云：读古书要于虚字中搜其精意，于无字处会其精神，信不诬矣！

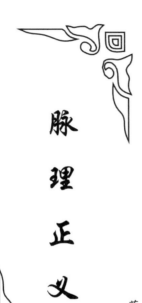

脉理正义

明·邹志夔 著

孙玉信
李金良
邓德英 校注
王春雷
董跃辉

内容提要

明·邹志夔著。六卷。邹志夔，字鸣韶，号丹源子。明代丹阳县（今属江苏）人，徙居靖江县（今属江苏）。第三、四卷是由其子邹隆祚所补。卷前列辨脉十篇，辨析十个脉学中颇有争议的问题。卷一为明诊，揭脉之纲领，分别部位，详明诊法，探讨血脉成因、寸口取法、寸关尺定位、持脉方法、二十六种脉形、五脏六腑平脉等理论。卷二为序脉，布脉之条目，宗滑氏脉象阴阳比偶学说，述浮沉、迟数、实虚、洪微、滑涩、紧缓、长短、弦芤、动伏、濡弱、革牢、促结、散代等二十六脉，两两对偶。于各脉之下，详述与之相通的脉象主病。其论脉多与临床治疗紧密结合，既论其常，又论其变。卷三、卷四为类症，分论伤寒脉法与杂病脉法，详其体用，融脉、症于一体。又论杂病四十四种，阐述病机、治法与方药。卷五为萃经，汇集《素问》《灵枢》《难经》《脉经》论脉要语。卷六为外诊，述望、闻、问三诊之精论。

本次校注，以清康熙十九年（1680 年）经济堂刻本为底本。

目　录

脉理正义

中医脉学经典医籍集成

第六辑

序

　　自古文人往往知医，而专门之学，张长沙①以下千余年，传者反不过数家。此非医之难，而能自著述以垂声于后者难也。即著述足称矣，其后人不能为之表章，卒至湮没失传。所以易老②诸书，必得云岐③为之子而名益著，即丹溪亦赖其门人戴元礼④辈后先推挽，始大显于时。故从来宗工⑤大册，藏之名山，终不能流行于后，亦十八九也。如吾邑邹丹源先生者，余垂髫时侍先大父⑥几杖之末，即已瞻其丰采，肃然知敬，间聆其与先大父暨先君子⑦纵谈《内经》奥义，娓娓不倦。余时虽未能深知，固已默识之矣。迨桑沧之后，屏迹耕农，暇辄翻阅《灵枢》《素》《难》，手自纂辑，因折衷于先生所著《脉辨正义》，始服膺不能释手。夫秦人燔书，不去者医药卜筮，则《内经》所从

---

　　① 张长沙：即东汉著名医家张仲景（148—219），名机，东汉南阳人。据传曾任长沙太守，世称"张长沙"，著《伤寒杂病论》十六卷。

　　② 易老：即金代著名医家张元素，字洁古，晚号洁古老人。大约生活在12世纪。易州（今河北易县）人，为易水学派的创始者，故后世亦尊称为易水老人、易老。著有《医学启源》《珍珠囊》《脏腑标本虚实寒热用药式》《药注难经》等。

　　③ 云岐：即金代医家张璧，张元素之子，别号云岐子。易州（今河北易县）人。生活于13世纪，张氏善针灸之术，《济生拔萃》中载有《云岐子论经络迎随补泻法》。

　　④ 戴元礼：即明代医家戴思恭（约1324—1405）。戴氏，字原（元）礼，一字复庵。浦江（今浙江浦江）人。年轻时受学于朱震亨，又学于罗知悌，医术颇精。撰有《证治要诀》十二卷、《证治要诀类方》四卷。另有《类证用药》一卷，已佚。

　　⑤ 宗工：犹宗匠，宗师。指文章学术上有重大成就，为众人所推崇的人。

　　⑥ 先大父：对已故祖父的称呼。

　　⑦ 先君子：对已故父亲的称呼。

来远矣。未可以轩、岐问答不似上古，书遂置不讲，而今者诸医从事刀圭尺寸，执古方治今病，不啻如牛羊之眼仅识方隅，语以六气、五味、六淫之辨，直目瞪口噤，何不手邹先生书提耳而训之也。先生论脉，钤键古人，津梁后学，若列掌故，署甲乙，金科玉条，犁然毕举。余久钦惠先生长公①锡甫，谋寿之剞劂②，而锡甫方攻举子业，有声黉序③间，猝猝未暇，意欲以属之令嗣④以旋。乃以旋承遗绪，家无负郭田⑤，仅糊口三指间，顾睠念前人之志，亲缮写校雠，节衣食，时质典人，以供刻工。今已裒然成帙，不徒克缵⑥先业，且以惠后人之学医者，现药王身而为说法，福德正未可涯量也。余读是书，回思六十年前侍先大父时，觉邹先生俨然如在。呜呼，人之存亡，系于一书，诚赖有后人哉！

　　　　　　　时康熙上章涒滩岁⑦之夏邑后学朱澂泳思敬题

---

　　① 长公：古人多以行次居长之意，此指本书作者长子。

　　② 剞劂（jī jué）：本指雕版，后指代刻书印刷。《小儿推拿广意·序》："每以得赤为怀，不为自私，付之剞劂而名曰推拿广意。"

　　③ 黉（hóng）序：古代的学校。朱熹《斋居感兴》诗："圣人司教化，黉序育群材。"

　　④ 令嗣：尊称对方的儿子。

　　⑤ 负郭田：临近城郭的肥田。

　　⑥ 缵（zuǎn）：继承。《礼记·中庸》："武王缵大王、王季、文王之绪，壹戎衣而有天下。"

　　⑦ 康熙上章涒（tūn）滩岁：康熙庚申年（1680）。上章，十干中"庚"的别称，古用以纪年。涒滩，岁阴申的别称，古用以纪年。

脉理正义题辞

医也者，病家之司命也。而世人每以小技视之，医岂小技乎哉？不明天地之道者不可以为医，不识阴阳变化之微者不可以为医，医岂小技乎哉？余生善病①，其来靖②也，下车之日③，即访良医，因得晤邹子鸣韶。乍觌④之，恂恂⑤乎其若讷也；徐叩⑥之，亹亹⑦乎其不竭也；试其诊，洞洞乎其见之彻也。在靖数年，实赖以康焉。间尝谓邹子曰："子于《脉诀》，知必精研，亦曾为诠解否？"邹子曰："昔王叔和所著，乃是《脉经》，《诀》⑧盖高阳生伪作，而假名叔和者也。戴起宗尝著《刊误》⑨以正之矣。医林所宗，惟《脉经》耳。所可惜者，叔和以后名论犹多，未有能集之者。贱子⑩不自揣，尝为集数卷，今已成帙，欲以问世而未敢也。"余于医，初未深究，《脉诀》《脉经》，虽尝览之，亦未暇辨其真伪也。今于邹子知之，乃取

① 善病：容易生病。
② 靖：即靖江县。
③ 下车之日：到任那天。
④ 觌（dí）：相见。
⑤ 恂恂：温顺恭谨的样子。
⑥ 叩：询问。
⑦ 亹亹（wěi wěi）：谈论连续不绝的样子。
⑧ 诀：即《王叔和脉诀》，一卷。旧题晋·王叔和撰。但一般认为是六朝高阳生托名王叔和的作品。
⑨ 刊误：即《脉诀刊误》，又名《脉诀刊误集解》。二卷，元代戴起宗撰。戴氏认为当时流传颇广的高阳生《脉诀》，内容虽较通俗，又是歌诀，但其中不免语意不明，立异偏异，并存在不少错误。遂以《内经》《难经》，张仲景、华佗、王叔和及历代各家的有关论述，对《脉诀》原文考核辨妄，详为订正，观点颇多可取。
⑩ 贱子：谦称自己。

其所集览焉。其卷首有"脉辨"数篇，既极明快，而其"序脉""类证""萃经"，井井然有次第。凡天地阴阳之奥，其具在人身者，皆已罗列而剖悉之，初学一览可知。而老医实有未穷究者，题曰《正义》。信乎，其"正义"也，诚王氏功臣哉！余于是益知邹子之深，宜乎其用药处方之多验也。噫！余于医虽未精，然亦尝闻其略矣。曰脉，曰因，曰病，曰证，曰治。其于因，又有内有外，有不内外。派析虽多，而总其要则在脉。盖得其脉则可识其因，知其因则可辨其病证，而施之治也。不知脉而妄求证治，其不败者鲜矣。况乎脉之妙，所得在心手之间，有非书所能悉者，然了于书而不能了于心手者有矣，未有不知书而能默了于心手者也，则是集又安可少①哉！吾愿为医者家置一册，庶可不迷于治，即不为医者亦家置一册，庶不致惑于庸医而夭其天年也，爰命之梓而题数语于其端。

崇祯乙亥春仲天台小寒山子陈函辉题

---

① 少：轻视。

邹隐君丹源先生传

丹源邹先生者，渊然好古士也。其先为镇之丹阳人。尝挟一囊游余邑，叩其中，若武库，无所不备，即与余倾盖①定楮墨②交。偶视人疾，辄效。而且朴雅，淡于取与。感慕者日弥众，由是遂移家占籍为靖江人。先生少负异质，于书无所不读。初应童子试，即为太守钟公所奇，顾家贫无与为援，终不售。遂发愤尽弃括帖③言，思以博洽，修处士之行。所尤善者，《周易》、宋儒理气之言，能析其微奥。既读《素问》《灵》《难》诸经，以为人身一小天地也，不明阴阳五行运气胜复之故，而以成剂投人，是谓执病就方，其不至杀人也者几希。于是专意轩岐之学，思以兼济天下，而又深恶高阳生《脉诀》之谬，乃悉罗邃古④仓、扁以及近代诸家论脉之言详讨之，而时出己意，折衷其得失，著为《脉理正义》，凡六卷，俗医不能解一辞也。每视疾，若生若死，立决指下，绝不作两可之词以幸一中。遇危疾，则沉思审剂，至忘寝食，往往出人万死中而不以为功。贫者就药，不责报，甚者捐糜⑤哺之，故人益慕先生长者，非方技中人也。先生虽治医，终不忘攻古，每见异书，必购而读之，

---

① 倾盖：意为车盖交错，指二人乘车路遇，停车交谈。比喻一见如故，用作结识新知的典故。

② 楮墨：纸与墨。借指诗文或书画。

③ 括帖：亦作"帖括"。指总括经文编成的歌诀。

④ 邃古：远古。

⑤ 糜：粥。

第
六
辑

读必搜其精要者，别疏一牍，而加品骘①焉。故每与臧否②古今，先生时出一语，即朗朗若睹其人，其识见之精核，类非经生所及也。先生家虽贫，其所以教家辄引司马温公为法，即饮食步趋亦不少假，故两子亦斤斤修饬，虽燕僻③不敢以非礼见。又尝集古《列女传》之贤孝可法者，律为句读，以训诸女。先生尝应令君召，从之金闾，其家邻灾，火已匝其居，左右邻排户，急呼先生内子出。先生内子曰："一妇人、两女雏深夜时乌往，宁自烬耳。"卒不启户。须臾，风返火灭，一时哄传，以为异。感于是，先生之躬行愈益著闻，以为嗜古之学，信能刑于寡妻，不诬矣。先后邑令君至，延见先生，必具宾礼，未尝与诸医齿④。会举乡饮礼⑤，皆曰非先生无足以式俗，而光俎豆⑥力强，始一出赴之，然非其愿也。大约先生志行醇洁，言动端严，其与人善下，动以溪谷自况，又类陈仲子之为人。至于花晨月夕⑦，召所知饮，相与较谈《山海经志》之异，古今人物善败之宜，辄叠叠忘倦，绝口不及时事。或有所感触，则借题作近体诗一二章，以写其意，乃其风味所近，又若在陶、阮诸人之间。嗟呼！先生非所谓有道之士隐于方技间者耶！先生讳志爕，字鸣韶，别署丹源。两子隆祚、隆礼，俱邑庠生，皆以博雅为时所重，则自先生庭训之所造云。

中洲友弟朱家栻谨述

---

① 品骘（zhì）：论定高下。

② 臧否（zāng pǐ）：褒贬，评论。对人或事（医理、学术）作出好或坏的评议。

③ 燕僻：亦作"燕辟""燕譬"。指轻慢老师为讲解深义而作的浅近比喻。

④ 齿：并列。

⑤ 乡饮礼：即乡饮酒礼，古时乡学三年业成。右诸侯之卿大夫向其君举荐贤能之士。将行之时，卿大夫以宾礼相待，并与之饮酒，成为"乡饮酒礼"。

⑥ 俎豆：谓祭祀，奉祀。

⑦ 花晨月夕：指良辰美景。

凡　例

脉之有条而不紊者，理也；而其理之各当，不容众说乱者，义也。此义不明，歌诀杂起。前圣后贤之统绪，纷芜散乱。不揣愚昧，汇而集之，务使明著，庶圣贤开物成务之法不泯，后学惠民济物之用有程，故僭题曰"正义"。惟矜[1]我者裁教焉。

其一卷曰明诊，揭脉之纲领也；其二卷曰序脉，布脉之条目也；其三卷、四卷曰类证，详其体用也；其五卷曰萃经，搜其故典也；其六卷曰外诊，佐诊之不逮也。

王氏《脉经》，本述《灵》《素》，乃医林宗主。故前之明诊，后之萃经，必详取焉，无敢失也。序脉则从《枢要》，滑氏固足辅王也。

类症首伤寒，次杂症。伤寒以仲景为主，而例仿节庵。杂症，一从《举要》，而稍参余论。盖伤寒最难于脉，故必加详也。

卷首有脉辨十篇，盖因学者习闻陋说，已入骨髓，骤与说经，恐反生惑，故先为辨之。邪诐[2]既辟，大义自昭。

医者即不洋洋五车，岂数卷脉言，而难备读哉？然老子曰：少则得，多则惑。故语言取其易，句法取其简。有经言洞朗而后复叠发者，则取经之原文，而后论在所弃；有经言深晦而后言明畅者，则取后之明论，而经言不复收。不务浩博之虚，庶免庞杂之咎。

每见今人序述，多泛称经曰，甚有己之臆说而亦蒙以经曰

---

① 矜：怜悯，怜惜。
② 邪诐：偏邪不正。

者，盖将以掩其陋也。故斯述语之属于经者，必标曰何经，其出于后贤者，必著曰何氏，不敢以己意混前言，亦不敢使览者昧出处。

《灵枢》《素问》诸书，旧有详注，不可略也。然其句本明者，不必再烦，惟旧注有缺者补之，误者正之。

凡正文，则高书之，先哲之言也，若先哲有未及者，虽予之臆说，亦高书之。凡释注则低书之，多予臆论。间有引释者，虽系经文，亦从低释例也。

辞达而已矣。杨子云好以艰深之辞，文其浅陋之说，故见讥于子瞻。况医林后学，敏于文者少，一读不解，即便斥去，虽工何益哉？是故集中偶出一二臆论，宁从朴率，必使详明。有以不文罪者，所乐受也。脉书中所最为谬戾者，高阳生之《脉诀》，而假托叔和也。因世人群而宗之，故不得不为力辨。其大者已于卷首辨之，其节目之误，皆详见各条。然《诀》中亦有理句，不敢不存。他书亦有谬言，不敢不辟。务求至当，无使偏失焉耳。正脉，将以求治也，故凡经书论脉有详及治法者，必备录之，而类证之下，各略见治法数言。其他有治案与合者，亦附录之；间有愚得，亦附见焉，用就正也。记前案则略，以所共知也；记自验加详，明征也。

斯集只详脉，不详方。盖今方书伙多，不必再烦也。间有一二新制之方，则详之论注之内。

各卷目录分著于各卷之首，以便检阅，而各赘小序数言，以发明一卷大意，使读者开卷即了，亦近日著述之法。

参考书目

一集《素问》　一集《灵枢》　一集张仲景　一集王叔和《脉经》　一集滑伯仁《枢要》①　一集崔紫虚《举要》②

参考明医著述

启玄王冰　河间刘守真　洁古张元素　东垣李杲　海藏王好古　丹溪朱震亨　节庵陶华③　宇泰王肯堂　节斋王纶　天民虞抟　聊摄成无己　立斋薛己

---

① 枢要：即《诊家枢要》。

② 举要：即《四言举要》。

③ 陶华：字尚文，号节庵。浙江余杭人。明代医家，生活于 15 世纪。著有《伤寒六书》。

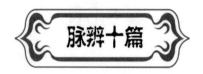

辨诘

　　脉学之不明久矣。丹源子穷搜博讨，殚精研思而为集脉理，或见而诘曰：医之为道，实宏且深，其神圣在识病，其工巧在用药。至于脉理，尤称玄微，所得在心手之间，所辨在毫芒之际，匪①口耳之可传，字句之可尽也。所以近来作书者，或阐经，或究病。症治既明，脉理亦显，子如嘉惠后学乎？何不为详症治而专言脉？丹源子曰：惟脉难言，予故不得不集也。夫人未有不能详脉而能详症治者。韩子不云乎？善医者，不视人之肥瘠，察其脉之病否而已；善计天下者，不视天下之安危，察其纪纲之理乱而已。今观纪纲之理乱，虽不在条约，然条约不立，纪纲不可得正也。脉理之明晦，虽无关论叙，然论叙不备，脉又岂得明哉？若夫症治之说，诸家颇详尽矣。吾正惧人之详于症治而略于脉，故为一集之。而子又何讥焉？况古之诊法有四，今仅存其一矣，奈何一法而又不能详乎？最可憾者，高阳生之谬撰《脉诀》，而假托王叔和，不知叔和所撰乃《脉经》，非《脉诀》也。《脉诀》出而《脉经》隐，鄙俚②之歌，

----

　　① 匪：不，不是。
　　② 鄙俚：通俗的，民间的。

家尸户祝①；圣贤之旨，雾闭尘封。所以然者，盖缘《脉经》浩衍，浅学难窥，而又更于林亿之诠次，不无谁误，不若《诀》之易习耳。自戴起宗出，而《诀》之谬始彰；滑伯仁出，而经之理始著。但其间有未周悉者，予故重缉而备论之，使后学得明乎脉，而益无惑于症治焉耳。

辨七表八里九道之谬

或曰：凡论病情，先分表里，表阳里阴，七八之数出焉，九道相通，条而不紊矣。《诀》虽出于高阳生，以质叔和，宁无当耶？曰：高阳生于医林，初未知名，作歌虽托名叔和，而实未窥叔和一二。夫脉有阴阳，《灵》《素》中已常分之矣，叔和作经而不立表里诸名者，盖以脉非有表里，以病之表里见也。病在表则脉必浮，至表之为病不同，则为浮亦不同，而非可以七定；病在里则脉必沉，至在里之病不一，则为沉亦不一，而非可以八拘。然则可定为表里者，只浮沉二字耳。今乃以阴阳之故，七之八之。阳阴固可分七八，七八岂可尽阴阳乎？而刘元宾复谬为解曰：七表八里，阴阳正脉，外有九种相通而见。夫脉之所谓正者，如春弦秋毛，无病之脉也。既已病矣，又何云正？至所云相通者，乃《难经》一阳二阴，一阴二阳，沉而滑，浮而涩之义也。夫惟相对者，不可相通，如浮则不沉，沉则不浮。其凡不相对者，皆可相通，而以九尽之，不亦诬乎？且如缓与涩与迟，《诀》之所谓八里也。仲景云：太阳病，发热汗出，恶风，脉缓者，中风也。又云：何以知汗出不彻？以脉涩故也。又云：阳明病，脉迟，汗出多，微恶寒者，表未解也。

---

① 家尸户祝：家家户户都崇拜。

是缓与涩与迟，亦常主表矣，滑与弦与紧，《诀》之所谓七表也。仲景云：伤寒脉滑而厥者，里有热也。又云：脉双弦而迟，必心下硬。又云：脉大而紧，阳中有阴也，可下之。是滑与弦与紧，亦常主里矣。仲景云：脉浮而芤，浮则为阳，芤则为阴。而《诀》以芤为表为阳，此何说也？仲景云：大、浮、滑、动、数，此名阳也；沉、涩、弱、弦、微，此名阴也。《诀》乃以动为阴而属九道，以弦为阳而属七表，遗大与数不叙，又何说也？大抵脉有阴阳，只宜以对待言。《易》曰：一阴一阳之谓道。如浮者阳则沉者阴，数者阳则迟者阴，而况阴中有阳，阳中有阴，必求其数而分之，宁不失之凿耶？

辨命门

　　或曰：《刊误》削命门，其果宜耶？曰：十二经中原无命门。考之《内经》有曰：太阳经，根起于至阴，结于命门。《灵枢》有曰：命门者，目也。他无一语。《明堂铜人图》有命门穴，在脊中行第十四椎下陷中，界两肾之间，督脉所发也。《黄庭经》云：前有幽阙，后有命门，正指此。盖其穴与脐相对也，从未有以命门属右肾者。惟《难经》有曰：五脏各一，肾独有两，左为肾，右为命门。亦未常①言命门有脉在右尺也，而高阳生独创言之。夫脏腑各有经络，故形于诊。肾形虽二，经络则一。使命门而可分列于诊，则必另有一经乃可，岂有是哉？且右肾为命门之说，《素》《灵》初无正论，越人亦是臆言。观《明堂》②名穴，以肾腧名左，亦以肾俞名右，可知矣。虽以马

----

① 常：通"尝"。
② 明堂：即《明堂孔穴》，是现知最早的针灸经穴专著。

玄台之博通，犹惑于肾独有二之句，尊命门以立论。夫心阳而肾阴，阳奇而阴偶，心之一，奇也，肾之两，偶也，乌有画一偶而分二，假为二物者乎？戴子削之卓矣。间有敏者，明知右尺为手厥阴，手少阳之位，又指心包络为命门。总之重视命门二字，不忍舍去耳。

辨右尺为心包络三焦

或曰：《刊误》削命门，宗《脉经》也。子既宗《脉经》，而却改右尺为心包络三焦，何也？曰：《内经》之配十二经也。曰：手少阳与心主为表里。心主即包络，越人之定三部也。曰：手心主少阳火，生足阳明太阴土。由此观之，则十二经有自然之配，有一定之位。心主配三焦，正《素问》表里之常；同居右尺，正《难经》生土之义。叔和、起宗偶忽于此，遂以两尺皆属肾、膀胱，亦智者之一失也。夫肾形虽二，经络则一，膀胱止一，何亦分二？将心主三焦、二经之病，遂无可诊耶。又有不学者，将右肾合三焦，列之右尺，而以心主之脉，并居左寸。夫手少阳三焦与心主为表里，未常与肾为表里，何得同部？且每部各二经，何左寸一部则列三经，而肾之一经乃分两部耶？叔和复起，当不易斯语，马玄台亦常见及此矣。然只曰右尺有心主三焦之脉，终不能舍右肾而立说，吾无取焉。陈无择论脉，亦言右手尺中，属手厥阴心包络，与三焦手少阳经合。

辨三焦非无形

或曰：三焦有名而无形，此越人言也。夫无形矣，而何以列于诊耶？叔和不列三焦于六部者，意盖宗此也。曰：三焦之诊所以不明者，正以越人有名无形之一言误之也。予宗《内经》，故不敢复徇①越人。盖三焦有二，有上、中、下之三焦，乃宗气、营气、卫气之所出，所谓如雾、如沤、如渎者，诚无形也。至若手少阳之三焦，则内具如掌之形，外配三阳之经，其体之厚薄缓急直结，外应皮毛之粗密美恶，其理之纵横，分人之勇怯，备详《灵枢》"本脏""论勇"诸篇，越人虽偶混而一之，然其诊未常失也。细详越人之书，其有名无形之句，盖同心包络言之，倘亦见包络与三焦同是些小脂膜，不如他脏之坚实者，故云然耳。但惜二三焦之未判，遂传误至今。噫！无形之三焦，犹分尺寸以见诊，而况此列一腑配一经者哉。

辨相火

或曰：今人指右肾为命门者，谓其为相火也。今既削之，则相火之义何居？曰：夫右尺之为相火是也，以相火归右肾则非也。相火者，心包络三焦是也。盖宣行君令而总摄百僚，谓之相，心既为君主之官，则包络为之相矣。《内经》曰：膻中者，臣使之官，喜乐出焉。王注云：膻中，手厥阴包络之所居，此作相火位，故官言臣使。若神失守位，可刺心包络所流。杨士瀛云：心主包络，取象于相火。相行君火之命，一名膻中，正气与子午相为流通。由此观之，则包络为相火，正宜合三焦而居右尺也。左尊也，右卑也；寸尊也，尺卑也。君居左寸，故臣居右尺。且火之令以下行为功，人之用以在右为便，故相火在右尺也。此义不明，后乃指下焦阴火以为相火，遂不复归心主三焦，其原皆误于右肾命门之说。夫相火者，宣行君令，

---

① 徇：顺从，曲从。

分布阴阳，流通子午，乃人之真气也。所谓天非此火不能生物，人非此火不能有生者也。若夫阴火，乃阴精失守而起，与五志之火同为贼；于人者，其为病与六淫之外侵等，所谓火与元气不两立者也。如以当相火而属右肾，不独认贼作子，于相之义无当，将右肾一脏，为人所必不可有之物矣，岂理也哉？敏达如丹溪犹尔执误，宜后人之愦愦①也。盖越人虽有右肾为命门之说，初未常别为相火，不知后何自分之。夫二肾之在内，犹二睾丸之在外，如其有分将睾丸病癫亦可分偏左者从水治，偏右者从火治欤？

辨三焦所配

或曰：《灵枢》曰肾合三焦、膀胱，又曰少阳属肾。王启玄亦曰三焦上合手心主，下合右肾。则命门配三焦，非独刘元宾言也，子概非之可乎？曰：非敢非《灵枢》，所惜今人过泥《灵枢》耳。《灵枢》此二语，盖从脏腑言，非言经络也。夫经络与脏腑之不可同言也，亦明矣。如必执此语以配经，则"本脏"一篇未言包络，将十二经中可去心主乎？盖言脏腑，则包络与心同体而不分，而三焦乃为孤之府。孤之云者，正谓其独处，不可妄言配也。其又云：合肾者，盖肾水原主闭藏，流行之用易窒。惟三焦居其旁，上无所合，而权可四及，为能温肾水以灌百脉，使得媾阳火而鼓化，故官称决渎，而水道出焉。水者，肾之真；水出，犹宗气所出，营气所出之出，谓生之布之也。《灵枢》见其有功在肾，故以同膀胱言之。若云分配右肾命门，则是火从火耳，何关乎水道？且实有配矣，又何云孤之府也？

---

① 愦愦：昏庸；糊涂。

且"本输"一篇不有曰大肠、小肠皆属于胃乎？今人未常以二肠配胃也。不又曰肾上连肺乎？今人未常以肾配肺也。不又曰三焦者，足少阳太阴之所将，太阳之别也乎？今人未常以三焦分配三经也。正以此数节，不关经络也，而独三焦与肾则强执之，何也？况《灵枢》止言肾合三焦、膀胱，何常有分左分右之说乎？常考之"经脉"篇，心包络之脉，但络三焦，而三焦之脉亦止络心包，又考其流注，膀胱承小肠而交于肾，肾传心主而后及三焦，其配合与《内经》表里之说正符，而三焦之经，初不合肾，然则诊经络者，将何适从乎？王启玄未审脏腑经络之分途，为此磨棱之说，传误千载，诚可惜也。或曰：经络即脏腑之经络，而谓有不同，何也？曰：此内外体用之别也。譬之天地，缠度行于外，犹之经络；疆域界于中，犹之脏腑。缠度之有分野，所以配疆域也。鲁分徐州，在地为正东，在天缠降娄之次，当娄宿之十二度，为戌垣，则西北矣；吴越扬州在地居东南，在天缠星纪之次，当牛宿之七度，为丑垣，则东北矣。大抵体用之别，自有不可强同者。即如心在脏为阳中之太阳"脏象论"，在经不又为少阴乎？究其异处，原不碍同，若必执同，则反成异耳。乃马玄台又以少阳三焦，形在右肾之下，地位至近，故合之，此亦不然。夫脏腑配合，各有神脉，岂论地位哉？且如心肺在上，皆以在下之大小肠为配，抑何远也？噫！片语稍歧，而圣贤大旨遂昧千古矣，岂予之好辨耶？

辨人迎气口《内经》《脉经》所称不同

或曰：《脉经》曰：关前一分，人命之主，左为人迎，右为气口。夫关前一分，则是寸口后一分也，乃《内经》何以有人迎大三四倍于寸口、寸口大三四倍于人迎意者？寸口、气口

《内经》常通称之，则三倍四倍之大，盖左右偏盛之说乎？曰：不然。《内经》之人迎，结喉两旁之脉也，而寸口则两手之通称也。其右为气口，左为人迎者，乃《脉经》之法，与《内经》不同也。《内经》曰：三阳在头，三阴在手。王启玄注云：头为人迎，手为寸口。庞安常亦曰：何谓人迎？喉旁取之。考之《铜人明堂图》，喉之旁有人迎二穴焉。今取候之动脉应手，此《内经》之人迎，初不指左手也。《灵枢》不云乎？脉口人迎应四时也，上下相应而俱往来也。夫使是左右手，其何言上下相应乎？但寸口之说，《内经》或言气口，或言脉口，而总之通指两手言。其曰气口者，以可候气之盛衰；曰脉口者，以可候脉之虚实；曰寸口者，以其部法取同身寸之一寸也。古法既远，王叔和乃题左关前为人迎，而气口之名始专归右关前矣，寸口之名乃对关尺言矣。人迎之法既改，寸口气口亦分，必欲合之，不愈远乎？常考《内经》之法，人迎候阳，寸口候阴，通乎四时，尽乎内外，所概甚广，初不止言外感内伤也，但是"人迎盛坚伤于寒，气口盛坚伤于食"二句与《脉经》同，后人乃至相混而不能辨，甚至有非毁《脉经》为悖古者，而不知其又一法也。吁，《内经》所载古之诊法有四，叔和《脉经》但得其一耳。不特人迎气口之说不同，凡三部九候七诊之称俱各不同。想叔和因古法失传，故将各诊名目尽收拾于气口，成寸一法中耶？今之医人，于此一法而尚茫茫莫辨，又安在其进求于古而为此烦称也？吾愿与世人同守《脉经》，而勿失可也。至于朱奉议人迎气口在颈，法象天地要会始终之门户，乃一时讹语，不必深辨。夫气口何常在颈而有门户之说耶？

辨大小肠经脏之别

或曰：子亦见汪心谷质疑徐春甫辨妄乎？彼以大小肠膀胱属在腹下，宜以两尺后半部分左右候之，小肠从心，列左尺，大肠从肺，列右尺，膀胱与小肠相通而同其诊，引《内经》"尺里以候腹中"之句为证，而指《难经》《脉经》以寸诊大小肠之为谬，此亦前人所未发也。子弟尊越人、叔和其如《内经》何？曰：予惟尊《内经》，故越人、叔和不可悖也。汪、徐二子正皆不知《内经》耳。按："脉要"此节原分内外为言，其曰"外以候肾""外以候肝"云者，谓肾之经，肝之经也。其曰"里以候腹中""内以候膈"云者，谓腹之部，膈之部也。其下文曰"推而外之，内而不外，有心腹积也"，则内以候脏腑之位可知矣；"推而内之，外而不内，身有热也"，则外以候经可知矣。然则"尺里候腹中"一句不过言部分耳，其于经虽未明言大小肠所从，然以脏该腑，亦可见矣。且其前节不云乎？帝曰：诊得心脉而急，此为何病，病形如何？岐伯曰：病名心疝，少腹当有形也。帝曰：何以言之？岐伯曰：心为牡脏，小肠为之使，故曰少腹当有形也。观此则小肠脉诊于心部，亦明矣。越人知之，故有五行相生，炎上流下之说"十八难"。而十二经络各以属配一，符《内经》阴阳表里之义"血气形志"篇，叔和宗之，千古莫能易也。汪、徐二子未阅全经，未究理奥，偶识一语，妄议古人，不自知其贻笑，诚可悲也。至谓膀胱与小肠相通而同其诊，尤为谬甚。岂以其同司水道耶？抑知其经络主病俱各不同耶？或曰：泻痢、淋浊、秘结诸病，所主皆大小肠，所候皆两尺中，汪、徐之说不为无据矣。曰：是不然。夫病有在脏腑者，有在经络者。故脉有候脏腑者，候经络者，"脉要"

篇内外之说是也。泄痢诸病干在脏腑多，故见尺中耳，且此诸病亦非大小肠所专主。泄属脾，脉见右关；痢属肾，脉见左尺，亦或属脾，见右关；浊属三焦，脉见右尺；淋属膀胱，脉见左尺。若大肠则手阳明也，所主病为齿痛，为颊肿，为目黄，为口干，为鼽衄①，为喉痹，为肩前臑痛。小肠则手太阳也，所主病为嗌痛，为颔肿，为肩似拔，臑似折，为耳聋，为肩臂外廉痛。凡此诸病乌有不见寸口者，而顾属之尺乎？盖常论之，心脉急为心疝，而少腹有形，肺脉沉为肺有积痰，而病久泄，是寸亦可候下也。肾脉洪数为喘咳逆气，尺脉微弱为头眩目瞀，是尺亦可候上也。不通经络而妄言脉，陋哉！

辨女子尺属心肺之谬

或曰《褚氏心得》曰：左手之寸极上，右手之尺极下。男子阳顺，自下生上，故极下之地，右手之尺，为受命之根；女子阴逆，自上生下，故极上之地，左手之寸，为受命之根。于是以女子心肺之脉皆属之尺，而以肾命居寸，且取左右而易之，奇哉斯论！或其然乎？曰：此亦高阳生之遗误也。《诀》曰：女人反此背看之。褚澄不善读，遂附会若此。夫女与男虽分阴阳，而初无顺逆。观之大《易》，乾卦起初九，坤卦亦起初六，九与六虽分，而其起皆不异也。夫自下生上，乃自然之机，圣贤原非臆造，如以有顺逆而反诊焉，将世有上炎之阴水、下之阴火耶？或曰：右尺为相火，则亦常居下矣。曰：心火者，火之体；相火者，火之用。用自有变化矣，体岂可更易乎？

---

① 鼽衄（qiú nǜ）：病名，指鼻流清涕或鼻腔出血的病证。王冰注："鼽，谓鼻中水出。衄，谓鼻中血出。"

按：褚澄，宋武帝甥，尚庐江公主，仕齐为侍中，膏粱子弟。习闻《诀》语，未有规正，遂发此奇论，以为心得，而不自知其诞也。且高阳生命门之说，指右肾而言，褚则认为受命之根；其反此背看之语，指男女尺脉盛衰不同言，褚乃倒装五脏矣。宗高阳而尚未识高阳，又安望其窥经耶？嗟乎！学人立言，将以翼圣经而开后学，必使见者瞩之目而洞然，施诸行而不悖，乃可耳。高阳生以俚语作歌，理既不能合经，词复不能达意，致今后人误冲增误，以至于此，谓独褚澄罪可乎？

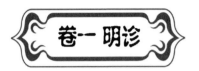

卷一 明诊

　　学者人德必有其门，不得其门，汗漫无益，而况脉理至微至变，犹后学素所望洋者乎？此卷先为分别部位，详明诊法，既得其法，而后何脉何病，徐可详辨。然不知其常者，不可以尽变也，故平脉列焉。至于天之有阴阳，人之有刚柔，地之有燥湿，脉不皆平而皆平。不知乎此，而胶柱以言脉，亦奚当焉。

原脉第一

　　《内经》曰：夫脉者，血之府也。《灵枢》曰：壅遏营气，令无所避，是谓脉。

　　论曰：今人言脉，多言其诊，而不及其体。按《灵枢》伯高曰：宗气积于胸中，贯心脉而成呼吸；营气泌津液，注之于脉，化以为血。则知脉者，领乎气而生平血者也。夫人之有三气，有宗气、有营气、有卫气。惟营气泌津液而注脉，与宗气同行，则谓营气即脉可也。但终是虚体，易于散乱，易于阻滞，惟合于脉，则微有体质，有常度。故曰壅遏，谓使不散也。曰令无所避，谓使不阻也。于是而血得荣生于中，故曰血之腑，腑，犹府库之府，有于是藏，于是出之二义焉。再合刘、朱、陶三先生之言而益明矣。

　　刘河间曰：脉有三名，一曰命之本；二曰气之神；三曰形之道。所谓天和者也。

　　朱丹溪曰：神者，脉之主；脉者，血之府；气者，神之御；

脉者，气之使。嗟乎！脉者，其先天之神乎？

陶节庵曰：人之阴阳即为先天，人之血气即为后天，脉者，非血非气，乃血气之先，即营行之道路。

按刘河间又有曰：脉者，血气之先，斯论得之矣。人身之脉，血气之所为，而所以周流不息者，正乾道乾乾之意也，亦犹理之寓乎气，所以为血气之先。"先"之一字厥有旨焉。节庵此节正是此意，故复赘以释焉。盖常论之，经络者，脉之道路；动现者，脉之征验，皆不可以尽脉。脉也者，乃营气之精专者，行于经隧，而摄手内外者也。血与气异体，得脉而同化；卫与营各行，得脉而相应。故脉之中阴阳统焉。然则脉与血气分之为三者，正可合之为一也。华元化①曰：气血盛则脉盛，气血衰则脉衰，气血热则脉数，气血寒则脉迟，气血弱则脉微，气血平则脉缓。此语既明而当矣。然则气血以脉为盛衰，脉不以气血为盛衰。常见病人脉和者，气血虽瘁，必起。脉败者，气血虽旺，必死。于此可见脉为气血主，而"先"之一字，义犹明显，此意盖得之张仲景、李东垣云。

取寸口第二

《内经》曰：食气入胃，浊气归心，淫精于脉。脉气流经，经气归于肺，肺朝百脉，输精于皮毛。毛脉合精，行气于腑，腑精神明，留于四脏。气归于权衡，权衡以平，气口成寸，以决死生。

论曰：浊气，谷气也。心主脉，故归心者养脉，流经上朝于肺者，藏真高于肺也。输于皮毛，周于外也；行于腑留于脏者，周于内也。盖言人身之脉，必借谷以养，而外内无不彻。又曰气归于权衡者，正以脉有一定之度，非可以偏轻偏重，得相传之权衡而后平，故以气口候死生，候权衡也。气口即今寸口手太阴经太渊之穴，所以候气盛衰也，故名之左右同。虽曰成寸，而关尺该焉矣。或曰：古人但言成寸，而子曰关尺该焉，其有

---

① 华元化：即华佗。

据耶？曰：《内经》云寸口脉中手短者，曰头痛；寸口脉中手长者，曰足胫痛；寸口脉沉而坚者，曰病在中；寸口脉浮而盛者，曰病在外。非该关尺，而何若是全耶？萧昂曰：气口、脉口寸皆寓，六部皆称寸口名。

《内经》黄帝曰：气口何以独为五脏主？岐伯曰：胃者，水谷之海，六腑之大原也。五味入口，藏于胃以养五脏气，气口亦太阴也，是以五脏六腑之气味，皆出于胃，变见于气口。

《灵枢》曰：胃为五脏六腑之海，其清气上注于肺，肺气从太阴而行之。其行也，以息往来，故人一呼，脉再动，一吸，脉亦再动，呼吸不已，故动而不止。

《难经》曰：十二经中皆有动脉，独取寸口，以决五脏六腑死生吉凶之法，何谓也？然，寸口者，脉之大会，手太阴之动脉也。

按：人之脏腑血气，筋脉骨髓皆有所会，名曰八会。而脉之大会，在于太渊。详见"四十五难"。

人一呼脉行三寸，一吸脉行三寸，呼吸定息，脉行六寸。人一日一夜，凡一万三千五百息，脉行五十度，周于身。漏水下百刻，荣卫行阳二十五度，行阴亦二十五度，为一周也。故五十度复会于手太阴寸口者，五脏六腑之所终始，故取法于寸口也"第一难"。

按：马氏注云：荣营同，卫字衍。卫不与荣同行也。二十五度谓二十五周也，阳谓昼，阴谓夜，然犹有说焉。读书不能以意逆，即古说亦有不可通晓处。如越人此节本之《灵枢·五十营》篇，不过谓五脏六腑之气尽，于气口呈见云耳。若必执而论之，则所谓五十度周身者，谓经脉出自中焦，注手太阴阳明，手阳明注足阳明太阴，而手少阴太阳，而足太阳少阴，而手厥阴少阳，而足少阳厥阴，而复会于手大阴，环而无端，运而不息，一日一夜，凡五十度，周于身也。则是方太阴至时，阳明未至，阳明至时，少阴未至，所至但可候一经，而欲候何脏，必候其脏气至时，乃可候也，岂理也哉？

大抵脉出于胃，主于心，而变见于肺，一至则脏腑之气皆至，虽有流注运行之说，而非分截以呈，学者潜会之可也。

分寸关尺第三

《脉经》曰：从鱼际至高骨，却行一寸，名曰寸口。从寸至尺，名曰尺泽，故曰尺寸。寸后尺前名曰关，阳出阴入，以关为界。阳出三分，阴入三分，故曰三阴三阳。阳生于尺，动于寸，阴生于寸，动于尺。寸主射上焦，头及皮毛竟手；关主射中焦，腹及腰；尺主射下焦，少腹至足。

按：此即《内经》气口成寸之法，详其名以便后学者也。其说非始于叔和，而阐于叔和，叔和诚轩岐功臣哉！若他法之失传已久，非叔和罪也。

《难经》曰：尺寸者，脉之大要会也。从关至尺是尺内，阴之所治也；从关至鱼际是寸口内，阳之所治也。故分寸为尺，分尺为寸。阴得尺内一寸，阳得寸内九分。尺寸始终，一寸九分，故曰尺寸也"二难"。《难经》曰：三部者，寸、关、尺也。九候者，浮、中、沉也。上部法天，主胸以上至头之有疾也；中部法人，主膈以下至脐之有疾也；尺为下部，法应乎地，主脐下至足之有疾也。审而刺之者也"十八难"。

审者，于三部中各审其浮中沉也，所谓九候也。此篇虽止论三部九候，以全文附见之。

《图说》①曰：昔轩辕黄帝体天治民也，使伶伦②截懈谷之竹，作黄钟律管，以候天之节气，以观其太过、不及，而修德以禳之。命岐伯取气口作脉法，以候人之动气，以察其太过、

---

① 图说：即《脉诀指掌病式图说》。
② 伶伦：亦作泠伦，相传为黄帝时代的乐官，音律的创作者。

不及，设九针药石以调之。故黄钟之数九分，气口之数亦九分。《律法》曰：天地之数始于一，终于十。其一三五七九为阳，九者阳之成数也。其二四六八十为阴，十者阴之成数也。黄钟者，阳声之始也，阳气之动也，故其数九。分寸之数具于声气之先，不可得而见。及断竹为管，吹之而声和，候之而气应，然后寸之数始形焉，此阳唱阴和，男行女随之道。邵子曰：阴者，阳之影是也，脉之动也，阳得九分而盛，阴得一寸而弱，其吻合于黄钟者，以民受天地之中气以生，故肖天地之形。黄钟者，气之先兆，故能测天地之节候；气口者，脉之要会，故能知人命之死生。

按：此盖即一寸九分之说而为言也，此虽从后来看出，亦可见当年名寸口时关尺皆该，而后人之分关、分尺，不过以阴从阳之义，非有加于前法也。

别脏腑经络配五行第四

《内经》曰：尺内两旁，则季胁也，尺外以候肾，尺里以候腹。中附上，左外以候肝，内以候膈；右外以候胃，内以候脾。上附上，右外以候肺，内以候胸中；左外以候心，内以候膻中。前以候前，后以候后。上竟上者，胸喉中事也；下竟下者，少腹腰股膝胫足中事也。

马注云：季胁，肋骨尽处，章门穴间也。附而上之，乃关也。上附上之，则寸也。左为前，右为后。

按：前所分三部，只以人身之上中下分寸关尺，而此节乃兼言经络，更别前后，可为详矣，而独两尺未分左右，必有阙误。《图说》云：尺左外以候肾，内以候腹中；右外以候心主，内以候腰。可以补遗，可以翼经矣。盖常论之寸口之决死生，盖合中外而皆见者也。脏腑列于内，故候于脉之内侧；经络行于外，故候于脉之外侧。故曰推而外之，内而不外，有心腹积也；推而内之，外而不内，身有热也。但其言经络皆举脏以该腑，而脾胃独两言之者，非以脾胃为独重，盖言胃即已该脾，而其言脾，亦以脾之体位分野言，非言脾经也，乃心包络三焦之阙。人终有疑者，何也？大抵今人读书每喜牵泥字句，故不能会古人之意，即如此节，但言胸喉而不及头面，后人无有疑头之诊者，以其位显而易见也。夫心主三焦，亦何隐深之有而顾疑之哉？其曰尺里以候腹中，腹字亦宜指少腹。

《难经》曰：脉有三部，部有四经，手有太阴阳明，足有太阳少阴，为上下部，何也？然手太阴阳明，金也；足少阴太阳，水也。金生水，水流下行而不能上，故在下部也。足厥阴少阳，木也，生手太阳少阴火，火炎上行而不能下，故为上部。手心主少阳，火生足太阴阳明土，土主中宫，故在中部也，此皆五行子母更相生养者也"十八难"。

三部者，寸关尺也。部只二经，今合左右六部为三部，故云部有四经也。发问二句，只举右寸左尺之四经，以该其余，简文也。

论曰：子母相生之义，越人此节大畅经旨，而后人置之，翻取杂说，致使心主三焦纷纷辩论，岂以此节上中下之答止水火土三者有明训，而未及金与木、与相火欤？盖水流火炎之说，乃其体也，而水升火降之妙，则其用也。金者水之母，居于上以生水，则水得其原而不至下而不返矣。相火者，君火之辅，居于下以行令，则火有其用，不致亢而难制矣。虞氏曰：木根生于地，枝叶长于天，阴阳共焉，故在中部。马氏曰：左，东方也，此则左关之明训矣。而或者又疑人身虽备五行，必从体统而言，脉口寸肤，微渺已极，纵可以候脏腑诸经络之气，亦不过胃气从太阴而行，分晰至此，实为穿凿，争论之端盖自此开。不知天地五行之气，无处不充，人身五行之气，无处不流，同为一也。《楞严经》不云乎：地水火风本性圆融，周遍法界湛然常住。今不得弃法界之一隙，谓本性之不周，又何得忽脉口之寸肤为五行之不备哉？独是人身五行各一，而火独居二，从来论者每参治病而言，未畅根生之妙。盖天地之间以阳为主，人身之内以火为用，故火之一气，君相备焉，谓人得阳气以生故也。虽然，相火者，非独火也，所以生土，所以媾①水也，火之用，非火之体也。然则相火指为纯火者，非也，而况可类相火于贼火乎？

李东垣曰：两手挽抄于前，俱仰其手掌，左居外，右居内，则木火土金水，五行相序，而经纶四时之令，无差忒矣。"六微旨大论"曰：显明之右，君火之位也。君火之右，退行一步，相火治之；复行一步，土气治之；复行一步，金气治之；复行一步，水气治之；复行一步，木气治之；复行一步，君火治之。是次列五行相生之理也。

人迎气口神门脉第五

《脉经》曰：关前一分，人命之主。左为人迎，右为气口。神门决断，两在关后。人无二脉，病死不愈。

按：古者，以喉间之脉为人迎，而两手之寸皆言气口。今其法既失，王叔和以左亦可候外，右亦可候内，因即以人迎气口定名焉。今试详之：夫三部始终一寸九分，细分之，每部各得六分，余一分在寸后关前，左候外，右候内，六淫之邪所伤，虽有各经络之不同，然其始也，必先见于左。盖左属阳，主表也，殆其邪既深，而后各经之脉见焉，然与人迎未始不相应也。七情郁发，虽有乘、胜、逆、并之不同，然其始也，必先见于右·。盖右属阴，主里也，迨其病既衰，而后各经之脉见焉，然与气口未始不相应也。李东垣曰：人迎脉大于气口为外感，气口脉大于人迎为内伤。朱奉议曰：人迎紧盛伤于寒，气口紧盛伤于食是也，而《图说》又加详矣。神门在关后，他书无考，倘亦越人致重于尺之旨欤？《内经》有神门绝，死不治，则指心经之动脉言，所谓中部人，手少阴也，在掌内廉有神门穴，与此不同诊也。

《图说》曰：左为人迎，以候天之六气，风、寒、暑、湿、

---

① 媾（gòu）：连合、结合。

燥、热外感之邪。其脉浮盛则伤风，紧盛则伤寒，虚弱则伤暑，沉细则伤湿，沉涩则伤燥，虚数则伤热，皆外所因。右为气口，以候人之七情，喜、怒、忧、思、悲、惊、恐内伤之邪。过喜则脉散，怒则脉激，忧则脉涩，思则脉结，悲则脉虚，恐则脉沉，惊则脉动，皆内所因，然须看与何部相应，即知何经何脏受病，方乃不失病机。是故察脉必以人迎、气口分内外所因，其不与人迎、气口相应者，为不内外因也。

按：此节亦是大纲，不可拘执。如不内外因，乃饥饱劳倦之类，亦见于气口，未始不相应也。

李东垣曰：八风之脉皆见于左手寸脉外侧，若右手行阴道，脉中受虚邪贼邪之风，亦于气口外侧显见，推而内之外而不内者是也。其虚劳脉，虽有传变，必显于内侧也。

持脉法第六

《内经》曰：持脉有道，虚静为保"平人气象论"。

论曰：脉之为理微矣，深矣，以故人之息未定，不可以诊，己之息未定，亦不可以诊。夫意逐物移，念随事乱，谓能察认隐微，有是理乎？齐德之云：轻言谈笑，乱说是非，右瞻左盼，举止忽略者，医之庸下也，学者识之。

《内经》曰：诊法常以平旦，阴气未动，阳气未散，饮食未进，经脉未盛，络脉调匀，气血未乱，故乃可诊有过之脉。切脉动静而视精明，察五色，观五脏有余不足，六腑强弱，形体盛衰，以此参伍，而决死生之分。

按：此可知古人持脉郑重如此。然仲景有曰：凡作汤药，不可避晨夜，觉病须臾，即宜诊治。若或差迟，病即传变，然则平旦之说，亦何可拘乎？但使医者清明其志气，以当病人坐卧安定之时，则时时皆平旦，乃称虚静耳。

《刊误》曰：三部以浮、中、沉及四旁分为七候。先浮按消息之，次中按消息之，次重按消息之，次上竟消息之，次下竟消息之，次推指外消息之，次推指内消息之。

持脉之法，只此数条已悉，而俗有所谓七诊九候者，曾未越此也。七诊者，一静心神，二忘外虑，三均呼吸，四轻按，五中按，六重按，七审病人脉息也。九候者，三部中各有浮中沉三候，三而三之，合而成九也。古法别有七诊九候与此不同详四卷中。

诊法先以三指齐按，所以察其大纲，后以逐指单按，所以察其部分。脉之至息，细详止数，脉之形状，精心体认，看失在何部，即以其部主法断之。

脉有轻重有上下去来第七

滑伯仁曰取脉之要有三：曰举、曰按、曰寻。轻手循之曰举，重手取之曰按，不轻不重委曲求之曰寻。初持脉，轻手按之，脉见皮肤之间者，阳也，腑也，亦心肺之应也。重手按之，脉附于肉下，近于筋骨间者，阴也，脏也，亦肾肝之应也。不轻不重，中而候之，其脉得于肌肉之间者，阴阳相通，中和之象，脾胃之应也。若浮中沉之不见，则委曲而求之。所谓寻也，若隐若见，则阴阳伏匿之脉也，三部皆然。《难经》曰：初持脉如三菽①之重，与皮毛相得者，肺部也；如六菽之重，与血脉相得者，心部也；如九菽之重，与肌肉相得者，脾部也；如十二菽之重，与筋平者，肝部也；按之至骨，举指来疾者，肾部也。故曰：脉有轻重也。

按：此即浮、中、沉之候而详之者也。马玄台云：脉之轻重，六部皆

---

① 菽：《春秋·考异邮》谓"大豆曰菽"。文中三菽、六菽、九菽、十二菽，以其重量比喻按脉力度的比例。

有，三菽不独右寸，十二菽不独左关是矣。而或疑曰：六部可皆肺乎，可皆肝乎？曰：然，夫脉有经有纬，有进有退。如左心右肺，此脉之部位也，经也；春肝秋肺，此脉之时乘也，纬也。当其病至，则一脉常偏于六部，如仲景尺寸俱浮，尺寸俱长是也，进也；当其时乘，则尺或不应寸，或不应南政北政异也，退也。如此节曰三菽之重者，肺也，于右寸则四时皆见可也，位也；于秋时则六部皆见可也，时也。当肺病则虽非时而见可治也，无胃气则虽及时而见，犹死也，进也；适当司天，在泉少阴居寸之岁，虽不应可也，退也。余准此。

滑伯仁曰：察脉之道，须识上下来去四字，不明此四字，则阴阳虚实不别也。上者为阳，来者为阳；下者为阴，去者为阴。上者，自尺部上于寸口，阳生于阴也；下者，自寸口下于尺部，阴生于阳也；来者，自骨肉之分，而出于皮肤之际，气之升也；去者，自皮肤之际，而还于骨肉之分，气之降也。

按《内经》有曰：上甚则气高，下甚则气胀。推而下之，上而不下，头项痛也；推而上之，下而不上，腰足清也。来疾去徐，上实下虚，为厥癫疾；来徐去疾，上虚下实，为恶风也，尤有来甚去亦甚，来不甚去反甚等文，学者能细考之，则上下去来之主疾亦可悟矣。

张仲景曰：初持脉，来疾去迟，此出疾入迟，名曰内虚外实也；初持脉，来迟去疾，此出迟入疾，名曰内实外虚也。

脉形第八

浮脉，《脉经》曰：举之有余，按之不足。《素问》曰：如微风吹鸟背上毛，厌厌聂聂①，如循榆荚。崔氏曰：泛泛浮浮，如水漂木。

浮，谓脉浮在于皮毛、肌肤之上也。《脉诀》曰：寻之如不足，浮脉

---

① 厌厌聂聂：翩翩之状，浮薄而流利。形容脉象微弱。

不须寻，但按之而不足，自见。又曰：再再寻之如太过。何其语之自矛盾也？

沉脉，《脉经》曰：举之不足，按之有余，重按至筋骨乃得。杨氏曰：如棉裹砂，内刚外柔。

沉，谓沉入于筋骨之间也。《诀》曰：缓度三关，状如烂绵。夫沉亦有数有强者，不应第言缓。至如烂绵，则是弱非沉也。

迟脉，《脉经》曰：呼吸三至，去来极迟。

迟，慢也。《诀》云：重手乃得。隐隐是沉微之脉矣，岂迟乎？

数脉，《脉经》曰：去来促急，一息六七至。《素问》曰：脉沉薄疾。

数，谓快疾也。

虚脉，迟大而软，按之无力，隐指豁豁然空。

谓大而无力也。《诀》云：三关定息脉难成，是散脉矣。又曰：寻之不足，举之有余，又似浮脉矣。杨仁斋云：状如柳絮，散漫而迟。滑伯仁曰：散大而软，皆是散脉之象，非虚也。

按之无力似浮，豁豁然空似芤。但浮之象，举之不软；芤之空，两边不空也。大抵浮、沉、迟、数四者，居脉之总纲，不必以相似疑之，谓其能备众脉之体也。然虚、实、大、小四脉，犹为大节目，虽不能备众脉之体，而有疑似之别，亦皆以类而从，可拟而知也。

实脉形大而长，微强，按之隐指愊愊①然。滑氏曰：浮中沉三取，皆有力。

《诀》云：指下寻之不绝，则是微状。又云：尺部如绳应指来，则是紧状，非知实脉者。

洪脉，《脉经》曰：即大也，极大在指下。滑氏曰：来大去长，腾腾满指。

洪即是大，微即是小，不必又分。《脉经》第一篇但列洪微，而不列大小，可知矣。朱丹溪亦云：大，洪之别名。

---

① 愊愊：胀满的样子。此指实脉指下盈实感。

微脉，《脉经》曰：即小也，极细而软，按之如欲绝，若有若无。戴氏曰：细而稍长。

稍长，谓其别于绝也。

滑脉，《脉经》曰：往来前却，流利辗转，替替然①与数珠相似。皇甫嵩曰：应指圆滑，似珠流动之形。

《诀》云：按之即伏，不进不退，以之形滑可乎？

滑，往来顺利，而阻滞之象全无也。

涩脉，《脉经》曰：细而迟，往来难且散，或一止复来。滑氏曰：蹇滞且散，如雨沾沙，行而多碍。皇甫嵩曰：责责然②，如轻刀刮竹之状。

涩，滞也。《诀》曰：寻之似有，举之全无，前虚后实，无复次序，俱非也。

紧脉，《素问》曰：往来有力，左右弹人手。仲景曰：如转索无常也。《脉经》曰：数如切绳③状。

紧者，拘束急数之象也。《诀》云：隐指寥寥入尺来，不知何状。

缓脉，《脉经》曰：去来亦迟，小快于迟。张太素曰：如丝在经，不卷其轴，应指和缓，往来甚匀。滑氏曰：如微风轻飐柳梢，徐徐不甚有力。

濡脉，一作"腝"，一作"软"，音义俱同。极软而浮细，如帛衣在水中，轻手乃得。

《诀》云：按之似有，举还无，盖不知软脉之从浮取也。

弱脉极软而沉细，按之欲绝指下。

弱，乃软之沉者。《诀》云：轻手乃得。黎氏云：如浮沤，是言濡也。

长脉，朱氏曰：不大不小，迢迢自若，溢于一指之外。过于本位，为一部之长。如循长竿木梢，为三部之长。

---

① 替替然：交替往来。比喻滑脉应指如珠往来流利。
② 责责然：急劲貌。
③ 绳：《脉经》作"绳"。

短脉，《脉经》曰：不及本位，应指而回，不能满部，为一部之短。寸口尺内皆退，促附于关，如龟缩头曳尾之状，为三部之短。

戴同父云：短脉只从尺寸见之，关不诊短也。

弦脉，仲景曰：如张弓弦，按之不移。《素问》曰：端直以长。《刊误》曰：从中直过，挺然指下。

《脉经》旧有"举之无有"四字，盖误文也。《诀》云：时时带数，更非。

芤脉浮大而软，按之中央空，两边实。

芤草，名慈葱也。《脉诀》改"中央"空为"中间"，无改"两边实"为"两头有"，则芤脉将为断绝之脉平？大抵芤脉不必皆浮大，按之乃可得也。

动脉、数脉见于关上，上下无头尾，如豆大，厥厥①动摇。

谓尺寸之脉如常，而关上独见此也。《诀》云：三关指下碍沉沉。又曰不离其处，不往不来，是不动矣。詹氏云：如钩如毛，尤非。

伏脉，《脉经》曰：极重指，按之着骨乃得。《刊误》曰：潜行筋下，以指推其筋于外，着骨而诊乃见。

比之沉为更下也。

促脉来去数，时一止复来。

结脉往来缓，时一止复来。

革脉，《内经》曰：浑浑革革，至如涌泉。仲景曰：弦大而芤。丹溪曰：如按鼓皮。

牢脉，似沉似伏，实大而长，微弦。

李濒湖云：诸家皆以革为牢，或有革无牢，混淆不辨。不知革浮牢沉，革虚牢实，形证各异也。论见二卷。

散脉，柳氏曰：涣漫不收，无统纪，无拘束，至数不齐，

---

① 厥厥：动摇不定的样子。

如杨花散漫之象，散则不聚。

代脉，仲景曰：动而中止，不能自还，因而复动。吴氏曰：脉至还入尺中，良久复来，动止皆有常数。

论曰：古人言脉初无定名，名以意起，故其前后有不相符处。有义同而名异者，如冬脉石、冬脉营之类是也；有名同而实异者，如脾脉代为平脉，不满十动一代者，与之短期为死脉是也。凡若此者，不可胜记。王叔和作《脉经》，列二十四种脉于卷首，以为程式。后人宗之，原不必字字皆合古人也，取为学人之彀鹄①而已。今尊其旨，更参他书，略为去取，得二十六种。其他如《素问》更有溢阳溢阴，《难经》亦有为覆为溢之说，张仲景更有曰纵曰横高章之名。其理既奥，领悟颇难，王叔和且删之，予故不敢详述以乱后学，高明者不妨另阐，以辅愚之不及也。

脏腑平脉第九

《难经》曰：心脉俱浮，何以别之？然浮大而散者，心也；浮而短涩者，肺也。肾肝俱沉，何以别之？然牢而长者，肝也；按之软，举指来实者，肾也。脾者中州，故其脉在中，是阴阳之脉也"四难"。

按：《千金翼》云：迟缓而长者，脾也。

滑伯仁曰：肺脉浮涩而短，指法按至皮毛而得者，为浮。稍加力，脉道不利者，为涩。又稍加力，不及本位者，为短。

心脉浮大而散，指法按至血脉而得者，为浮。稍加力，脉道粗者，为大。又稍加力，脉道阔软者，为散。

脾脉缓而大，指法按至肌肉，如微风轻扬柳梢之状，为缓。稍加力，脉道敦实者，为大。

肝脉弦而长，指法按至筋，而脉道如筝弦相似，为弦。稍

---

① 彀鹄（gòu gǔ）：比喻学习的对象。彀，箭靶，目标。鹄，箭靶的中心。

加力，脉道迢迢者，为长。

肾脉沉软而滑，指法按至骨上而得者，为沉。次重按之，脉道无力者，为软。举指来疾流利者，为滑。

杨仁斋曰：小肠脉微洪，大肠脉微涩，膀胱微沉，胃脉微缓，胆脉微弦，三焦脉微疾。无他，腑与脏合气，同气相求，得其近似而已。

旧论脏腑之别，在浮沉之间。盖以腑属阳，脏属阴也。故《中藏经》云：假如数在左寸，数主热也。沉而得之，则热入于心；浮而得之，则热入于小肠。迟在左尺，迟主寒也。沉而得之，则寒入于肾；浮而得之，则寒入于膀胱，义似悉矣。然而反以滋疑者，盖心肺之脉，初未常沉，其得沉者，病也。三焦膀胱之脉，亦初不浮，其得浮者，亦病也。故仁斋不言浮沉，但言微，言近似者，盖以腑与脏，虽分表里，而其所谓浮沉者，曾不甚远也，学者默会焉可也。

《图说》曰：五脏六腑，十二经络，候之无逾三部。手少阴心脉，在左寸口，洪而微实；手太阴肺脉，在右寸口，涩短而浮；手厥阴心主脉，在右尺中，沉弦而敦；手太阳小肠脉，在左寸口，洪大而紧；手阳明大肠脉，在右寸口，浮短而滑；手少阳三焦脉，在右尺中，洪散而急；足厥阴肝脉，在左关上，弦细而长；足少阴肾脉，在左尺中，沉濡而滑；足太阴脾脉，在右关上，沉濡而缓；足少阳腑脉，在左关上，弦大而浮；足阳明胃脉，在右关上，浮长而涩；足太阳膀胱脉，在左尺中，洪滑而长。此手足阴阳六经脉之常体也。

脉之体非可一言尽也，故每一脉必以三字形容之，而究竟形容之不尽也，存其仿佛焉耳。仿佛之语，一人有一番拟议，《枢要》《指掌》便觉有不相合处。噫！若使其言人人同，则是脉之来也，如刻板然，童稚可揣而知矣，奚俟圣贤之谆谆哉？

胃气为本第十

《素问》曰：平人之常气禀于胃。胃者，平人之常气也。人无胃气曰逆，逆者死。

春胃微弦，曰平；弦多胃少，曰肝病；但弦无胃，曰死；胃而有毛，曰秋病；毛甚，曰今病。脏真散于肝，肝藏筋膜之气也。

夏胃微钩，曰平；钩多胃少，曰心病；但钩无胃，曰死；胃而有石，曰冬病；石甚，曰今病。脏真通于心，心藏血脉之气也。

长夏胃微软弱，曰平；弱多胃少，曰脾病；但代无胃，曰死；软弱有石，曰冬病；弱甚，曰今病。脏真濡于脾，脾藏肌肉之气也。

秋胃微毛，曰平；毛多胃少，曰肺病；但毛无胃，曰死；毛而有弦，曰春病；弦甚，曰今病。脏真高于肺，以行荣卫阴阳也。

冬胃微石，曰平；石多胃少，曰肾病；但石无胃，曰死；石而有钩，曰夏病；钩甚，曰今病。脏真下于肾，肾藏骨髓之气也。

按："玉机"篇之论真脏也，曰：胃者，五脏之本，脏气不能自致于手太阴，必因于胃气，乃致于手太阴也，是脉之行行于胃矣。而奈何有无胃者？非无胃也，邪夺之也。邪夺之则胃不至，而真脏反至，何也？邪窃之也。夫言死脉，则曰真脏，言平脉则曰脏真。盖真脏者，一脏之气，众脏所不偕。而脏真者，众脏之气，胃气所独主。故入于肝，则养筋；入于肾，则养髓也。夫肝之气发散，心之用通明，脾之体濡湿，肺之位高，肾之司下，故脏真至随在异名。

祚曰：脾属长夏。此《难经》六气之本，但"代"之一字，旧多以"止代"释之。夫"止代"则明是死脉，何必又言无胃乎？"宣明五气"篇曰"脾脉代"，则代正脾之平脉。今详文义，则"代"当是软弱之谓，必非"止代"之说也。盖常论之代者，摄也。以脉至此忽见软弱，恍此中无复主者，而此其摄代也，与弦钩等同一形容之词。若以"止代"释之，是真有代矣，将春肝亦真有弦，如仲景所谓阴脉残贼脉者，可乎哉？《千金翼》云：迟而缓者，脾也。盖得之此，乃《难经》于"四之气下"加一"紧"字，不免有疵。

《内经》曰：脉从四时，谓之可治，脉弱以滑，是有胃气，命曰易治。

但弱非胃也，但滑亦非胃也。弱以滑，则弱非大弱，滑非大滑，而胃气见矣。前"平人气象论"，按四时言胃气可谓详尽矣。然只从无病人言，此节之弱以滑则指有病者言，谓从诸病脉中见弱以滑也。滑伯仁曰：胃脉谓中按之，得和缓。"和缓"二字，更得滑弱之神矣。中按者，正谓从诸病脉中得之也。

四时六气脉第十一

《内经》曰：春脉如弦。春脉者，肝也，东方木也，万物之所以始生也。故其气来软弱，轻虚而滑，端直以长，故曰弦。

夏脉如钩。夏脉者，心也，南方火也，万物之所以盛长也。故其气来盛去衰，故曰钩。

秋脉如浮。秋脉者，肺也，西方金也，万物之所以收成也。故其气来轻虚以浮，来急去散，故曰浮。

冬脉如营。冬脉者，肾也，北方水也，万物之所以合藏也。故其气来沉以搏，故曰营。

脾脉者，土也，孤脏以灌四旁也，善者不可得见。

按："弦""钩"等字本是借拟，故加一"如"字，甚妙。他篇直曰弦、曰钩，不免失之驶矣。营者，固守也，比石字尤妙。此篇各条下俱有太过、不及脉状病证，以此章但言常脉，故未及悉。详见第五卷。

或问曰：脾何以为孤脏？曰：脏与腑固相配也，而脏与脏亦有配，心阳肾阴，则夫妇也，故曰心为牡脏①。肺右肝左，则兄弟也。脾居中，媾心、肾，和肺、肝，无所为配，故云孤也。

《内经》曰：春日浮，如鱼之游在波。夏日在肤，泛泛乎，万物有余。秋日下肤，蛰虫将去。冬日在骨，蛰虫周密，君子居室"脉要精微论"。

《难经》曰：少阳之至，乍大乍小，乍短乍长；阳明之至，浮大而短；太阳之至，洪大而长；太阴之至，紧大而长；少阴之至，紧细而微；厥阴之至，沉短而敦。此六者，是平脉也。将病脉耶？然皆王②脉也。其气以何月各王几日，然冬至之后，得甲子，少阳王；复得甲子，阳明王；复得甲子，太阳王；复得甲子，太阴王；复得甲子，少阴王；复得甲子，厥阴王。王各六十日，以成一岁，此三阴三阳之王时，曰大要也"七难"。

按：此节即《内经》四时之说，而加详者也。刘河间、马玄台之说备矣。

刘河间曰：初之气自大寒至春分，风木之位，阳用事而气微，故曰冬至后得甲子少阳王《内经》作厥阴。夫冬至甲子斯无常准，以大约分之：得一月如在冬至后，即大寒交初气之分也。二之气：春分至小满，君火之位，阳气清明，正其两阳合明之间，故曰阳明王《内经》作少阴。三之气：小满至大暑，相火之位，阳气万物皆盛，故曰太阳王《内经》作少阳。四之气：大暑至秋分，湿土之位，天气尚盛而夏后阴已用事，故曰太阴王《内经》同。五之气：秋分至小雪，燥金之位，阳衰阴盛，故曰少阴王《内经》作阳明。终之气：小雪至大寒，寒水之位，阴极而终尽，天气之所收隐，故曰厥阴王《内经》作太阳。厥者，尽也，此三阴三阳与六气标本之阴阳异矣。

马玄台曰：少阳之脉乍大云云，盖长大为阳，短小为阴，少阳为阳之初至，犹未离平阴脉者，如此阳明之脉浮大而短。盖浮大为阳，短则为

---

① 牡脏：指五脏中属于阳者为牡脏。
② 王：通"旺"。

阴，阳之方壮，故阳脉盛而阴脉微者，如此太阳之脉洪大而长，则皆阳脉也，是阳之甚盛也。太阴之脉，始见其紧，紧者为阴，长大仍阳，阴之初生微见有阴也。少阴之脉，紧细而微，是纯阴脉也，阴之甚盛。厥阴之脉沉短而敦，则阴之极也。

论曰：马氏注《难经》，乃言王脉非平脉。夫不当其王而王，则非平，当其王而王，亦何不平之有？若以字句不类钩、弦等而别之，抑又迂矣。夫乍大乍小，时春尚未起也。浮而短，独不可见之弦中平？若夫沉短而敦，非营石而何也？然《内经》有曰：脾者，土也。治中央，常以四时长四脏，各十八日寄治，不得独主于时也。乃今《难经》分四时为六气，而土始有专位焉，然非越人臆说也。《内经》言五运即有六气。凡地之位，天之节皆分为六，乃知言四时者，统言之耳。使学者但知有四时而不知有六气，则客气之加临其为平气，为太过，为不及，为岁会，为天符，俱无由明矣。但《内经》以初之气为风木，二之气为君火，三之气为相火，四之气为湿土，五之气为燥金，终之气为寒水，盖以木、火、土、金、水相生为序，而越人则以上半年为三阳，下半年为三阴，名虽不同而意实同，皆以六十日为一气，学者取运气而详考之，当以《内经》之名为正。

张仲景曰：立夏得洪大脉是其本位，其人病身体苦疼重者，须发其汗；若明日身不疼、不重者不须发汗；若汗洆洆然自出者，明日便解矣。何以言之？立夏得洪大脉，是其时脉，故使然也，四时仿此。

脉贵有神第十二

东垣曰：脉之不病，其神不言，当自有也。脉既病，当求其中神之有与无焉。如六数、七极，热也，脉中有力，即有神也；三迟、二败，寒也，脉中有力，即有神也。热而有神，当泄其热，则神在焉；寒而有神，当去其寒，则神在矣。寒热之脉无力无神，将何恃而泄热去寒乎？苟不知此，而遽泄之、去之，将何依以生？所以十亡八九。故经曰：脉者，血气之先。

第
六
辑

血气者，人之神可以不谨养乎？可不察其有无乎？

按：东垣此论深达至理，但以"有力"二字言有神，恐不足尽有神之妙。王执中曰：有神者，有力中带光泽润滑也，于解进矣。萧子颐之歌，则又有进焉。

萧昂曰：古言脉中须有神，"神"之一字难谈论。但言有力并无力，此语不足为信的。且如脏虚正气虚，脉实乃是邪充实，此理今古欠分明，童年白首心疑惑。予今决破委和理：轻清稳厚肌肉里，不离中部象自然，妙在先天混元纪，此号神兮人莫测，玄哉二五含真乙。

脉贵有根第十三

《难经》曰：上部有脉，下部无脉，其人当吐不吐者，死；上部无脉，下部有脉，虽困无能为害。所以然者，人之有尺，譬如树之有根，枝叶虽枯槁①，根本将自生，木有根本，人有元气，故知不死。

按：此节《灵枢》独调其尺以言病之意也。

寸口脉平而死者，何谓也？然诸十二经脉者，皆系于生气之原。所谓生气之原者，谓十二经之根本也，谓肾间动气也，此五脏六腑之本，十二经脉之根，呼吸之门，三焦之原，一名守邪之神。故气者，人之根本也，根绝则茎叶枯矣。寸口脉平死者，生气独绝于内也"八难"。

按：此肾间动气，当指脐下而言，即《黄庭经》出入丹田之义。"六十六难"曰：脐下肾间动气者，人之生命也，十二经之根本也。但今之候动气无其法，姑存其义，以俟知者。

---

① 槁：通"槁"。

观人有强弱大小第十四

《内经》曰：诊病之道，观人勇怯，骨肉皮肤能知其情，以为诊法。

《脉经》曰：凡诊脉，当视其人大小、长短及性气缓急。脉之迟速、大小、长短皆如其人形性者，吉。反之者为逆也。脉三部大都欲等，只如小人、妇人、细人，脉小软。小儿四五岁，脉呼吸八至，细数者，吉。

夫脉视其人，不独其来至欲符也。即诊视者下指之疏密，亦宜随病人而布之。夫人长则臂长，下指宜疏；人短则臂短，下指宜密也。

《千金翼》曰：人大而脉细，人细而脉大，人乐而脉实，人苦而脉虚，性急而脉缓，性缓而脉躁，人壮而脉细，人羸而脉大，此皆为逆，逆则难治。反此为顺，顺则易治。凡妇人脉常欲濡弱于丈夫，小儿四五岁者，脉必骏疾，呼吸八至也。男左大为顺，女右大为顺。肥人脉沉，瘦人脉浮。

按《脉经》云：三部脉强，非其人，病便死；三部脉羸，非其人，得之死。仲景云脉，肥人责浮，瘦人责沉。肥人脉当沉今反浮，瘦人脉当浮今反沉，故责之可见。脉以人异，治亦必异云。

分别男女第十五

《难经》曰：脉有逆顺男女，有恒而反者，何谓也？然男子生于寅，寅为木，阳也；女子生于申，申为金，阴也。故男脉在关上，女脉在关下。是以男子尺脉恒弱，女子尺脉恒盛，是其常也。反者，男得女脉，女得男脉也"十九难"。

按：寅申之说，他书无考。推越人之意，倘亦以男为阳，为火，而火生在寅，女为阴，为水，而水生在申云耳。火炎上，故盛在关上；水流下，故盛在关下也。

其为病，何如然？男得女脉为不足，病在内；左得之，病在左；右得之，病在右，随脉言之也。女得男脉为太过，病在四肢；左得之，病在左；右得之，病在右，随脉言之。此之谓也"十九难"。

按：男得女脉者，谓尺盛而寸弱，此不足之明征，人所知也。女得男脉者，谓寸盛而尺弱，此为太过，解者纷纷殊无的见，或以为虚火，或以为外感，是皆以太过为有余故耳，不知病在四肢，非病在外之说也。盖男子血虚则尺盛，女子气郁则寸盛；男子血虚则脏气衰，女子气郁则四肢烦热而不单也。其曰在左在右者，左则心、肝、肾之经，右则肺、脾、三焦之经也。

《千金翼》曰：凡妇人脉常欲濡弱于丈夫，男左大为顺，女右大为顺。

按：诊法，诊男者先左，诊女者先右，非男女经脉有别也，从其阴阳以察其盛衰也。

朱丹溪曰：肺主气，其脉居右寸，脾、胃、命门、三焦，各以气为变化运用，故皆附焉。心主血，其脉居左寸，肝、胆、肾、膀胱，皆精血之隧道管库，故皆附焉。男以气成胎，则气为之主；女挟血成胎，则血为之主。男子病右脉充于左者，有胃气也，病虽重可治；女子病左脉充于右者，有胃气也，病虽重可治。反此者，虚之甚也。

按：丹溪此说与《千金》不同。盖《千金》以左右分阴阳，此指男女无病时言也；丹溪以左右分气血，以男女病重后言也。然"胃气"二字两手皆宜体察，诊常者当以《难经》为正耳。

又按：李梴云：老喜反脉，常细濡涩。注云：男年八八喜尺旺，女年七七喜寸旺。细濡涩多寿，弦洪紧多病。推其意，以为男老气虚，细濡宜在寸；女老血虚，细濡宜在尺耳。然以为多寿而喜之，恐亦不然。老人之脉以和长为吉，反之一字，终非正论。聊见于此，不另立条。

方宜脉第十六

吴鹤皋曰：中原之地，四时异气，居民之脉，亦因时异，春弦夏洪，秋毛冬石，脉与时违，皆名曰病。东夷之地，四时皆春，其气暄和，民脉多缓。南夷之地，终年皆夏，其气炎蒸，民脉多大。西夷之地，终年皆秋，其气清肃，民脉多劲。北夷之地，终年皆冬，其气凛冽，民脉多石。东南卑湿，其脉软缓，居于高巅，亦西北也；西北高燥，其脉刚劲，居于污泽，亦东南也。南人北脉，所禀必刚；北人南脉，所禀必柔。东西不同，亦可类剖。

《内经》云：至高之地，冬气常在；至下之地，春气常存。

论曰：天之气运，固随时变迁；地之气候，亦随方别异。高下既殊，燥湿自别，温凉既异，刚柔亦分。鹤皋此说，盖衍《素问》异法方宜之旨也，岂惟脉然？即用药亦大异。北人所感阳症极多，欲发表者，一剂即解，其在阳明，倍攻异十。何汗之易，何下之难？盖土气高厚，禀养倍强，气候虽寒，亦犹坎中之实也。南方之病，阴症居半，其在太阳，脉常无力，二三表之，热亦不退，甚变白虎，或需黄连。若遇阳明，一下即可，庸医累下，多致困惫，变为阴症，姜附乃回。何汗之难，何下之易？盖土气浅薄，禀养偏柔，气候虽热，亦犹离中之虚也。吐涌之法，南尤难施，一吐自已，再吐多厥，方宜不同如此。

反关脉第十七

《内经》曰：脾脉外鼓，沉为肠澼，久自已。胃脉外鼓，大为膈，偏枯。

王启玄注云：外鼓谓不当尺寸，而鼓击于臂外侧也。

按：此反关脉也。谓其不行于关上而见于关外，故曰反关也。其部位取法亦与正同，然有两手俱反者，有只一手反者，《内经》此节特脾胃一部之主法，若心、肺、肝、肾，亦可以三隅反矣。

或问丹源曰：寸口者，脉之大会，五脏六腑之所终始也，今脉不循其位而反见于外者，何也？曰：寸口之位，太渊、经渠之道，手太阴也；掌臂外侧温溜、偏历之道，手阳明也。太阴与阳明相为表里，而手太阴之支脉，从腕后直出次指内廉，而交于手阳明。今者太阴失令，不克主脉，故从列缺而支授予阳明也。然溯其所自，亦不外乎肺朝百脉之义，但其致此，必有所由，或赋形之初，偶有感变，而致脉道易位者，此先天之变也。或形生之后，因惊扑、因病药而脉道外走者，此后天之失也。开宝之僧昔记之矣。然此脉近亦常有，不可胜记，聊记开宝旧语，以见一端。

孙氏云：开宝寺僧戏谓孙曰：烦君为我诊，能识我病，我当奉筹三千千，不能识，君即罚十千。孙曰：诺。因为诊。左手无脉，乃转左臂上得之，而息至如常。孙曰：此异脉也。意者少年时曾有惊扑，震动心神，故脉道外移则不能复，今气血已定，自不复归，非有病也。僧曰：然。某襁褓时两受扑，皆几死，今宜脉之失道，非有疾也。闻公神医，聊一试耳。

附：反见脉

《脉经》曰：寸口脉沉着骨，反仰其手乃得之，此肾脉也。动苦少腹痛，腰体酸，颠疾。刺肾俞，入七分，又刺阴维，入五分。

按：此非反关也，乃沉之极而出于背也。《刊误》云：反手看之极沉乃为浮，而浮乃为沉。夫脉而至于反见，虽极沉，已为透骨，况浮乎？此脉亦不常见，姑附备考。

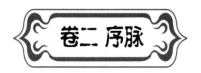

王叔和叙脉，分各脏各经，滑伯仁则从脉体类而叙之。原王氏之意，以脉无定主，分属之各脏各经，而始不忒，滑氏不过为后学便耳。夫述经以开后学也，故余先从滑氏，其序法取阴阳比偶而居，而合论以总其后，每一脉又取众脉之相通者，错出以尽其变。凡滑氏之未逮者，咸补缉焉，得乎此者，乃可进窥王氏。故王氏之论，详在四卷中。

浮脉主病第一

浮，不沉也。举之有余，按之不足。脉在肌肉上行，而见于皮毛血脉之间也。为风虚运动之候，为表热，为呕逆，为喘急，为痞满，为肿，为厥仆，为气。

浮而有力为风，浮而无力为虚，浮紧为伤寒，浮缓为伤风，浮滑为风痰，浮洪为壮热，浮而虚为伤暑热烦，浮而濡为风痹不仁，浮而散为眴仆[1]，浮而涩为气滞不快。

左寸浮，伤风发热。浮而微，阳虚自汗。浮而洪数，心经客热。浮濡而散，惊悸虚烦。浮大而长，风眩颠疾。

左关浮，胸胁胀满。浮而弦，头痛目眩。浮数为肝经风热，

---

[1] 眴（xún）仆：病状名。指视物昏花，旋转难以站立，甚或跌仆。眴，音义同"眩"，即眩晕之意；仆，跌倒。

目赤肿痛。浮促为怒气伤肝，胸膈逆满。

左尺浮，为膀胱风热，小便赤涩。浮而弦，下部感寒，腰腹急痛。浮迟为虚疝，浮涩为遗精。浮而芤虚，男子为溲血，女子为崩漏。浮而劲滑，男子为多欲，女子为有孕。

右寸浮，肺经伤风，咳嗽清涕。浮而紧，肺经感寒，肩背拘急。浮数为喘逆。浮短为少气。

右关浮，脾虚中满。浮而弦，中脘积痛。浮滑而疾，为宿食；浮细而滑，为伤饮。浮数为胃口蓄热，浮迟为中脘虚寒。

右尺浮，风客下焦，为飧泄。浮濡而数，元气耗夺，为盗汗。浮数而实，为风热秘结，为癃闭。浮芤为肠风下血，为痔漏。

诸脉浮数，当发热，洒淅①恶寒。若有痛处，饮食如常者，蓄积有脓也。

论曰：浮者，升也，在外之象也。夫升而上者，风腾之气也；侵于外者，寒暑之邪也。然物升而上者，下必悬；气聚于外者，内必虚。所以浮脉之主病，大要不外风与虚二者，然有别焉。扁鹊云：脉浮而有热者，风也；浮而无热者，虚也。是从外症辨之也。池氏云：乍病见浮脉，乃伤风邪，久病见浮脉，虚所为也。是从新久辨之也。朱丹溪云：与人迎相应，则风寒在经；与气口相应，则荣血虚损。是从左右手辨之也。然总不如此篇以有力无力辨之为妙，有力则带洪数，为风；无力则带濡弱，乃虚耳。惟予则尤有辨之易者，风寒之浮盛于关上，虚病之浮盛于尺中，当以之揆其有力无力，参之外症，鲜不符者。乃东垣复有云：八风之脉，皆见于左手外侧。若右手行阴道，脉中受虚邪贼邪之风，亦于气口外侧显见，推而内之，外而不内是也。其虚劳脉，虽有传变，必显于内侧，六脉互传，皆为不足之病。又曰：浮而弦者，风也；浮而涩者，虚也。

---

① 洒淅：怯缩恶寒的样子。

沉脉主病第二

沉，不浮也。举之不足，按之有余。盖脉入于肌肉之下，而帖附筋骨之上也。为阴逆阳郁之候，为在里，为实，为寒，为郁结，为停饮，为厥逆，为癥瘕。

沉而有力为积，沉而无力为气；沉数为积热，沉迟为痼冷；沉紧为中寒，沉缓为中湿；沉伏为霍乱吐泻，沉滑为气兼痰饮；沉而细弱为洞泄少气，沉而弦为积聚腹痛；沉重而直，前绝者为瘀血；沉重不至寸，徘徊绝者为遁尸①。

左寸沉，为心虚，畏寒作噤，为胸中有水，短气。沉而紧为寒厥心痛，沉而喘为寒热烦蒸。

左关沉，寒伏经络，胁肋刺痛。沉弦为痃癖，沉结为寒疝。

左尺沉，肾脏寒，腰背冷痛，小便浊频，沉细而弱。男子为阴衰精冷，女子为血耗经枯，为胫疫不能久立，为阴痒，溺有余沥。如沉弱而滑，是肾之平脉也。

右寸沉，胸有寒痰，虚喘少气。沉细数散，骨蒸寒热。沉紧滑疾，喘咳气逆。

右关沉，胃中寒积，中满吞酸。沉紧为悬饮内痛，沉滑为宿食不消。

右尺沉，为水病腰脚沉重，小便癃闭。沉而细，泻利无度，沉而紧，脐下急痛。

大抵外因得沉脉，多是里症，属阴；内因得沉脉，多是气病兼郁。沉而实者，邪气内伏也。左手见，多主血涩气滞，或结痈疽；右手见，多主积热实滞，或为秘结。沉而虚者，元气

---

① 遁尸：古病名。指一种突然发作，以心腹胀满刺痛、喘急为主症的危重病证。

内伤也。左手见，多主虚损劳怯，寒热形稿；右手见，多主中气陷下，厥逆泄利。

论曰：凡治病，先顾其里。里者，气血藏聚结根之地也，是故脉浮者，不专责表，而脉沉者，但责其里也。所以沉脉之主病，多宜清、宜下、宜温、宜补者，间有必须升举之处。然皆从内而升，非干于表也。虽仲景麻黄附子细辛汤，以为沉脉可汗，然亦病之变者。

浮沉二脉合论

论曰：天地者，阴阳之上下；浮沉者，脉道之阴阳。浮法天，为轻清在上之象；沉法地，乃重浊居下之体。是故诊家以浮沉为表里之定位焉。虽然，夏秋之脉宜稍浮，心与肺也；冬春之脉宜稍沉，肾与肝也。肥人宜稍沉，其肉厚也；瘦人宜稍浮，其肤浅也。浮沉，宁必皆病脉哉？独是吾人起居不谨，嗜欲不节，则外有所感，内有所伤，而浮沉之脉异焉。故《内经》四时调神之论，丹溪不治已病之篇，不可不讲也。若至病矣，则浮表沉里，各有定向，不可易也。独是脉浮而偏有里症，脉沉而独见表症者，惑眩更甚。前人多有舍脉从症之说，然脉浮而议下者，必参柴胡；脉沉而议汗者，必参附子。然则仍非独从症也，从脉也。

迟脉主病第三

迟，不疾也。去来极迟，一息三至，不及平脉之息数也，为阴胜阳亏之候。迟多主寒，浮迟则表有寒，沉迟则里有寒。迟又主虚，居寸则气不足，居尺则血不足。

迟而无力为冷，迟而有力为痛，迟而涩为癥结，迟而滑为胀满。

左寸迟，为虚寒神惨，为心痛咽酸。

左关迟，为筋脉拘痛，为头眩目昏。

左尺迟，为便浊，为精衰腰软，女为血虚不月。

右寸迟，为胸膈寒痛，为冷痰短气。

右关迟，为腹痛呕逆，为寒物停滞。

右尺迟，为寒泄，为不得隐曲，为疝气作痛。

大抵与人迎相应，则湿寒凝滞；与气口相应，则虚冷沉积。痼疾得之，邪气向衰为吉，暴病得之，正气惫极难治。

论曰：诸迟为寒，谓寒则荣卫凝涩故也。今观其主病，抑何虚者多而实者少也？盖人身非果阳衰，寒无由生，譬犹广厦空谷，日光不及，寒乃入居耳。或谓邪气向衰，则脉亦迟，则又非虚矣，不知此非迟也，谓数去而向迟也。丹溪治一子心脾痛，服温热药过多不愈，诊其脉皆三至，弦弱而涩，未风先寒，吞酸之极，大便或秘或泄。丹溪不以为寒，用二陈加白术、泽泻、桃仁、郁李，而增芩连与之，每剂则吐黑水，时有如烂木耳者。两月间服一百余剂，涩乃渐退，至乃渐增。若以三至为迟，则芩连之剂，安可服百剂乎？此盖停饮在中，脉涩已极，而为三至，亦非真迟也。涩主停饮，见涩脉条。但停聚者，宜见有力，而此反弱者，想亦真气之虚故也。王宇泰作《准绳》，述此一案，竟改作脉迟，岂不失之千里哉？学者不原其始末形症，妄言脉，未见其可也。

数脉主病第四

数，不徐也。去来促急，一息六至，过于平脉之息数也。为阳盛阴衰之候，为热，为烦渴，为虚。

数而有力，为实热，为痛痒疮疡；数而无力，为虚热，为阴虚火动。浮数为表热，沉数为里热，滑数为痰火，弦数为瘅疟①。细而数为骨蒸劳热，肌稿沉困；洪而数为阳毒壮热，大渴

---

① 瘅疟：病证名。以但热不寒为主症的一种疟疾。《素问·疟论》："但热而不寒者，阴气先绝，阳气独发，则少气烦冤，手足热而欲呕，名曰瘅疟。"

狂言。若数而坚，如钗之股者，中蛊毒也。

左寸数，为烦渴妄狂，为口舌生疮。

左关数，为目赤肿痛，为头眩耳鸣。

左尺数，为小便癃秘，甚则溺血。

右寸数，肺有火为喘嗽血痰，为喉腥面痱。数而虚为肺痿，数而实为肺痈。

右关数，脾经热，为呕逆翻胃①，为噎食不下，或为消谷善饥，为龈宣口臭。

右尺数，为大便秘结，脐下热痛。

大抵数脉不时见则生恶疮，阳数则吐血，阴数加微必恶寒烦扰而不得眠。惟小儿之脉，一息七八至而细数者，平脉也。

又有如数之脉，《内经》曰：脉至如数，令人暴惊。

论曰：经云一水不胜五火，是故人之为病，火热最多。而病人之脉，见数亦多也。乃自予观之，新病之数易，久病之数难；实而数易，虚而数难；浮而数易，沉而数难；关上见数易，尺中见数难；心病见数易，肺病见数难。然则数脉岂人所宜有乎？乃仲景又云：病人脉数，数为热，当消谷引饮而反吐者，□②为发汗，令阳气微，膈气虚，脉乃数也。数为客热不能消谷，以胃中虚冷，故吐也，则是数亦有虚寒矣，储大复所谓假热者其是欤？今人但见其数，即称为热，犹非也。又论见后鼓从脉下。

迟数二脉合论

论曰：脉之有浮沉者，乾坤也。迟之与数，其犹坎离乎？常见人，处热则匆匆尔，居寒则营营尔，即此可得迟与数之说矣。然观古人之治，多有遇数而投温暖，遇迟而与寒凉者。其说有三焉。其一曰：发表不远热，

---

① 翻胃：亦称反胃、胃反，是以脘腹痞胀、宿食不化、由胃反出为主要临床表现的一种病证。

② □：原文模糊，疑为"当"。

攻里不远寒。外感之人身虽壮热，脉虽洪数，腠里闭密，必用麻黄、桂枝辈大发其阳，荣卫一通邪气自退，脉数亦平。邪热入里，外反振寒，四肢反厥，投以承气，阳退阴复，脉亦自复也。其二曰：甚者从之。谓热势已极，骤与以寒必至逆拒，故寒因热用；寒势已极，遽与以热，反见捍隔①，故热因寒用也。其三曰：益心之阳，寒亦通行；强肾之阴，热之犹可。其人无火，温热补之，稍参以寒，则邪贼不侵，正乃自旺。其人无水，甘寒补之，稍参以温，水得阳春，泉乃萌动也。此皆王启玄之微言，治寒热者，不可不详也。

实脉主病第五

　　实，不虚也。形大而长，微强按之隐指，幅幅然。浮、中、沉三取皆有力，为邪气结滞，不得疏快之候，为呕为喘，为气壅，为痛为痢，为食积。

　　左寸实，心经伏热，口疮咽痛，实大而滑，痰热上壅，舌强语涩。

　　左关实，肝木气实，胁肋痛满，实大而浮，风热攻眼，赤肿眵痛。

　　左尺实，小腹满痛，小便涩难，实而滑，茎中涩痛，淋漓赤浊。实而大为癃闭，实而紧为腰痛。

　　右寸实胸中蕴热，痰嗽烦满，实而浮，咽喉燥痛，喘咳气逆。

　　右关实，中脘气滞，呕涌胀满，实而浮，脾热消中，善饥作渴。

　　右尺实，脐下作痛，大便下利，实而大，热滞下焦，大便秘结。

---

　　①　捍隔：阻隔。

柳氏曰：实者气结不通，欠疏快之义。上部实则气壅，下部实则气胀，中部实则脾胃不快。

论曰：人身之气血，喜充盈而恶虚弱，血气实则脉实，固其宜也。乃脉之实者，多归于邪气盛。此何说也？盖血气充盈之实，必从和缓中见，故不见有实，见有实即非实也。故吴氏曰：实而静，三部相得，曰气血有余，实而躁；三部不相得，曰里有邪，正此也。乃《脉诀》云：主脾虚不食，四体劳倦，小便都不禁，是皆虚病耳。亦乌知实脉之主病乎？

虚脉主病第六

虚，不实也。迟大而软，按之无力，隐指豁豁然空。为气血俱耗，不能自充之候，为伤暑，为虚烦，为脱血，为自汗。

左寸虚，怔忡惊悸。

左关虚，痿弱腨瘄①。

左尺虚，血少力乏，行步恇然。

右寸虚，劳嗽气短。

右关虚，滑泄久痢。

右尺虚，阳弱精衰，不得隐曲。

大抵男子得之，多为气竭精伤；妇人得之，多为崩中漏下；小儿得之，多为吐痢慢惊。

论曰：虚者，精气耗竭，荣卫损亏之象也。今人皆知虚之不可有矣。亦知夫致虚之由乎？多欲则精夺，积劳则气惫，穷思则神损，而又或饥饿以伤其脾，悲忧以伤其肺，惊恐以失其志，求脉之不虚不可得也。然今人亦知其致此者矣，求能远此者，则更难也。上药三品，神与气精，吾犹愿人之治虚者，不徒求之金石草木间也。

---

① 瘄：骨节疼。

实虚二脉合论

论曰：实虚者，脉之刚柔也。察真气之强弱，辨邪气之盛衰，审病之逆从，施治之补泻，皆于是乎征之。常考之《内经》曰：其气来实而强，此为太过，病在外。其气来不实而微，此为不及，病在中。乃《脉经》则有曰"脉实者，病在内"。二说不同何也？盖《内经》所谓外中者，外感内伤也，病之本也。《脉经》所谓内者，里也，对表而言。谓实则近于沉，故云尔也，病之标也。《难经》曰：浮之损小，沉之实大，曰阴盛阳虚；沉之损小，浮之实大，曰阳盛阴虚。此言表里甚明，便不碍《内经》之旨，较之《脉经》，为朗然矣。虽然，病虚者脉虚，病实者脉实，治未有异也。常见有反是者，寒在太阳，发热无汗，或热在阳明，腹满而痛，是实也，乃脉或反不足而虚焉。又有劳怯劳倦，失血久羸，是虚也，乃脉或反有余而实焉。此岂可以正法治哉？盖证实脉虚，真气脱矣；症虚脉实，邪火炽焉。危乎殆哉！非至工巧其孰能当此！

洪脉主病第七

洪，大也。指下阔大，来至大而去且长，腾腾而上，满指，为阳有余阴不足之候。洪大有力，为风寒壮热，为喘急；洪大无力，为劳极发热，为虚烦。洪而滑为痰火，洪数为脏腑积热，为痈疽。其人暴吐，为中毒。大坚疾为癫病，为瘛瘲筋挛。

左寸洪，为心热内烦，谵语，为喉阶，为口疮，微大为心痹，咳引胸背，善泪出。

左关大甚，为肝火，目赤肿痛，微大，为肝痹①，咳引小腹，阴缩。

---

① 肝痹：五脏痹证之一。《素问·痹论》："筋痹不已，复感于邪，内舍于肝。"

左尺大甚，为膀胱伏热，小便赤涩，微大而急，为阴疝。

右寸大甚，为热侮肺金，唾血咽干，微大为肺痹，咳引胸背，起恶日光。

右关大甚，为热积胃脘，为暴痛吐逆，为烦满，微大为痞气，脓血在肠胃之外。

右尺大甚，为二便不通，脐腹满痛，微大为石水，起自脐下，至小腹腄腄①然。

大抵病脉浮大者昼加，沉大者夜加。洪大之脉，夏月得之顺，心之时也；冬日得之逆，所不胜者侮之也。形大者脉大，其往来自顺利也。若形小而脉大，偶病而倏②大，久病而更大，虚病而反大，皆逆也。

论曰：丹溪云：脉者，血之所为，属阴。大者，洪之别名，火之象，属阳。其病得之于内伤者，阴虚为阳所乘，故脉大，当作虚治之。其病得之于外感者，邪客于经，脉故大，当作邪胜治之。皆病方长之势也，所以《脉经》曰：大则病进，旨哉！今详其主病，大抵皆火热也。经曰：洪则为热，一言尽之矣。

微脉主病第八

微，小也。指下轻细，欲绝非绝，为气血俱虚之候。在阳为阳不足，在阴为阴不足，为精神怯弱，为脏腑虚寒，为久病，为消瘅。微而数，为阴虚生内热；微而迟，为阳虚恶外寒。其实者，沉小而弦，为寒癖，为留饮，沉细紧急，为癥瘕刺痛；其虚者，为洞泄，为暴吐下利，为亡阳，厥逆，为失血崩中，

---

① 腄腄："腄"通"垂"。《太素》卷十五"腄腄"作"垂垂"。杨上善注："垂垂，少腹垂也。"垂垂，下垂貌。《灵枢·邪气脏腑病形》："大甚为阴痿，微大为石水，起脐以下至小腹腄腄然，上至胃脘，死不治。"

② 倏（shū）：极快地。

细而涩为反胃。

左寸微，为忧思太过，为困倦，为惊惕，为盗汗，为哕。

左关微，为眩运目昏瞀，为筋痿，为胁胠①满，为多饮。

左尺微，为腰膝疳痿，不能久立，微数为尿血，为遗精，小甚则肾泄。

右寸微为悲伤不乐，为短气，微数为鼻衄，微软为饮在上焦，一臂不遂，小甚为大肠泄。

右关微，为腹中虚满食不化，为脾泄腹冷痛，细而沉实，为有留积。

右尺微，为少腹拘急，小便余沥，不得隐曲，女子为亡经，为带下。

大抵平人脉微而涩者，男为无子，精气清冷。女为绝产，血海虚寒。若人形小脉小，往来和滑，为禀质之清，非病也。若形盛脉细，少气不足以息者，危。

论曰：微小者，败脱之象，近死之脉也。今其主病，不尽从败脱言者，谓亦常近于收敛耳。盖脉虽血之府，而实清阳之道，是故阳下陷则脉微，阳外疏则脉微，而阳内藏，则亦微也。其又主积聚者，非积聚之脉微，积久而气耗血败则微，乃其弦紧之象，虽微犹在也。经云：积聚不已则成劳瘵，但其然乎。

洪微二脉合论

论曰：洪微，即大小也。或曰：洪微非大小也。洪脉实，大脉虚，微与小亦然，今而一之，是混之也。曰：不然，脉自浮沉迟数列条，何者不兼有力无力而言，而独至洪大微小，判而二之，何其琐欤？且洪大固可以虚实分矣。若微与小，相去几何，而亦条析之，宜乎后学有指下难明之惑

---

① 胠（qū）：腋下。

也。况乎主病，又不甚异乎？王叔和不分，予故不复徇滑氏也，今但合论之。脉自春起则渐大，以至于夏，自夏后，则渐小以至于冬，反是者逆，从时也。形大气实者脉多大，形小气清者脉多小，反是者危，从人也，此平脉也。至于病，则伤寒热盛，脉浮大者生，沉小者死。消渴，脉数大者生，细小浮短者死。水病胀闭，脉浮大软者生，沉细虚小者死，谓病形大则恶小也。伤寒汗下后，脉沉小静者生，浮大躁疾者死。吐衄失血，脉小弱滑者生，实大者死。肠澼筋挛，脉微小静者生，浮紧大者死，谓病形小则恶大也。乃大小之脉，更有互见者，浮之损小，沉之实大，曰阴盛阳虚；浮之实大，沉之损小，曰阳盛阴虚。初持脉如细坚状，久按之，大而深，动苦心有寒，胸胁痛，阴中痛，不欲近丈夫。初持脉如躁状，洪大，久按之，细而坚牢，动苦腰腹相引痛，足胻①肿不能食，此从浮沉互见者也。脉前大后小，则头痛目眩；前小后大，则胸满气短。关上襜襜②大，而尺寸细者，心腹冷积、癥瘕、欲热饮食，此从三部互见者也。左手脉大，右手脉小，上病在左胁，下病在左足。右手脉大，左手脉小，上病在右胁，下病在右足，此从左右分见者也。朝来浮大，暮夜沉伏。浮大即太过，上出鱼际，沉伏即下不至关中，往来无常，时时复来者，榆荚枯落而死，此大小之以朝暮异见者也。脉来乍大乍小，乍短乍长者，为祟，或大或小，交错而见，胸中嘈杂，腹中痛，是有虫啮其脏腑，气不能定所致。又若霍乱，或久病人见大小不定之脉，则难治，此大小之参错不定者也。至若少阳之至，乍大乍小，乍短乍长，此非病也。盖春时脉初起而未起，故见此象，和之至也。凡此皆枢要所未及者，故为广而言之。

滑脉主病第九

滑，不涩也。往来流利，展转替替然，与数珠相似，应指圆滑，漉漉如欲脱，为血实气壅，为痰逆涎结，为经闭，为鬼

---

① 胻（héng）：小腿。

② 襜（chān）襜：摇动貌。

痖。在外为风，为伤热，在内为痰，为宿食，在上为吐逆，在下为气结。滑数而散为瘫痪，滑数而大为结热。

左寸滑，为心热烦渴，滑而实大，为心惊舌强，语言謇塞。

左关滑，为肝热，目赤头眩，滑而弱，为肢体困悤。

左尺滑，为赤淋，茎中涩痛。滑而弦，为腰脚疼痛。

右寸滑，为胸满气逆，滑而实大，为咽中干燥，涕唾稠黏。

右关滑，为口臭气粗，为呕逆不食。

右尺滑，为消渴引饮，为腹痛下痢。

大抵滑而清利，往来和匀者，男子为真元充裕，妇人为孕育子嗣。滑而往来不调，断续不匀者，男子为痰火作楚，妇人为经水不通。

论曰：仲景曰：翕奄沉，名曰滑。又曰：滑者，紧之浮名也。夫翕奄沉，则非沉；紧之浮名，则非浮，故滑为脉之美者也。故《内经》曰：脉弱以滑，是有胃气。而仲景亦曰：阴阳合和，故令脉滑也。乃《脉经》又曰：关上脉滑，而小大不匀，是为病方欲进，不出一二日复欲发动，其人欲多饮，饮即注利。如利止者生，不止者死，滑之不美又如此。盖此非滑之不美，而大小不匀之不美也。大抵滑而弱则美，滑而强则不美。凡一切痰涎宿食，气壅畜血之疾，未有不从数实见者，故曰滑而强则不美也。乃《脉诀》云：胃寒，云脐似冰。吁！其于滑脉之所主，背驰不已甚乎。

涩脉主病第十

涩者，不滑也。往来不利，蹇滞且散，如雨沾沙，行而多碍，如轻刀刮竹然。为寒邪郁结为气，不充盈为血少，为精枯。在内为伤真元，为血痹疼痛；在外为中雾露，为身热无汗。浮涩为表虚恶寒，沉涩为里燥液竭。大便坚以涩为胀满，虚弱而涩为翻胃，沉涩而芤为瘀血，浮涩为紧为寒湿。

左寸涩，为精神耗竭，或冷气心痛。

左关涩，为血虚身痛，或胁肋胀满。

左尺涩，男子为足软腰痿，若疝气则小腹寒痛。女人为经枯血竭，若孕妇则胎漏不安。

右寸涩，为少气不欲言，为恶寒体倦。

右关涩，为脾弱不欲食，为胃翻呕逆。

右尺涩为津液衰，大便秘结，为元阳虚，足胫逆冷。

大抵涩大而坚，按之有力者，外感为寒邪郁结，汗出不彻；内伤为脾肺气塞，痰热伏结。若涩小而软，按之无力者，内伤为真元耗散，足弱头眩；外感为汗下违宜，阴亡液竭。诸笃证而脉刮涩不匀者，难治。

《脉经》曰：三部脉，或至或不至，冷气在胃中，故令脉不通也。

论曰：涩脉，一也，何其主病之多歧欤？曰血少精枯，是虚也；曰瘀血积痰，又是实也；曰小腹寒疝腹中有寒，是寒也；曰液竭燥渴，烦热无汗，又是热也。涩，一也，而何其主病之多歧欤？盖脉为血之府，血虚，则脉无以养而涩；血瘀，则脉有所阻而亦涩。寒则血泣而不流，故涩；热则血燥而不润，故亦涩也。张仲景曰：病人脉微而涩者，此为医所病也。大发其汗，又数大下之，其人亡血，此虚之涩也。又曰：何以知汗出不彻以脉涩故也？此实之涩也，是过汗亦涩，失汗亦涩也。夫此诸涩，亦有辨欤。倘亦虚者虚而涩，实者实而涩，寒者迟而涩，热者数而涩，过汗者微而涩，失汗者洪而涩，各有迥然者，其不可诬欤。昔丹溪治老年下痢，脉弦涩者二人，一以忧虑得，为血虚，用补而愈；一以食鱼鲙①得，为停痰，用吐法而愈。又治痛膈之脉涩者，为有瘀血，与韭汁尽一斤而愈。又治下疳自痢而脉涩者，与当归龙会②而愈。所治各不同，并详第三卷中。乃知治病必求其本。丹溪之说诚有功于医，不可不讲也。又有以脉涩，误服热药而遂致不救者，丹溪亦有论，今并赘及之。

---

① 鱼鲙：生吃的鱼片。
② 龙会：即龙荟。

丹溪曰：脉之状不一，其间最难体认者，涩脉也。涩脉细而迟，往来难且散，指下纯似不足之象，主病固多虚寒。然亦有病热与实者，设若概以为虚为寒，孟浪与药，热以热补，轻病为重，重病为死者多矣。何者？人之所借以为生者，血与气也。或因多怒，或因忧郁，或因厚味，或因补剂燥剂，或因表实无汗，气腾血沸，老痰宿饮，胶固杂糅，脉道阻塞，不能自行，亦见涩状。若重取至骨，来似有力，且带数意，参之以症，验之形气，但有热症，当作痼热可也。吴子方年五十，形肥味厚，且多忧怒，脉常沉涩，自春来得痰气病，医视为虚寒，率与燥热香窜之剂，至四月间，两足弱，气上冲，饮食减，召予治之。予曰：此热甚而脾虚，痿厥之症作矣。形肥而脉沉，未是死症，但药邪太盛，当此火旺，实难求生。且与竹沥，下白术膏，尽二斤，气降食进。一月后，大汗而死。书此以为诸贤覆辙之戒云。

按：丹溪一生治痰，多主火热，此亦其一端也。

滑涩二脉合论

论曰《内经》曰：涩者，阳气有余也；滑者，阴气有余也。孙氏曰：滑者多血少气，涩者多气少血。由此观之，滑与涩各有有余不足也。乃诊家每喜滑而恶涩，何也？盖人身阳常有余，阴常不足，所以血之多，虽多不多，而其少，乃为真少耳。若气少得滑，不足为病也。或曰：滑脉既称血多气少矣，今观滑之主病，又多是气壅之症，何也？曰：真气足者，必不壅。壅盛者，邪火所为，正属真气少耳。丹溪有云：气有余，便是火，正此谓也。虽然，气壅者泻其火易，血少者补其血难。所以《脉经》云：上气喘息低昂，其脉滑手足温者生，脉涩四肢寒者死。《内经》云：脉虚尺虚气虚者，是为重虚。气虚者，言无当也；尺虚者，行步恇然；脉虚者，乃象阴也。如此者，滑则生，涩则死。同一病而滑涩异，则生死判焉，又况诸笃病而六脉刮涩者乎？杨仁斋曰：凡诸笃疾，六脉刮涩，按之无力，若能用药，挽得胃气脉回，三部和缓，蔼蔼而来，必有生意。若一向刮涩，而胃气之脉不回，息数虽存，终不能保其瘳也。

紧脉主病第十一

紧，不徐缓也。其来劲急，左右弹人手，如转索之无常，为风寒激搏，伏于荣卫之候，为寒，为痛，为喘急，为筋挛，为中恶。人迎紧甚，伤于寒；气口紧甚，伤于食。浮紧为伤寒身痛，沉紧为中寒腹痛。洪大紧急，病速进，在外，苦头痛；发热痈肿，细小紧急，病速进，在中，为疝瘕积聚腹痛。紧弦为癥瘕，紧涩为寒痹，紧急为遁尸。

左寸紧，颈项强急，紧而沉，心中气逆冷痛。

左关紧，胸胁支满，紧而实，胁肋痃癖刺痛。

左尺紧，为奔豚，为腰胯冷痛。

右寸紧，鼻塞膈壅，紧而沉，肺寒喘嗽。

右关紧，腹痛吐逆，紧而滑，腹满停食。

右尺紧，为寒疝，为足胻痹痛。

尺寸俱紧而数，饮食中毒吐逆。

大抵紧脉见，多主疼痛与积聚。

论曰：诸迟常主寒矣。予观紧之为脉，其象类数，其体类实，乃阳脉，非阴脉也。自有诸紧为寒之句，而今人之释紧脉者，多以阴寒与之，不知仲景之所谓寒者，外感之伤寒也。人伤于寒则为病热，诚以外邪闭塞，热郁不舒，故脉紧急也。所以治法脉浮而紧者，汗之；脉沉而紧者，下之。何常从阴寒治乎？今观其主病为伤寒，为胀满，为积聚，为癥瘕，为痈肿，皆畜热病也。以视诸迟为寒，不大有径庭哉！或曰：仲景曰：曾为人所难，紧脉从何而来？曰：假令亡汗若吐，以肺里寒，故令脉紧也；假令咳者，坐饮冷水，故令脉紧也；假令下利，以胃中虚冷，故令脉紧也。紧之为寒，亦明矣。曰此仲景言，不宜紧而紧者，所谓残贼之脉，脉之反者也。今试详之。夫亡汗与咳，与下利，非皆畜热乎？平而调之，病可除也，吐与饮水令胃虚寒，此皆医者之过，故致脉不紧者反紧，而为人所疑也。不然，紧脉之来，亦何难知而为人所难乎？《脉经》云：咳嗽，脉沉紧者死；肠澼筋挛，脉大紧者死。可知咳与下痢之脉，初不紧也。仲景亦曰：下利，脉数有微热汗出，当自愈，设复紧为未解。又曰：脉阴阳俱紧，至于吐利，其脉独不解，紧去人安，此为欲解。使紧而果为虚寒之寒也，奈何向汗、吐、利而望其解乎？

缓脉主病第十二

缓，不紧急也。其来纡缓，小快于迟，徐徐然不甚有力，为血气向衰之候。在上为风寒，在肌肉皮肤不仁，为项强，为多汗。在下为湿气，在经络筋脉弛张，为风痹，为足痿。浮缓为肠风下血，为飧泄；沉缓为血虚瘫痪，为便结。

左寸缓，心血虚，怔忡健忘。

左关缓，风虚，头眩耳鸣。

左尺缓，脚弱下肿，小便余沥。

右寸缓，肺气虚，言语气短。

右关缓，胃弱，怠惰懒食。

右尺缓，下焦虚寒，小腹冷痛。

诸部见缓，皆曰不足，谓其迟缓而不鼓振也。设从容和缓，不浮不沉，动无偏盛，缓而近大，则脾家之本脉，无病之美脉也。

论曰：缓者，和也。阳春布令，万汇发舒之象也。《诗》曰"春日迟迟"，曰"杨柳依依"，缓之意，盖如此。故仲景曰"卫气和名曰缓"，今观其所主，何多弱病也？盖缓脉类于弱，故诸弱病以类从焉。然又主风主湿，何也？缓者，脾脉也，湿则伤脾，故缓见焉。风脉缓者，风之气弛而散也，然此皆不和之缓也。惟其不和，故或兼濡而迟，为湿；或兼浮而大，为风；或兼小而弱，为虚也。于缓乎何尤？或曰：缓与迟，其类乎？曰：不类。以息数言，则缓少快于迟；以形容言，迟较衰于缓；以主病

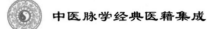

言，迟为阴寒内盛，缓为风湿外侵也。虽然，仲景曰：卫气和名曰缓，荣气和名曰迟，阴阳相抱、荣卫俱行、刚柔相搏名曰强也。以病脉言，则缓与迟不同；以和脉言，则谓其同也可。

紧缓二脉合论

论曰：紧缓者，邪正之分也。寇至则纷乱，安平则暇裕①，紧缓之义也。然则紧缓，其不相入者乎？如庵曰：紧缓二脉，若俱见于一时，却当消息，人气定则一，气乱则二。或先缓后紧，或先紧后缓，乃本气与邪气交争所致，俟其定于缓则吉，定于紧则凶。

长脉主病第十三

长，不短也。指下寻之，溢于一指之外，过于本位者。各部之长脉，从尺，至关，连寸，直过如横杆之状者。三部之长脉，长而和软者为气治，为气血充裕之候；长而搏坚者为气病，为阳盛热炽之候。上部主吐逆，中部主痰火，下部主热厥。浮而长者为风眩，长而洪者为癫狂。心脉搏坚而长，病舌卷不能言。肺脉搏坚而长，病吐血。肝脉搏坚而长，色青，病坠若搏，因血在胁下，令人喘逆。胃脉搏坚而长，其色赤，病折髀。脾脉搏坚而长，其色黄，病少气。肾脉搏坚而长，色黄而赤，病折腰。伤寒尺寸脉俱长者，阳明受病，身热目痛，鼻干不得卧。

大概脉长而缓者，平人为气治，病人为欲愈。心经脉长，神气有余；肾经脉长，根深蒂固。若轻虚而滑，端直而长者，肝经之平脉也。女人左关独长，为欲念不遂；男子两尺修长，

---

① 暇裕：悠闲不迫。

为寿龄遐永①。

论曰：凡诸脉体，过犹不及。故小者病，而过大亦病，弱者病，而过强亦病。惟长则不为病，盖邪气不能令脉长也。是故言病者，皆长而搏坚者也。

短脉主病第十四

短，不长也。指下寻之，应指而回，不能满部者。各部之短脉，寸口尺内皆退促，附近关中，见一半，如龟缩头曳尾之状者。三部之短脉，为真气不足，不能前导其血之候，为体虚恶寒，为气急短息，为气壅不快，为宿食不消。浮而短，与人迎相应者，邪滞经络，荣卫不行；沉而短，与气口相应者，脏气不舒，内有痞塞。

寸口脉短者，阳虚，为头额疼痛。

尺中脉短者，阴虚，为足胫逆冷。过于悲哀之人，多见短脉，短则气病之验也。诸病甚而脉短者，难治，以其近于无胃气也。厥阴之至，沉短而敦者，天和之平脉也。肺经之脉浮涩而短者，脏气之平脉也。

论曰：脉，必不可使短也。平人而脉素短者夭，病甚而脉候短者死。盖短则促，短则急也。虽或主痞塞气壅，亦偶见即舒乃可。惟厥阴之至，沉短而敦，以为平脉，何也？盖敦者，厚也。谓气方收聚，深藏不见舒长之象，非真短也。若夫肺脉短而涩，便宜从病审察矣。《脉经》曰：病若闭目，不欲见人，当得肝脉弦急而长，反得肺脉浮涩而短者，死。病若头痛、目痛，脉反短涩者，死。诊者其察之。

---

① 遐永：长久、长远。

长短二脉合论

论曰《内经》曰："寸口脉中手短者，曰头痛。中手长者，曰足胫痛。"此非长短也，盖气聚于上则短，气聚于下则长也。又曰："长则气治，短则气病。"则短岂脉所宜有哉？然予犹有说。大抵长宜于尺，短宜于寸。夫尺者，脉之根，根必不可令短也。若夫寸口非所素有，而忽溢出焉，亦浮溢之象，谓之病可也。媚尼之脉，弦出寸口者，为寒热似疟，脉紧而长过寸口者，为痉病，皆从寸言也。苟使短而见尺焉，当有不可言者矣。虽然如庵有云：长人之尺寸长，短人之尺寸短。其尺寸既短，脉焉得长乎？《活人书》云：若人擘①长，乃疏下指；若人臂短，乃密下指。此不应从长短例言也。

弦脉主病第十五

弦，急张也。端直以长如张弓弦，如按琴瑟之弦而不移也。为风木邪盛之病，为土衰壅滞之病，为金伤不能制木之病，为血败不能荣经之病。浮弦为少阳寒热，为头风眩晕，为疟，为拘急。沉弦为痃癖积痛，为悬饮内痛，为停积瘀血。弦滑为痰积，弦弱为血虚寒热，为盗汗，为胫痠，为少腹满。弦数为衄血，弦迟为寒饮。

左寸弦，为头痛隐隐，为心下有水气愊愊然。

左关弦，为怒而血聚，为目赤肿，为耳聋蓑蓑②，为胁肋刺痛。

左尺弦，为小腹痛，为瘕疝，白肠挺核。

---

① 擘：《活人书·卷二》作"臂"。
② 蓑蓑：耳中轰鸣声。

右寸弦，为咳血，为胸有停痰，为水走肠胃。

右关弦，为腹因寒痛，为宿食不消，弦迟为反胃。

右尺弦，为腰脚寒痛，为下焦停水。

大抵弦脉与人迎相应，则寒热或风走疰痛；与气口相应，则积饮溢痛。实症得之，多风热；怯病得之，多虚极；暴病得之，多因寒急痛；久病得之，多贼邪侮脾；怀娠得之，多大下不育；婴儿得之，多客忤惊痫。总之，弦而软，其病轻；弦而硬，其病重。若轻虚以滑，端直以长，则春令之时脉，肝经之平脉也。若脉见纯弦者，责责者死。

论曰：弦者，足厥阴、少阳之脉也。其主病，虽有虚实之殊，而大要在二经居多。独是主停饮与不育二义，为不易解。常见仲景曰：少阴病，饮食入口即吐，复不能吐，手足寒，脉弦迟者，膈上有寒饮。《脉经》曰：咳而时发热，脉卒弦，非虚也，此为胸中寒实所致也。乃知水之停者，土之败也。土为寒湿所伤，不能运化，则所胜者得令焉。弦之见也，其为此软？又曰：妇人经自断而有躯，其脉反弦，恐其后必大下不成躯。又妇人怀娠六七月，脉弦发热，其胎逾月，腹痛恶寒，寒著小腹如扇之状。所以然者，子脏开故也。然则娠妇脉弦，非真娠者亦非。盖有聚血而少活血，则脉弦，今娠妇血已聚而新血不足以养之，欲其胎固，其可得乎？然犹有说焉。脉者，胃气之所布也。脾胃和则脉之运转自和，脾胃阻丧则脉失所运，而拘急之象呈焉，故弦之脉近于无胃气也，然则亦不应专责厥阴少阳也。丹溪所见亦妙，并附见之。丹溪曰：最费调理者，弦脉也。弦为春之令，脉非春时而见者，木为病也。五脏相更制伏，以防其太过，木为病，则肝邪盛矣。肝之盛，金之衰也；金之衰，火之炎也；火之炎，水之弱也。金不足以制木，则土病矣。考之诸家，凡木邪风气，土极土败为病，先哲盖常言之矣。惟金因火伏，木寡于畏之论，犹未发明。倘非滋水以降火，厚土以养金，而又以行湿散风导郁为之佐辅，邪何由去，病何由安？况弦脉为病甚多，而治法又有隔二隔三之远，故不容于自默也。若曰不然，何弦属阳，而仲景列于沉涩弱微，为五阴之数，至于叙六残贼之脉，又以弦脉为首，其意可见。

芤脉主病第十六

芤，虚大之象也。举之浮大而濡，按之中央虚，两边实，如指按芤草叶之状，为血不归经，猖獗妄行之候。

左寸芤，为吐血，为尿血。

左关芤，为吐血，胁痛，为血耗目昏。

左尺芤，为吐咯上血，为血淋涩痛。

右寸芤，为衄血，为咳血。

右关芤，为呕血不食，为血痢后重。

右尺芤，为肠风下血，为痔漏脱血。

大抵男子得之，多亡血失精；妇人得之，多半产漏下。肠痈溃败，芤亦应之；金疮脱血，芤亦应之。

如庵曰：芤之状，人难晓。多云中间空，两边实。又云：如葱管状。果是，教人无理会。余一日静思之，芤主失血，按之中央空，不必泥其中空，但于按字上看。夫按者，手指重按之义，指按处则无，指外两边则有，是谓之芤，即是一虚大之象。当气血散漫，脉即虚浮满大，按之则无，指外则有，乃血不归经，猖獗妄行所致。若三部俱芤，为大衄。大衄者，口鼻皆出，大小便下血，更分上、中、下三部。若见之一部，分其五脏论之，大概心主血，肝藏血，二部见之为盛，既明了此一字之义，别其脏腑则不难。

论曰：仲景云：脉浮而紧，按之反芤，此人本虚。脉浮而数，按之不芤，此人本不虚。是芤脉必以按而见，如庵之说是也。其所主病只是一虚，与失血尽之。其云"中间空，两边有"者，盖谓气尚未脱，有异于虚散云尔。乃《脉诀》云：邪风透入小肠居，患时淋沥兼头痛。无论于芤脉无当，即淋沥一症，亦何关于风入小肠哉？又云：寸芤积血在胸中。不知积血之脉沉细而弦，或涩，并不芤也。

弦芤二脉合论

论曰：弦与芤皆虚脉也，而弦之体较实。乃丹溪反恶弦而不恶芤者，何也？正恶其实也。夫虚则虚耳，虚而复见实者，邪也。吁！失血之初，脉但芤耳，使于此时，内观自养，饵以良剂，自可愈矣。情欲不守，饮食不节，邪从内发，弦脉见焉。谓病难调，岂不惜哉？

动脉主病第十七

动者，不伏也。若数脉见于关上，上下无头尾，如豆大，厥厥动摇也，是阴阳之气相搏也。阳动则汗出，阴动则发热，为痛疼，为惊悸，为虚劳体痛，为久泄血痢。妇人得之为崩中，阴虚而阳搏也。妇人手少阴脉，动甚为妊子，阴搏而阳别也。

论曰：阴升阳降，二者交通往来于尺寸之间，自然和匀，宁至动哉？动也者，阴欲升而阳逆之，阳欲降而阴逆之，二者相搏，故鼓击而起也。其见于关上者，盖阳出阴入，以关为界也。夫方其相搏也，实者自静，虚者斯动。若当阳分，则动上连寸，而其虚在阳，阳虚则腠理疏而汗出。若当阴分，则动下连尺，而其虚在阴，阴虚不营肌肉而发热也。然吾犹谓动者，龙雷之奋象，风火之煽象也。故又主痛，主惊诸症焉。使但虚而无邪火是存，亦见弱可耳，宁至动手？

伏脉主病第十八

伏者，潜伏而不见也。举之按之，脉皆不见，以指推其筋于外，着骨而诊乃见，盖脉行筋下也。为关膈闭塞不通之候，为阴寒隐匿不散之候，为痛极之候，为积聚，为疝瘕，为水气，为痰饮，为霍乱吐泻，为阴毒厥逆，为宿食不消，为瘀血停积。

左寸伏，沉忧抑郁，神思不舒。

左关伏，血蓄不散，胁肋攻痛。

左尺伏，肾寒精衰，手足厥冷，或疝或瘕，因寒发痛。

右寸伏，胸中气逆，噎塞不通，右胁有积聚，上膈有稠痰。

右关伏，中脘积聚作痛，或停滞泄泻。

右尺伏，腹中痼冷，少腹急痛。

论曰：吴氏云：伏而数日热厥，亢极而兼水化也；伏而迟为寒厥，阴极而气将绝也。然则伏脉，固不同矣，而但云主阴寒逆极者，言其常耳。噫！痛甚者脉必伏，霍乱者脉多伏，皆正气匿避之象，虽曰不同于绝，其去绝亦几何哉？然亦有向吉者。陶节庵曰：伤寒忽然冒昧脉伏者，此欲汗也。正如久旱将雨，六合阴晦，雨后庶物皆苏，换阳之吉兆也。所谓欲雨，则天郁热晴霁，天乃反凉也，论见三卷伤寒门。又仲景曰：病者脉伏，其人欲自利，利反快。虽利，心下续满，此为留饮欲去故也。甘遂半夏汤主之。由此观之，则将欲汗者，脉亦伏；将欲下者，脉亦伏。宁必伏者之皆凶乎？故曰：认伏为绝，则方治永乖。

动伏二脉合论

论曰：动者，出现之象，邪正之相争也；伏者，潜藏之象，邪居而正避也。然二者皆主痛，岂相反者亦相同欤？曰阳主见，故其痛也动；阴主匿，故其痛也伏。凡病各有阴阳，正若此。

濡脉主病第十九

濡，虚软而无力也。极软而浮且散，如绵衣在水中，轻手乃得，不任寻按。为少气，为亡血，为泄痢，为劳热，为伤湿，为风痹，为虚汗，为竭精。

左寸濡，阳气弱，自汗多，心虚易惊。

左关濡，血虚受风湿，痿弱，足不收。

左尺濡，小便涩难，脑痛耳鸣。

右寸濡，唾涎沫，气短促，哄热憎寒。

右关濡，中气苦虚冷，下重，食不化，手足浮肿。

右尺濡，下元虚寒，隐曲不利。

大抵与人迎相应，则为受风湿筋脉缓纵；与气口相应，则为久泄泻，气力疲惫。

弱脉主病第二十

弱，委弱而不振也。极软而沉细，按之欲绝，举指则无，为真元不足，气血虚损之候。为痿弱，为自汗，为痼冷，为虚热。男子为精气惫极，女人为天癸数脱。

左寸弱，阳虚，心悸多汗。

左关弱，肝虚，筋痿力乏。

左尺弱，肾虚，耳聋，腰脚痠痛。

右寸弱，元气不足，短气畏寒。

右关弱，中气有亏，多泄少食。

右尺弱，真阴不足，发热骨烦。

大抵软弱之脉，多因房劳过度，气竭精伤而然，久病羸弱，及衰老之人，见之为顺，为可调。少壮强盛，及暴病见之为逆，为危困。独见一部或二部犹可，若三部或六部俱见，则殆也。

濡弱二脉合论

论曰：濡、软、奭音数三字，音义俱同，即弱也。其别于弱者，浮沉之间耳。惟予谓软犹美于弱，何也？浮，阳也；沉，阴也。浮而软则犹有阳也，沉而弱则并无阴矣。丹溪云：凡虚病之可治者，皆阴虚也。果属阳虚，则敏者亦难措手。吾故曰软犹美于弱也，然则软弱，其必殆脉乎？《内经》曰：软弱招招，如揭长竿木梢，曰肝平。又曰：脉弱以滑，是有胃气，则软弱又和美之象矣，故下利脉弱者可治，久嗽脉弱者可治，皆从和言也。然则所云濡弱之近殆者，盖不和而涩，且近微小者乎？或曰：然则软弱皆虚耳，何濡又主湿也？曰：凡物处燥则强，居湿则软，所易知也。此似不在虚弱之例，然湿则伤脾，总不外脾虚之义耳。若《诀》云：只为风邪与气连。又云：若在尺中阴气结，瘀疼引变上皮肤。又曰：主气居于表，生产后，客风面肿，与弱脉曾无影似。

革脉主病第二十一

革，变革也。举之则弦而大，按之则虚豁无根，浑浑革至如涌泉，为气血改革，不循常度之候。妇人则半产漏下，男子则亡血失精，又为中风感湿之诊。大抵病进而色弊，起之甚难，若绵绵其去如弦绝者必死。

牢脉主病第二十二

牢，坚牢也。似沉似伏，实长而大，微弦，应手坚实，动而不转移，为固结之象。为积聚，为气结，为疼痛，为痃疝，为劳伤痿极，为痰实气促。牢而数为积热，牢而迟为痼冷。大抵其近乎无胃气也，危诊哉！

牢革二脉合论

论曰：革与牢，同一劲急之体，而以浮沉分见，其亦犹濡与弱乎？盖革者，根绝于下，邪火上腾，所谓枯杨生华而不可久也。牢者，邪居在内，坚不可动，所谓据于蒺藜而妻不可见也。凡诸脉名，俱从象得，而革牢二名，独从义起。盖革言失其常，牢言不可拔，皆危绝之脉也。或曰：《脉经》之革状，《刊误》已注入牢脉下矣。《千金翼》以革为牢，杨大缓诸书，有革即无牢，有牢即无革，是牢革一义也。子列而两之，何也？曰：革脉之名见于《内经》，而详于仲景。牢脉之名见于《难经》，而详于《刊误》。《脉经》列二十四脉形指法，而独失辨于革牢，诚为缺义。自高阳生去革立牢，而后人遂混为一，不知牢取乎坚，革言其改，脉形既异，义各不同，奈何一之乎？或曰：子所云，革牢之义者，谓革浮而牢沉也，然《难经》曰：病若吐血，复鼽衄血，脉当沉细，反得浮大而牢者死，是牢亦从浮矣。曰：越人此"牢"字，盖言实耳，与此稍不同也。大抵古人言脉，字句不必尽同，取其意耳。今欲为后学程，胡可不画一乎？或曰：然则革牢即弦大之浮沉者也，奚为另疏之？曰：浮弦者，但按之不足耳，未至尽无根也；沉实者，但按之有力耳，未至劲而强也。仲景云：下利脉大者虚也，以其强下之故也。设脉浮革，因而肠鸣者，当归四逆汤主之。即此治法，可知革为寒虚相搏，而与浮弦大异矣，牢脉之义，即此可推也。故不敢泛从浮沉论焉。

促脉主病第二十三

促，断促也。脉来数，时一止复来，多出而上，并于寸口，阳盛极而阴不能从也。为气怒上逆，为胸满烦躁，为汗郁作喘，为血瘀发斑，为狂妄，为痈肿，诸实热之候。又为气，为血，为痰，为饮，为食，盖先以气热脉数，而五者或有一留滞于其间，则脉因之而促。虽然，促而有力洪实，为热盛，为邪滞经络；促而无力损小，为虚脱，阴阳不相接之候。仲景曰：伤寒脉促，手足厥逆者灸之，是虚也。

大抵促脉上盛下虚，上溢下绝，进则死，退则生，亦可畏哉。

结脉主病第二十四

结，结滞也。脉按之来缓，而时一止复来，无常数，多入而下，并于关尺，阴独盛而阳不能相入也。为忧思拂郁，为癥结积聚。浮而结，与人迎相应，为寒邪滞经；沉而结，与气口相应，为积气在腹。外结者病痈肿，内结者病疝瘕。浮结者外有痼疾，结伏者内有积聚。结甚则积甚，结微则积微。又为气郁，为血瘕，为老痰，为留饮，为食积。盖先以气寒脉缓，而五者或有一留滞于其间，则脉因之而结矣。

促结二脉合论

论曰仲景云：脉来缓，时一止复来者，名曰结；脉来数，时一止复来者，名曰促。脉阳盛则促，阴盛则结。此皆病脉，今人见以缓数分阴阳，多有以促为热，结为寒者，非也。仲景之所谓阳者表也，所谓阴者里也。其曰：下之后，脉促胸满者，桂枝去芍药汤主之。又曰：下之遂利不止，脉促者表未解也，喘而汗出者，葛根黄芩黄连汤主之。观此二节，则知促脉本为表盛，医者但见内有停聚，从而下之，故一则满而成结胸，一则痢不止而为挟热。然促终不去，表终不解，故一则取桂枝，一则加葛根也。其曰：脉来乍结，手足厥冷，心下满而烦，欲食不能食者，病在胸中当吐之。又曰：太阳病，身黄脉沉结，少腹硬，小便自利，其人如狂者，血证谛也，抵当汤主之。观此二节，则知结脉为里盛，故在上则直吐其痰饮，在下则直攻其血聚也。或曰：病入里而脉反缓，何也？曰：不结则不缓，既结则数势渐去，故见缓，使内已结，而更加数焉不可为矣。故仲景又曰：脉来动而中止，更来小数，中有还者反动，名曰结，阴也。且与代脉同言，而曰得此脉者必难治，则知结者，不可数也。虽然，经络之邪，脏腑之积虚，能滞吾脉也。其得阻者，虚故也，予常验之矣。严于靖歧年六旬，虽肥苍而多劳，冬初感寒，脉得迟缓，六七息辄一止，此为表盛。

脉虽缓，当从促论，先与冲和汤加桂枝一服，不解，时复昏沉妄语，知为虚也。用小柴胡倍人参与导赤各半汤，出入加减，二十余剂得安。又汤子松溪，亦医士也，素患怔忡，自服养血降火药有日矣，偶得胁痛，脉来急数，三四息即一止。予念此为里证，正仲景所谓更来小数中还反动者也。彼方治龙会之剂，阻之不得，越二日果卒。又朱丹溪治许文懿公之疾，脉但歇至于卯酉时，谓卯酉为手足阳明之应，乃胃与大肠有积滞也，泻之愈，此又结脉之奇者。噫！丹溪于医林最为明敏，其遇病，犹一日五六诊。今人标本未明，阴阳未判，辄曰对证发药，其如药何？仲景又有阳结阴结之说，取浮数沉迟分之，与此似同，然以大便之硬言，是言病，非言脉也。见三卷便结条。

散脉主病第二十五

散，不聚也。似浮而散，按之则涣漫而不收敛，举之则阔大而无根蒂。去来不明，甚则如解索，为血气耗散之候。浮大而散，虽为心经之平脉，惟夏令为然，非其时而见之，为虚阳不敛，精神耗散。脉直前而中散者，病消渴；脉沉重而中散者，因寒食成癥。大抵寻常最不宜独见此脉。产妇得之则生子，孕妇得之则堕胎。伤寒咳逆上气，其脉散者死。六腑气绝于外，则手足寒逆而上气，其脉必散；五脏气绝于内，则下泄不禁而厥逆，其脉亦散。信乎散脉，危脉也。

代脉主病第二十六

代，更代也。其来动而中止，不能自还，因而复动，由是复止，寻之良久，乃复强起，动止皆有常数，或五动一止，或七动一止，不复增减，为元气衰脱欲绝之候。主形容羸瘦，口不能言，症已笃矣。若人无病而躯体瘦削，其脉止代，是一脏无气，他脏代至，亦危亡之应也。若因病而气血骤损，以致神用不续，或风家痛家，脉见止代，只为病脉。故伤寒有心动悸而脉结代者，下痢有泄及便脓血。而脉数动一代者，心腹疼痛及霍乱吐泻，脉亦有结涩止代不匀者。盖凡痛之脉，不可候也。又妊娠亦有脉代者，必三月余之胎也。

散代二脉合论

论曰：散代者，败极之脉，近死之象也。如庵之言散也，曰：无复统纪，或来多去少，或去多来少，更不曾整齐。仲景之言代也，曰：动而中止，不能自还，因而复动。由此观之，则散与代之为败乱，亦彰彰矣。然何以越人曰浮大而散者心也？《内经》曰：脾脉代。则是散与代又为平脉。论者每多方斡旋，以为当其时则平，非其时则病，而不知其非也。大抵脉不可使有偏也，偏胜则偏绝，谓之死。而言脉必言其偏也，不言其偏，则微芒无以辨，谓之混。是故肝当春其脉弦，而脉见纯弦者又曰死，谓之真脏，然则春脉之弦非纯弦可知矣。非纯弦矣，而何必曰弦？盖不言弦，则并无辨其非纯与不纯也。推之四时六气，莫不皆然，但他时诸脉，虽或杂见病脉中，未必即死。而散代之脉，一见即死，故费人辨难耳。

杨大绶云：夏三月，万物蕃秀，垂枝布叶，有分散之体焉。然则非散也，满也，借散字以言之耳，而代字之解从有推矣。

涩促结代合论

论曰：涩、促、结、代四脉，俱有中止之意者也。自朱丹溪有歇至之称，故后人总言歇至，而四者遂不复分，则病情亦何由显乎？夫涩脉，寒滞似有止而实非止，促之止，止于数，结之止，止于缓，然皆能自还者也。能自还者，谓甫止即还，犹是本脏之气也。代则止而不能自还，不能自还者，谓一止即绝半晌，而他脏代之来也。且三者止不匀，而代脉之止息必匀。故《灵枢》曰：四十动一代者，一脏无气；三十动一代者，二脏无气；二十动一代者，三脏无气；十动一代者，四脏无气；不满十动一代者，五脏无气。与之短期，是言代之止息独匀，与他止者不同，而为死脉也。今人未辨息数之多寡，又未辨其能自还与不能自还之情状，虚与实之形体，但曰歇至，其于病不相失者几何哉！然此诸歇至之脉，难分部位，治者宜知审在何脏。《难经》曰：吸不至肾，至肝而还。以为肾气先绝，而后肝，而脾，而心，而肺，当亦不然。盖当其呼而止者，心与肺也；当其吸而止者，肾与肝也。歇之见于浮者，心与肺也；歇之见于沉者，肾与肝也。其歇至远者轻，歇至近者笃，故曰进则死，退则生，此又促、结之同准也。

柞按：代散之脉，从未有分部位者，予常诊丁子之脉，惟左尺见代，才二至耳。至关上即滑数，余曰肾气已绝，不可为矣。然群医但见其数滑，不见其代也。

厥脉主病第二十七

张仲景曰：伤寒脉，阴阳俱紧、恶寒、发热，则脉欲厥。厥者，脉初大，渐渐小，更来渐渐大，是其候也。如此脉恶寒甚者，翕翕汗出、喉中痛、热多者、目赤脉多、睛不慧。医复发之，咽中则伤。若复下之，则两目闭，寒多者便清谷，热者便脓血。若熏之则身发黄，若熨之则咽燥，若小便利者可救之，小便难者为危殆。成无己曰：此太阳少阴俱感邪也此节脉书多不见收，岂其不常有耶？附此以俟讲究。

损至脉法第二十八又详四卷

《难经》曰：脉有损至，何谓也？然。至之脉，一呼再至曰平，三至曰离经，四至曰夺精，五至曰死，六至曰命绝，此至之脉也。何谓损？一呼一至曰离经，二呼一至曰夺精，三呼一

第
六
辑

至曰死，四呼一至曰命绝，此损之脉也。至脉从下上，损脉从上下也。损脉之为病，一损损于皮毛，皮聚而毛落；二损损于血脉，血脉虚少，不能荣于五脏六腑；三损损于肌肉，肌肉消瘦，饮食不为肌肤；四损损于筋，筋缓不能自收持；五损损于骨，骨痿不能起于床。反此者至脉之病也。从上下者，骨痿不能起于床者死；从下上者，皮聚而毛落者死。

治损之法奈何？曰：损其肺者益其气，损其心者调其荣卫，损其脾者调其饮食，损其肝者缓其中，损其肾者益其精，此治损之法也"十四难"。

马氏曰：损脉之病，自肺而之肾；至脉之病，自肾而之肺也。又曰：言治损之法，而治至之法可推。

论曰：损至之脉，即迟数之甚者也。《难经》此节，既详明矣，乃其后，又有伤热中雾露之说，而且极之，五至六至，而且曰一呼五至，一吸五至，其人当困，虽困可治。滑伯仁释之云：前之损至，以五脏自病，得之于内者言；后之损至，以经络血气，为邪所中，自外得之者言。然均一损至也，岂内伤则五至曰死，而外感则五至可治手？此必后人窜入之言。夫一呼四至，合之一吸，加之太息，且九至矣。外感虽多数，宁有逾此者？五至曰死，犹宽言之也。考之《内经》曰：人一呼脉四动以上曰死，脉绝不至曰死，乍疏乍数曰死。《内经》又有大损、中损、下损，盖以人形之长短合脉之长短言。又言春得脾肺之脉，秋得肝心之脉为损。其言至有魂至、魄至、神至、志至、意至，又以病形言。其意各条已备，故不赘。

鼓从脉法第二十九<small>参三卷</small>

《素问》帝曰：脉从而病反者，其诊何如？岐伯曰：脉至而从，按之不鼓，诸阳皆然。诸阴之反者脉至而从，按之鼓甚而盛也，逆取而得治之法也。逆，正顺也，若顺逆也。王启玄注曰：病热而脉数按之不鼓动，乃寒盛格阳而致之，非热也，形症是寒。按之而脉气鼓击于手下盛者，此为热甚拒阴而生病，非寒也。寒盛格阳治热以热，热甚拒阴治寒以寒，外虽用逆，中乃顺也，此逆乃正顺也。若寒格阳而治以寒，热拒阴而治以热，外则虽顺，中乃逆也，故方若顺是逆也。

论曰：此正伤寒阴症似阳，阳症似阴之说也。物极则反，理之固然。热极则反厥而寒，寒极则反躁而热。外之寒热虽反，其中本有之寒热，乃正极也。凡治必求其本，故以从外者为逆。储种山①云：凡病寒热，当以迟数为标，虚实为本。且如热症见数脉，按之不鼓而虚者，为元气不足，虚火游行于外，此非真热，乃假热也，作不足治之。如诊而实，方为真热。且如寒症见迟脉，诊之鼓紧而实，为邪火伏匿于中，亦非真寒，乃假寒也，当作有余治之。如诊而虚，方是真寒。此语既明畅矣。乃王子鸣②论此，则专归咎于医治之失。以为病本阳症，失于汗下，则热邪亢极，陷伏于内，反见胜己之化于外也。病本虚弱，误服寒凉，攻热太甚，寒气内胜，逼其浮阳之火于外，反见躁热也。夫庸医误治，事诚有之，然细玩《素问》此节，明是病自有此，非关误治而得者，此意惟陶节庵得之，而娄全善③发之。娄全善曰：六气各有标本，而标本相反者，惟太阳少阴之病为最。盖太阳，寒水也，标阳而本寒；少阴，君火也，标阴而本热。病热脉数者，太阳之标也。便自利淡黄水，腹痛而不满，舌淡黑而滑，将投白虎或承气而未决，予诊其脉数大而不鼓，曰此附子理中证也。朱子虽煮理中，而以暑月难附子，余阴投附子三钱，一服而愈。以上皆阴症之似阳者也。但取此三案者，见果属阴症，虽八两非多，虽暑月不违也。

刘河间尝言：阳证似阴，热极而厥者，用承气汤下之，热退而气得宣通，则厥愈矣。若至其极，身冷，脉亦不鼓而微，又不可急下。盖阴欲先绝则阳亦将竭，下之亦死，但缓而救之，只以寒药养阴退阳，不令转泻，

---

① 储种山：不详何人。
② 王子鸣：不详何人。
③ 娄全善：即明初名医娄英，字全善，一名公爽。

若得阴气渐生，则可救也。与凉膈散，一服候其心胸温暖渐多，脉渐生，终日三服，候其脉至沉数而实，时复谵语，方以调胃承气下之，获汗而愈。所谓寒药反能生脉也。

朱丹溪治老妇，夏月寒战，唼热御绵，大汗身痒，已服附子三十余枚矣，脉沉涩，重取稍大。丹溪曰：热甚而血虚也，用归、芍、参、术、芪、草，加黄柏，倍生地，大剂与之。一服大泄，目无视，口无言，知热甚而无反佐之过也，即前药炒熟与之。一剂知，四剂已，四十剂安焉。

抱一翁①治一人泄泻，恶寒，见风辄仆卧密室，毡蒙首，更以火助，语伊伊如婴儿，众作沉寒，屡进丹、附，六脉浮濡而按之不鼓，为寒盛格阳者。寒水之本，与标相反也，病脉是寒者，少阴之标也。按之鼓甚，为热甚拒阴者，君火之本，与标相反也。是故不知相反者，逆标气之阴阳而正治，则顺本气之寒热而病加；知相反者，顺标气之阴阳而反治，则逆本气之寒热而病愈也。然如此看来，则阴症似阳者乃为太阳，而阳证似阴者乃为少阴，与王子鸣所论大不同矣。自予论之，太阳与少阴原相为表里，所以原属太阳症，而阴虚则陷入于阴，原属少阴症，而阳虚则并入于阳，不必皆医之误也。所以仲景"太阳"篇中人参、附子任用不疑，而"少阴"篇中麻黄、桂枝亦所不废也。节庵阳中伏阴，阴中伏阳之论，可考而知也。若子鸣所说另是误治之病，不可同日语也。

昔李东垣治冯内翰之侄伤寒，目赤、烦渴引饮，脉七八至，医为煮承气矣。东垣曰：几杀此儿，此所谓脉至而从按之不鼓也。速治。姜、附未就，而爪甲已青矣，顿服八两乃愈。

滑伯仁治一妇，暑月身冷、自汗、口干、烦躁，欲卧泥水中，脉浮数，按之豁然，以真武冷饮之，三进而愈。

朱子敬斋知医者也，其内子暑中得壮热烦躁，大渴引饮，得水即吐，大滑且微数。翁曰：脾伏火邪，湿热下流，非寒也，法当升阳散火逐其湿热。与升、柴、羌、泽等药，继以神芎丸。彼苦久泄难之。翁曰：病由湿热又加热剂，非苦寒逐之不可，此通因通用也。顷之利如木屑，三四泄而

毡去。

以上皆阳症之似阴者也，取此三案者，亦见缓急轻重补泻之各有法也。

静躁脉法第三十 又详见三卷

《内经》曰：诸浮不躁者，皆在阳，则为热，其有躁者在手。诸细而沉者，皆在阴，则为骨痛，其有静者在足。

王启玄注曰：此言大法也。但浮不躁，则病在足阳脉之中。躁者病在手阳脉之中也，故曰其有躁者在手也。阳为火气，故为热。细沉而躁，则病生于手阴脉之中，静者病生于足阴脉之中也，故曰其有静者在足也。阴主骨，故骨痛。

论曰：阴阳造化互相体用，吾人之脉亦犹是也。浮沉者，阴阳之定位，浮为在阳，沉为在阴，造化之体也。静躁者，阴阳之正性，躁为在手，静为在足，造化之用也。《内经》云：身半以上天气主之，身半以下地气主之。故手属阳而主天气，足属阴而主地气，手足各有三阴三阳，亦天地各有阴阳之应也。然则浮沉静躁之体用，从可知矣。庞安常之说亦有发挥，但以静躁为迟数，而又曰：用药则同，针须兼取，似失经旨，今略为删正而附录于后。

庞安常曰：伤寒一日，巨阳受之，前所说膀胱详矣。《病源》云：小肠，虽则误其标本，其手足阴阳自有并病者，故《素问》云：六日三阴三阳，五脏六腑皆受病，荣卫不行，五脏不通则死矣。是表里次第传，不必两感，亦有至六日传遍五脏六腑而死者也。《素问》云：诸浮不躁者，皆在阳则为热，其有躁者在手。假令第一日脉不躁，是足太阳膀胱先病，脉加躁者又兼手太阳、小肠也。又云：诸细而沉者，皆在阴则为骨痛，其有静者在足。假令第四日，脉静者足太阴始传病也，脉加躁又兼手太阴病也，六日亦能传遍脏腑也，用药用针者，须审而兼取之也。

祟①脉法第三十一

《脉经》曰：脉来乍大乍小，乍短乍长者为祟。洪大䘏䘏者，社祟。沉沉泽泽，四肢不仁而重者，土祟。

李氏曰：脉息迟伏，或为鸟喙，或绵绵不知度数，而颜色不变，皆鬼邪为病也。其状不欲见人，如有对晤时，独言笑，或向隅悲泣是也。

《图说》曰：凡鬼祟附着之脉，两手乍大乍小，乍长乍短，乍密乍疏，乍沉乍浮。阳邪来见，脉则浮洪；阴邪来见，脉则沉紧。鬼疰客忤，三部皆滑，洪大䘏䘏，沉沉泽泽，或沉而不至寸，或三部皆紧急，但与病症不相应者，皆五尸鬼邪遁尸，尸疰之所为也。

杨登父②曰：祟家面色黯惨，或邪视如淫。凡脉乍大乍小，乍浮乍沉，乍短乍长，乍有乍无，或错杂不伦，或刮快暴至，或沉伏，或双弦，或钩喙，或䘏运，或横格，或促散，或尺部大于寸关，或关部大于尺寸，是皆染祟得之。刮快钩喙多见于脾，洪运䘏䘏多见于肝，横格促散多见于心肺。大抵祟家心脉洪散，肝脉洪盛，尤可验焉。盖心藏神，肝藏魂，心虚则惊惕昏迷，神不守舍，而邪气得以人其魂耳。

缪存济曰：得病之初，便谵语或发狂，六部无脉，大指之下，寸口之上，有动脉者，是鬼脉也。

论曰：怪与神，君子所不语也。曷为而语祟？曰：不语，非谓其无是也。盖欲使阳常为阴之主，而不使鬼出掺人之权也，故日有道之世，其鬼不灵；有道之身，其祟不侵。五官失职，动作乖违，神守丧乱，邪乘岁

---

① 祟（suì）：指行动诡密。
② 杨登父：即杨士瀛。

气，得来侵侮。吁！此人为之乎？抑鬼为之乎？是故专事于巫，而叩疾于幽，与不能守正而漫称无鬼者，均病也。故常历考之，犀、麝服而客忤痊，艾炷燃而鬼求去。李子豫八毒赤龙丸，为杀鬼杖子，罗谦甫用治鬼击肋痛，下类虾蟆衣者，斗许可纪也。吕沧州治室女之不月如娠者，曰：面色乍赤乍白者，愧也；脉来乍大乍小者，祟也。非有异梦，则鬼灵所凭尔。与桃仁煎，下衃血①如豚肝状六七枚，俱有窍如鱼。予亦常经之矣，明经②盛完我之内子类孕者数月，百病杂出，进参、芪则泻，服棱、莪则胀，与柴、芩而加热，饮桔、杏而加喘，病随语迁，症从药变者四五旬。予诊之，曰：鬼疰也。取死人枕煮汁饮之，下坏汗六七枚。余所以知其病者，以其脉大小不匀，有时沉伏，而有时横格也。若夫烹白衣之大男，毁土木之侍女，戽③塘以杀鳖，畋猎以斃狐，又怪祟之甚，而治法之奇者也。虽然体物不遗鬼神之德，宁必怪乃为祟，而变乱之脉为祟脉哉？风雨寒暑，天之教也，袭之者伤；饮食男女，人之欲也，纵之者败；喜怒忧思，情之当也，失之者乖。凡若此者，皆能令人狂谵，令人癫妄，则皆谓之祟可也。而岂皆祟哉？知祟之祟，又知祟之非祟，然后可以言治。则丹溪之说盍进观焉，吾终不欲人之常语祟也。

朱丹溪曰：血气者，身之神也。神既衰乏，邪因而入，理或有之。若夫气血俱亏，痰客中焦妨碍升降，不得运用，以致十二官各失其职，视听言动皆有虚妄，以邪治之，焉能愈病？傅氏子年十七，暑月因劳而渴，恣饮梅浆，又连得大惊三四次，妄言妄见，病似邪鬼，两手脉皆虚弦而沉数。予曰：数为有热，虚弦是大惊，又酸浆停于中脘，补虚清热导去痰滞，病乃可安。遂与参、术、芩、连、橘、苓等浓煎汤，入竹沥、姜汁服之，浃旬④未效。予知其虚未回，痰未导，仍与前方，加荆、沥。又旬余而安。外弟一日醉饱后，乱言妄见，询之，系伊亡兄附体，且言其生前事

---

① 衃（pēi）血：凝聚成紫黑色的瘀血。《灵枢·杂病》：“衄而不止，衃血流，取足太阳。”

② 明经：科举考试科目，指通明经术。科举制度考试科目分常科与制科两类，常科每年举行科目有秀才、明经、进士、俊士、明法、明字、明算等50多种。

③ 戽（hù）：灌田汲水用的旧式农具（亦称“戽斗”），此指用戽汲水。

④ 浃旬：一旬，十天。

甚的。乃叔叱之曰：食鱼肉与酒大多，痰所为耳。灌盐汤一碗，吐痰一升许，汗因大作，困睡一宵而安。又金妇壮年暑月赴宴回，乃姑询其坐次失序，自愧，因成病，言语失伦，其中时间一句曰"奴奴不是"，两脉皆弦而数。予曰：非鬼邪，乃病也。但与补脾导痰清热，当自安。其家不信，使巫者喷水祝之，旬余而死。或曰：病无鬼，以邪治之，何至于死？曰：暑月赴宴，外境蒸热；辛辣适口，内境郁热。而况旧有积痰，加之愧闷，其痰与热何可云喻？今乃警以法尺，惊其神而血不得宁；喷以法水，密其肌而汗不得出。汗不泄，则热愈内燔，血不宁，则阴消而阳不能独立，不死何俟？虽《外台秘要》有禁祝一科，能移精变气，乃小术耳，可治小病。若内有虚邪，外有实邪，自有定法，然符水可治膈上热痰，一呷凉冷便得清快，符何能也？若内伤而虚，与冬令严寒符水，入咽必冰胃而死，斯言也可与识者道。

死绝脉法第三十二

《脉经》曰：弹石脉至者死，肾气绝也。弹石之状，脉在筋骨间，若坚硬之物击于下，劈劈然，殊无息数，急迫而至，如石之弹指也。

解索脉至者死，精血绝也。解索之状，脉在肌肉上，犹索之解散，数动散乱不能收聚，无复次第也。如庵云：索之初结也，其性紧，其解散也，则必旋转去其所紧，而向于散漫也。仲景云：脉至如解索，其月死。

屋漏脉至者死，胃气绝也。屋漏之状，脉在肌肉下，如屋之漏，滴不相连续，或来或止，滴于地而四畔，如溅起之状。如庵曰：屋之漏始则一点、两点，滴之不已，忽有如注如倾，移刻则又点滴矣。经云：三部脉如屋漏，长病得之，十日死。

雀啄脉至者死，脾元绝也。雀啄之状，脉在筋骨间，来而急数，频绝而止，良久，准前复来，如雀之啄食，连啄三五，则必左右瞻顾，又啄又顾，至则坚锐断续不常，谓来三而去一也。经云：三部脉如雀啄，长病得之，七日死。孕妇见之，不为死脉，然亦症候不笃耳。

虾游脉至者死，神魂绝也。虾游之状，脉见于皮肤间，若虾之游水面，冉冉然徐行，瞥然惊撞而去，杳然不见，须臾指下又复如前矣。

鱼跃脉至者死，命脉绝也。鱼跃之状，脉见于肌肤中，其本不动，末梢摇如鱼游水面，头身不动而尾缓摇，倏然而沉没也。

釜沸脉至者死，元气绝也。釜沸之状，脉在皮肉间，涌涌而浮，有出无入，如羹上之肥，参差涌溢也，且占夕死。

论曰：五脏者，精神、气血、魂魄之所藏，生于真气而养于谷气，互相依附者也。若谷气断绝，则精魂无所依，故竭而死。或精魂丧尽，则谷气无所附，亦竭而死也。故夫弹石、屋漏、雀啄多缘外伤之邪沉痼，真元被塞而断绝，不得接续而然也；解索、虾游、鱼跃、釜沸多由气血精神内败，元气耗竭，不得收敛而见也。《内经》曰：中部乍疏乍数者死，正此类也。吁！虾游、雀啄代止，故为死脉，其或痰碍气滞，关格不通亦时复有之。若两三路乱动，时有时无者，或尺寸一有一无者，或关脉绝伏不见者，或时动而大小不常者，有平居之人忽然而得者，有心腹疼痛大作而得者，有素禀痰火不时而得者，有卒暴僵仆而得者，不在必死之例。至于《内经·大奇脉论》，其名奥，其义精，特并列之。

《素问》云：九候之脉，皆沉细悬绝者，为阴，主冬，故以夜半死；盛躁喘数，为阳，主夏，故以日中死。

大奇脉法第三十三

《内经》曰：脉至浮合，经气予不足也，微见九十日死。

脉至如火薪然，心精之予夺也，草枯而死。

脉至如散叶，肝气予虚也，木叶落而死。

脉至如省客，肾气予不足也，悬去枣华而死。

脉至如丸泥，胃精予不足也，榆荚落而死。

脉至如横格，胆气予不足也，禾熟而死。

脉至如弦缕，胞精予不足也，病善言，下霜而死，不言可治。

脉至如绞漆，微见三十日死。

脉至如涌泉，太阳气予不足也，少气味，韭英而死。

脉至如颓土，肌气予不足也，五色先见黑，白垒发死。

脉至如悬雍，十二俞予不足也，冰凝而死。

脉至如偃刀，五脏菀热，寒热独并于肾也，其人不得坐，立春而死。

脉至如丸滑，大肠气予不足也，枣叶生而死。

脉至如华，令人善恐，不欲坐卧，行立常听，小肠气予不足也，季秋而死。

论曰：脉理幽隐，非假之以象，弗克明也。虾游等状，人或知矣，而此文则知之者鲜，由《素问》之学不讲也。今再揭启玄子训诂而申言之。浮合者，如浮波之合，后至者反凌乎前，浮合而数，速疾而动，一息十至以上也。火薪然者，如薪焚之火焰，瞥瞥然，不定其形而便绝，随起而随灭也。散叶者，如散叶之随风飘飘然，不常其状也。省客者，脉涩而鼓，才见不行，旋复而去，如悬虚之物，物动而绝去也。丸泥者，如弄豆之转也，即俗名转豆，脉来形大，且短且坚且涩也。横格者，脉长而坚，如横脉之在指下也。弦缕者，如弓弦丝木之急张也。绞漆者，脉来左右傍至，如沥漆之交，左右反戾也，即仲景所谓脉绵绵如泻漆之绝者，亡其血是也。涌泉者，浮鼓肌肤中，如水泉之动，但出而不入也。颓土者，谓浮大而虚散，按之不得也。悬雍者，浮揣切之益大，脉与肉不相得也。偃刀者，浮之小急，按之坚大急也，即俗名循刃脉，一丝坚劲，如循锋刃之铓也。丸滑者，不直手按之不可得也，如华者，似华之虚弱，不可正取也。噫！观仲舒之叙灾异，则知造化之厄运无常，方读岐伯之衍此篇，则知脉象之奇变无定体。即此奇脉之主法死期，正犹灾异之昭应所主也。

《脉经》曰：左手寸口脉，偏动，乍大乍小不齐，从寸口至关，关至尺，三部之位，处处动摇，各异不同。其人病，仲夏得之，此脉桃花落而死。

右手寸口脉偏沉伏，乍小乍大，朝来浮大，暮来沉伏。浮大即太过，上出鱼际；沉伏即下不至关中，往来无常，时时复来者，榆荚落而死。

右手尺部脉三十动一止，有倾更还二十动一止，乍动乍疏，连连相因，不与息数相应，其人日虽食谷，犹不愈，蘩草生而死。

左手尺部脉四十动而一止，止而复来，来逆如循直木，如循张弓弦，绸绸然如两人共引一索，至立冬死。

《脉经》此节亦广大奇脉论之旨而相发明者也，故并及之。

察脉识病捷法第三十四 凡三篇

或问曰：脉之理大矣，子之述博矣，然博文而约礼，君子之能事也，意者察脉识病亦有纲领乎？予曰：有。夫万病之来变幻不一，故脉之应亦不一，非尽穷理之功，难任司命之寄，是以脉法不得不详考之。求其提挈纲维，则当以浮、沉、迟、数、滑、涩、大、缓八脉为经，以虚实二脉为纬，此十种脉，人德之门也。苟能先明此十种脉法，则诸病之枢机，由此可明矣。诸脉之主法，推此可得矣。

或又问曰：病候繁杂，此十种脉果足发明乎？予曰：病之枢机，不过气血、痰郁、寒热而已，治病之法，责其表里邪正虚实而已。是故浮沉者，表里之定位也；迟数者，寒热之定准也。非滑涩无以明气血痰郁，非缓大无以别邪正盛衰。八脉之中，必须参看有力无力为实为虚，则病之所居所变可尽窥矣。

崔复真曰：浮而有力为风，浮而无力为虚；沉而有力为积，沉而无力为气；迟而有力为痛，迟而无力为冷；数而有力为热，数而无力为疮。予补之曰：滑而有力为痰盛，滑而无力为虚热；涩而有力为郁滞，涩而无力为精伤；缓而有力为和平，缓而无力为风湿；大而有力为邪盛，大而无力为阳虚。要之，病虽千变万化，大法不外此范围，学者由此可以入室矣。

或再问曰：脉之名甚多，而主治各别，子何谓此十种脉可以推之耶？予曰：浮沉者以举按重轻而取之，迟数者以息至多少而取之，滑涩则察其往来之性，缓大则别其形状之殊，虚实审其盛衰之势，此十脉之取法也。所谓诸脉推此可得者，如脉在肉上行为浮，浮虚则名芤，浮甚则名散，是芤散埒①于浮也。脉在肉下行为沉，沉甚则名伏，盖伏脉在筋下行，是伏埒于沉也。迟脉一息三至，若有时止则名结，若结止而不能自还，则名代，是结代由迟而取也。数脉一息六至，若有时止则名促，若数脉见关上厥厥动摇，则名动，是促动由数而取也。至于损至脉法，则迟数之尤甚者耳。滑为流利，涩为蹇滞，以往来之体性取也。若静躁脉取法，则与之仿佛矣。虚者来而无力也，如微、如濡、如弱、如细皆相类也。但极虚软而细，无浮沉之别者名微，浮而得之名濡，沉而得之名弱，小大于微而直者名细。实者来而有力也，如紧、如弦、如牢、如革皆相似也。但紧则劲急，而左右弹人手，弦则急张而挺然指下，革则弦大而无根，牢则弦大而极坚。至于鼓从亢制之法，又皆虚实之溢轨辙者也。外若长短二脉，以部位之太过不及而取之，体若抵悟，性实一致也。吁！十脉为诸脉之纲领，诸脉为十脉之条贯，文不在兹乎！

---

① 埒（liè）：等同的意思。

卷三 类症上 伤寒脉法

从脉以识病者，经也，即症①以辨脉者，纬也。经纬备，而脉无余蕴矣。常憾从来脉书，只条脉体，而临病之诊，但散见于各症之下。使读脉书者，终日辨脉，而临症反致茫茫，脉书乃置废阁，非尽学人之过也。今自伤寒以下，凡列数十条，而此卷伤寒则稍加详，盖以发明仲景也。

评伤寒脉法大略第一

《难经》曰：伤寒有几，其脉有变否？然。伤寒有五：有中风，有伤寒，有湿温，有热病，有温病，其所苦各不同"五十八难"。

中风之脉，阳浮而滑，阴濡而弱。

伤寒之脉，阴阳俱盛而紧涩。

湿温之脉，阳濡而弱，阴小而急。

热病之脉，阴阳俱浮，浮之而滑，沉之散涩。

温病之脉，行在诸经，不知何经之动也，各随其经所在而取之"五十八难"。

按：中风，伤风也。仲景云：中而即病者为伤寒，不即病，至春变为

_____

① 症：原作痉。据上文及牌记改。

温病，至夏变为暑病。暑病者，热极重于温也。盖同是一病，而时异则名异焉。然此诸脉未有不分经者，而越人独于温病言随经者，盖风寒皆起于太阳，其传变多在三四日之后，而温病或有起少阳或有起阳明者故也。阳谓寸口，阴谓尺中。

张仲景曰：凡脉大、浮、滑、动、数，此名阳也；沉、涩、弱、弦、微，此名阴也。阴病见阳脉者生，阳病见阴脉者死。

尺寸俱浮者，太阳受病也，当一二日发，以其脉上连风府，故头项痛，腰脊强。

尺寸俱长者，阳明受病也，当二三日发，以其脉侠①鼻络于目，故身热，目疼，鼻干，不得卧。

尺寸俱弦者，少阳受病也，当三四日发，以其脉循胁络于耳，故胸胁痛而耳聋。

此三经受病未入于腑，可汗而已。

尺寸俱沉细者，太阴受病也，当四五日发，以其脉布胃中，络于嗌②，故腹满而嗌干。

尺寸俱沉者，少阴受病也，当五六日发，以其脉贯肾，络于肺，系舌本，故口燥舌干而渴。

尺寸俱微缓者，厥阴受病也，当六七日发，以其脉循阴器，络于肝，故烦满而囊缩。

此三经受病已入于腑，可下而已。

按：此伤寒之大略也，但厥阴一节自是两截。《活人书》云：脉浮缓者，囊必不缩，惟沉短者为囊缩，毒气入腹，宜承气汤下之。若微缓者，荣卫将复，为欲愈，必得汗解也。

---

① 侠：通"夹"，夹住。
② 嗌：咽喉。

评伤寒三阴三阳脉法第二

太阳

张仲景曰：太阳病，发热汗出，恶风，脉缓者，名曰中风。太阳病，或已发热，或未发热，必恶寒，体痛，呕逆，脉阴阳俱紧者，名曰伤寒。

寸口脉浮而紧，浮则为风，紧则为寒；风则伤卫，寒则伤荣；荣卫俱病，骨节烦疼，当发其汗也，麻黄汤主之。

太阳中风，阳浮而阴弱，阳浮者热自发，阴弱者汗自出。啬啬恶寒，淅淅恶风，翕翕发热，鼻鸣干呕者，桂枝汤主之。

发热解，半日许复烦，脉浮数者，可更发汗，宜桂枝汤。

桂枝本为解肌，若其人脉浮紧，发热，汗不出者，不可与也。常须识此，勿令误也。

太阳中风，脉浮紧，发热恶寒，身疼痛，不汗出而烦躁者，大青龙汤主之。伤寒脉浮缓，身不疼，但重，乍有轻时，无少阴症者，大青龙汤发之。若脉微弱，汗出恶风者，不可服，服之则厥逆，筋惕肉瞤①，此为逆也。

> 按：此段成氏注，以为风得寒脉，寒得风脉。盖泥首节风字，次节缓字也。不知既曰不汗出而烦躁，则非止是风矣。又曰脉微弱汗出恶风者，不可服，则所谓缓者，盖从洪大见，但不数耳。自成氏有风得寒脉、寒得风脉之说，而《活人书》遂略上节"不汗出"三字，改下节"身不疼"，为"不烦躁，手足微厥"等语，而大青龙一汤，遂难用矣。惟愚谓大青龙，专为不汗出、烦躁者而设。盖风止伤卫，故汗自出，而用桂枝汤；寒

---

① 瞤（rùn）：形容肌肉、皮肤、身体、眼睑等的跳动。

则并伤荣，故骨节烦疼，而用麻黄汤。若无汗而再加烦躁，则所伤益重，所入益深，其去两感无几，但不满耳。大青龙有内外双解之妙，后世六神、通解诸方，皆祖而法之，而世以为难用者，识之未真也。大抵读古人书，必融通上下以观其全。如此一段，若略其"脉微，汗出恶风"一节，而止泥上"风""缓"二字，岂得通哉？或又疑次节无"燥""躁"二字，盖乍有轻时，正谓烦躁有时减也，承上文言也。

脉浮紧者，法当身疼痛，宜以汗解之。假令尺中迟者，不可发汗。何以然也？以荣气不足，血少故也。

论曰：伤寒之脉，大抵多见左寸人迎。今人候伤寒者，亦只见左寸人迎紧盛，即称病脉相应，汗之无疑矣，尺迟一节多在所忽。况太阳中风，阳浮而阴弱。所谓阴弱者，正尺中弱也。尺弱亦是风寒本脉，迟之一字有类于弱，犹人所难察矣，不知迟之与弱大有迳庭。弱者，但数而无力耳，所谓缓也。若迟则无力，而且不数矣，故曰迟者，荣气不足。又曰迟为无阳，不能作汗。夫不能汗而强汗，其不变而坏者几何哉？昔许学士常医伤寒而尺迟弱者，先以建中汤加当归、黄芪与之。其家人日夜督汗，几不逊矣。而许忍之至五日，尺部方应，乃投以麻黄汤，再啜发狂，须史稍定，略睡已中汗矣，此可为鹄也。又《南史》载范云伤寒急欲预九锡[1]，徐文伯诊之曰：便瘥甚易，只恐二年后不起耳。云曰：朝闻道，夕死可矣，况二年乎？徐乃烧地布桃叶，令卧，取汗，后两年果卒。夫先期取汗，尚促寿限，况不顾虚实，不待时日，不循次第乎？病家不耐，医者徇情，鲜不败事，故备录此以为戒。

脉濡而弱，弱反在关，濡反在颠，微反在上，涩反在下。微则阳气不足，涩则无血。阳微发汗，躁不得眠，阳微复不可下，下之心下痞硬。

按：濡弱在寸关，既失其紧盛之常，无阳，明矣，而尺中复涩，以视尺中迟者为尤甚，奈何轻汗下乎？陶节庵云：寸脉弱而无力，切忌发吐；尺脉弱而无力，切忌汗下。正是此意，不可不知。

---

[1] 九锡：古代天子赐给诸侯、大臣的九种器物，是一种最高礼遇。

太阳病，发热头痛，脉反沉，若不瘥，身体疼痛，当救其里，宜四逆汤。

> 按：此阳病见阴脉也，故用四逆汤救之，然学者又须审其兼症。诸凡表不解而脉沉者，或为结胸，或为畜血，其兼证俱各不同，表症必不全具也。即如太阳病，关节疼痛而烦，脉沉细者，此名湿痹，此必无头痛也。沉细者，濡之象也。又曰太阳病，发热，脉沉而细者，名曰痓。此必腰脊强，手反张也。其兼症又各不同，非阳症见阴脉之比也。详审而自得。

少阳

伤寒脉弦细，头痛发热者，属少阳。少阳不可发汗，发汗则谵语；不可吐下，吐下则惊悸。往来寒热，胸胁满，心烦喜呕，小柴胡汤主之。

> 按：头痛发热是在表也，脉见弦细，即为少阳，不可汗矣。脉可不审乎？

阳明

伤寒三日，阳明脉大，项背强几几，无汗恶风，葛根汤主之。反汗出，桂加葛根汤主之。

阳明病，谵语潮热，脉滑而疾者，小承气汤主之。因与承气汤一升，转矢气者，更服一升。若不转矢气，勿更与之。明日不大便，脉反微涩者，里虚也，为难治，不可更与承气汤也。

病人烦热，汗出则解，又如疟状，日晡而发热者，属阳明也。脉实者，宜下之。脉浮虚者，宜汗之。下之宜大承气汤，发汗宜桂枝汤。

寸口脉浮大，而医反下之，此为大逆。无汗而喘者，发汗则愈，宜麻黄汤。虽四五日不大便，不为祸也。脉沉为在里，而反发其汗，则津液越出，大便必难，表虚里实，久则谵语也。

阳明病，脉浮而紧，咽燥口苦，腹满而喘，发热汗出，不恶寒，反恶热，身重。若发汗则躁，心愦愦，反谵语；若加烧针，必怵惕，烦躁不得眠；若下之，则胃中空虚，客气动膈，心中懊恼，舌上苔滑者，栀子豉汤主之。若渴欲饮水，口干舌燥者，白虎加人参汤主之。

论曰：浮紧之脉，未有不带表者，何此症之绝无表也？使从脉而汗之，其外已虚，宁不谵语？使从症而下之，其内未实，宁不动膈？此症宜从渴与不渴辨之。若舌上有滑苔而不渴，其热未入胃，尚在膈间，吐之可也。若舌燥渴，则热已入胃矣。而脉犹浮者，乃中气虚，而勿敛也。故用白虎清其热，而加人参益其虚也。至如阳明中风，脉弦浮，不得汗，身黄，小便难，小柴胡加茯苓汤主之。此则明有表证，尚带少阳者，故易辨也。

伤寒脉浮而缓，手足自温者，是为系在太阴。太阴者，身当发黄。若小便自利者，不能发黄。至七八日，大便硬者，为阳明病也。至七八日，虽暴烦下利，日十余行，必自止，以脾家实，腐秽当去故也。

论曰：今人拘传经之说，每先三阳而后三阴，而不知阳明之先，已有太阴。如仲景此节，亦极了了，惜讲之者少也。盖阳明之经，在太阴之先，而阳明之腑必在太阴之后，若太阴腑则又在阳明后耳。盖脾与胃，原互为首尾者也。常考张仲景下阳明，用调胃、大、小承气三汤而下，太阴只用桂枝大黄汤。其后陶节庵作六一顺气汤，云可代大柴胡、三承气，而于桂枝大黄汤，卒仍之而不改，则攻太阴之法必有别于阳明也。但篇首云，尺寸俱沉细者，病在太阴，而此云浮缓者，盖此犹以经言，而沉细则直指太阴腑言也。

太阴

太阴病，脉浮者，可发汗，宜桂枝汤。虽腹满呕吐，不可下，下之则胸下结硬。

本太阳病，医反下之，因而腹满时痛者，属太阴也。桂枝加芍药汤主之。前"太阳"篇云，阳脉涩，阴脉弦，法当腹中急痛，与小建中汤，即此桂枝加芍药而人饴也。大实痛者，桂枝加大黄汤主之。

太阴为病，脉弱，其人续自利，设当行芍药、大黄者，宜减之，以其人胃气弱，易动故也。

续者，将然之辞。减者，少之，非去之也。

自利不渴者，属太阴，以其脏有寒故也，当温之，宜四逆辈。

少阴

少阴之为病，脉细微，但欲寐也。脉沉者，急温之，宜四逆汤。身体痛，手足寒，骨节疼，脉沉者，附子汤主之。五六日自利，小便色白者，少阴病形悉具，此真寒也。

少阴病，六七日，腹胀不大便者，急下之，宜大承气汤。自利清水，色纯青，心下必痛，口干燥者，急下之。此传邪也，虽未言脉，其必为沉数有力者也。少阴病，脉细沉数，病为在里，不可发汗，正谓此也。

少阴病，始得之，反发热，脉沉者，麻黄附子细辛汤主之。

赵嗣真曰：仲景麻黄附子细辛汤，治少阴病之脉沉反发热者也。而又有四逆汤治太阳病之发热反脉沉者，均谓之反也。今深究其旨，均是脉沉发热，以其有头痛，故为太阳病。阳症当脉浮，今反不能浮者，以里虚久寒，正气衰微所致。又身体疼痛，故宜救里，使正气内强，逼邪出外，而干姜、生附亦能出汗而解。假使里不虚无寒，则当见脉浮，而正属太阳麻黄汤症也。均是脉沉发热，以其无头痛，故名少阴病。阴病当无热，今反热，寒邪在表，未传在里，但皮腠郁闭而为热，而在里无病，故用麻黄细辛以发表邪之热，附子以温少阴之经。假使寒邪入里，则外必无热，当见吐利厥逆等证，而正属少阴四逆汤证也。由此观之，表邪浮浅发热之反犹轻，正气衰微脉沉之反为重，此四逆汤为剂，不为不重于麻黄附子细辛汤也。又可见熟附配麻黄发中有补，生附配干姜补中有发，仲景之旨微矣。

少阴病，得之二三日，麻黄附子甘草汤微汗之，以二三日无里证，故微发汗也。

赵嗣真①曰：仲景发汗汤剂各分轻重不同，如麻黄、桂枝、青龙、各半、越婢等汤各有差等。至于少阴发汗，二汤虽同用麻黄、附子，亦自有轻重加减之别，以加细辛为重，加甘草为轻，辛散甘缓之义也。予按：仲景伤寒用药无在不有轻重，乃下之轻重，人亦有知之者矣，汗之轻重，人多所忽也。赵子此论大有发明，有功仲景矣。然细详此二汤不独有重轻之殊，更有内外之别。上节云始得之者，盖谓阴症反热，若在数日之后，则为虚阳外浮，四逆汤也。惟其始得之，则是寒邪在经之时，故重发之，专责表也。下节云得之二三日，是邪将内陷之候，虽云无内症而终不可重发，使津液太出而内益涸，故去细辛，加甘草微有补意，兼责里也。若但谓病轻而轻发之，恐犹未尽仲景之意。

少阴病，脉微，不可发汗，亡阳故也。阳已虚，尺脉弱涩者，又不可下之。

少阴病，得之二三日以上，心中烦，不得卧，黄连阿胶汤主之。

少阴病，下利六七日，咳而呕渴，心烦不得眠者，猪苓汤主之。

少阴病，四逆，其人或悸，或咳，或小便不利，或腹痛下利后重者，四逆散主之。

论曰：今人所言少阴一经为难辨者，不过谓直中之真寒与传里之热邪相似而易误也，是诚难矣。然予详仲景"少阴"一篇，盖有不止此者。夫真寒固当温矣，而如前二症则又有可汗者，盖其脉虽沉，必不微而紧，故且温而且散之也。然犹有阴阳俱紧，反汗出者，谓之亡阳，而况平不紧而

① 赵嗣真：元代医家，著《活人释疑》一书，以辨《活人书》两感伤寒治法之误。

微，则汗何可轻试？是寒症之中有不同之如此也。至于传邪之热在阳明，已有急下，有"少"与有"微和"之别，至于少阴孰不曰是邪之已深，不应从阳明论，惟有急下耳。不知仲景"少阴"篇中有四逆散，有猪苓汤，有黄连阿胶汤，皆是治传经热邪者。初不独急下一法也，何也？少阴之邪从太阴经来，不从太阴腑来，则其来岂皆遽入少阴之脏而议急下乎？所以四逆散一方，仍是太阴经药，治其初也。而猪苓、黄连二汤为参阿胶其间，所以助脏气，使不损持其后也。而况阳已虚，则是汗过之候，尺弱涩，正当血少之时，奈何复下之，而又亡其阴乎？陶节庵曰：尺脉弱而无力，切忌汗下，正此谓也。

厥阴

厥阴之为病，消渴，气上撞心，心中疼热，饥而不欲食，食则吐蛔，下之痢不止。蛔厥者，乌梅丸主之。

论曰成氏注云：太阴嗌干而未成渴，少阴燥渴而未成消。厥阴消渴者，热甚，能消水故也。若然则宜下矣，而又不可下者，何也？盖病人脏寒，则蛔上入膈，故烦。得食，蛔闻食臭，故吐蛔，是不能食而吐蛔，为寒在脏，故不可下也。夫厥阴之经，上注肺，与少阴相近而靡，故邪之传客于此焉。而中下二焦真寒方起，拒上之热，故热气不得下而上冲也。彼蛔亦避寒而就热，故入膈而随食吐也。所以乌梅丸一方用黄连、黄柏之寒以治上热，用干姜、附子、蜀椒之热以治下寒，以人参、当归补之，以细辛、桂枝发之。"太阳"篇中亦有云"胸中有热，胃中有邪气，腹中痛欲呕者，黄连汤主之"。其方亦用黄连、干姜、人参、桂枝之属，与此同一意也。凡虚人而感阳邪者，多变此病，与伏阴相类，而治稍不同。盖伏阴者，先伏之寒，而此则因虚而起之寒。伏阴之热尚在表，而此之热已入膈，为尤难也。若夫有阳而无阴，烦满而渴者，则正须下之耳伏阴论见后。

伤寒，脉滑而厥者，里有热也，白虎汤主之。

厥深者，热亦深。厥微者，热亦微。厥应下之，而反发汗者，必口伤烂赤。

手足厥冷，脉乍紧者，邪结在胸中，心中满而烦，饥不能食者，须吐之，宜瓜蒂散乍紧者，时见紧也。此二节言热厥也。

手足厥寒，脉细欲绝者，当归四逆汤主之。

伤寒六七日，脉微手足厥冷，烦躁，灸厥阴，厥不还者，死此二节言寒厥也。

下利脉弱数，有微热，汗出，令自愈，设复紧为未解，脉反实者，死。

厥阴中风，脉微浮为欲愈，不浮为未愈。

按：厥者，尽也。邪之浅者至此已尽，脉自浮，汗自出，而愈；邪之深者至此亦尽，脉自绝，或躁或厥而死。其有再传者，盖其邪虽浅，而体则虚，胃气不升，荣卫未调，而其初太阳之邪，过经未尽，故复作而为再传也。今观仲景"厥阴"一篇，其大意只在详厥冷与下痢二条。盖即少阴所传，一为发挥也。大抵阴尽则必复阳，故脉浮缓则生，沉疾则死。今节录之，聊以见虚实寒热之分，生死之辨焉耳。其详见后篇。

论曰：今人言厥阴者，只取卷①卧、烦满、囊拳②、厥逆数症，所用只承气、四逆数方。今考仲景全书，其所言急下急温者，在"少阴"篇居多，而"厥阴"一篇，惟详厥逆、下痢，而囊缩、舌卷诸症，反不及焉。其温之有四逆汤、吴茱萸汤、当归四逆汤，凉之白虎汤、白头翁汤，下之惟承气汤而已。其他乌梅丸、麻黄升麻汤、干姜黄连汤诸方，又皆寒热互用，而兼取之平补，而又且及桂枝汤、小柴胡汤、栀子豉汤，三阳之药皆在焉，绝不似后人之惊扰耳。

评伤寒汗下后诸症脉法第三

服桂枝汤，大汗出后，大烦渴不解，脉洪大者，白虎人参汤主之。脉浮发热无汗，其表不解者，不可与白虎汤。

---

① 卷（juàn）：义同"蜷"，蜷卧。

② 囊拳：谓阴囊蜷缩。

下后脉浮，发热，渴欲饮水，小便不利者，猪苓汤主之。

阳明病，汗出多而渴者，不可与猪苓汤。以汗多胃中燥，猪苓汤复利其小便故也。

发汗吐下后，虚烦不得眠，若剧者，必反覆颠倒，心中懊恼，栀子豉汤主之。若少气者，栀子甘草豉汤。若呕者，栀子干姜豉汤①。腹满、卧起不安，栀子厚朴汤主之。

伤寒六七日，结胸热实，脉沉而紧，心下痛，按之实硬者，大陷胸汤主之。所以成结胸者，以下之太早故也。

小结胸病，正在心下，按之则痛，脉浮滑者，小陷胸汤主之。但满而不痛者，此为痞，宜半夏泻心汤。

心下痞，按之濡，其脉关上浮者，大黄黄连泻心汤主之。心下痞，而复恶寒汗出者，附子泻心汤主之。干噫食臭，胁下有水气，腹中雷鸣不利者，生姜泻心汤主之。

心下痞，恶寒无汗者，表未解也。不可攻痞，当先解表，表解乃可攻痞。解表桂枝汤，攻痞大黄黄连泻心汤。

心下痞硬，干呕心烦，其人下利日十数行，谷不化，腹中雷鸣，此胃中虚，客气上逆也，甘草泻心汤。利不止，心下痞硬，表里不解者，桂枝人参汤主之。

寸脉微浮，胸中痞硬，气上冲咽喉不得息者，此为胸中有寒也，当吐之，宜瓜蒂散。

太阳病六七日，表症仍在，脉微而沉，反不结胸，其人如狂者，为热在下焦，瘀血在里故也。其外不解者，尚未可攻，当先解外。外解已，但小腹急结者，可攻之，宜桃仁承气汤。

太阳病，身黄，脉沉结，小腹硬，小便不利者，为无血也。小便自利，其人如狂者，血证谛也。大便黑色，虽硬反易，宜

---

① 栀子干姜豉汤：《伤寒论》作"栀子生姜豉汤"。

抵当汤。

王海藏曰：血证古人用药，虽有轻重之殊，而无上下之别。今分作上、中、下三等，以衄血、唾血、呕血为上部，血结胸中为中部，畜血下焦为下部。失汗者多衄血、呕血，火劫者为唾血，此在上也，犀角地黄汤、凉膈散加生地黄主之。身无热，嗽水不欲咽，其人喜忘如狂、昏迷、心下满痛、手不可近者，血在中也，桃仁承气汤。其人发狂、小腹满、小便利、大便黑者，血在下也，抵当汤或丸。

发汗后身疼痛，脉沉迟者，桂枝新加汤主之。发汗病不解，反恶寒者，虚故也，芍药甘草汤主之。

汗漏不止，其人恶风，小便难，四肢微急，难以屈伸者，桂枝加附子汤主之。小便数，心烦，脚挛急，作甘草干姜汤以复其阳。厥愈足温，更作芍药甘草汤与之，其足即伸。若胃气不和，谵语者，少与调胃承气汤。

汗出不解，仍发热，心下悸，头眩，身𧖟动，振振欲擗地者，真武汤主之。脉结代，心动悸，炙甘草汤主之，一名复脉汤。

按韩祗和曰：伤寒八九日，汗下大过，六脉沉细无力，多踡足卧，恶闻人声，皮有粟，战如疟，此为亡阳失血。若只用救逆，效迟必矣。与羊肉汤，为效神速。病人面色虽带阳，是客热上焦，而中、下二焦阴气已盛，若调得下焦有阳，则上焦阳气下收丹田，知所归宿矣。王海藏曰：伤寒大汗大下后，亡阳于外，亡血于内，津液两脱，宜以羊肉汤补之。此与伤寒振摇，真武汤同一例。外之阳病至此尚温，况内之阴候，岂得不补耶？

评伤寒阳症阴症脉辨第四

丹源子曰：所谓阳症者，热症也，实症也。所谓阴症者，寒症也，虚症也。假如烦躁，胸腹满，谵语，阳症也，而阴亦有之。假如厥冷下利，阴症①也，而阳亦有之。故相似而难辨②也，辨之则惟以脉。如浮而紧数，浮而洪滑，皆实也，从阳；浮而迟涩，浮而濡散，皆虚也，从阴。沉而滑数，沉而实大，皆实也，从阳；沉而细弱，沉而迟涩，皆虚也，从阴。阳症而虚，内有伏阴也；阴症而实，内有伏阳也。所以寸口弱而无力，切忌发吐；尺脉弱而无力，切忌汗下。谓有伏阴故也。

张仲景曰：假令寸口脉微，名曰阳不足，阴气上入阳中，则洒淅恶寒也。尺脉弱，名曰阴不足，阳气下陷入阴中，则发热也。

恶寒发热，本是阳症，而仲景此节，则所以表伏阴耳。

陶节庵曰：寸口阳脉中，或见沉细无力者，为阳中伏阴。尺部阴脉中，或见沉数者，为阴中伏阳。寸口数大有力为重阳，尺部沉细无力为重阴，寸口细微如丝为脱阳，尺部细微无力为脱阴。

论曰：伤寒之难，难于辨阴阳耳。今之医亦未常不力辨耳，而竟有终疑而不能辨。或有能辨之，而卒莫救于病者，何也？盖但从其病之已极，证之显见求之，而莫知其初也。所以节庵首为说伏阴、伏阳二症。盖谓初时明是阳证，而中有伏阴，误用寒药，必至重阴，重阴不已，乃见脱阳。初时明是阴症，而外有伏阳，过用热药，必至重阳，重阳不已，乃见脱阴。至于脱，而命休矣，虽能辨之，何益哉？然二者之病，伏阴一症，尤为难识。故节庵又曰：伤寒阴症难看。自然阴症，人皆可晓。及至反常，则不能矣，必须凭脉下药，至为切当。不问浮沉大小，但指下无力，按至筋骨全无者，必有伏阴，不可与凉剂，急与五积散一服，通解表里之寒，随手而愈。又曰：脉虽洪大，按之无力，重按全无，凡此皆伏阴症也。谆谆致意，至再至三，诚有为也。今人不知，皆谓节庵此语为阴极者说。夫阴已极，则四逆汤犹惧其缓，奈何取五积散耶？或者又谓，是阴则必非

---

① 症：原作"证"。
② 辨：原作"辩"，据文义改。

阳，是阳则必非阴，尤非也。夫太阳之经，阳也，而乃为寒水，则其本阴也；少阴之经，阴也，而乃为君火，则其本阳也。所以明属阳症而内虚，则寒匿于中，明是阴症而外闭，则阳郁于表。节庵此节，诚发前人所未发，不可不深详也。

伏阴之病，多是劳力内虚得之，其脉亦不必但见于寸口。王海藏曰：伤寒两手脉浮沉不一，有沉、涩、弱、弦、微五种阴脉之状，浮之损小，沉之亦损小，按之全无力，皆阴脉也。宜先缓而后急，缓用黄芪汤，急用四逆汤，或真武汤。大便秘结者，理中丸。然理中丸，不如丹溪用肉苁蓉与服，而以葱、椒煎浓汤，浴下体之为妙。若下利，正须理中耳。

　　按：李良佐治伏阴伤寒，得之房劳过者，六脉浮数，按之无力，与大建中汤四服。外阳收，脉反沉小，始见阴候，与己寒九，三日进六七百丸，脉复生，又用大建中汤接之，汗作而解。

伏阳之病，即少阴病，脉沉反发热是也。又，娄全善所治李乡人，道中得疾，六脉沉伏不见，深按至骨，则若有力，头疼，身温烦躁，指末皆冷，胸满恶心，谓之阴中伏阳。若用热药，则为阴所隔，不能导引真阳，反生客热；用冷药，则所伏真火，愈见消烁。与破阴丹二百粒，冷盐汤下，顷时，狂热躁扰，乃换阳之兆也。须臾略定，得汗愈。

　　按：此本是阴症，惟有阳，故可治如此。

《全生集》载伏阳一症，因过服寒凉，忽得冷厥，胸背出紫班①，六脉沉伏，此火内郁而不得发也。与人参三白汤加附子一服，以先彻②其外寒，须臾发热狂言。班红，再与解毒汤而愈。

李东垣常治误服白虎而变者，面黑如墨，小便不禁，脉皆沉细，初症俱不复见，以为病隐经络间。若投热药，他病必起，

――――――――――

　　① 班：通"斑"。
　　② 彻：撤除，撤销。

只用温药，升阳行经。阳道得行，本症见矣，此则善治伏阳者也。

按：此二症，虽与节庵所论伏阳不同，聊备之以广所见。

《活人书》曰：大便秘，小便赤，手足温，脉洪数者，必谵语也，宜调胃承气汤。大小便利，手足冷，脉微细者，必郑声也，当服温药，白通汤。海藏用黄芪加干姜汤。

实则谵语，虚则郑声。郑声谓语不正而音轻乱也。阳症实，故其言数更端而常高厉；阴症虚，故其言虽乱而语末常轻微莫辨也。

娄全善治伤寒，脉极沉细，外热内寒，肩背胸胁斑出十数点，语言狂乱，此非热也。阳为阴逼，上入于肺，传之皮毛，故斑出。神不守舍，故错语如狂，非谵语也。肌表虽热，以手按之，须臾冷透如冰，与姜附等药数日，尽二十余两，得汗愈。后再发，脉又沉迟，四日不更衣，与理中丸，三日内尽半斤愈。盖失神之狂，即阴虚也。

朱丹溪常治一人，五月伤寒，谵语，大热，肢体不能举，喜饮冷，诊其脉大而数，用黄芪、茯苓浓煎膏，冷水调，四服得睡安。

按：此虽阳虚也。可知热者不皆实，虚者不皆寒也。凡伤寒狂乱脉虚数者，用参、芪、归、术、甘草、茯神，一服定，再服安。夫狂妄谵语，属实热者多，人皆易晓，故今独详其虚者。

许学士曰：蓄血在上则喜忘，在下则喜狂。成无己曰：何以知其有蓄血，以其脉浮数故也，此言其先也。浮则热客于气，数则热客于血。下后浮去而数不解，血热合并，迫血下行。若下不止，必圊[1]脓血。若不大便，必蓄在下焦为瘀血，抵当汤主之。故知蓄血如狂者，其脉沉数也。

---

[1]　圊（qīng）：厕所。这里指排便。

按：此与妇人热入血室，夜则如见鬼同意，亦阳狂也。

阳毒发斑者，汗出不彻，表虚里实，热毒乘虚出于皮肤也。如锦纹而多，常出于面。阴毒发斑者，无根之火逼聚胸中，上熏于肺，外传皮毛也。如蚊如蚤所咬之形而稀少不出于面，其脉随各经而见也。又曰：阳斑先红后赤，阴斑先红而渐黄。阳，化斑汤；阴，理中汤。

成无己曰：色如熏黄，一身尽痛发热者，为湿痹。若脉沉缓，小便不利者，甘草附子汤、五苓散。若脉大头痛鼻塞者，纳药鼻中即愈矣。身虽疼，腹中无病，病在清道中。

身黄如橘子皮，小便不利，茵陈蒿汤。身黄，小便利，身不疼，栀子柏皮汤、麻黄连翘赤小豆汤。

阴黄者，伤冷中寒，脉弱气虚变为阴黄，理中汤加茵陈服之。王海藏曰：太阳、太阴司天，若下之太过，往往变成阴黄。一则寒水太过，水来犯土，一则土气不及，水来侵之，先茵陈茯苓汤加当归、桂枝，次茵陈橘皮汤加干姜、白术、半夏，次茵陈附子汤，次茵陈四逆汤。赵宗颜因下太过生黄，次第用药，至茵陈附子汤大效。

成无己曰：伤寒发黄是病已极，有不治者多矣，非止寸口近掌无脉、鼻气出冷，为不治之症。又若形体如烟熏、直视摇头者，为心绝；环口黧黑、柔汗发黄，为脾绝，皆不治之症也。

按：斑与黄，皆阳症也。其阴斑、阴黄，二十之一耳。然阳斑亦有二，细而密如锦纹者轻，犀角地黄汤加升麻、葛根，或消斑青黛饮。其大而疏如豌豆者重，三黄石膏汤、三黄泻心汤。阳黄亦有三，二便俱不利者，茵陈大黄汤。但小便不利者，茵陈五苓散。小便利者，栀子柏皮汤。又有小便自利，而小腹急痛者，为畜血，桃仁承气汤。斑、黄二者皆不可汗，而斑非大实满，更不可下。皆从大热不解而得者也，若身无大热但烦躁，而见斑于胸背之间，即是阴斑，理中汤加桂心，而再加玄参、连翘、甘草以清浮游之火可也。若身无大热，但沉重，而见黄，即是阴黄，理中汤加茵陈、茯苓。然病至此，生气亦微矣，此皆初有伏阴，辨之未早，故至此也。

张仲景曰：太阳病桂枝症，医反下之，利遂不止，脉促者，表未解也。喘而汗出者，宜葛根芩连汤。阳明、少阳合病，必下利，脉滑而数者，有宿食也，当下之，宜大承气汤。此燥粪内结，而汤饮旁流也。

病胸上诸实，胸中郁郁而痛，不能食，欲使人按之，而反有涎唾。下利日十余行，其脉反迟，寸口脉微滑，此可吐之，吐之则利止。

自利不渴者，属太阴，以其脏有寒故也，当温之，宜四逆汤。若渴则属阳，前条是矣。

下利腹胀满，身体疼痛，先温其里，乃攻其表。温里四逆汤，攻表桂枝汤。

脉浮而迟，表热里寒，下利清谷，汗出而厥者，通脉四逆汤主之。

少阴病，下利脉微，与白通汤。利不止，厥逆无脉，干呕烦者，白通加猪胆汁汤。服汤后，脉暴出者死，微续者生。

少阴病，四逆，其人或咳，或悸，或小便不利，或腹中痛，或泄利下重者，四逆散主之。泄利下重，先煮薤白，后以散三方寸匕内汤中，再煮服，此阳症也。又曰：少阴病下利清谷，里寒外热，手足厥逆，脉微欲绝，身反不恶寒，其人面赤，或腹痛，或干呕，或咽痛，或利止脉不出者，通脉四逆汤主之，此阴症也。

按：此二症最为难辨。《活人书》曰：寒毒入胃者，脐下必寒，大便必清，或青或白；挟热利者，脐下必热，大便多垢腻，或赤黄也。然予思二症，均为腹痛下利四逆。而前一症，曰小便不利下重，则知后阴症之清谷，必滑泄也。后一证，曰脉微，则知前阳症之脉，必洪数也。

张仲景曰：脉浮而数、能食、不大便者，此为实，名曰阳结也；脉沉而迟、不能食、身体重、大便硬，名曰阴结也。《全生集》曰：阳热内蓄，则土燥而便秘，以苦寒泄之；阴寒内攻，则冰凝而便亦闭，不可逐，以辛热温之，冰解而水自通也。王海藏己寒丸、四逆汤。

按：阳症内实，脉数实不必皆浮。阴症内结，脉沉微，或反见疾，诊者但须于鼓不鼓辨之。前仲景之言，其大要耳鼓从所见二卷可参考。

伤寒五六日，头汗出、微恶寒、手足冷、心下满、口不欲食、大便硬、脉沉紧细者，此为阳微结，必有表复有里也。假令纯阴结，不得复有外症，此为半在里半在表也。脉虽沉紧，不得为少阴病，所以然者，阴不得有汗。今头汗出，故知非少阴也，可与小柴胡汤。设不了了者，得屎而解。

《活人书》曰：冷厥者，初得病日，便四肢逆冷，脉沉微而不数，手足挛卧，外症惺惺而静。脉虽沉实，按之迟而弱者，知其为冷厥也，四逆汤、理中汤。

热厥者，初病身热头痛，至四五日，热气深，方能发厥。厥至半日身复温，其脉虽伏，按之而滑者，为里热。其人或畏热，外症多昏愦者，知其为热厥也。白虎汤、承气汤，虚者四逆散。

刘河间曰：大凡阳实，则脉当实数而身热烦渴。热甚则为阳厥，至极则身冷脉微而似阴症，以至脉绝而死。故阳病而见阴脉者死，谓其脉近乎绝也。或病本热势太甚，或按法治之不已，或失寒药调治，或因失下，或误服热药，或误熨烙熏灸，以使热极而为阳厥者，以承气汤寒药下之。热退而气得宣通，则厥愈矣。又有阳厥而尚不下，以至身冷脉微而似阴症，反误以热药投之，病势转甚，身冷脉微而欲绝，唯心胸微热，昏冒不知人事，不能言。主病者，或欲以暖药急救其阳，恐阳气绝而死也。答曰：此因热极失下，反又温补而致之。若又以热药助其阳气，则阴气暴绝，阳气亦竭而死，阳气何由生也？或又曰：何不急下之？答曰：此阳胜伐阴，阴欲先绝，则阳亦将竭也。于此时而下之，则阴阳俱绝而立死。但及于期，缓而救之，则当以寒药养阴退阳，但不令转泻。若得阴气渐生，则可救也。宜用凉膈散一服，则阴气渐生。何以知之？盖候其心胸温暖渐多，而脉渐生尔。终日三服，其脉生至沉数而实，身表复暖，而惟厥逆，与水善饮，有时应人之问，谵妄而舌强难言，方以调胃承气汤下之。

娄全善治虚人厥逆恶热，厥而乍温，但脉细弱，医疑为阴，用温药反剧。改用四逆散加参、术，脉出洪大而愈。

王海藏曰：伤寒尺寸脉俱长，自汗大作，身表如冰石，脉传至于里，细而小。及疟疾但寒不热，其人动作如故，此阳明传入少阴，戊合癸、夫传妇也。白虎加桂枝汤主之。然脉虽细小，当以迟疾别之，此症脉疾而非迟，故用此法。

按：此宜加人参。

丹源子常治一妇，因举家病疫，昼夜服劳，既而自病，头痛发热，大渴。医用汤药汗之，汗后身寒如冰冷刺骨，引衣覆之，则汗出如洗，少露体则寒又刺骨矣。头痛不解，而更烦躁。予诊之六脉濡弱，盖劳极之脉也。为索人参，而贫不能获，用当归补血汤二剂少减，更用黄芪建中汤，谷进，后补而安。

王海藏曰：少阴咳逆者，此失下也。阴消将尽，阳逆上行，使阴不内也。饮水过多，心下痞而渴，呃逆者，五苓散主之，别无恶候是也。恶候生，兼以舌拳①，语言不正，而昏冒咽痛者，少阴也，速下之，宜大承气汤。吸入肾与肝，阳逆上行，阴入不内，故为阳极，脉微将尽者，不宜下，宜服泻心汤，养

---

① 拳：通"蜷"。屈曲，卷曲。

阴退阳而已。如不用泻心汤，凉膈散去硝黄、清肺散亦可。若脉左浮右沉实，非表也，里极则反出于表也。所谓浮为表者，浮之实大，沉之损小，是为表也。浮之实大，沉之亦实大，即非表也。邪入已深矣，内热当沉反浮，阳极复之表也。

阴症者，内已伏阴，阴气太甚，肾水擅权，肝气不生，胃火已病，丁火又消，所以游行相火，为寒邪迫而萃集于胸中，亦欲尽也。故令人发呃、发热、大渴引饮，欲去盖覆，病人独觉热，他人按执之，身体、肌肉、骨髓、血脉俱寒，此即无根之火也，故用丁、附、姜、黄之类温胃，其火自下。

论曰：此不独为呃忒之辨，盖亦厥逆之明训、阴阳之大法也。然呃忒一证，丹溪言是阴虚火动之病，以为胃土伤损，木气侮之，阴为火所乘，故直冲清道而上也。其论与此不同意，丹溪所论乃痫痰杂病之呃忒，而海藏所言者为伤寒之呃忒欤？

按：节庵《六书》伤寒呃忒条，诚有当下失下，热气入于胸肺之说，然但用小承气汤微利之。若便软者，泻心汤，而无急下之说，其阴症则小青龙汤去麻黄加附子。以余所观，呃忒一证，大都在汗吐下后者居多。夫病发在汗吐下之后，非虚而何？气自下上，虽为火象，然上不能出喉，则是阴火，而非阳火明矣。阴火其可泻乎？此丹溪用参术汤下大补丸之旨也。然仲景云：水得寒气，冷必相搏，其人即噎噎音一①，即呃也。呃虽为火，苟无客寒以搏乱之，亦何至冲斥若是乎？此古人用丁香柿蒂之旨也。由此言之，痰饮隔阻之呃，阴寒固闭之呃，乃杂病所无。而虚火之冲与寒热之搏，当伤寒所共耳。

又曰：伤寒未下呃忒，宜从阳，承气之属。下后呃忒，即宜从阴，姜附之属。厥逆亦然。

《活人书》曰：阳气独盛，阴气暴绝，即为阳毒，必狂走妄

---

① 音一：前文"噎噎"，原作"饷饷"，"饷"同"噎"。噎，音"椰"，吴区方言音"一"。

言，面赤咽痛，身斑斑如锦纹，或下利黄赤，脉洪实或滑促，当以酸苦之药投之，令阴气复而大汗解矣。若热极发厥，阳症似阴者，当以脉别之。

阴气独盛，阳气暴绝，则为阴毒。其症四肢逆冷，脐腹筑痛，身如被杖，脉沉实，病或吐或利，当急救脐下，服以辛热之药，令阳气复而大汗解矣。若阴极反躁，阴症似阳者，亦当以脉别之。

又曰：阳毒，升麻汤，治伤寒一二日，便成阳毒，或吐下后变成阳毒，烦闷躁乱，脉浮大数。五日可治，七日不可治。

阴毒，甘草汤，治伤寒一二日，遂成阴毒，或服药后变成阴毒，腹中绞痛，毒气攻心，咽喉不利，心下坚硬，其脉沉细而疾。五日可治，七日不可治。

《本事方》曰：阴毒本因肾气虚冷，外又感寒，内外皆阴，阳气不守，身体倦怠，或多烦渴，精神恍惚，如有所失。初时不甚觉重，或可起行，六脉俱沉细而疾，尺部短小，寸口或无也。若六脉浮大，或取之于沉，大而不甚疾者，非阴症也。若服凉药，渴转甚、躁转急者，急服还阳退阴之药即安，不宜发汗。

论曰：从来论阴脉，只言虚迟，今乃言沉疾，又曰不甚疾者，非阴何也？盖阴而无毒，则但虚迟而微；阴而有毒存焉，则自见疾耳。然虽疾，而其虚微之象自在，可按而知也。所谓阴毒者，谓寒邪入里，凝泣血气，血得寒凝结而为毒，正如阳毒邪热之结在肠胃也。所以服金液丹、破阴丹，多有下如豚肝，如死血者，正此谓也。虽然，凡阴之可治者，正以犹有阳存耳，故曰阴病见阳脉者生。彼微迟之脉，阳虽见掩，而内或得安；细疾之脉，亦阳见迫刺而不得自安之象也。使阴毒入，而阳已绝，则脉亦自绝耳。无所见疾，亦何所施其药力手？

又曰：伤寒阴阳之辨，不止此数症也。而仅列此数条者，以此数条尤相似而难辨也。其中或只言症，而不及脉者，盖脉难辨，而症易辨也。夫论阳脉者，必曰洪数，不知其至极也，脉反伏匿焉，此乾上九之亢悔也。论阴脉者，必曰虚微，不知其至极也，脉反躁疾焉，此坤上六之战疑也。然不惟其极也，人虚者，脉亦虚，虽属阳症，而虚象存焉，前太阳症中详言之矣。故曰脉难辨也，只求症而不知脉，谓之盲。只泥脉而不合症者，犹之不知脉而已矣。

评伤寒传手经第五

李东垣曰：伤寒至五六日间，渐变神昏不语，或睡中独语一二句，目赤舌干不饮水，稀粥与之则咽，终日不与亦不思，六脉细数而不洪大，心下不硬，腹中不满，大小便如常，此热传手少阴心也。宜栀子黄连黄芩汤。若脉在丙者，导赤散；脉在丁者，泻心汤。若脉浮沉俱有力者，是丙、丁中俱有邪也，可以导赤泻心各半汤服。若误用凉膈散，乃气中之血药也。如左手寸脉沉滑有力者，则可用之，与食则咽者，邪不在胃也。不与则不思者，以其神昏故，热邪既不在胃，误以承气汤下之，其死也必矣。

庞安常曰《素问》云：诸浮不躁者，皆在阳，则为热，其有躁者，在手。假令第一日脉不躁，足太阳膀胱先病，脉加躁者，又兼手太阳小肠也，诸细而沉者，皆在阴，则为骨痛，其有静者在足。假令第四日脉静者，足太阴始传病也，脉加躁，又兼手太阴病也。六日亦能传遍脏腑也。

论曰：伤寒未尝不传手经。二贤之言，开群盲矣。然以予观之，犹有未尽者。人之一身，经脉互贯，邪之所凑，必无有刻定一经者。常想仲景麻黄桂枝二汤，明是手太阴之药，即其洒渐喘急诸症，亦明是手太阴病，而从来只归重足太阳者，以病之所主在太阳耳。谓其必不传手经故非，即谓其不伤乎手经亦非。节庵虽发其端，而终未畅其说。但言严寒之时，足太阳、少阴正司其令，手之六经，主于夏秋，故不伤之。然予亦未见夏秋间论温热病者，能舍足六经而为言也。大抵循经之说，前贤只欲设个纲领，令后学有所把着，所以虽有他经兼证，亦皆收入此经之中，以立言耳，原非专责一经也。至从变症中认出他经，如东垣者，今古几人哉？庞氏之说，又广之矣。若洁古以弦、洪、缓、涩、沉五种脉，分五脏主治，则又胶柱鼓瑟之见，吾无取焉。

伤寒伏脉论第六

乃初本洪数，至此忽伏也

张仲景曰：病者脉伏，其人欲自利，利反快，虽利，心下续满，此为留饮欲去故也。甘遂半夏汤主之。

陶节庵曰：伤寒头痛，发热恶寒，或一手无脉，或两手全无，俗医不识，便谓阳得阴脉，呼为死症，不知此因寒邪不得发越，便为阴伏，故脉伏必有邪汗也，当攻之。又伤寒六七日以来，别无刑尅证候，忽然昏沉冒昧不知人事，六脉俱静，或至无脉，此欲正汗也，勿攻之。此二者便如久旱将雨，六合阴晦，雨后庶物乃苏也，换阳之吉兆也。当攻者，邪汗，冬月麻黄汤，三时冲和汤，勿攻者，正汗，五味子汤按：五味子汤亦兼汗药用也。

沧州翁治一人，伤寒十余日，身热而人静，脉皆伏，舌苔滑，两颧赤如火，发斑。夫脉，血之波澜也。血今为邪热所搏，淖①而为斑，外见于皮肤，呼吸之气无形可依，犹沟渠之无水，虽有风不能成波澜，斑消则脉出矣。以人参白虎汤化其斑，脉复常，又以承气下之，愈。

又一人伤寒旬日，邪入于阳明，医以脉虚自汗，以玄武汤实之，致神昏如熟睡，脉皆伏，肌肉灼指。曰：此必荣血致斑而脉伏，非阳病见阴脉比也。视之果赤斑，脐下石坚拒痛，与

---

① 淖（nào）：烂泥，泥沼。

化斑汤半剂，继进生地汤逐其血，是夕果下黑屎数枚，斑消脉复，又复腹痛，再用桃仁承气下之而安。

论曰：邪传三阴，腹满痛，失下者，六脉亦常伏，所谓痛甚者脉必伏，此亦留饮欲去者之说也。但病人至此，多昏愦不知痛，惟医者精察耳。又伤寒内热失于从治，服冷药过多，遏抑内火，变为厥逆者，其脉亦伏，此则又宜桂附之属，彻其在上之寒，发其内伏之火，然后以正治而愈。由上所论，脉伏者，皆非死病。若予所见二病，去生甚远不可忽也，然皆非直中阴寒之无脉也。阴寒无脉，见少阴。

又常见呕吐甚者，六脉俱伏，凡三昼夜，专治吐，吐止脉出。

病人无脉，亦当覆手取之。取之脉反见者，阴阳错乱也，宜和阴阳。

伤寒凭脉不凭症论第七

黄仲理曰经云：结胸症，应下之。其脉浮者，不可下，此非发热，七八日，虽脉浮数，可下之症也。谵语、发潮热、脉滑而疾者，与小承气汤。因与一升，明日不大便，脉反微涩者，里虚也，不可更与承气汤。此又非汤入腹中、转矢气乃可攻之症也。发热恶寒、脉微弱者、尺中迟者，俱不可汗，此又非在表宜汗之证也。此仲景凭脉不凭症之治也。

论曰：仲景伤寒，所凭惟脉。故卷首先列脉法一篇，为万世准，正恐人之舍脉而泥症也。即如太阳病，先发汗，不解而复下之。脉浮者为未愈，浮为在外，而反下之，故令不愈，宜桂枝汤。原其初，未有毫无里症而遽下者，但以脉浮，终是有表，故致尔也。此皆凭脉之明验，仲景此言，亦既当矣。奈何又有凭症不凭脉之说？彼以为得仲景之权，而不知已失仲景之意，请得论之。其曰："脉浮而大，心下硬，有热，属脏者攻之，勿令发汗。"夫脉浮，则宜汗而不宜攻。今日攻，不宜发汗，似不凭脉矣。然下文不曰脉迟尚未可攻乎？可知所云脉浮大者，从疾数有力而言，非单浮大也。设不疾数而迟，虽有热属脏，未可攻也。其曰："阳明病，脉迟，虽汗出不恶寒，腹满而喘，有潮热者，此外欲解，可攻里也。手足漐然而汗出者，此大便已硬也，大承气汤主之。"夫脉迟未可攻，而今用承气，似不凭脉矣。不知既冠曰阳明病，则脉曰阳明脉。可知古人言简而不烦叠，故但曰阳明脉迟，盖谓于沉实而长之中带有迟也，且亦未常直言即攻也。满矣、喘矣、潮热矣、外解矣、可攻矣，而又必俟手足漐然汗出，方知已硬，而承气从之，所谓持之又久而不与急下者比也。况下文又曰："若汗出恶寒者，外未解也。其热不潮，未可与承气汤。若腹大满不通者，可与小承气汤。"微和胃气弗令大泄也，亦只为迟之一字。故详审如此耳，尚谓其不凭脉乎？况阳明脉迟，前节已言之矣。曰小便难，欲作谷瘅，虽下之，腹满如故。所以然者，脉迟故也。然则腹满脉迟，非下之所可除，已明言矣。岂真谓迟可攻乎？再观其后节又有云："得病二三日，脉弱无太阳柴胡症，烦躁、心下硬。至四五日，虽能食，以小承气汤少少与，微和之，令小安。至六日，与承气汤一升。若不大便六七日，小便少者，虽不能食，但初头硬，后必溏，未定成硬，攻之必溏，须利小便，屎定硬乃可攻之。"此一节亦言脉弱不可轻攻，必待四五日、六七日，以为审顾也。此正与前脉迟一节同是一意，而读者不察，只见脉可不凭，宁不至误哉？其曰："少阴病，始得之，反发热脉沉者，麻黄附子细辛汤。"此非沉为在里之说，似不凭脉矣。不知此"脉沉"二字，正辨其少阴也。使非脉沉，则直用麻黄汤耳，又焉取附子细辛乎？至于脉促一条，犹为易了。盖促有止促、虚促二义，从洪见者有力，从濡见者无力也。即如曰下之脉促不结胸为欲愈，皆是衰小之促，不应从洪数论者，而独谓伤寒脉促，手足厥逆者，灸之，为有阴乘阳盛之义，是不凭脉尤非也。大抵仲景之书难读，读者亦多不能解。虽以成无己、朱奉议诸贤，犹不免徇句而失意，而况他人乎？

评伤寒杂合兼病脉法第八

朱丹溪曰：《絮矩新书》谓有杂合邪者，当以杂合法治之。譬如恶寒发热，得之感冒，明是外合之邪，已得浮数之脉，而气口又紧盛，明为饮食所伤，病者又倦怠，脉重按俱有豁意，是又已劳力也。而胸膈痞满，间引两胁，其脉轻取，又似乎弦，此又平昔多怒，肝邪之所为也。细取左尺，更细沉弱，则又平时房劳之过也。治法宜以感冒一节，且放在后。先视其形色之强弱厚薄，且以补中化食行滞，清凉胃火，而以辛辣行之，俟其中气少回，伤滞稍行，津液得和，通体得汗，外感之邪自解。医者不肯详审求之，只顾散外邪，又不推究兼见之邪脉，亦不穷问所得之病因，与性情之执着，巧施杂合治法，将见真气自虚，邪气愈固，皆拙工之过也。

王海藏曰：劳力伤寒，两手脉浮沉不一，往来不定，有沉、涩、弱、弦、微五种阴脉之状。浮之损小，沉之亦损小，其外症或自汗，或手足汗，或自利，或便难，皆虚候也。或时语言错乱，疑作谵言狂语者，非也。神不守舍耳，皆黄芪汤主之。

缪存济曰：左右手脉俱紧盛，是夹食伤寒。左手脉空虚，右手脉紧盛，是劳力伤寒。左手脉紧盛，右手脉洪滑，或寸脉沉者，是夹痰伤寒。左手脉紧涩，右手脉沉数，是血郁伤寒，皆内伤外感也。

论曰：伤寒兼内伤者，十居八九，不可不察。夹食之症，腹隐痛、呕吐、噫食臭，兼调中与之。劳力之症，手足酸软，少气懒言，兼四君子与之。夹痰之症，时时吐涎，兼二陈与之。夫痰壅盛，则脉浮滑痰结聚，亦有沉滑或反涩者，血郁之症，其心胸或胁下小腹有痛处，兼归、芎、桃仁与之。至于类伤寒又不同矣。

陶节庵曰：大凡气口脉紧盛，多是伤食。惟妇人右关浮紧，不可下，当发汗以救血室。荣卫得和，津液得通，浃然汗出而解，谓宜小柴胡汤也。

评伤寒劳复脉法第九

王海藏曰：劳者，动也。动非一种，有内外血气之异焉。

若劳乎气则无力与精神者，法宜微举之。若劳乎血与筋骨者，四物之类补之。若劳在脾内为中州，调中可已，此为有形病也。但见外证，则谓之复病，非为劳也。如再感风寒是已。

《本事方》云：常治伤寒得汗，数日忽身热自汗，脉弦数，心不得宁，真劳复也，此盖劳心之所致。神之所舍，未复其初，而又劳伤其神，营卫失度故也。当补其子，益其脾，解其劳，授以补脾汤，佐以小柴胡汤解之。或问曰：虚则补其母，今何补其子也？曰：子不知虚与劳之异也。《难经》曰：虚则补其母，实则泻其子。此言虚也。《千金》曰：心劳甚者，补脾气以益之，脾王则感之于心矣，此言劳也。故治虚，补其生我者，正《锦囊》所谓本骸得气、遗体受荫也。治劳则补其所生者，正《荀子》所谓未有子富而父贫也。

阴阳易女劳复第十

阴易者，谓女病未尽平，男接之，而病易于男也。阳易者，谓男病未尽平，女接之，而病易于女也。所以名为易者，谓阴阳感动时，吸其毒，如换易然也。女劳复者，谓犯房欲而复病也。二病虽不同而相类，其症头重不能举，眼生花，四肢拘急，小腹急痛，热上冲胸也。卵缩舌出即死，烧裈①散、豭鼠粪②汤主之。

王海藏曰：若阴阳易，果得阴脉，当随症用之。若脉在厥阴，当归四逆汤送下烧裈散。若脉在少阴，通脉四逆汤送下烧裈散。若脉在太阴，四顺理中丸送下烧裈散。所用之药，各随其经，而效自速也。

---

① 裈（kūn）：短裤。
② 豭（jiā）鼠粪：雄鼠粪。

评四时温热病脉第十一

即伏气伤寒参四时瘟疫

张仲景曰：冬时严寒，中而即病者，为伤寒，不即病。寒毒藏于肌肤，至春变为瘟病，至夏变为暑病。暑病者，热甚重于温也。《活人书》曰：夏至前，发热恶寒，头疼身体痛，脉浮紧者，温病也。治温病，与冬月伤寒，夏月热病不同，盖热轻故也，升麻解肌汤最良。

张仲景曰：阳脉浮滑，阴脉濡弱，更遇于风，变为风瘟。

《活人书》曰：风温者，脉尺寸俱浮，头疼身热，常自汗出，体重，其息必喘，四肢不收，嘿嘿但欲眠，治在少阴厥阴，不可发汗。发汗即谵言独语，内烦躁，不得卧。若惊痫，目乱无精，如此死者，医杀之耳。

论曰：风温者，盖冬月伤于风，未发，至春复遇风而病者也。与温病同，故曰风温。惟因风，故多汗，既多汗矣，岂有重发汗者？禁汗是矣。乃今考治风温葳蕤汤、知母葛根汤，其中皆有麻黄、羌活，何也？岂参以石膏、知母之寒，遂不致大汗乎？惟防己黄芪一汤，为有白术、黄芪，似与症合。然推其用防己之意，又似为湿用，非为风用者，方之不可执如此。常考按余论云：伤寒汗下后，自汗，虚热不已，白虎加苍术、人参，一服如神，或用凉膈解毒调之。若自汗多者，防己黄芪汤是也。

《脉诀举要》曰：阴阳俱盛，病热之极。浮之而滑，沉之散涩。

《活人书》曰：一岁之中，病无长幼，率相似，此则时行之气，俗谓之天行是也。考司天运气治之。

张仲景曰：阳脉濡弱，阴脉弦紧，更遇温气，变为温疫。

《全生集》曰：凡时行之疫，不须论脉，但无怪脉则不妨，切不可强发汗。出汗热不退，益重其虚耳，只以小柴胡汤合解毒汤，斟酌与之，以扶之正可也。

论曰：瘟疫之脉，仲景谓阴脉弦紧者，盖冬寒之在肝肾者也。既变为疫，则脉亦当变，而弦紧不独在阴矣。而此言不须论脉者，盖谓病既相似，则脉亦相似，不必又论也。然以予所见，亦有不同者。阳过赫曦①之岁，或痰热壅盛之人，其脉必洪数而有力，其症虽不甚狂热，而清凉在所必用，丹溪之用人中黄与童便是也，至如黑奴丸、漏芦汤、解毒汤皆是凉药。如阴过流衍②之岁，或内虚伏寒之人，其脉必浮弱而虚，或沉疾，必细而无力，其症虽或见狂热，而温暖所必用，苏东坡所序如圣散子是也。又曰五六月间，民病疫，身大热，脉沉细而疾，投凉药反甚者，用理中汤加陈皮冷饮之，甚者加附子一二片，不可偏执为热也。

按：此即前伤寒之伏阴一症也。

张仲景曰：阳脉洪数，阴脉实大，更遇温热，变为温毒，温毒为病最重也。

按：此变而重也。

脉阴阳俱盛，重感于寒变为温疟按：此变而轻也。

《全生集》曰：凡感冒忽战栗振撼，寒不可御，未几复热者，疟症也。其脉或洪或数，或虚缓，或弦滑，或刮涩，皆疟脉也，不必拘疟脉自弦也。

评妇人伤寒脉法第十二

云岐子曰：妇人伤寒中风，治法与男子无异。惟热入血室、妊娠伤寒则不同也。宜以四物安养胎血，佐以汗下之药治之。

张仲景曰：妇人伤寒发热，经水适来，昼日明了，夜则谵语，如见鬼状，此为热入血室，无犯胃气及上二焦，必自愈。

---

① 赫曦：炎盛的样子，此处指五运之火太过。
② 流衍：五运之水太过。

《活人书》云：用小柴胡汤和之也，丹溪用合四物牡丹皮。

衍：治一妇人温病十二日，诊之其脉六七至而涩，寸稍大尺稍小，发寒热，颊赤，口干不了了，耳聋。盖先病数日，经水适行，此属少阳热入血室也，若治不对病必死。与小柴胡加桂枝、干姜。寒热止，但脐下急痛。与抵当丸微利之，痛止，脉渐匀，尚不了了，胸中热躁，口鼻干。后二日，又与调胃承气汤一服，不得利，心下痛。次日与大陷胸丸半服，利三行。次日虚烦不乐，时复谵语，明知尚有燥屎，而不敢复攻。但与竹叶汤去其烦热，燥屎自去而瘥。皆仲景方也。

张仲景曰：妇人中风，发热恶寒，经水适来，得之七八日，热除而脉迟身凉，胸胁下满，如结胸状，谵语者，此为热入血室也。当刺期门，随其实而泻之。或问许学士曰：热入血室，何为而成结胸？许曰：邪气传入经络，与正气相搏，上下流行，或遇经水适来适断，邪气乘虚而入血室。血为邪迫，上入肝经，肝受邪则谵语而见鬼，复入膻中，则血结于胸也。何以言之？妇人平居，水当养于木，血当养于肝。今邪气畜血，并归肝经聚于膻中，非汤剂可及，故当刺期门也。

丹源子曰：妊娠伤寒，三阳三阴脉症既合，治法亦无大异，但须先护其胎，子安母乃安。所以洁古老人制六合汤，皆以四物为主，而加以汗下诸药。此为大法。至论其脉，必须两尺有力，若两尺无力，则其胎难保，变生多矣。至于下药，必不得已乃可用。若孕一堕，则病必危也。

朱丹溪曰：产后发热恶寒，皆属血气虚。左手脉不足，补血；右手脉不足，补气。

按：产后之脉，大抵皆虚。若病从胎前来，亦只小柴胡倍人参合四物至要。若产后忽见头痛发热，不可便作伤寒，或有血虚，或有血瘀，或有乳膨，即果系风寒，亦不可轻于汗下，惟和解为先也。

似伤寒脉辨第十三

《本事方》云：发热恶寒，近似伤寒者有五种：脉浮而紧，其人发热恶寒者，伤寒之候也；脉浮而数，其人发热恶寒，或有痛处，是欲为痈疽也；脉浮，按之反涩，其人发热恶寒，或膈实而呕吐，此是伤食也；脉浮而滑，其人发热恶寒，或头眩而呕吐，此是风痰之症也；脉浮而弦，其人发热恶寒，或思饮食，此是欲化为疟也。能辨其脉，再验其症，斯无误矣。

附：韩祗和因时脉辨

韩氏《微旨》云：伤寒之脉，头小尾大；伤风之脉，头大尾小。所谓头者，寸也；所谓尾者，尺也。李思训《保命新书》亦从其说，今详其说。盖谓阳盛则显于寸，以寒凉取之；阴盛则显于尺，以辛温散之。又谓冬寒之毒中人，潜于骨髓，至春夏发时，引内邪出而为病。故虽有风寒之异，其为内邪出而为病则一，不应从紧与缓别治也。果如此言，则不但失仲景之意，其于病相去远矣。以予观之，四时之病，固有宜从寒取者，宜从辛散之者，虽不从缓紧辨，然亦不从尺寸辨，盖从浮沉辨者也。浮盛则外盛，辛温散之；沉盛则内盛，寒凉取之。上揆先贤，下合病情，未有越也。何也？人未有毫无外感，而忽动其内伏者，且其发未有不先太阳者。夫外感则必见人迎，太阳则必见左尺，所以仲景必言尺寸俱，而今古不能易也。岂其至春夏，则寒乃独见尺，风乃独见寸软？且又谓寸脉微小于关尺者，为阴盛阳虚，急温之，尤为谬甚。夫脉非沉微，或数而虚细，或实而沉迟者，总非急温之病。今徒以寸之小，而不审其关尺之盛，而即温之，欲得不误者，未之有也。或曰：陶节庵曰"寸口阳脉中或见沉细无力者，为阳中伏阴。"此非韩氏之意欤？曰：陶氏之意，盖以沉细为阴，而见于寸，为阳中伏阴也；韩氏之意，盖以寸小为阳虚，而以尺大为阴盛也。语似同，而意实相反。吾正虑学者得韩之意，而并误陶氏之语也。盖祇和生至和全盛之时，人民逸豫，大半为内伤之病。既疑麻黄桂枝二汤难用，改为和解因时之法，遂并其脉而亦更易焉。夫方可因时而改，诊岂可因时而易乎？

　　按李东垣亦有云："寸脉不足，用表药升提以助其阳，寸脉实者下之则愈，是诊杂病之法。"韩氏当亦此意，而辞未达耳。今详考其方药，所谓尺大而阴盛，辛温散之者，间有薄荷、葛根、石膏；所谓寸大而阳盛，寒凉取之者，间有麻黄、升麻。则其立论亦英雄欺人耳。

卷四 类症下 杂病脉

辨脉以伤寒为难，至杂病之脉，似为易了，惟其易了，而讲者乃益少，常见时医但言对症发药，而不言按脉发药，殊甚愦愦。但散见之论未易统集，聊取崔氏《举要》以引其端，而间及他书，亦谓少则得耳。论中略具治法，启后学也。其有未备者，亦可三隅反矣。

评中风脉法第一

《举要》曰：中风脉浮滑兼痰气，其或沉滑，勿以风治。或浮或沉，而微而虚，扶危治痰，风未可疏。浮缓者，吉；急疾者，殂。丹源子曰：卒倒之脉，大则忌其紧急，小则忌其沉伏。

论曰：中风非外邪也，皆真气不足，痰挟火而上升，壅塞脉道而作也。

按：张仲景论此有二节，其一曰：脉浮而紧，浮则为虚，紧则为寒；其一曰：脉沉大而滑，沉则为实，滑则为气。入于脏即死，入于腑则愈。二节虽不同，然皆未常主外邪，言其所谓邪者，盖指痰与火，正《易》所谓风自火出也。虚者，正气虚也；实者，邪气实也。但正气虚而邪未实，则扶正犹易，故脉浮多吉。更兼痰火胶结，脉见沉者，治之必难。故仲景于浮沉二脉之中，虽各有中脏中腑之别，而有中脏即死之说，止于沉中见之，于此见卒倒之犹忌沉也。凡治卒倒，先以生半夏末，或南星末入牙皂、细辛，作开关散吹鼻取嚏；或牛黄丸、苏合丸取吐，俟醒后分其虚实治之。盖急则驱痰，缓则顺气，久则活血，此其大要也。乃其症亦有不同，有卒倒而瘖不能言、痰壅、手撒、遗尿诸症者，此前贤所谓中脏死候也，豁痰必兼参、芪救之；有卒倒而但痰喘、能言不乱者，惟豁痰审其虚实可治；有卒倒而即口眼㖞斜，牵引搐搦者，此风火相煽，所谓邪气反缓正气则急也，宜以汗药散之。其或左或右，当从丹溪分气血为治。然《绀珠》又云：以火为本，以风为标。火盛水衰，则木自旺。治法先以降火为主，或清心汤，或泻心汤，以防风通圣散汗之。大便秘者，三化汤下之。语言謇者转舌膏，或活命金丹。后此则常服愈风汤，然而可失于通塞，或一气之微汗，或一旬之通利，此圣人心法也。若卒倒而无痰，或痰少，则是大虚。《内经》曰：脉浮而散，为眴仆是也。王宇泰曰：元气素虚弱，或过于劳役，伤于嗜欲，卒然厥仆、口开、手撒、遗尿、自汗，非大剂参、芪用至斤许，岂能回元气于无何有之乡哉？丹溪曾治一人，灸气海八十壮，进人参二斤，方能言，至五斤而愈者，然病又不止此。《本事方》云：暴喜伤阳，暴怒伤阴，忧愁悲痛，气多厥逆，亦见涎潮①、昏塞、牙关紧急。若作中风，用药多致不救，急化苏合香丸灌之。予谓因怒得者，伐其肝；因悲得者，益其气；因喜得者，敛其神，香散之药，未可轻试也。予每用安神丸各分汤使，此则中气，非中风也。

评中暑脉法第二<small>伤暑同</small>

《举要》曰：暑伤于气，所以脉虚，弦大芤迟，体状无余。暑热病剧，阴阳俱盛，浮之为大，沉之散涩，汗后躁大，死期可刻。

《活人书》曰：中暑、热病外症相似，但热病者脉盛，中暑者脉虚，以此别之。

王海藏曰：静而伤暑者，恶寒，脉沉细，一作沉疾；静而

---

① 涎潮：即涎下过多如潮。

湿胜，伤形，白虎加苍术汤主之。又《局方》大顺散①。动而伤暑者，身热、脉洪大；动而火胜伤气，白虎加人参汤主之。

论曰：动静之说，出自东垣。盖谓乘凉饮冷，为静为阴；奔走劳役，为动为阳也。海藏分沉细洪大而论脉，是矣。然予观静得之脉，有数有迟。盖乘凉饮冷，阳气内遏故也。大顺散所以用姜桂也，其未饮冷，白虎加桂枝汤。动而得者，则必浮数。盖奔走劳役，元虚耗散故也，清暑益气汤、人参白虎汤。然又有日间奔劳，夜间露卧，动静两伤者，宜六和汤，紫苏、藿香解其表，砂仁、扁豆温其中是也。至若冒暑之过而卒倒者，名曰暑风。有痰，可吐之，苏合香丸；无痰，用大蒜、生姜、生葱之类，温水灌之，切不可用冷水。仓卒热死，移置阴处，取道傍②土围脐而溺其中，即活。又曰：中暑者，不可与冷水；中寒者，不可移近火，犯者必死。

评中寒脉法第三

《举要》曰：中寒紧涩，阴阳俱盛，法当无汗，有汗伤命。

戴复庵曰：病者脉沉细，手足厥冷，或身热亦不渴，倦言动者，是中寒也。宜急温之，迟则不救矣。

论曰：中寒者，仓卒受寒而卒病也。《举要》曰脉盛，是中之轻者也；戴子曰脉沉细，是中之重者也。其因虽似伤寒而大不同，其症多恶寒无热而腹痛，其治多用理中汤、四逆汤、五积散；甚急者，灸丹田、气海，此为卒暴深沉之病，难分经络，一切汗、吐、下之法，俱无所用，不但不可汗也。

夫中风、中暑、中寒，此中之大要也。而他如中气、中恶、血厥、食厥，其外症俱相似，而食厥一症犹为难辨。王节斋曰：凡卒暴之病，必须审问明白。或方食醉饱，或饮食过伤，但觉胸膈痞闷、痰涎壅塞、气口脉

---

① 大顺散：甘草（长寸）三十斤，干姜、杏仁（去皮尖，炒）、肉桂（去粗皮，炙）各四斤。
② 傍：通"旁"。

第
六
辑

紧盛者，且作食滞治之，先用姜盐汤吐去其食。若用驱风解表、行气散气之药，则胃气重伤，此盖节斋亲见二人以吐得愈，故发此论。然非节斋创获①也，昔孙杜常治宋仁宗贵妃食次得厥，以吐而苏，详见医案。则食之中人所从来矣，但人不知耳。余常治酒家儿，自塾归，遇风忽仆，痰涌如泉，两手搐搦，自汗，一日二三发，牛黄、苏合俱无效。予诊之六脉虚豁，因曰：自汗痰涌者，虚也；时作时止者，火也。搐搦口噤如此，不可谓无风，此盖中气虚极而风火相扇②也。用六君子，倍人参加川连、僵蚕、全蝎、姜汁、竹沥，三日六进而后平。后细询之，乃知此予喜饮酒，每因酒废食，故致此。《医学入门》亦有酒湿病类中风之语，不可不知也。

评痢疾脉法第四

《举要》曰：痢初，脉滑实大，可下。尺微无阴，涩则少血。痢久，脉虚弦急，死决。发热固难，厥冷亦恶。

《脉经》曰：里急后重，脉大而洪实者，为里症。痛甚者，有物结坠也，宜下之。若脉浮大，慎不可下，下之必死，惟以分阴阳之法治之。

虽里急后重、脉沉细而弱者，为寒邪在内而气散也，可温养而自安。朱丹溪治滞下，气口脉虚者，先与四君子汤加芍药、陈皮，二三日后方与推积。

如疟后痢者，健脾胃药为君，治痢药为佐。

丹源子曰：下痢、脉浮、身寒热，羌活升麻汤、苍术防风汤汗之。时行痢疾，家家相等，亦宜先汗之，或败毒散。

论曰：痢疾一症，非可一端尽也。湿热所成，是为大法，故黄连、木香为始终必用之药。其初必与大黄荡积，槟榔、枳实通气，其中必用芎、芍养血，其终必用参、术补元，此夫人而知之者也。故曰行气则后重自

---

① 创获：过去没有的成果或心得。

② 扇：通"煽"。

除，养血则便脓自愈。至论。其脉滑大无妨，但须大而和缓；微小亦无妨，但须小而有神。若涩为无血，尺微为无阴，浮大为虚，则非可概下也。故有热痢，有积痢，此痢之常也。有血痢，有气痢，此以所下之赤白分也。有风痢，则恶寒发热是也。有疫痢，长幼传染是也。有虚痢，困倦懒言是也。气虚则大孔开，血虚则努责。有湿痢，所下如豆汁，或赤黑杂也。有寒痢，所下清冷，不渴、小便长也。李氏曰：利因于暑热者多，寒者少。然阴阳变化，赤而淡者为寒，白而稠者为热。必色症两参，而后寒热可辨。王海藏曰：六脉沉紧，按之不鼓，膀胱胜小肠也，此失血之故也，宜温之，皆言寒也。有噤口痢，饮食不进是也。然有虚实二者之分，以脉洪大为实，微弱为虚。有休息痢，屡愈屡作是也，亦有虚实二者之分。有滑痢，则虚脱不禁也。其治法实者泻之，大黄、槟榔之类。热者清之，黄连、黄芩之类。有表者汗之，羌活、防风之类。虚者补之，血虚，芎、芍、阿胶之属；气虚，参、术、肉果之属；又有肾虚，熟地、故纸之类。湿者渗之，五苓、导赤之类。气下陷者升之，补中益气汤、升阳益胃汤之类。寒者温之，姜、桂之类，甚者黑附子。滑脱者塞之，粟壳、诃子之类。噤口痢，实者败毒散，虚者人参黄连汤，或参、苓、芍、术，加石莲肉、石菖蒲。休息痢，实者行积，虚者八物、阿胶，此痢之大略也。丹溪有治利十法，宜取详玩。

评泄泻脉法第五

《举要》曰：泻脉自沉，沉迟寒侵，沉数火热，沉虚滑脱。暑湿缓弱，多在夏月。

张仲景曰：下痢脉反滑者，当有去，下乃愈。

《内经》曰：病泄脉洪大，是逆也。又曰：脉细、皮寒、少气、泄痢前后、饮食不入，是以为五虚，死。其浆粥入口，泄注止，则虚者活。

丹源子曰：泄泻之脉，大则欲其缓，小则忌其涩。

论曰：泄泻之脉，不皆沉也，但沉者多耳。盖泄主暑主湿，暑则虚，湿则濡，故近沉弱而忌浮大也。然风为洞泄，脉亦常浮矣。自《难经》有五泄之说，而后世遂分有五。不知《难经》所云胃泄、脾泄者，是泻也，所云大肠泄、小肠泄、大瘕泄者，乃痢也。古人名称相近，故越人别之耳。若专以泻论，亦不止五。有暑泻，夏月是也；有湿泻，即濡泻，纯水是也，皆可五苓或胃苓、六一主之。有食积泻，腹痛而臭秽是也，消导之；有痰泻，或泻或止是也，二陈汤主之；有火泻，暴注是也，苓连主之；有寒泻，鹜溏①是也，理中汤主之；有风泻，春伤于风，夏为飧泄是也，胃风汤主之；有虚泄，脾虚不运，得食已即泻是也，参苓主之；有肾虚泻，五更作泻是也，二神丸主之；有交肠泻，大小便易位而出也，胃苓汤或肾气丸主之；有久泻虚脱者，养脏汤主之。能以前诸脉合之，思过半矣。

评疟疾脉法第六

《举要》曰：疟脉自弦，弦滑痰积，弦迟多寒，弦数多热。弦浮吐之，紧小下夺，虚微宜补，浮紧汗发，亦有死者，脉散且歇兼有刮涩者，亦疟脉也。

杨仁斋曰：疟疾，暑之脉虚，水饮之脉沉，痰癖之脉结。

《内经》曰：诸疟脉不见，刺十指间出血，血去必已，先视身之赤如小豆者，尽取之。

朱丹溪治妇，三疟食少，经不行已三月，而言动自如常，只无脉，从积痰治，三花丸，旬日食进，脉出愈。

论曰：《内经》论疟最详，然皆归于风寒暑湿之四气，而不及内伤，惟论瘅疟，有"肺素有热"一语，似内伤为病。夫肺之郁热能为疟，其他四脏之为疟，岂不同乎？此《内经》之举一隅也。惟予观疟之发，本于内伤者极多。在贫贱则奔走之劳也，饥饱之失也；在富贵则膏粱之积也，生冷之过也，房帏之伤也。故古人治疟，为别五脏，为别六经，岂可一概施

---

① 鹜溏：病证名。指大便水粪相杂青黑如鸭粪者。

治哉！今欲为后学之式，则惟曰无汗欲有汗，散邪为主；有汗欲无汗，正气为主。先热后寒者，小柴胡汤；先寒后热者，小柴胡加桂枝汤；多热但热者，白虎加桂枝汤；多寒但寒者，柴胡桂姜汤，其于大法亦得矣，而治疟实不止此。考之仲景，疟脉弦小紧者，可下之；弦迟者，可温之；弦紧者，可发汗；浮大者，可吐之；弦数者，以饮食消息止之，是不一法矣。故有外邪盛，或体虚受邪者，宜从朱丹溪。丹溪曰：疟是风暑之邪，宜从汗解，以汗之难易为优劣。若虚者先以参、术实胃，加药取汗。惟足厥阴最难得汗，补药力到，汗出至足乃佳。又曰：取汗非麻黄辈，但开郁通经，邪热即散为汗矣。其有内邪盛，或体实、多痰者，宜从杨仁斋。仁斋曰：疟家多蓄痰涎黄水，惟水不行，所以寒热不歇。治暑疟以香薷饮加青皮、大黄、乌梅，寒疟以二陈汤加青皮、良姜，吞神保丸五粒，并取下毒水，去其病根，寒热自解。后学就二子而酌取之，思过半矣。况乎外之寒热，又有不可凭者。王宇泰曰：疟若多寒而但有寒者，其脉或洪实，或滑，当作实热治之，若便用桂枝误也。其多热而但有热者，如脉空虚，或微弱，当作虚寒治之，若便用白虎亦误也。学者先问其寒热多少，又诊脉以参之，百无一失矣。至于三疟一病，诸书虽各有论，而无另方。虽有太阴、少阴、厥阴之分，而为脾虚则一，必以补中益气汤为主，而出入于四物、二陈之间，多服自平。若欲速而截之，必致他患。又有连发二日，复间一日者，此尤为大虚，四兽饮加人参治之。疟久不止，必是虚中有滞，治同疟母，以鳖甲为君。

评霍乱脉法第七

《举要》曰：霍乱吐泻，滑而不匀，或微而涩，代伏惊人，热多洪滑，弦滑食论。厥逆微迟，亦恐伤生。

《脉诀》曰：霍乱之候，脉微迟，气少不语，大难医。

论曰：霍乱者，内伤而兼之外感者也。怒喜不时，饮食不节，则中焦闭塞，而复有外邪乘之。真气内虚，逆击上则吐，注而下则泻。轻者吐泻过即止，重而不止，多至危殆。其发于夏者，伤于暑也；发于冬者，伤于寒也。其夏月若乘凉饮冷而得者，亦寒也。脉多喜洪滑，恶微涩。盖洪滑则实邪也，阳邪也，邪去自已。微涩则虚邪也，阴邪也。正气衰微，宁能久乎？至于代伏，痰食阻滞者亦有之。然但可乍见，吐泻稍止，宜即平复。移时不出，亦云凶矣。治法多以正气散为主，兼内外而疏通。夏月加芩、连，冬月加姜、桂，伤生冷加草豆蔻，转筋加木瓜，甚者木瓜倍至七八钱。凡香薷饮、六一散、五苓散俱宜夏，五积散、理中汤、姜附汤多宜冬。至于不因饮食，但以劳碌七情得之者，急宜加以参、术，无汗出逆冷即危矣。吐利不止，元气耗散，水粒不入，口渴喜冷，烦躁去衣，脉微欲绝，此内虚阴盛，不可以喜冷为热。宜理中汤，甚者加附子，或四逆汤澄冷与之，可救。

评内伤脉法第八

《举要》曰：内伤劳役，豁大不禁；若损胃气，隐而难寻。内伤饮食，滑疾浮沉。劳食两伤，数大涩侵。数又微代，伤食感淫。

论曰：内伤者，饥饱劳倦伤也。其外发热恶寒，全类伤寒。李东垣作《内外伤论》，力为致辨，以为一误必死。其"辨症"则曰：外感有余之病，其发热也，拂拂翕翕，在皮毛之上；其恶寒也，虽重帏重被，近烈火不除。其口鼻气粗，其声前轻而后重。内伤不足之病，其发热也，蒸蒸在肌肉之下；其恶寒也，得温即快。其口鼻气短少，其声前重后轻，其四肢倦息。至"辨脉"则曰：外感显于人迎，内伤显于气口。内伤之脉，气口急大而数，时一代而涩。涩是肺之本脉，代是无气不相接，乃脾胃不足之脉。洪大而数，乃心脉刑肺；弦急，乃肝木挟心火克肺金也。其右关脾脉，比五脉独大而数，数中时显一代，此不甚劳役，是饮食不时，寒温失所，胃脉损弱，隐而不见，惟内显脾脉如此也。治用补中益气汤。丹溪曰：东垣《内外伤辨》甚详，但有挟痰者，有挟外邪者，然皆当以补元气为主，看所挟而兼用药。气虚甚者，必少加附予以行参、芪之气，然尤有辨焉。内伤有似阴症者，其人素虚寒也，惟不吐泻厥逆为异，不可专任姜、桂。内伤有似阳明热病者，其人有畜热也，夏月尤多，惟脉不长实为异，不可妄用白虎。至于挟外感，挟饮食，须审其孰重孰轻，而增损行之，是在学者之心慧尔矣。若夫醉饱入房之内伤，则又是一病，非东垣所称之内伤也。

评七情脉法第九

《举要》曰：怒则气上，其脉弦洪；喜则气缓，其脉和软；悲则气消，其脉沉弱；恐则气下，其脉沉弦；惊则气乱，其脉散大；劳则气耗，其脉虚微；思则气结，其脉沉涩；郁则气抑，其脉沉结。

《脉叙》曰：肝在志为怒，怒则肝脉弦，甚则反涩；心在志为喜，喜则心脉散，甚则反沉；脾在志为思，思则脾脉结，甚则反弦；肺在志为忧，忧则肺脉涩，甚则反洪；肾在志为恐，恐则肾脉沉，甚则反缓。悲则气消，故肺脉虚，甚则心脉散乱；惊则气乱，故肝脉躁大，甚则心脉易位而向里。各脉虽见各部，然俱与气口相应，为主内因也。

论曰：丹溪曰人之五脏配五行，木、火、土、金、水，以养魂、神、气、魄、志，而生怒、喜、思、忧、恐。中节则和，失节则病。失者过也，过则必恃其能胜，而侮所不胜。如肝木盛，则必克土而脾病也，其甚则反者，谓子将乘虚而来复也。如木方克土，肝必内虚，肺必乘之，侮反受邪，故脉反涩，涩者肺脉也。其他喜、思、忧、恐亦犹是矣。治法：五志过极，皆为火，先以平火为主，而有有余不足之分焉。如怒则血郁，惊则痰聚，是为有余；悲则气耗，恐则神怯，是为不足。又有因情志之过而适遇外感，或伤饮食者，则不足中之有余也；又有因情志不遂，而借酒色以自陶者，则有余中之不足也。大抵忧与思多，积久而病，久则为不足。怒与惊多即病，然使久之，则亦为不足矣。有余，则行血行痰；不足，则益气养血，此大要也。而又有以神治神之法，如伤于怒者以悲胜之，伤于喜者以恐胜之，伤于思者以怒胜之，伤于悲者以喜胜之，伤于恐者以思胜之，此虽五行迭胜之理，然医非妙术，未易臻此。

评咳嗽脉法第十

《举要》曰：咳嗽所因，浮风、紧寒、数热、细湿、房劳涩难。右关微濡，饮食伤脾；左关弦短，疲极肝衰。浮短伤肺，咳嗽与期。五脏之嗽，各视本部。浮迟虚寒，沉数实热，洪滑多痰，弦涩少血。形盛脉细，不足以息，沉小伏匿，皆是死脉。惟有浮大而嗽者生。外症内脉，参考称停。

《脉经》曰：夫形肥有汗脉缓者，脾湿胜也；形瘦无汗脉涩者，肺燥胜也。湿者，白术、半夏、茯苓之属燥之；燥者，杏仁、瓜蒌之属润之。

热壅于肺，必咳血，其脉大。久嗽损肺，亦必咳血，其脉虚小。热壅于肺者易治，不过凉之而已。损于肺者难治，渐以成劳也，人参蛤蚧散。咳吐脓血，脉数虚为肺痿，数实为肺痈。

论曰：《内经》曰五脏六腑，皆有咳嗽。《绀珠》云：六气皆能为嗽，然各脏腑虽能有嗽，而总归则在肺。六气虽皆为嗽，而要只惟内外二因。外因者，风也、寒也、暑湿也；内因者，郁火也、饮食也、房劳也。外因则伤肺，内因乃及各脏。然外因本在肺，久亦能移而之各脏。内因本在各脏，亦必上干于肺，乃嗽耳。其脉外感者，多浮洪有力，若见沉滑，是痰实也。内伤者多虚大无力，若见沉数，则虚劳矣。其分湿燥者，以痰多易出为湿，以痰少难出为燥，此外感之辨也。其分阴阳者，以清晨嗽多，为胃火为阳；黄昏嗽多，为肾火为阴，则内伤之辨也。外感虽易治，然忽于初而失所治，亦有数年不愈者，幸不成痨，当仍汗解。内伤虽难治，然觉之早，而治之当，亦自愈矣。二冬、二母、五味、五倍，皆所必用。入味丸虽不治嗽，审是女劳，犹宜早服。迁延而久，使脉涩数见血，虽蛤蚧亦无益矣。更有难者，则肺胀一病，咳而喘不得卧，或但可一侧卧者是也。有实有虚，审其脉而察之。实者四物汤，加桃仁、诃子、青皮、竹沥、姜汁；虚者，人参膏、百花膏。予曾用八珍汤甚效。至于咳而失声，外感内伤俱有。外感失音者，清凉发散中加生地汁、诃子皮润之。内伤失音，已无可治，惟有八味丸、蛤蚧散庶可耳。盖外感失音病止在肺，内伤失音病已在肾，肾主声音故也。至于肺痿、肺痈之嗽，瓜蒌、紫菀以涤之，人参、黄芪、苡仁以补之。面白当补肺，而兼补脾；面赤必兼补肾，六味丸、云母膏为丸，甘桔汤下。丹溪用大乙膏为丸，其脉则忌浮大，从溃疡论也。杂方用夜合根皮煎服，亦时有效。

评痰喘脉法第十一

《举要》曰：喘急脉沉，肺胀停水，气逆填胸，脉必伏取。沉而实滑，身温易愈，身冷脉浮，尺涩难补。

《脉经》曰：右寸沉实为肺实，左尺大为肾虚。上气，面浮肿肩息，脉浮大者危。

论曰：按丹溪，喘，有痰有火，有阴虚，有气虚，有水气。然予观喘家属痰最多，又有外感风寒而喘者。凡风寒、胃火、水气皆痰也。其阴虚气虚，亦多有痰。若无痰而喘为短急，在久病去死不远矣。夫既有风寒之喘，其脉亦必有浮，而此但云沉者，盖风寒至喘，已兼半里，而不纯表矣。若非风寒，则浮大者必危也。喘虽属肺，而实不专主肺。王氏曰：胃络不和，喘出于阳明之气逆；真元耗损，喘生于肾气之上奔。在阳明则有实有虚，若肾气则有虚无实。治法：挟外感疏散之，苏沉九宝汤。仲景云：喘家作，桂枝加厚朴杏子佳。有水气，则行水。轻者半夏、茯苓、葶苈；重者，导水丸。气虚者，人参末调鸡子服，生脉散加瓜蒌妙。阴虚者，肾气丸。平居则和，行动则喘者，冲脉之火也，滋肾丸。得食暂减，食已复喘者，胃火也，导痰汤加芩、连、杏仁、瓜蒌。坐则平和，卧下即喘者，水气也，从水治。亦有阴虚者，四物合生脉散，童便、竹沥，曾用生脉散合诃子有效。喘而扛肩撷肚者，胃气大虚，急补之。娄氏曰：治久喘，未发时用人参半夏丸，已发时用沉香滚痰丸微下之，累效。然虚者，虽发时亦不可下。若喘而咳者为哮，痰多可吐之。丹溪曰：治哮，必用薄滋味，不可纯用寒凉，必带表散。然曾见二陈合五苓有效，不必定散也。又莱菔子末姜汁糊丸，此则有散意。又用鸡子略敲损投尿中三日夜，煮食之，专降火也。夫喘有虚实，哮亦有虚实。哮有降痰不效，八珍汤加黄芪乃效者，不可不知也。

评惊悸怔忡脉法第十二

《举要》曰：惊悸怔忡，寸动而弱；寸紧关浮，悸病仍作；饮食痰火，伏动滑搏；浮虚而弦，忧惊过怯；健忘神亏，心虚浮薄。

论曰：此神志病也，所主惟心脾二经。有心气素虚者，安神丸、补心丹。其时作时止者，脾畜痰饮也，二陈汤、温胆汤、朱雀丸。大抵茯神、麦冬、贝母、远志，为必用之药也。夫始而惊悸者，后必怔忡，久必健忘；始而心虚者，后必痰壅。虽有浅深，而其原则一。故补心者必兼健脾，脾乃心之子，子富则父不独贫也。

评失血脉法第十三

《举要》曰：诸病失血，皆见芤脉，随其上下，以验所出。大凡失血，脉贵沉细，设见浮大，后必难治。

娄氏曰：六脉细弦而涩，按之空虚，其色必白而夭。不泽者，脱血也，此大寒症，以辛温补之，甘润佐之。六脉俱大，按之空虚，心动面赤，善惊上热，乃手少阴心之脉也，此因气盛多而忘血，以甘寒镇堕之，以苦温峻补之。

论曰：脉者血之府也，血者脉之养也。血充则脉充，血虚则脉涩，此必然之理也。血而既失，则脉应芤应微，而反实大者，乃邪火所为也。常推夫失血之原，外感则有六淫，内伤则有七情，与夫惊恐跌扑，劳役饮食，皆能令失血，然皆不能杀人。杀人者，其惟女劳乎？盖肾伤则无水，无水则火独炽，故脉多数大，而治为独难也。虽曰上行则逆，下行则顺，然尿血一病，死可立见，肠风一病，每抱终身，则下行亦安在其顺哉？惟是血下行，则补而升之易；血上逆，则补而降之难耳。今为分别言之。鼻衄血出于肺，咯唾血出于肾，痰涎血出于脾，呕血出于胃，溺血出于小肠，便血出于大肠。大法血得热则行，故失血多热症，所用四物、芩、连、犀角、阿胶、地榆之属。然亦有寒症，盖寒则血凝，凝则亦致妄行，故娄氏为致辨，而古有单用香附，单用益智以止者，不可诬也。况失血久则虚，虚则生寒，必用炮姜以温散之。亦是无令血凝，得易归经之意也。噫！夫人而一见失血，即宜清心以养神，寡欲以养精，归地以养血，参苓以养气，乃庶可耳。不能内守，而恃外治，殆哉！

评劳瘵脉法第十四

《举要》曰：平脉弦大，劳损而虚。大而无力，阳衰易扶；数而无力，阴火难除。寸弱上损，浮大里枯；尺寸俱微，五劳之躯。血羸左濡，气怯右推，左右俱微，气血无余。劳瘵脉数，或涩细如，潮汗咳血，肉脱者殂。

论曰：劳者虚也，而不止于虚也。真元耗损，而邪火炽焚也。吐血尿血，是劳之初症；咳嗽潮热，是劳之中症；泄泻失音，是劳之末症也。其脉以虚大为吉，细数为凶。古语云：微数不成病，不名瘵，是细数，乃已成之候也。治法：阳虚，四君子汤；阴虚，四物汤。或曰：阳虚，生脉散；阴虚，三才丸。然丹溪有云：凡虚病之可医者，皆阴虚也。果属阳虚，敏者亦难措手，乃此云"阳衰易扶，阴火难除"，何也？盖人身阳常有余，阴常不足，故阳虽或衰，终不大损而扶之易。若大损，则亦无救。阴易亏，故多损，虽可徐调，而多致迁延年岁，而难除也。然阴虚而元阳未损，则亦不死，故曰阴虚可医也。治者，偏用归、地则滞脾，偏用参、芪则助火，偏用寒凉则伤中气，偏用止涩则阻血脉。治必审其何病，在何经而治之。咳多则病在肺，易怒则病在肝，食少则病在脾，惊惕则病在心，遗滑则病在肾，而脾胃犹为至要。盖脾胃一虚，则五脏无所禀受，而药亦难施功矣。所以退热，惟用地骨皮、青蒿、牡丹皮之属，其若柴胡、葛根、知母、黄柏，只可暂用，而不可久也。至于劳虫一说，古人图其形状，纪其代数，丹溪谓不必深泥。然予见朱氏之子，以痨死而虫出口鼻，如细蟋数千，衣巾俱白，延及门窗，闻者皆避，按图又无此状。大抵痰血凝滞，火热熏蒸所成。治者，能清其痰血，虫无由生矣。夫人苟能清心寡欲，节饮食，慎起居，则寒暑之邪不能灾之，岂彼身之虫，能传此哉？

评反胃脉法第十五

《举要》曰：反胃噎膈，寸紧尺涩，紧芤或弦，虚寒之厄，沉滑为痰，浮涩少血，弱大气虚，数小无血，若涩而沉，七情所搏。

呕吐无他，寸紧滑数，微数血虚，关浮胃薄，沉实有瘀，最忌涩弱。

朱丹溪曰：气虚右手脉无力，四君子汤；血虚左手脉无力，四物汤加童便。有痰寸关脉沉，或滑伏而大，二陈汤。有气结，寸关脉沉而涩，宜开滞导气之药。

王氏曰：反胃之脉，沉细散乱，浮沉则有，中按则无，必死不治。

论曰《洁古家珍》云：上焦吐者，皆从于气；中焦吐者，皆从于积；下焦吐者，皆从于寒。此盖本之王启玄"食不得入，是有火也；食入反出，是无火也"之意，至赵以德，则云邪在上脘之阳，则气停，气停则水积，变而为呕；邪在下脘之阴，则血滞，血滞则谷不消，变而为吐。而不言寒。至朱丹溪则皆主血枯，曰其槁在上，近咽之下，水饮可行，食难尽入，名之曰噎；其槁在下，与胃为近，食虽可入，良久复出，名之曰膈。又曰：有气虚、有血虚、有痰积、有瘀血，皆合上下而言之，不为分别寒热。以予观之，此疾未有无痰者。每见食入皆为痰裹而出，其得之皆为积怒积怨，无所发泄而成，其从暴怒而得者甚少。其因暴怒而得，或作劳跌仆之他因，则多在上脘、中脘。惟积久之病，乃在下脘，则当以赵以德之言为正。血稿乃是下脘病，其在上则当主气，中则当主痰也。其大便燥结，粪如羊屎者，惟下焦稿者多得之，而上之噎膈不皆有也。故脉之涩与数疾，先见尺下为难治，偏弦者亦难治。其有食物下咽，屈曲而下，梗涩作痛者，又是瘀血，而非血枯也。脉即见涩无妨。故治法，在上者消痰降火，大半夏汤；在下者养血润燥，四物汤。王宇泰①多用竹沥、姜汁、韭汁、茅根汁、芦根汁、童便、甘蔗汁、牛羊乳汁，盖以行血行痰降火，而兼之润燥，故易效也。有瘀血，加五灵脂。丹溪有大戒曰：此病不可服香燥，用之必死。非特香耗气，燥耗血，而且助火故也。夫呕吐上逆，乃是炎上之象，非火而何，故忌之。然亦指沉香、木香、丁香、檀香、草蔻、乌附而言，至于半夏、枳壳，又所必用也。丹溪常用甘蔗汁煎六君子汤，加附子、大黄后，令单服牛羊乳。又方用竹沥煮莺粟米代粥，止啜一二口，间与四物汤加陈皮，此二方丹溪最得意，故记之。然病人得药不反，不可便与粥食，止与人参陈皮汤，徐啜半月，后乃试陈仓米及糜粥。若食早必复吐，不救也。又所吐非所食，但从脐下逆起，即吐清痰，此乃地道不通，阴虚上逆之故，正洁古所谓下焦吐属于寒也。夫寒中之吐，腹下隐隐而痛，或胀，吐过亦不减是也。吐多津液少，不可以口渴大便难，而即以为热。然至用药，又非大热，惟生地、当归、桃仁、红花、甘草，和血凉血惟稍加肉桂以为向导。□②闭者，加大黄微利之。《医方考》用六味丸，此则与反胃稍不同也。大抵反胃是神思间病，必内观静养，乃可治之。躁妄之人，谢勿治也。

评水肿鼓胀脉法第十六

《举要》曰：胀满脉弦，脾制于肝。洪数热胀，迟弱阴寒，浮为虚胀，紧则中实，浮大则生，虚小危急。水肿之脉，有阴有阳，沉细必死，浮大无妨。

---

① 王宇泰：名肯堂，号损庵，江苏金坛人，历11年编成《证治准绳》44卷。
② □：底本字迹模糊，疑为"便"。

《素问》曰：肾肝并浮为风水，肾肝并沉为石水。

按：风水者，四肢浮；石水者，小腹肿硬也。

丹溪曰：水病脉多沉，阳水沉数，阴水沉迟。大不喜浮，沉不喜小。

论曰：先肢肿而后腹大者，水也；先腹大而后肢肿者，胀也，皆是脾气大虚，不能运动精微，以致经络壅遏，不能宣通而作也。然肿有上甚者，有下甚者，胀有四肢俱浮者，有四肢反瘦者。治肿必调其小便，治胀必调其大便，此肿胀大法也。张仲景论水肿曰：上肿甚者宜汗之，下肿甚者宜利小便，此盖《内经》以面肿为风，脚肿为水之旨。此是一端，而更有阴阳之别。其大便闭、小便涩者为阳水，可泻之；其大便溏、小便利者为阴水，无可泻，宜专补脾，更带温暖。盖寒得温补，则气暖而小便自通。气陷者升提，则阳举而阴自降，非必五苓、神祐乃行湿也。故灸水分，针三里、临泣、水道，皆治水之要也。然卢氏论水肿，专主肝肾，丹溪非之，以为水病之原，皆是脾虚。《内经》所谓诸湿肿满，皆属于脾也，固是矣。然《内经》又云：肝肾并浮为风水，肾肝并沉为石水。夫肝主疏泄，肾主二便，为胃之关门。关门不利，水乃妄行，固水病不可谓非肾肝也。但卢氏以为肾肝之有余而决之则失矣，此盖肾肝之不足也。水是脾所受盛之水，因肾肝不能疏泄，故反为脾害，况二脏俱有邪火。水既不得顺下，复挟火势，遂泛滥而四及。若非邪火，则止为积水之病耳。故治者大补脾，必兼补肝肾乃可也。又曰：皮间有红缕赤痕者，此血肿也。然予观浮肿，有有水者，有无水者。《内经》曰：以手按之，随手而起，如裹水状者，水也。按之窅然①不起，则无水明矣。此病多得之病后，多起于足，而不在手，此亦是肾虚。故病在下，六味丸以补肾之阴，二神丸以补肾之阳。补中益气非其治也，但可辅行耳。

胀之为病，云寒云热，聚讼纷纷。东垣重寒，丹溪主热。然予观东垣原有二论：其一谓胃中寒则胀满，皆由饮食不节，起居不时，而末传寒中也，与八益之邪，天外而入，伤寒传阳明、太阴之胀不同；其一谓浊气在

---

① 窅（yǎo）然：幽深遥远的样子。

上则生䐜胀，乃客阴之火上冲吸门，使吸入之气不得下归肝肾，治在幽门。惟丹溪则偏言热耳，然丹溪之偏言热者，恶禹余粮丸也，而肉桂、白豆蔻、肉果之属未常尽去。东垣重言寒者，恶三花神祐丸也，而开鬼门洁净府之法亦所常施。至王宇泰则左袒东垣，谓寒胀多热胀少。夫阳主运化，今脾不运，是无阳也。惟予谓胀病，其本是寒，其标是热，但标本有轻重不同耳。夫所云始为热中，末传寒中者，非寒也，虚也。所云初虽因寒，郁久成热者，非热也，郁也。以故中满分消汤，热药也，而有黄连、黄柏之寒；中满分消丸，寒药也，而有干姜、砂仁之温。其广茂溃坚汤、半夏厚朴汤，皆有黄芩、黄连、胡荽、肉桂，但须观标本轻重而施治耳。夫胀而能食如故，则病不在脾胃，当治标；胀而不能食，则病在脾胃，当治本。胀而大便滑泄为虚，治本；胀而大便涩难为实，治标。标则宜泻，本则宜补。若不能食而滑泄，则去死不远，惟水胀泄泻可治耳。大抵清气不升，浊气不降，天地不交，故否①而满。治者升麻、柴胡升之九地之下，猪苓、泽泻泻之九天之上。如半夏、厚朴、青皮、吴萸皆所以泻浊也，如益智、豆蔻、木香、苍术皆所以升清也。其言外虽坚急，中空无物者非也。夫既脾虚不运，郁遏阻塞，则其中必有痰秽杂集，但其本是虚，不若聚伤之积可驱荡耳。消积补虚，次第递用。若至肠胃不通，大便秘塞，则下之胀已自是成法胡可废也。黄疸之末成胀，从湿热治；疟疾之末成胀，从痰积治，皆须大补。瘀血成胀，从惊恐跌扑治也；虫聚成胀，喜食异物是也，可下之。夫蛊胀有虫，王宇泰自谓创获，然《医学入门》已言之。大抵脓血湿热，能酿成也。论云：虽云浮大无妨，然《脉经》云"腹胀身热，脉大是逆也"。如是者不过十五日，死矣。盖大而空虚，亦所忌也。

评积聚脉法第十七

《举要》曰：五积属阴，伏沉附骨，肝弦心芤，脾长肾滑，肺则积浮，各当部出。积聚癥瘕，紧则痛缠，虚弱者死，强实

---

① 否：通"痞"。

可痊。

《内经》曰：寸脉沉而横，曰胁下积，腹中有横积，痛。《脉经》曰：沉而有力者，积也。

论曰：积者，阴也，血也，有常者也；聚者，阳也，气也，无定者也。癥瘕有形可征也，积之属也；瘕者假也，聚之属也。

按：《内经》肝之积曰肥气，心之积曰伏梁，脾之积曰痞气，肺之积曰息奔，肾之积曰奔豚。《脉经》曰：脉浮而毛，按之辟易为肺积；沉而芤为心积；弦细为肝积；沉而急，饥见饱减，为肾积；浮大而长，饥减饱见，为脾积。今按肝积多病疟，心积、脾积多病痘，肺积多病咳，肾积多病疝，盖非独积病也。或曰左为血，右为气，大抵肝在左，肺脾在右，心肺在上，肾肝在下也。治法：大积大聚，断不可骤去，故不可过凉，亦不可过热。初时多寒，宜温散之；久则多热，宜凉补之。在上属阳，凉之；在下属阴，温之。积属阴，宜养血，宜温之；聚属阳，宜顺气，宜凉之。五积丸，毫无当，不可用也。此皆血气自凝之积。至于食积，生冷面食肉食之类，又与此不同。然治之必兼补兼消，缓而行之可也，与积聚差易。

女妇之积，曰肠覃，曰石瘕。《灵枢》曰：肠覃，寒气客于肠外，与卫气相搏，内有所击，癖而内着，稍以益大，如怀子之状，月事以时下。石瘕，寒气客于子门，恶血当泻不泻，衃以留止，日以益大，月事不以时下。皆生于女子，可导而下之。仲景以月事时下者为气分，月事不下者为血分。而其治法，则曰阴阳相得，其气乃行，大气一转，其气乃散。可知治惟行气血，不专攻也。

评五疸脉法第十八

《脉经》曰：凡年壮气壮，脉来洪大者易愈；年衰气虚，脉来微涩者难瘥。又曰：脉虚大，大便泻利而渴者，死；脉滑小，小便利，不渴者，生。

凡黄家，候其寸口脉，近掌无脉，口鼻气冷，并不可治。

《举要》曰：五疸实热，脉必洪数，其或微涩，疸属虚弱，沉是内因，外感浮发。

论曰：疸之有五，不知分自何氏，以今详之。曰黄汗，曰黄疸，此辨症也，有汗无汗之别也；曰谷疸，曰酒疸，曰女劳疸，此辨因也，脾胃与肾之别也。夫以症辨，则尤有渴不渴之分，小便利不利之分，而不止于汗；以因辨，则尤有触冒暑湿而得，汗出入水而得，而不止于酒谷女劳也。故诸家俱有脉浮可汗可吐，脉沉可下之说。但此病外感极少，故汗吐罕施，而内伤虚者为多，故下亦宜慎。故曰酒疸下之，久久变为黑疸，云宜慎也。朱丹溪总其大要曰：不必过分，同是湿热，如盦①麹②相似。然虚实在脉，乌不可分哉？故治法，汗多敛之，无汗微散之，伤谷消导之，伤酒解其毒，小便不利者除其湿热，茵陈、五苓、胃苓之类。若小便自利，则不宜利湿，惟栀子柏皮汤。若虚者，或因他病后得者，病而稍久者，并不宜单清热，必参术健脾汤、当归秦艽汤。因女劳者，加味四君子汤、东垣肾疸汤。若过用凉药，强通小便，恐津液枯竭，久而黑瘁，不可为矣。然仲景又有云：疸病当以十八日为期，二十日以上反剧，为难治。亦云久则必虚，故危之也。至于劳黄一病，宿病大病后，饮食失节者，恒有之，差易于疸，大小温中丸、枣矾丸，加补脾药。盖其病止在肝脾气分，症止在肌肉，故虽久无害也。

评三消脉法第十九

《举要》曰：三消肺肾，标本通脾。洪数阳盛，寒凉所宜；濡散血散，甘温可施。浮短不可，沉小堪噫。

论曰：三消，一病也，而有三者，本末浅深之异也。盖肾为真水之

---

① 盦（ān）：覆盖。

② 麹（qū）：同"曲"。把麦子或白米蒸过，使它发酵后再晒干，称为"麹"（曲）。可用来酿酒。

原，肺为真气之宰。肾气上输于肺，则津液出于口。肾润于下，则肺焦于上。虽有饮食，脾能播传，而肺气不持，无由灌溉，皆从溲出，此渴之所以不止也。初时病止在肺，为上消，稍久则脾亦病，不惟速渴，而且速饥矣。再久则肾自病，精气常流矣。故消渴之病，未有不小便多者。若消渴而小便涩少，消中而大便结涩，则是肺火胃火自盛，乃肥甘酒食之过，五苓、六一、承气、白虎之属，稍参芩、连、花粉、干葛，斟酌用之。大小便一利，而火遁矣。惟是饮多而小便亦多，大便自利，此火非寒凉可折也。必用二冬、参、芩，或八味丸去附子，加五味子，或玄兔丹、鹿茸丸乃可耳，此脉之所以取数大而恶微小也。单方蜜煎姜汁，或澡丝汤，亦是治渴便方，但未能治本耳。其后多传痈疽者，筋脉中津液去，而血自聚，火自结也。又或传中满者，谷气不能传播而拥塞也。甚有目盲而肢废者，故非薄滋味，戒嗜欲不可为也。预防发痈，用黄芪六一汤，下忍冬丸，亦是通行血脉之意。《内经》论五脏脉，俱以微小为消瘅。瘅者，殚也，消之尽也，盖专指下消言也。

评诸痹脉法第二十

《举要》曰：风寒湿气，合而为痹；浮涩而紧，三脉乃备；痛风沉弦，肝肾被湿；尺涩而小，酒后风袭。

论曰：《内经》虽云风、寒、湿三气合而为痹，然未常分配。后人乃谓风胜为行痹，寒胜为痛痹，湿胜为着痹。乃今考之东垣云：身体沉重，走注疼痛，湿热相搏而风热郁不得伸，附着于有形也，宜苍术、黄柏之类。是走注痛，不独为风也。丹溪云：上部肿痛，五积散发其汗；下部肿痛，五苓、八正等利其便。若大便不通者，防风通圣散主之。又曰：上部痛，羌活、桂枝、桔梗、威灵仙；下部痛，牛膝、防己、木通、黄柏。又曰：痛如掣为寒多。肿满如脱者为湿多，汗出为风，通用虎骨、犀角、沉香、木香、当归、桃仁、羌活、秦艽，是痛风不独主寒也。丹溪又曰：麻是气虚，补中益气汤、四君子汤，加黄芪、天麻、麦冬、当归。木是湿痰死血，二陈汤加苍术、白术，少佐附子行经，四物汤加桃仁、红花、韭汁，是着痹不独主湿也。总之脉络空虚，外邪袭入，其初得肌肉之分，浅而易去，其脉尚浮。稍久邪入筋骨，留而既深，其脉即沉，血脉不行，经络阻滞，其脉必涩，非遇上工，未易除也。

评癫狂痫脉法第二十一

《举要》曰：颠痫之脉，阳浮阴沉。数热痰滑，狂发于心。惊风肝痫，弦急可寻。浮缓腑浅，沉急脏深。

王海藏曰：治长弦伏三脉，风痫、惊痫、发狂，恶人与火者，灸第三椎、第九椎，服《局方》妙香丸，以针穿一眼子透，冷水浸少时、服之，如本方。若治弦细缓三脉，诸痫似狂者，李河南五星丸。

论曰：痫与狂，皆痼疾也。癫静而狂动，癫怯而狂勇。故《难经》曰：重阳者狂，重阴者癫。刘河间非之，曰：癫狂皆属火，重阴之说非也。不知越人之所谓重阴，非谓寒也。盖狂起于少阳胆，因怒郁而神飞，故痰得入心；癫起于太阴脾，因忧思而神越，故痰得入心。治法虽皆以清心化痰为主，而狂必吐之下之，以伐其肝。癫虽可吐，而后必用参、苓、归、志以益脾。王海藏所以分长弦之脉，与细缓不同也。故狂则专于下痰降火，癫则兼平安神养血，此则越人之大旨也。至于痫之病，又稍不同。古之痫通称癫，其别有三：曰脉癫，心也；曰骨癫，肾也；曰筋癫，肝也。后乃以五畜别五脏，曰鸡，曰马，曰牛，曰羊，曰猪。而钱氏之论则又有犬而无马，此皆从仆时，喉间之声以别其名，而非经本旨也。经但以心为主，而分肾与肝。盖肾肝邪火，倏为上迫，以逼其痰，痰气不出，则微作畜声一二声。少倾痰出，邪随痰散，乃得复苏。治法专于豁痰降火。然顽痰胶固，非辛热为佐，何以开导？是以古方治痫，必用南星、半夏、僵蚕、全蝎、牛黄、朱砂、芩、连等，而常参以川乌、白附、甘遂也。大抵脉浮洪，发时身热者，宜与降火；脉沉急，发时身冷者，必兼辛热，亦有可吐者，审而行之。

评头风脉法第二十二

《举要》曰：头痛多弦，浮风紧寒；火洪虚弱，左右或偏；痰厥则滑，肾厥则坚。

《脉诀》云：头痛短涩应须死，浮滑风痰皆易除。

论曰：头痛卒暴得者，虽无寒热，亦必风寒也，汗之自愈。若初起不甚痛，时作时止，久则愈甚者，头风也。时论头风，多从外感言，盖以治头风之方，多用羌活、川芎、细辛、防风、荆芥诸发散之药故也。夫风寒入脑，事诚有之，然其痛必联绵不已，岂有间月数旬而作者？且其作胡不于当风，而必于将风之前也。考之《内经》，言头痛有上虚、下虚之别。上虚谓肝虚，下虚谓肾虚。盖肝肾二脏，俱有邪火，虚则动摇而火生，上逆清道，痰饮浊气，亦随而上入络脉中，故扰乱而痛也。今试详其症，有闷闷而痛，痛则恶寒，手足酸软者，肾虚也；有晕旋而痛，痛则呕恶者，肝虚也。甚则吐泻并作，水饮不入者，痰也。其或偏左偏右者，盖独发于肝肾则偏左，牵引于脾则偏右。故右亦能攻左，左亦能攻右，而未常一定，与偏枯稍不同也。古方治头风，多用细辛、川芎、白芷、薄荷、瓜蒂、脑、麝之属。搐鼻取涎其方甚多，可知头风乃涎浊上攻而非关外邪也。其必先风前一日发者，盖将风则天气蒸郁。故人郁，火亦应之，而当风则反不痛也，其用风药、散药亦有效者。火郁则发，且诸风药能达头目也。然专用风药过多，久必反损而痛加勤，为耗气血故也。予意治头风，必补气血开郁，降火豁痰。惟当发时则倍川芎、天麻、细辛以散之。急则治标，缓则治本，乃可除也。然此病无有不损目者，盖目为肝窍，而瞳神属肾，二脏之邪上攻，故必及目也。刘河间论内障，亦曰由热气怫郁，玄府闭密，以致气液血脉、荣卫精神，不能升降出入，故致此。夫阻闭玄府，则无如头风矣。故兼有外邪，时有赤肿，则必成外障。若无外邪，则必成内障。故凡目病从头风来者，不必治目，头愈则目亦愈，头不愈则治目无益也。治头风，必针灸以通脉道，手取合谷，头取上星、风池，备针灸科。

评眩晕脉法第二十三

《举要》曰：风寒暑湿，气郁生涎，下虚上实，皆眩而晕。风浮寒紧，湿细暑虚，涩弦而滑，虚按力无。治眩晕法，尤当审谛。先理痰气，次随症治。

论曰：眩晕，虽有六淫七情之不同，而其要，总归之风火之相煽，惟诊者察其虚实而已。其实者，为痰热郁结于中焦，支饮停蓄于心下，致令清气不升，浊气不降，而肝脾之火上冲。朱丹溪所以有大黄酒炒三次，茶调一二钱。张仲景有独圣散，取吐之法也。其虚者，谓精气伤败，不能制火，或中土虚衰，不能堤防下气之逆，致令龙雷之火上冲。朱丹溪所以治男子昏晕吐痰、脉散大而缓，重按无力者，用参、术、归、芪煎汤，下黄柏丸，期年而平。戴复庵有酒煎鹿茸及茸珠丸之法也。辨其内外之因，察其虚实之原，思过半矣。或言外感多实，内因多虚者，亦不尽然。夫风寒之症，一有眩晕，则汗下俱不可施，只可解肌化痰。李东垣治范天骐内子，因感寒闷晕，众医散之下之愈甚，东垣补之，乃安也。肥实人素有痰疾，因怒动火而眩晕者，则化痰降火为先也。大抵虚眩，虽一身无主，而中自惺然；实眩，则每不知人也。

评眼科脉法第二十四

《脉经》曰：目病左寸脉洪数，心火炎也。关弦而洪，肝火盛也。右寸关俱弦洪，肝木挟相火之势，侮所不胜之金，而制己所胜之土也。

《举要》曰：眼本火病，心肝数洪；右寸关见，相火上冲；沉为里病，实滑可攻；虚大须补，肝肾不同。

论曰：《内经》曰：五脏六腑之精气，皆上注于目，而为之精，后世宗之，遂有五轮八廓之说。至其为病，亦不外外感与内伤也。外感者，风

第
六
辑

热也；内伤者，血少神劳肾虚也。然见症不同主治亦异，今人多详症为治，故例数条于六卷外诊中。

评耳鼻诸病脉法①第二十五

《举要》曰：耳病肾虚，迟濡其脉。浮大为风，洪动火贼。沉涩气凝，数实热塞。若久聋者，专于肾贵。暴病浮洪，两尺相同。或两尺数，阴虚火冲。

右寸洪数，鼻衄鼻齇；左寸浮缓，鼻涕风邪。

论曰：耳病无外感，耳窍内藏故也。惟伤寒少阳病有耳聋一症，然不从耳治也。治耳者，惟辨其有余不足而已。大抵暴聋多有余，久聋多不足。暴聋有胃火，饮食之火也；有肝火，忿怒之火也。若单右耳聋为肾火，较难愈矣。胃火从痰治，二陈汤加黄柏、木通，甚者滚痰丸，亦用防风通圣散。其用芎、芷、羌、防者取其达上，亦火郁则发之义也。肝火从气治，流气饮子、降气汤加菖蒲以通之，甚者当归龙荟丸，然亦用川芎、柴胡以为引导。肾火从痰治，磁石羊肾丸、八味丸、补骨脂丸，久聋亦同法。若夫痛而有脓血者，湿热也，鼠黏子汤、犀角饮子以黄连、胆草、玄参，清湿热，而分气血治之。

按《仁斋直指》云：风入于耳之脉，经气否而不宣，是为风聋。又曰：耳触风邪，与气相搏，其声嘈嘈，是耳亦有外邪，但极少，耳鸣即聋之先兆，亦不出前之三因也。

若夫鼻病，则多外感。鼻塞风寒也，鼻齇鼻渊风热也。然内无积热，则外邪亦不为害。王汝言曰：人时常鼻塞，遇寒则甚，此肺经素有火邪，用清金泻火豁痰，久服无不效矣。其一时偶感者，自作风寒治。孙一奎曰：肠胃素有痰火积热，则平常上升之气，皆氤而为浊，金受浊气熏蒸，而为涎涕。至于痔珠，瘜肉也。所以古方治鼻渊流浊涕，用辛夷、细辛、川芎、白芷者，必兼酒芩、石膏、苍术、半夏，而不专于辛散也。《韩氏

---

① 脉法：原无此二字，据目录增。

医通》治贵人鼻中肉赘，且臭且痛，谓是膏粱湿热所生，乃芝菌之类，用白矾末加硇砂少许，吹其上，而与胜湿汤、泻白散，二贴愈。然久而不愈，多有虚症。东垣曰：饥饱劳役，损其脾胃，生发之气既弱，清气不得上升，故鼻不利，宜养胃气实荣气。王宇泰治脑漏验方，亦用人参、白术、黄芪、当归、辛夷、白芷、细辛、防风、木通、甘草、陈皮，即东垣之旨也。

评咽喉口齿诸病脉法第二十六

《举要》曰：喉痹之脉，寸弦洪溢。上盛下虚，最忌微伏。若见微弱，寒凉命促。

齿痛肾虚，尺濡而大。火炎尺洪，疏摇豁坏。右寸关数，或洪而弦。此属肠胃，风热多涎。

论曰：喉属肺，纳气者也；咽属胃，纳食者也。金为燥为涩，涩则闭塞而不仁，故在喉谓之痹；土为湿为泥，泥则壅胀而不通，故在咽谓之肿，皆火与痰血之凝聚也。其初难于呼吸者，病在喉；难于饮食者，病在咽。至其极则同病矣，然又有分者。娄全善曰：喉痹恶寒，或寸脉弱小于关尺者，宜升而散之，宜与解毒雄黄丸，醋磨灌，吐出其痰，更用姜汁解之，后以甘桔汤加二陈、黄连、僵蚕、鼠黏子等发之，而最忌胆矾之酸收、硝黄之寒降。喉痹不恶寒，或寸脉滑大于关尺者，宜寒而降之、酸而收之，硝黄、胆矾内外可施也。故曰若见微弱，寒凉命促也。然大抵在喉关之上，外连舌根易治，以药吐之，或稍刺之，审症用药可也。若在喉下，外视不见，最为难治，令病人口含水，削芦尖刺鼻中出血，或刺少商出血，血去乃可用药。盖喉病皆痰血所壅，治痰不效即应取血，红花汁、牛膝汁皆破血之必用也。此皆不恶寒，脉实大之所宜也。夫硼砂、青黛外治必用；玄参、牛蒡内治必用。若久虚、咳嗽、咽痛，脉浮大或沉涩，此去死甚近，与独参汤，日饮乃可。

舌胀，较喉痹稍易，谓刺之易也。多血症而少痰症，故方用蒲黄末、五灵脂。

牙疼多风热湿热。风热者，外邪所侵；湿热者，膏粱之变也。其血出而为牙宣，为牙崩，其腐溃而为龋，生虫而为蛀，亦不出此二因，但有微甚之不同耳。或加之郁怒，乃更甚耳。虽曰上牙龈属足阳明胃，喜寒而恶热；下牙龈属手阳明大肠，喜热而恶寒。然牙病恶寒者少，但下龈属金而动多风热，上龈属土而止多湿热耳。故荆芥、薄荷、细辛、升麻、蒺藜，治风热也；石膏、川连、草龙胆、大黄，治湿热也；犀角、地黄、丹皮，治血热也；苦参、皂角，治虫也。外治擦牙，石膏、细辛、防风、白芷，又樟脑、雄黄、乳香、吴茱萸，又焰硝①、冰片，皆是有余之药。若肾虚齿痛，则不肿而浮，苏苏隐隐者是也，八味丸、还少丹。其外治，破故纸、羊胫骨灰之类也。

评腹痛脉法第二十七

《举要》曰：腹痛脉沉，紧伏可下；迟微虚寒，洪大火热；弦则伤气，涩则伤血；沉滑痰虫，虚细暑湿；腹痛不息，沉弱是福；浮大急疾，命不可复。

论曰：按丹溪云腹痛有寒有热，有实有虚。寒者，外感也；热者，七情内伤也；虚者，血虚也；实者，食滞、痰郁、血瘀、虫积也。暴痛多是寒，时常作痛，必有郁滞。其痛来绵绵不已，是寒；痛来作阵，是火；喜按摩，是虚；不可按摩，是实。故卒暴之病，其脉浮者，或沉而迟者，必温散之，姜、桂、草、蔻之属。素常有痛，或脉沉伏，或沉紧者，必下之，枳实、厚朴、牵牛、大黄之类。伤生冷者，与寒同治；伤硬物者，与实同治。夏是暑热，黄连香薷饮；冬是寒邪，姜附理中汤。痰积作痛，或时眩晕，或呕冷涎，二陈汤加减；瘀血作痛，其痛不移，桃仁承气汤加减。虚痛亦有寒热，虚而寒者，其痛闷闷；虚而热者，其痛刺刺。大建中汤、甘草芍药汤加减，可也。其痛有块耕起往来，而吐清水者，是虫也，万应丸。其痛而欲吐不吐，欲泻不泻者，为干霍乱，亦最危，用盐汤探吐

---

① 焰硝：即硝石。

而后药之，亦可下之。其痛而腹皮急，按之濡，小便如淋者，内痛也，此从痛治。至于小腹痛，则多虚少实，其为实则血瘀也。实则桃仁，虚则非熟地不除。

腹痛四五日不解，温散大下俱不能除，此是火郁。与芩连必兼姜桂从之，与越鞠丸加升柴散之，此法前人未备，后学必须心领。

评心脾痛脉法第二十八

《举要》曰：心痛微急，痛甚伏入。阳微阴弦，或短又数。

丹源子曰：心脾痛脉多沉，或沉而大，或沉而弦，或沉而伏。沉滑是痰，沉涩是死血。经言阳微阴弦者，谓关上微而关下弦也。大抵沉缓易治，浮而大数而坚，皆难治。

论曰：心脾痛者，非心非脾，乃胃之上脘，当心处而痛也。时论有九种心疼，以予论，其症虽不同，而其原皆出于郁怒。盖怒张则膈疏，易入于寒，故有寒痛；郁寒则食不下，易停而滞，故有食痛，此二者暴痛也。郁久则痰聚而为痰痛，郁甚则血凝而为血痛，此二者久痛也。盖郁怒则归胸膈，故病亦生上脘，而不在腹。且不若腹中之易除也。郁脉多沉，设浮而缓，则为欲愈之候。故《金匮要略》云：其脉浮者，自吐乃愈。设浮弦而大，则兼有外邪，非其本病，亦不易瘳也。其治之，多用香附子。寒痛香附、良姜，甚者加桂、附。食积香附、枳实、草蔻，甚者小胃丹。痰痛二陈加香附、山栀，亦有用良姜辛散而愈者。血痛香附合五灵脂、玄胡索。王宇泰用赤麴①、番降香，李氏用韭汁，同一意也。若曾服香燥热药，复作复劫，转转深固，最为难治。王宇泰用山栀、芩、连、香附、木香、槟榔、川芎、赤麴、降香、姜汁、童便，治之外有虫痛、有虚痛。虫痛，观其面色，察饮食，化虫丸；虚痛，视其脉，调其气，八珍汤加山栀、木香。痛初定，不可便食，食必复痛，间一日乃可。

_____

① 赤麴：即红曲。

评胁痛脉法第二十九

《举要》曰：两胁疼痛，脉必双弦；紧细弦者，多怒气偏；沉涩而急，痰血之衍；长坚有余，软小虚言。

论曰：丹溪言左胁多留血作痛，右胁悉是痰积作痛。痰气固亦有流于左胁者，然必与血相搏而痛，不似右胁之痛，无关于血也。乃严氏《济生方》云，痛在左为肝经受邪，宜用川芎、枳壳、甘草；痛在右为肝经移病于肺，宜用姜黄、枳壳、桂心。盖又不主痰言。惟予谓痛而上连肺，咳相引，时上下者，痰也；痛有定处不动者，血也；痛下连腰及小腹者，虚也，气也；其或左或走而串痛者，气也，火也。夫足少阳之脉循胁里，足厥阴之脉布胁肋，何常分左右哉？但须审虚实耳。故越鞠加青皮、枳壳、柴胡以治气，当归龙会丸以治火，控涎丹以治痰，四物桃仁以治血，皆治有余，甚者可下之。若不足，则肾病也。足少阴之脉，从肾贯肝故也，必破故纸、山茱萸、当归、川芎之属，补而降之。其久而不已者，为干胁气。又曰：息积，多是血痛，为难治，补而兼攻。

评腰痛脉法第三十

《举要》曰：腰痛肾虚，尺沉而弦，沉为气滞，弦损肾元。濡缓为湿，浮肾风寒，涩为瘀血。滑伏为痰，弦数难已，沉滑易痊。

论曰：腰痛有风有热，有寒有湿，有闿①闪瘀血，有滞气积痰，然皆标也。肾虚其本也，使肾不虚，外邪焉得至腰哉？太阳伤寒腰痛连脊者，寒也。或左或右，无定者，风也。其脉洪数，渴而便秘者，热也。其脉臑②，其腰重堕，恶寒而喜热者，寒湿也。虽皆为外感，而风热最少。治

---

① 闿（chuài）：常"闿阉"合用。意为用力使自己摆脱束缚。
② 臑：疑为"濡"之误。

之则皆以补肾为主，而加以驱风除湿之药。故杜仲、故纸、续断在所必用，而羌、防、萆薢、知、柏、附子，其参焉者也。其闪挫血滞，痰湿下注，皆可微下。古方用牵牛煨猪肾，用威灵仙煨猪肾，以取利，此可相其何邪而加减施之。若无外邪而肾自虚，则亦补之而已。然亦有虚热虚寒之别，虚热者阴虚也，六味丸加知、柏；虚寒者阳虚也，八味丸加苁蓉、鹿茸之类。夫各脏俱有阴阳，非是肾独有两也。然丹溪云腰痛久，必用官桂开之，腹胁痛亦然，盖用药不可不知所向道也。

评淋浊遗精脉法第三十一

《举要》曰：淋病之脉，滑实何妨？少阴数者，气闭膀胱。女人见之，阴中生疮。大实易愈，虚涩则凶。

遗精白浊，当验于尺。大芤浮紧，二症之的。微涩精伤，洪数火逼。亦有心虚，左寸短小。脉迟可生，急疾便夭。

论曰：淋，溺病也；浊，精病也。溺自小肠而渗入膀胱，精自肾而流于三焦。王宇泰曰：精与溺同途而异道，淋出溺道，浊出精道。今患浊者，虽便时茎中如刀割火灼，而溺自清，惟窍中有白秽淋漓不断。初与便溺不相混，犹河之有济，至易辨也。若夫溺淋之病，其中虽有如脂如膏，如沙石者，非精也，邪火煎熬，夫溺而成也。淋，多自劳役得；浊，多自色欲得。故治淋，多用五苓、八正清利之剂；治浊，多用清心莲子饮，萆薢分清饮。虽然，肾与膀胱本相表里，未有肾水不亏，而膀胱有火患者。治淋而止于渗利，吾未见其得也。故东垣有开郁、行气、行血、降火四法。亦有脾胃不清，湿热下流，注于肾，则为浊为遗；注于小肠，则为淋为闭。是又宜理脾而宣通其气也。然更有精与溺同病者，多欲之人每有之。败精浊气，瘀塞道路，大菟丝子丸、鹿茸丸主之，此危证也。至于不痛，而但不得小便者非淋也。东垣分渴与不渴而治，渴则在上焦气分，茯苓、泽泻主之。不渴，病在下焦血分，黄柏、知母主之。若急切不得通者，朱丹溪每用吐法。血虚四物汤，气虚四君子汤，痰滞二陈汤，各加升麻、柴胡顿服，探吐之，吐以提其气，则下自通矣。若夫梦遗一病，虽是肾虚精滑，然专于补肾涩精，亦未即效，此盖有兼经焉。李梴谓主于心，谓是好色一念，思想无穷，故入梦也。王宇泰谓主于肝，谓肝主疏泄，且梦出于肝也。叶氏谓主于脾，谓肾精本受自脾，今脾有湿热而精浊，故肾不宁而为浊为遗也。三者俱有至理，而予尤谓主心为要。盖心为君，君失政，故相火弄权，以致群下妄作，不独思想无穷也。是故远志、茯苓、枣仁、麦门冬、龙骨之属在所必用。其有数餐膏粱，遗而兼浊者，则从脾治也。

评疝癫脉法第三十二

《举要》曰：疝脉弦急，积聚在里；沉滑者生，弱急者死；沉迟紧涩，疝瘕寒痛；痛甚则伏，或细或动。

论曰：《内经》曰任脉为病，男子内结七疝，女子带下瘕聚。冲脉为病，逆气里结。虽有七疝之说，终未详其名，列其状，其散见于各篇者，有㿗疝、厥疝、疝瘕、冲疝、卒疝、㿉癃疝、狐疝之说，而亦未显揭，此为七疝也。至巢氏始凿起七疝之名，曰厥疝、癥疝、寒疝、气疝、盘疝、胕疝、狼疝。张子和非之，而为更立七疝之名曰寒疝、水疝、筋疝、血疝、气疝、狐疝、㿉疝，名虽有七，而其要总归于厥阴肝之一经。又谓了不干肾、膀胱、小肠之事。朱丹溪宗张氏而畅其说，又谓始于湿热遏郁，而外寒束之，不应专责于寒。至娄全善评子和七疝，则曰：寒疝乃疝之总名，水疝即癃疝之属，气疝即狐疝之属，血疝即㿉疝之属。惟筋疝罕见，当是下疳之属。然则七疝，故不可分名也。至王宇泰祖《内经》，又以疝专责任脉，不应独归肝经，且言不外寒、热、湿三者。热多则纵，寒多则痛，湿多则肿，亦可谓得其枢要矣。乃其后，又分左右偏者为二，曰左属水，水生肝木，肝木生心火，三部皆司血。故偏左疝者，皆寒水收引，血泣注肝，下入于睾，故左甚者则痛多。右属火，火生脾土，脾土生肺金，三部皆司气。故右偏疝者，皆气郁湿聚，上归于肺，下注于睾，故右偏则肿多。然予观痛不独在左，肿不独在右。痛是寒不是水血，肿是湿不是火气。夫木肾虽不痛，然痛至必更甚，多有死者，则水火之说非经旨也。总之癫疝，不痛而湿者，脾疝也，从湿与痰治；兼有痛而燥者，肺疝也，从气与寒治；小腹痛有形，俗称小肠气者，心疝也，从畜热与血治；小腹痛小便闭，俗称膀胱气者，肾疝也，从湿热与气治；睾丸卧入起出，俗称狐疝者，肝疝也，从气治。《内经》明言有五脏之疝，而丹溪专责之肝，宇泰专责之任，岂不偏哉？虽然，未易议也，论经络，则环阴器者，惟厥阴之经。论至阴之位，则任为血之海，使五脏虽有邪，而不犯及厥阴，则自为他病而不为疝，使任脉不亏，则肝邪亦不至独受于下而为疝。是知子和之言肝者，言其标也；宇泰之言任者，言其本也。任即肾之司职，不必谓与肾绝无干也。所以脉多沉弦。沉则为肾，弦则为肝，而用药不必兼二经而行。青皮、川芎、橘核、山楂，肝经药也；故纸、茴香、胡芦巴、肉桂，任经药也。虽有五脏之别，只宜于二经中兼体之而已。然丹溪又有曰：疝有挟虚而发者，其脉不甚沉紧，而大豁无力是也。其痛亦轻，惟觉重坠牵引耳，当以参、术为君，而桃仁、枳实、吴萸、川练①、玄胡、木香之属佐之。

评脚气脉法第三十三

《举要》曰：脚气之脉，浮弦为风；濡湿迟寒，热数且洪；两尺不应，医必无功。

论曰：东垣曰脚气之病，水湿之所为也，然有二焉。南方地下水寒，其清湿之气中人，必自足始；北方虽风高土燥，然人多食酒乳，湿热下流。其症虽一，而所因不一，则治亦不同。然自外而入者，止于下胫肿而痛；自内而致者，反或至于手节也。王宇泰曰：南方之人，岂无酒醴？北方之人，岂无风寒？大抵膏粱之人，多自内致；劳役之人，多自外感耳。然细分之，则又风寒暑湿之异焉。风胜者，其脉浮而弦，宜发散；寒胜者，其脉迟而涩，宜温之；湿胜者，其脉濡而细，宜分渗；暑胜者，其脉洪而数，宜清利。外症自汗为风胜，无汗疼痛为寒胜，热烦为暑胜，重着

---

① 川练：中药名。即川楝子。

肿满为湿胜，各随其所胜为偏调之，不可拘于一方也。大抵芎芷香苏散、当归拈痛汤、二陈汤、五苓散，相其内外因而选用，必加防己、木瓜、草薢、牛膝为要药也。今人分外肿者为湿脚气，久则软大，宜利湿疏风；不肿者为干脚气，久则枯细，宜润血清燥。然不如以内外因分表里，有表则身发寒热，防风、苍术，而兼别风寒；有里则厥气上冲，乌药、槟榔，而更分湿热尽之矣。

评痿症脉法第三十四

《举要》曰：足痿而软，专审于尺，洪滑可泻，沉弱补得。

论曰：治痿，而杂之风痹，此从来之失，丹溪正之是矣。然专主肺热叶焦何也？考之《内经》，当分五脏，其皮毛急薄多喘者，皮痿也，为肺热；其胫纵不任地，多怵惕者，脉痿也，为心热；其筋急挛纵，多白淫者，筋痿也，为肝热；其肌肉不仁消瘦者，肉痿也，为脾热；其骨枯而细，腰脊不举者，骨痿也，为肾热。各随其经以补之，轻者泻其热以去其邪，重者反而佐之。至云专主阳明者，谓阳明虚，则宗筋纵，带脉不引。故足痿不用，此盖胃为仓廪，脾主四肢之义，亦谓治痿者，当兼此耳，非谓可不问诸经也。然则痿故多不足矣。而有《灵枢》有云：八风之变，邪客筋骨间，热多则筋弛骨消骨烁，是痿亦有外感也。又云：膏粱之过，筋脉沮弛，病偏枯痿厥，是痿亦有有余也。故丹溪论痿，有湿痰、有死血、有食积妨碍之说。但此极少，惟在脉中详认之。东垣治痿弱而脉沉数有力者，前服鹿茸丸。不愈，必以滋肾大苦寒之剂也。

评妇人经病脉法第三十五

丹源子曰：妇人调经，当验其尺，沉而滑则经调，或数而弱则易崩，或迟而涩则多闭也。

《脉经》曰：寸口脉微而涩，微则卫气不足，涩则荣气无余。卫不足，其息短，其形燥；血不足，其形逆。此为居经，三月一来。

论曰：女子之病，惟调经最要。虽曰手太阳、少阴之经，上行为乳汁，下行为月水，然冲脉为血海，任脉为胞胎，则二阴又其司钥也。然《内经》又曰：二阳之病发心脾，女子不月，盖心主血，脾统血，故心脾病则不月也。予谓验其尺者，盖女子尺宜盛，是乃其常，若失其常，则冲任有亏也。《脉经》言寸口者，对趺阳少阴而言，通关尺言也。究其别，则先期为有余，为热；过期为不足，为寒；或前或后不定者为痰。究其因则内因为多，妄想无穷则伤心，饮食不节则伤脾，郁怒过时则伤肝，劳役过度则伤冲任。其外感风寒者则偶也，有余则香附、山栀、玄胡、棱、莪之属，不足则阿胶、泽兰、肉桂之属，而四物则其通用也。

评妇人带下脉法第三十六

《脉经》曰：妇人带下，六极①之病，脉浮则为肠鸣腹满，紧则为腹中痛，数则为阴中痒，洪则生疮，弦则阴疼掣痛。

论曰：凡人有带脉，横束腰间，病生于此，故名为带。然未必全拘于此，其因崩后得者，是伤带也。其有湿痰流注下焦者，亦有因惊恐而浊液下流者，亦有思想无穷而筋痿者。戴人以六脉滑大有力，有宣导之法，此泻其实也。东垣以脉微细沉紧，或大而虚，用补阳调经，乃责其虚也。丹溪用海石、南星、二陈、椿皮之类，乃治其湿痰也。而薛立斋则又以壮脾胃，升阳气为主。惟予谓此与男子遗精相类，亦宜兼补心肾，茯苓、五味子、龙骨、桑螵蛸、乌贼骨之类，心肾相通，带自固也。

评崩漏脉法第三十七

《举要》曰：崩中失血，浮芤者众，虚迟者生，实数者重。

---

① 六极：六种精气耗极，邪气侵袭的病证。名出《金匮要略》，多由脏腑劳损发展而成。

论曰：此冲任虚而邪火炽也。李东垣专责脾胃，故是一法，而未尽治崩之次第。初用止血以塞其流，中用清热凉血以澄其源，末用补血以还其旧。若止塞其流而不澄其源，则滔天之势不能遏。虽澄其源而不复其旧，则孤子之阳无以立，故本末勿遗，方可言治也。

评水分血分脉法第三十八

《脉经》曰：寸口脉沉而迟，沉则为水，迟则为寒，寒水相搏，经脉不通，名曰水分。寸口脉沉而数，数则为出，沉则为入，出则为阳实，沉则为阴结，血结胞门，其藏不泻，经脉不通，名曰血分。

论曰：凡女妇，先病水而后经断者，责在水，水阻经也，名曰水分；先经断而后病水者，责在血，血化水也，名曰血分。今仲景以迟数别言之者，非谓水分寒而血分热也。盖病在水，则病未郁，故脉犹迟而病尚缓；病在血，则寒以变，故脉加数而病最深。故治水分，葶苈丸用葶苈、续随子、干笋，人参丸用当归、大黄、瞿麦、桂心之属。而治血分，椒仁丸则用芫青、斑蝥、甘遂、牵牛大毒之药，其浅深可知矣。薛立斋曰：椒仁丸，必用补辅元气之药相佐而行，亦至言也。此病与肠覃、石瘕略相类，但彼属积，此属水耳。

评妊娠脉法第三十九

《脉经》曰：脉平而虚者，乳子法也。经云：阴搏阳别，谓之有子。此是血气和调，阳施阴化也。诊其手少阴脉动甚者，妊子也。少阴心脉也，心主血脉。又，肾名胞门子户，尺中肾脉也。尺中之脉，按之不绝，法妊娠也。

妊娠初时，寸微小，呼吸五至，三月而尺数也。脉滑疾，重以手按之散者，胎已三月也。脉重按之不散，但疾不滑者，五月也。妇人妊娠四月，欲知男女法，左疾为男，右疾为女，俱疾为生二子。又法，左手沉实为男，右手浮大为女，左右手俱沉实猥①生二男，左右手俱浮大猥生二女。

妇人经自断而有躯，其脉反弦，恐其后必大下，不成躯也。《举要》曰：太急太缓，肿漏为殃；沉迟而涩，堕胎当防；足月脉乱，反是吉祥。

妇人怀妊离经，其脉浮，设腹痛引腰脊，为今欲生也，但离经者，不病也。

论曰：胎前之病众矣，然必以护胎为先，而后治其本病。使胎一堕，则轻者重，而重者死矣。其脉必验其尺，尺沉而有力，胎必无伤。设或浮，或弦，或涩，或偏数偏迟，皆可虑也。用药尤必须审其养胎之经，一月足厥阴脉养，二月足少阳脉养，三月手心主脉养，四月手少阳脉养，五月足太阳脉养，六月足阳明脉养，七月手太阴脉养，八月手阳明大肠养，九月足少阴肾经养，十月足太阳脉养。诸阳阴各养三十日，惟手太阳、少阴不养者，下主月水，上为乳汁。故治病者，当月必先顾其经，灸刺其经，其胎必堕，用药可知矣。

评产后脉法第四十

《举要》曰：产后缓滑，沉细亦宜。实大牢弦，涩疾者危。

丹溪曰：产前脉细小，产后脉洪数，皆死。亦大概言之，今见产后，岂无脉数而生者？

论曰：丹溪云产后当大补气血为主，虽有他病，以末治之。盖产后血气大亏，故脉多见虚芤，而忌洪数。惟守护者调其饮食，谨其风寒，而产妇自适其性情，斯上治也。夫云洪数而死者，为邪胜也。丹溪云"未必即死"，谓善能养其气血，邪自退也。然兼之涩疾，亦云难矣。

---

① 猥（wěi）：众，多。

评绝产癥瘵脉法第四十一

《脉经》曰：脉微弱而涩，小腹冷，年少得此为无子，中年得此为绝产。

男子尺脉虚数，而寸沉微者为瘵，女子寸脉虚数，而尺沉微者为瘵。

按：瘦人绝产，脉弱涩。肥人绝产者多，其脉但沉迟耳。

评师尼寡妇脉法第四十二

《脉经》曰：妇人厥阴肝脉弦，出寸口，又上鱼际者，阴盛也。病得之，欲男子不可得也。此必师尼、寡妇、长年闺女，或士夫商贾之妻。盖女人血盛则怀胎，阴血已充，欲心萌而不遂，独阴无阳，是以阴阳交争，乍热乍寒，腰背痛痛，全类温疟，面赤心忪，久则成劳。治宜抑阴生地黄丸、抑肝散主之。

妇人右寸气口脉，浮而长，出于鱼际者，气盛也。病得之，抑郁不舒也。此必侍妾婢女，或不得志于夫与姑舅之妇。盖女人性执而见鄙，多思多妒，遇事稍不遂意，即愤愤不平，气郁忿懑，厥阴之火日起，真阴之血日虚，是以食减形羸，寒热痞闷，经脉不调，诸病生矣。治宜清虚开郁降火，越鞠丸、交感丹、开郁汤主之。

按：有非寡非妾，而右脉浮弦长出寸口者，痰也。曾见杨氏妇得此脉，胸口刺痛，吐痰数升愈。

评小儿脉法第四十三 察形色详六卷

《脉经》曰：小儿脉，呼吸八至者平，九至者伤，十至者困。

小儿脉多雀斗，要以三部脉为主。若紧为风寒，沉者乳不消，弦急者客忤。

钱仲阳曰：候小儿脉，当以大指按三部。一息六七至为平和，八九至为发热，五至为内寒，脉弦为风痫，沉缓为伤食，促急为虚惊，弦急为气不和，沉细为冷，浮为风，大小不匀为恶候，为鬼祟，伏结为物聚，单细为劳疳。凡腹痛多喘呕，而脉洪者，为有虫。沉而迟，潮热者，胃寒也，温之则愈。

论曰：云岐子以小儿一岁至六岁曰婴孩，惟看虎口三关。六岁以下，始可一指探三部脉。而钱仲阳以看虎口纹为三岁以上之法，三岁以下，则可一指看脉。然又曰：变蒸之时脉必乱。夫变蒸，一岁以前之事，而云脉乱，是有脉也。《脉经》曰：沉者，乳不消。岂有三岁、五岁而犹患乳之难消乎？是知当周时，脉即可看。但审之为难，不若虎口之明辨耳。夫脉止称三部者，盖小儿无他病，病则惟此三因。虽有吐泻、虫疳之异，而因不外此三也察虎口法见六卷。

评痈疽脉法第四十四

《举要》曰：痈疽之脉，浮阳沉阴。数而恶寒，急灸或针。滑实而紧，内消可行。虚濡托里，温补是称。溃后之脉，芤缓最宜。长缓易治，短散则危。结促代见，必死无疑。

《脉经》曰：肠痈者，小腹肿，按之则痛，小便数如淋，时时发热，自汗出，复恶寒。其脉紧小者，脓未成，可下之，当有血。脉洪数者，脓已成，不可下也，大黄牡丹皮汤主之。孙氏曰：腹痛脉当沉细，今脉滑数，此肠痈也。

论曰：《灵枢》云荣卫稽留于经脉之中，不陷者，命曰痈；下陷者，命曰疽。洁古曰：疮疡者，火之属，须分内外。若其脉沉实，当先疏其内，以绝其原也；其脉浮大，当先托里，恐邪气入内也。《外科精要》曰：

阴滞于阳则发痈，阳滞于阴则发疽。而此二毒，发无定处，当以脉别之。浮、洪、滑、数为阳，微、沉、缓、涩为阴。阴则热治，阳则冷治。热治者，谓温补也；冷治者，谓寒泻也。娄全善曰：痈之初发，当以洁古法为主。表者散之，里者下之。火以灸之，药以敷之。脓未成者必消，脓已成者速溃也。疽之初发，当以涓子法为主，补填脏腑令实，勿令下陷之邪蔓延，外以火灸，引邪透出，使有穴归着而不乱，则可转死为生，变凶为吉矣。丹溪曰：六阴六阳，分布周身，有多气多血者，有多气少血者，有多血少气者，不可一概论也。若夫要害处、近虚处、怯薄处，前哲已曾论及，惟分经之言，未闻也。诸经惟少阳厥阴之经生痈，最宜预防，以其多气少血也。其血本少，肌肉难长，疮久未合，必成危症。本经少血，遽用驱毒利药，伐其阴分之血，祸不旋踵矣。

内补十宣散，发表之剂也，有表症者宜之。其中原有参、芪、归、芎，乃丹溪犹谓无当于内托，内托宜用复煎散。然使果有表，则羌活、麻黄亦所必用，何况十宣乎？内疏黄连汤，攻里之剂也，果有里证者宜之。然痈家可下者少，非四五日不大便，脉沉洪者，勿轻用之。真人活命饮，解毒之剂也，有表有里，故今外科用以为通剂焉。大抵内托只是补，丹溪常治脑疽，用酒拌人参入姜煎，调酒大黄末服。云亦内托之意，则可知治法矣。

加味十全大补汤，治痈疽溃后，补气血，进饮食，实为切要。但不分经络，不载时令，医者触类而长之可也。

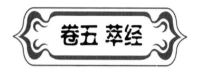

此《素问》《灵枢》《难经》《脉经》之要语也。脉之理，此四经开宗，而亦惟此四经极奥。穷经者，医林鲜矣，故必详述焉。其发端数节，一卷备矣。然其变化之道，精深之理，前卷所未备者，萃于兹焉。论不及脉者不与，而经络与者，仍《脉经》之旧也。

四时太过不及脉第一略同一卷

《素问》曰：春脉如弦。春脉者，肝也，东方木也，万物之所以始生也。故其气来，软弱轻虚而滑，端直以长，故曰弦，反此者病。其气来实而强，此为太过，病在外；其气来不实而微，此为不及，病在中。太过则令人善怒，忽忽眩冒而巅疾；不及则令人胸痛引背，下则两胁胠满。

马注云：肝厥阴脉，自足而上入毛中，上贯膈，布胁肋，循喉咙之后，上入颃颡①，出额与督脉会于颠顶，故病如是。

夏脉如钩。夏脉者，心也，南方火也，万物之所以盛长也。故其气来盛去衰，故曰钩，反此者病。其气来盛去亦盛，此为太过，病在外；其气来不盛，去反盛，此为不及，病在中。太

————————

① 颃颡（háng sǎng）：咽喉。

过则令人身热而肤痛，为浸淫；不及则令人烦心，上见咳唾，下为气泄。

注云：心主火，故身热肤痛，而其痛浸淫流布也。心少阴之脉，起于心中，出属心系，下膈络小肠，又从心系，却上肺，故上则咳唾，而下则泄气也。

秋脉如浮。秋脉者，肺也，西方金也，万物之所以收成也。故其气来轻虚以浮，来急去散，故曰浮，反此者病。其气来毛而中央坚，两旁虚，此为太过，病在外；其气来毛而微，此为不及，病在中。太过则令人逆气，而背痛愠愠然；不及则令人喘，呼吸少气而咳，上气见血，下闻病音。

注云：肺太阴脉，起于中焦，下络大肠，还循胃口，上膈属肺系，横出胁下①，故病如此。下闻病音者，谓喘息则肺中有声也。

冬脉如营。冬脉者，肾也，北方水也，万物之所以合藏也，故其气来沉以搏，故曰营，反此者病。其气来如弹石者，此谓太过，病在外；其去如数者，此谓不及，病在中。太过则令人解㑊脊脉痛，而少气不欲言；不及则令人心悬如病饥，䏚②中青，脊中痛，少腹满，小便变。

注云：解㑊，懈倦之极也。䏚中，季胁之下，空软处也。青，清冷也。肾少阴之脉，自股内廉贯脊，属肾，络膀胱。其直行者，从肾上贯肝膈，入肺中，循喉咙，挟舌本。其支别者，从肺出络心，贯胸中，故病如此。肾外当䏚。故䏚中清冷。

脾脉者，土也，孤脏以贯四傍者也。善者不可得见，恶者可见。其气来如水之流者，此谓太过，病在外；如鸟之喙者，此谓不及，病在中。太过则令人四肢不举，不及则令人九窍不通，名曰重强。

---

① 胁下：《灵枢·经脉》作"腋下"。
② 䏚（miǎo）：指季胁之下的空软处。

注云：脾主四肢。病外，则四肢不举，脾贯五脏；病中五脏不和，则九窍不通也。

按：此章论脉，虽以太过属外，不及属中，而大约外病多有余，中病多不足。惟肝之二病，俱似有余；肾之二病，俱似不足。于此可见，肝有泻而无补，肾有补而无泻也。至脾之二病，亦俱似不足。盖非饮食伤，亦无有余也。

又按：平人气象。

论云：平脾脉来，和柔相离，如鸡践地，曰脾平。《脉经》云：六月建未，脾旺之时，其脉阿阿而缓，名曰平脉。即此观之，脾善可言也。而此言善者，不可得见，何也？盖脾为土，以六气言之，虽在夏季，而以四时言之，则无时不有，弦钩浮营之中，各各具备，所谓贯四傍也。不欲大别于四时之善，故曰不可得见耳。

四时五脏生死脉法第二

《素问》曰：平心脉来，累累如连珠，如循琅玕①，曰心平。夏以胃气为本，病心脉来，喘喘连属，其中微曲，曰心病。死心脉来，前由后居，如操带钩，曰心死居，一本作倨，直也。

平肺脉来，厌厌聂聂，如落榆荚，曰肺平。秋以胃气为本，病肺脉来，不上不下，如循鸡羽，曰肺病。死肺脉来，如物之浮，如风吹毛，曰肺死。

鸡羽有伦，谓中实而边虚也。吹毛，纷乱也。

平肝脉来，软弱招招，如揭长竿木梢，曰肝平。春以胃气为本，病肝脉来，盈实而滑，如循长竿，曰肝病。死肝脉来，急益劲，如新张弓弦，曰肝死。

平脾脉来，和柔相离，如鸡践地，曰脾平。长夏以胃气为

---

① 琅玕（láng gān）：像玉珠的美石，比喻柔滑的脉象。

本，病脾脉来，实而盈数，如鸡举足，曰脾病。死脾脉来，锐坚如鸟之喙，如鸡之距，如屋之漏，如水之流，曰脾死。

平肾脉来，喘喘累累，如钩，按之而坚，曰肾平。冬以胃气为本，病肾脉来，如引葛，按之益坚，曰肾病。死肾脉来，发如夺索，辟辟如弹石，曰肾死。

按：此章即胃气为本之说，而拟诸形容者也。学者熟读而想象之，自为有得也。《脉诀》言脾脉云"阿阿缓若春风柳"，亦极形容之妙，并识之。

四时六气主脉已见一卷。

客气至脉第三

《素问》曰：厥阴之至，其脉弦；少阴之至，其脉钩；太阴之至，其脉沉；少阳之至，大而浮；阳明之至，短而涩；太阳之至，大而长。至而和则平，至而甚则病，至而反者病，至而不至者病，未至而至者病，阴阳易者危。

按：岁气，有主气、有客气。主气者，地之六节也，所谓显明之右，君火之位也。君火之右，退行一步，相火治之；复行一步，土气治之；复行一步，金气治之；复行一步，水气治之；复行一步，木气治之；复行一步，君火治之是也。此岁岁不移，合之为四时者，分之为六气者也。盖自冬至后，得甲子，为厥阴风木，为初之气。复得甲予，为少阴君火，为二之气。复得甲子，为少阳相火，为三之气。复得甲子，为太阴湿土，为四之气。复得甲子，为阳明燥金，为五之气。复得甲子，为太阳寒水，为终之气。左旋以应天，静而守者也。客气者，天之六节也，所谓上下有位，左右有纪。少阳之右，阳明治之；阳明之右，太阳治之；太阳之右，厥阴治之；厥阴之右，少阴稽之；少阴之右，太阴治之；太阴之右，少阳治之是也。此一岁一推移，为司天，为在泉者也。故于午之岁，则少阴司天，阳明在泉；丑未之岁，则太阴司天，太阳在泉；寅申之岁，则少阳司天，厥阴在泉；卯酉之岁，则阳明司天，少阴在泉；辰戌之岁，则太阳司天，太阴在泉；巳亥之岁，则厥阴司天，少阳在泉。盖右旋以临地，动而化者也。夫主气以五行相生为定位，故湿土居相火之次，以当夏季。客气以天泉对待为流行，则阳明居两阳之中，厥阴当二阴之首，为稍不同，而太阴与少阳易位也。夫此运气之说，《内经》所论极详，后学不复能讲者，盖以干支配合，主客加临，数属有定，而民病百变，多不能合故也。殊不知天地之气，有太过有不及；人之气，有虚有实，所以有至而和者，有至而甚者，有至而不至者，有未至而至者，圣人不能齐也。学者但须先立其年，以观其气，详审其脉，以观其至。大数既得，其小者，不必尽求合也。

王启玄曰：岁有六气分主，有南面北面之政。先知此六气所在，人脉至，尺寸应之。厥阴所在，其脉弦；少阴所在，其脉钩；太阴所在，其脉沉；少阳所在，其脉大而浮；阳明所在，其脉短而涩；太阳所在，其脉大而长。如是六脉则谓天和，不识不知，呼为寒热，攻寒令热，脉不变而热疾已生，制热令寒，脉如故而寒病又起，欲求其适，安可得乎？

《素问》帝曰：天地之气，何以候之？岐伯曰：天地之气，胜复之作，不形于诊也。《脉法》曰"天地之变，无以脉诊"，此之谓也。帝曰：间气何如？岐伯曰：随气所在，期与左右。从其气则和，违其气则病。不当其位者病，迭移其位者病，失守其位者危，尺寸反者死，阴阳交者死。先立其年，以知其气，左右应见，乃可以言死生之顺逆。

按：气有主岁、有间气。主岁者，司天在泉是也。间气者，为在泉之左间。临初之气，司天之右间；临二之气，司天之左间；临四之气，在泉之右间；临五之气是也。司天即为天，在泉即为地。当甲己之年为土运，为南政，则司天形于寸，在泉形于尺。乙庚年金运，丙辛年水运，丁壬年木运，戊癸年火运，皆为北政，北政则在泉形于寸，司天形于尺，其四间气俱不形，此其常也。至于变，则间气窃令，天泉无权，于是有胜有复，而天地亦不形于诊矣。胜者，谓金主岁，而火胜之，水主岁而土胜之也。复者，谓金受克，则水起而复之，以胜火，水受克，则木起而复之，以胜土也，所谓子复父仇也。夫司岁者不形，则间气当形矣，故复问之。答言间气虽胜，亦但形于左右之一步耳。若从其岁气而不形，则和而无病，惟违其岁气而形，则不和而病也。不当者，谓其胜也；迭移者，谓其复也。至于失守相反相交，则人之气，又与天地违，而危且死矣。

天和不应脉第四

《素问》帝曰：夫子言察阴阳所在而调之，论言人迎与寸口相应若引绳小大齐等，命曰平。阴之所在，寸口何如？岐伯曰：视岁南北可知之矣。北政之岁，少阴在泉，则寸口不应；厥阴在泉，则右不应；太阴在泉，则左不应。南政之岁，少阴司天，则寸口不应；厥阴司天，则右不应；太阴司天，则左不应。诸不应者，反其诊则见矣。帝曰：尺候何如？岐伯曰：北政之岁，三阴在下，则寸不应。三阴在上，则尺不应。南政之岁，三阴在天，则寸不应。三阴在泉，则尺不应。左右同。

按：五运以土为尊。盖土以成数，贯水火金木，位居中央，故南面而为南政，其水火金木四运，皆北面而为北政。六气以君火为尊，君惟无为而治，故当少阴之位，常隐深而微伏，而不与诸脉应也。甲己土运南面论脉，则寸在南，尺在北，少阴司天，两寸不应，少阴在泉，两尺不应。乙庚金运，丙辛水运，丁壬木运，戊癸火运，皆北面论脉，则寸在北，尺在南，少阴司天，两尺不应，少阴在泉，两寸不应。夫六气之位，少阴居中，厥阴居左，太阴居右。若厥阴司天，则少阴居右矣，故右不应。太阴司天，则少阴居左矣，故左不应也。反其诊则见者。马注云：即南北二政，而相反以诊之，则南政在寸者，北政在尺，南政在尺者，北政在寸，其左右亦皆相反也。予谓反，是反其引绳齐等之义。盖不应，非必绝无，或微而小，或但见主气而不见客气，皆为不应，而与引绳之义相反也。昔一人涉海，为风涛所惊，血菀而神慑，为热所搏，面赤戴阳，胁痛吐血，烦渴谵语，脉气口长而弦，左尺不应，或以为肾气绝而惧，吕元膺曰：此伤寒三阳合病也。今岁少阴当左尺，其不应，乃天和脉，必无忧，与生地小柴胡汤，再进桃仁承气汤而愈。故王启玄有云：天真运气尚未该通，人病之由，安能精进？学者其究心焉。

论曰：从来言运气，但配干支而罕言脉。夫干支者，岁气也；脉者，人气也，求诸岁而不求诸人，宜乎合者，鲜也。

按：《内经》言天者求之本，言地者求之位，言人者求之气交。气交之分，人气从之，万物由之。此言人有动作，与万物之蠢然而由者不同也。又曰：气有胜复，胜复之作，有德有化，有用有变。变则邪气居之，成败倚伏，生平动，动而不已，则变作矣。可见胜复之邪，其中人者，惟其动变耳，其德化固无害也。乌可不论脉乎哉？人又乌可不慎动乎哉？

王宇泰运气说，虽未及脉，而论理则精，并附见之。

宇泰曰：运气之说，《内经》几居其半，而世罕行用。盖泥其常，不通其变，则以为无验。此未尝虚心而细求之也。假令厥阴用事，其气多风，民病湿泄，岂普天之下皆多风，普天下之民皆病湿泄耶？至于一邑之间，而雨旸有不同者，此气运安在？欲其无谬，不可得也。大凡物理有常有变，运气所主者常也，异夫所主者变也。常则如本气，变则无所不至，而各有所占，故其候有从逆、淫郁、胜复、太过、不及之变，其发皆不同。若厥阴用事，多风而草木荣茂，是之谓从。天气明洁，燥而无风，此之谓逆。太虚埃昏，流水不冰，此之谓淫。大风折木，云物浊扰，此之谓郁。山泽焦枯，草木凋落，此之谓胜。大属燔燎，螟蝗为灾，此之谓复。山崩地震，埃昏时作，此之谓太过。阴森无时，重云昼昏，此之谓不及。随其所变，疾厉应之，皆视当时当处之候。虽数里之间，气候不同，而所应全异，岂可胶于一定？熙宁中，京师久旱，祈祷备至，连日重阴，人谓毕雨，一日骤晴，炎日赫然。沈括因事入对，上问雨期，沈对曰：雨候已见，期在明日。众未信，次日果雨。盖是时湿土用事，连日阴者，从气已效，但为厥阴所胜，未能成雨，后日骤晴者，燥金入候，厥阴当折，太阴得伸，运气皆顺，是知必雨。呜呼！今安得如存中者，而与言运气哉？

五脏刚柔脉第五

《素问》曰：心脉搏坚而长，当病舌卷不能言；其软而散者，当消环自已。

按：此即后人有力无力之说也。人但知有力为有余，无力为不足。今观此章，则有力亦有不足，无力亦有有余，但须审其见自何脏耳。心脉洪脉也，左寸也，左手脉洪而搏坚且长，此伤寒热邪传里，舌卷囊缩，危笃之病也。若软而散，则传邪自轻，经尽自已矣，此即后人，左为人迎以候外感之说也。

肺脉搏坚而长，当病唾血，其软而散者，当病灌汗，至令不复发散也。

肺脉，浮脉也。脉浮而坚长，则按之必芤，故为失血，其软而散，为灌汗者，肺主皮毛故也。灌汗，自汗如灌也。

肝脉搏坚而长，色不青，当病坠若搏，因血在胁下，令人喘逆；其软而散色泽者，当病溢饮。溢饮者，暴渴多饮，而易入皮肤肠胃之外也。

肝脉，弦脉也。脉弦而坚长，为肝经之积聚，曰坠搏者，举坠搏以见积聚，而非专主坠搏也。其软散为溢饮者，水泛则木浮，脾与肝俱病也。

王注云：诸脉见本经之气，而色不应者，皆非病从内生，是外病来胜也。

胃脉搏坚而长，其色赤，当病折髀；其软而散者，当病食痹。

脾脉搏坚而长，其色黄，当病少气；其软而散，色不泽者，当病足胻肿，若水状也。

脾脉，缓脉也。中按而得者，此有二：其阳则胃也，为湿热之病；其坚长，为湿热下流甚盛之病。故髀如折，其软散，为湿热中停，而呕恶也。其阴则脾也，为饥饿劳倦之病，其坚长则内伤之极而少气，其软散则脾气下陷而断肿也。此即后人右为气口以候内伤，而东垣用补中益气汤主之者也。

肾脉搏坚而长，其色黄而赤者，当病折腰；其软而散者，当病少血，至令不复也。

肾脉，沉脉也。色黄而赤者，肾受寒湿之侵，而反兼火化也。盖有外邪，则脉刚，内有损则脉柔也。

按：《内经》所言脉证，皆属病之难明，而宜深察者，非如后人之从浅明处言也。乃注者只以字面训之，引经络释之，令人欲施之治而无当，经文遂至废阁，岂不惜哉！

五脏互干变病第六

《灵枢》帝曰：请问脉之缓急大小滑涩之病形何如？岐伯曰：臣请言五脏之病变也。心脉急甚为瘛疭，微急为痛引背、食不下。缓甚为狂笑，微缓为伏梁在心下、上下行时唾血。大甚为喉吤，微大为心痹引背、善泪出。小甚为善哕，微小为消瘅。滑甚为善渴，微滑为心疝引脐、小腹鸣。涩甚为瘖，微涩为血溢、维厥、耳鸣、颠疾。

此言五脏之邪，互相干而为病也。急者，肝之病脉也；缓者，脾之病脉也；大者，心之病脉；小者，肾之病脉；滑者，包络之病脉；涩者，肺之病脉也。所谓六变也。

按：《难经》言五脏刚柔互相干以为十变，亦同此篇。然无小滑二节，而多一沉，其但言干者，盖未及心主三焦也。

维厥者，阴维阳维之脉，厥逆而生寒也。

肺脉急甚为癫疾，微急为肺寒热，怠惰，咳唾血，引腰背胸，苦鼻息肉不通。缓甚为多汗，微缓为痿瘘、偏风，头以下汗出不可止。大甚为胫肿，微大为肺痹引胸背，起恶日光。小甚为泄，微小为消瘅。滑甚为息贲上气，微滑为上下出血。涩甚为呕血，微涩为鼠瘘，在颈支腋之间，下不胜其上，其应善瘦。

息贲，肺积也。下不胜其上，谓足软而酸也。瘦、酸同。

肝脉急甚为恶言，微急为肥气在胁下，若覆杯。缓甚为善呕，微缓为水瘕痹也。大甚为内痈，善呕衄，微大为肝痹阴缩，咳引小腹。小甚为多饮，微小为消瘅。滑甚为癀疝，微滑为遗溺。涩甚为溢饮，微涩为瘈挛筋痹。

恶言，厉言也。水瘕，水积也。水伤脾也，多饮水伤肾也，溢饮水伤肺也，而脉皆见于肝者，亦水泛则木浮也。

脾脉急甚为瘈疭，微急为膈中，食饮入而还出，后沃沫。缓甚为痿厥，微缓为风痿，四肢不用，心慧然若无病。大甚为系仆，微大为疝气，腹里大，脓血在肠胃之外。小甚为寒热，微小为消瘅。滑甚为癀癃，微滑为虫毒、蛕蝎、腹热。涩甚为肠癀，微涩为内癀，多下脓血。

癀者，气血结聚也。

肾脉急甚为骨癫疾，微急为沉厥奔豚，足不收，不得前后。缓甚为折脊，微缓为洞。洞者，食不化，下嗌还出。大甚为阴痿，微大为石水，起脐下，至少腹睡睡然，上至胃脘者死。小甚为洞泄，微小为消瘅。滑甚为癃癀，微滑为骨痿，坐不能起，起则目无所见。涩甚为大痈，微涩为不月，沉痔。

按：马玄台注此篇，以凡言"甚"为太过，"微"为不及。今从其病，详审之。则"甚""微"二字，乃"浮""沉"二字，此古人行文变幻处，而非太过、不及也。大抵言"甚"者，皆经病；言"微"者，皆脏病。今为约略释之。心脉急甚为瘈疭，脾脉急甚为瘈疭，肺脉急甚为癫疾，肾脉急甚为骨癫疾，此皆肝经之虚风，干于各经也。"甚"非从浮言乎？心脉微大，为心痹引背；肺脉微大，为肺痹引胸；肝脉微大，为肝痹阴缩咳引小腹。痹者，气血不通，而木然痛也，此皆心脏实邪干与各脏也。至于脾脉微大，为疝气，脓血在肠外；肾脉微大，为石水睡睡然，虽不言痹，亦痹类之在下者也。至微小一条，在诸脏皆为消瘅，可知三消之病，皆肾脏实邪也。"微"非从沉言乎？况心脉微急为食不下，是稿在吸门也。脾脉微急为食入还出，是稿在贲门也。肾脉微缓为下噎还出，是稿在幽门也。皆脏腑重大之病，脉皆从沉取者也。况大奇论云：肾肝并沉为石水，而此肾脉微大为石水，则"微"从沉言，亦昭然矣。

诸急者多寒，缓者多热，大者多气少血，小者气血皆少，滑者阳气盛，微有热，涩者多血少气，微有寒。

内火为外寒所束，则脉急，瘰疭癫疾是也。内外俱热，则脉缓，缓则为虚、多汗、痿厥是也。然亦不尽然，但是为多耳。大为心脉，心主血，而病则多在气，热伤气也。涩为肺脉，肺主气，而病则多在血，燥伤血也，且气能助火故大。血能阻塞脉道，故涩。

是故刺急者，深内而久留之。刺缓者，浅内而疾发针，以去其热。刺大者，微泻其气，无出其血。刺滑者，疾发针而浅内之，以泻其阳气而去其热。刺涩者，必中其脉，随其顺逆而久留之。必先按而循之，已发针疾按其痏，无令其出血，以和其脉。诸小者，阴阳形气俱不足，勿取以针，而调以甘药也。

按：针法多泻而少补，惟浅内疾发有和之之意。故诸小者勿针，非谓急缓五者不可药也。

五脏虚实贼微邪第七

《难经》曰：脉从前来者为实邪，从后来者为虚邪，从所不胜来者为贼邪，从所胜来者为微邪，自病者为正邪。

春肝木王，其脉弦细而长，名曰平脉也。反得浮涩而短者，是肺之乘肝，金之克木，为贼邪，大逆，十死不治。反得洪大而散者，是心之乘肝，子之扶母，为实邪，虽病自愈。反得沉濡而滑者，是肾之乘肝，母之归子，为虚邪，虽病易治。反得大而缓者，是脾之乘肝，土之陵木，为微邪，虽病即瘥。

按：我生是将来，故在前而实，生我是退气，故在后而虚，克我则为贼，我克则为微也。

夏心火王，其脉洪大而散，名曰平脉。反得沉濡而滑者，是肾之乘心，水之克火，为贼邪，大逆，十死不治。反得大而缓者，是脾之乘心，子之扶母，为实邪，虽病自愈。反得弦细而长者，是肝之乘心，母之归子，为虚邪，虽病易治。反得浮涩而短者，是肺之乘心，金之陵①火，为微邪，虽病即瘥。

六月季夏建未、坤未之间，土之位，脾王之时。其脉大，阿阿而缓，名曰平脉。反得弦细而长者，是肝之乘脾，木之克土，为贼邪，大逆，十死不治。反得浮涩而短者，是肺之乘脾，子之扶母，为实邪，虽病自愈。反得洪大而散者，是心之乘脾，母之归子，为虚邪，虽病易治。反得沉濡而滑者，是肾之乘脾，水之陵土，为微邪，虽病即瘥。

秋金肺王，其脉浮涩而短，名曰平脉。反得洪大而散者，是心之乘肺，火之克金，为贼邪，大逆，十死不治。反得沉濡而滑者，是肾之乘肺，子之扶母，为实邪，虽病自愈。反得大而缓者，是脾之乘肺，母之归子，为虚邪，虽病易治。反得弦细而长者，是肝之乘肺，木之陵金，为微邪，虽病即瘥。

冬肾水王，其脉沉濡而滑，名曰平脉。反得大而缓者，是脾之乘肾，土之克水，为贼邪，大逆，十死不治。反得弦细而长者，是肝之乘肾，子之扶母，为实邪，虽病自愈。反得浮涩而短者，是肺之乘肾，母之归子，为虚邪，虽病易治。反得洪大而散者，是心之乘肾，火之陵水，为微邪，虽病即瘥。

《素问》曰：脉逆四时，为不可治。必察四难，而明告之。所谓逆四时者，春得肺脉，夏得肾脉，秋得心脉，冬得脾脉，

---

① 陵：通"凌"，凌侮，欺凌。后同。

其至皆悬绝沉涩者，命曰逆四时也。

按：越人所云"贼邪"，即《内经》之"逆四时"也。又"宣明五气"篇所云"五邪所见，死不治"，与此俱同。然必曰悬绝沉涩者，正见此等脉来，与常脉迥别。春之肺，非但浮涩而短；夏之肾，非但沉濡而滑者。故必曰悬绝。而越人之言，有未尽也。假如卯酉之岁，阳明司天，苟无胜复之变，则脉中微有秋象，亦称和平矣。故不悬绝者，不可遽云死也，且其死亦有期。按仲景云"二月得毛脉，至秋当死"，是必待所胜者旺，而后死也。

又按"平人气象"曰："春胃而有毛曰秋病，毛甚曰今病；秋毛而有弦曰春病，弦甚曰今病；夏胃而有石曰冬病，石甚曰今病；冬石而有钩曰夏病，钩甚曰今病。"是又以春与秋互对，夏与冬互对，与此稍不同，而皆不曰死，亦谓其不悬绝也。学者再取其病证参之，益了然矣。大抵春夏忌沉涩，秋冬忌浮大，此其要耳。

《难经》曰：诊病若闭目不欲见人者，脉当得肝脉弦急而长，反得肺脉浮短而涩者，死也。

病若开目而渴，心下牢者，脉当得紧实而数。而反得沉涩而微者，死也。

病若吐血，复衄衃者，脉当沉细。而反浮大而牢者，死也。

病若谵言妄语，身自热，脉当洪大。而反手足厥冷，脉沉细而微者，死也。

病大腹而泄者，脉当微细而涩。反得紧大而滑者，死也。

按：此章虽以症脉合言，而其理亦与上章同也。大抵春得秋秋脉之人，非皆绝，无病而得也。盖病有隐而深者，有重而危危者，外症虽不同，而脉之喜相生恶相克则同也。如谓时脉非病脉而所诊不同，无论脉无二理，且世安有无病，而脉逆四时者乎？况《难经》又有云：假令得肝脉，其外症：善，素面青，善怒；其内证：脐左有动气，按之牢若痛；其病：四肢满、闭淋、溲便难、转筋，有是者肝也，无是者非也。其于五脏俱各取症脉，而别是非。可见古人论脉，必合之症，与先岁气同一理也。

脉辨阴阳第八

《难经》曰：经言，脉有一阴一阳、一阴二阳、一阴三阳，有一阳一阴、一阳二阴、一阳三阴。如此言之，寸口有六脉俱动耶？然。经言如此者，非有六脉俱动也，谓浮、沉、长、短、滑、涩也。浮者阳也，滑者阳也，长者阳也。沉者阴也，涩者阴也，短者阴也。所以言一阴一阳者，谓脉来沉而滑也。一阴二阳者，谓脉来沉滑而长也。一阴三阳者，谓脉来浮滑而长，时一沉也。所以言一阳一阴者，谓脉来浮而涩也。一阳二阴者，谓脉来长而沉涩也。一阳三阴者，谓脉来沉涩而短，时一浮也。各以其经所在，名病之顺逆也。

脉居阴部，反见阳脉者，为阳乘阴也。脉虽时沉，涩而短，此为阳中伏阴也。脉居阳部，反见阴脉者，为阴乘阳也。脉虽时浮，滑而长，此为阴中伏阳也。重阴者癫，重阳者狂，脱阳者见鬼，脱阴者目盲。

按：此又以部位之阴阳，而参之脉也。寸为阳，尺为阴，已见一卷。重阴者，六部俱阴；重阳者，六部俱阳也。脱阴脱阳者，谓脉中无神气，无胃气也。

《脉经》曰：凡脉大为阳，浮为阳，数为阳，动为阳，长为阳，滑为阳；沉为阴，涩为阴，弱为阴，弦为阴，短为阴，微为阴，是为三阴三阳也。阳病见阴脉者，反也，主死。阴病见阳脉者，顺也，主生。

关前为阳，关后为阴。阳数则吐血，阴数则下利；阳弦则头痛，阴弦则腹痛；阳微则自汗，阴微则自下；阳数口生疮，阴数加微，必恶寒而烦扰不得眠也。

按：此阴阳，从部位言也。

阴附阳则狂，阳附阴则癫。得阳属腑，得阴属脏。无阳则厥，无阴则呕。阳微则不能呼，阴微则不能吸，呼吸不足，胸中短气。依此阴阳以察病也。

按：此阴阳从浮沉迟数言也。

寸口脉浮大而疾者，名曰阳中之阳，病苦烦满，身热，头痛，腹中热。

寸口脉沉细者，名曰阳中之阴，病苦悲伤不乐，恶闻人声，少气，时汗出，阴气不通，臂不能举。

尺脉沉细者，名曰阴中之阴，病苦两胫酸疼，不能久立，阴气衰，小便余沥，阴下湿痒。

尺脉滑而浮大者，名曰阴中之阳，病苦小腹痛满，不能溺，溺即阴中痛，大便亦然。

尺脉牢而长，关上无有，此为阴干阳，其人苦两胫重，少腹引腰痛。

寸口脉壮大，尺中无有，此为阳干阴，其人苦腰背痛，阴中伤，足胫寒。

按：无有者，谓无此牢长，无此壮大也，非绝无之说。叔和此数节略单一隅，以俟后学之三反也。

又按：脉有相通，一阴一阳之说，王海藏所说更妙。其云：相合脉变，假令洪弦相合，洪客弦主也，子能令母实也。弦洪相合，弦客洪主也，母能令子虚也。详其意，盖谓当春则弦为主，当夏则洪为主，而以客合之，以观虚实耳。又云：手足之经亦相合，假令伤寒足太阳膀胱经病，脉浮坚而洪者，即手足经合也，此中亦有生克之理、虚实之义在焉。又曰：脉不胜者，挟其子之势也，脉弦而入金之分，非挟火之势，则不敢侵金之分。此皆精要之语，学者不可不详。大抵五行生克，必有所因，推其所自来，而后垣可洞耳。

脉有五十营第九 参二卷

《灵枢》曰：所谓五十营者，五脏皆受气，持其脉口，数其至也。五十动而不一代者，五脏皆受气；四十动一代者，一脏无气；三十动一代者，二脏无气；二十动一代者，三脏无气；十动一代者，四脏无气；不满十动一代者，五脏无气。予之短期。

按：五十营者，脉运五十度也。夫人周身之脉，计一十六丈二尺，呼吸一息，脉行六寸，一日夜积一万三千五百息，则脉行八百一十丈，而于身五十度矣。

论曰：脉之运于身，犹天运之不息也。一呼吸则五至，一日夜则五十营。盖五与十，天地生成之数也，故持脉者，亦以五十为期。夫呼出为阳，心与肺；吸入为阴，肾与肝；呼吸之间，脾脉在其中。持脉至五十动，则呼吸各十，而生成之数备矣。如有所亏，能不代乎？代义详二卷中。

脉动损至第十 _{同二卷}

《素问》曰：人一呼脉再动，一吸脉亦再动，呼吸定息五动，闰以太息，命曰平人。人一呼脉一动，一吸脉一动，曰少气。人一呼脉三动，一吸脉三动而躁。尺热曰病温，尺不热脉滑曰病风，脉涩曰痹。人一呼脉四动，以上曰死。脉绝不至曰死，乍疏乍数曰死。

《脉经》曰：热病，脉四至，三日死。脉四至者，平人脉一至，病人脉四至也。

热病，脉五至，一日死。时一大至，半日死。忽忽闷乱者，死。

热病，脉六至，半日死。忽忽疾大至，有倾死。

热病，脉四损，三日死，所谓四损者，平人脉四至，病人脉一至，名曰四损。

热病，脉五损，一日死。

热病，脉六损，一时死。

若绝不至，良久乃至，立死。

《难经》曰：脉有损至，何谓也？然。至之脉，一呼再至曰平。三至曰离经，四至曰夺精，五至曰死，六至曰命绝，此至之脉也。何谓损？一呼一至曰离经，二呼一至曰夺精，三呼一至曰死，四呼一至曰命绝，此损之脉也。至脉从下上，损脉从上下也详二卷。

按：至者，脉动数之加也；损者，脉动数之减也；离经者，谓经行有常度，今既加而数，减而迟，则已失其常度也；夺精者，谓数之极，则阴精夺，迟之极则阳精夺也。至曰死，曰命绝，则败之极，而无可名也。从下上者，皮聚而毛落；从上下者，骨痿不能起于床也。大抵脉口之至数，即人周身经脉运行之数。至而多，则运行太速而过；损而少，则运行纡迟而不及；大过是阴不能守，不及是阳不能用；阴不守则阳度亦怼，阳不用则阴度亦失，至于极则阴阳俱亡矣。

迟疾短长杂脉法第十一

《脉经》原题并参二卷

《素问》曰：脉者，血之府也。长则气治，短则气病，数则烦心，大则病进，上盛则气高，下盛则气胀，代则气衰，细则气少，涩则心痛。

短而急者病在上，长而缓者病在下，沉而弦急者病在内，浮而洪大者病在外，脉实者病在内，脉虚者病在外。在上为表，在下为里，浮为在表，沉为在里。

脉数则在腑，迟则在脏，脉长而弦病在肝，脉小血少病在心，脉下坚上虚，病在脾胃，脉涩而微病在肺，脉大而坚病在肾。

扁鹊云：小而紧，病在肾。

《灵枢》曰：脉口滑小紧以沉者，病益盛，在中；人迎气大紧以浮者，病益盛，在外。其脉口浮滑者病日进，人迎沉滑者病日损。人迎盛坚伤于寒，气口盛坚伤于食。气口候阴，人迎候阳也。

《素问》曰：推而外之，内而不外，有心腹积也；推而内之，外而不内，身有热也；推而上之，上而不下，腰足清也；推而下之，下而不上，头项痛也。按之至骨，脉气少者，腰脊痛而身有痹也。

寸口脉中手短者，曰头痛；寸口脉中手长者，足胫痛；寸口脉中手促上急者，曰肩背痛；寸口脉沉而坚者，曰病在中；寸口脉浮而盛者，曰病在外。脉实血实，脉虚血虚，此其常也，反此者病。

《灵枢》曰：病在脏，沉而大者，其病易已，小为逆。病在腑，浮而大者，其病易已。

《难经》曰：何以别知脏腑之病也？然。数者腑也，迟者脏也；数则为热，迟则为寒；诸阳为热，诸阴为寒。故以别知脏腑之病也。

《脉经》曰：脉滑者，多血少气，脉涩者少血多气，脉大者气血俱多，脉小者气血俱少。

脉沉细滑疾者热，迟紧者寒。脉盛滑紧者病在外，热；脉小实而紧者病在内，冷。

脉浮滑，其人外热，风走刺，有饮，难治。脉沉而紧，上焦有热，下寒，得冷即便下。脉沉而细，下焦有寒，小便数，时苦绞痛，下利重。脉浮紧且滑直者，外热内冷，不得大小便。

脉洪大紧急，病速进，在外，苦头痛、发热、痈肿；脉细小紧急，病速进，在中，寒，为疝瘕积聚，腹中刺痛。脉沉重而直前绝者，其病血在肠间；脉沉重而中散者，因寒食成癥。

脉直前而中散绝者，病消渴。脉沉重，前不至寸口，徘徊绝者，病在肌肉遁尸。脉左转而沉重者，气癥积在胸中。脉右转出不至寸口者，内有肉癥也。转者，横也。

脉累累如贯珠，不前至，有风寒在大肠，伏留不去；脉累累中止不至寸口，软者，结热在小肠膜中，伏留不去。脉直前左右弹者，病在血脉中，胚血①也。脉后而左右弹者，病在筋骨中也。脉前大后小，即头痛目眩；脉前小后大，即胸满短气。

浑浑革革，至如涌泉，病进而危；弊弊绰绰，其去如弦绝者，死。

《脉经》曰：寸口脉弦而大，弦则为减，大则为芤，减则为寒，芤则为虚，寒虚相搏，此名为革。妇人则半产漏下，男子则亡血失精。

寸口脉微弱，尺脉涩。弱则发热，涩为无血，其人必厥，微呕。夫厥当眩，不眩而反头痛，痛为实，下虚上实，必衄也。

《脉经》曰：三部脉，或至或不至，冷气在胃中，故令脉不通也。

脉来过寸，入鱼际者，遗尿。脉出鱼际，逆气喘息。

关上脉紧而滑者，蛔动；尺脉沉而滑者，寸白虫。

关上脉时来时去，乍大乍小，乍疏乍数者，胃中寒热，羸劣，不欲饮食，如疟状。

合色脉第十二 参六卷

《素问》曰：能合色脉，可以万全，赤脉之至也。喘而坚，

---

① 胚血：《脉经》作"虾血"。《脉经·迟疾短长杂脉法第十三》曰："脉累累中止不至寸口，软者结热在小肠膜中，伏留不去。脉直前左右弹者，病在血脉中，虾血也。"

诊曰有积气在中，时害于食，名曰心痹，得之外疾思虑而心虚，故邪从之。

白脉之至也，喘而浮，上虚下实。惊，有积气在胸中，喘而虚，名曰肺痹，寒热，得之醉而使内也。

青脉之至也，长而左右弹，有积气在心下支胠，名曰肝痹，得之寒湿，与疝同法，腰痛足清头脉紧。

黄脉之至也，大而虚，有积气在腹中，有厥气，名曰厥疝，女子同法，得之疾，使四肢汗出当风。

黑脉之至也，上坚而大，有积气在小腹与阴，名曰肾痹，得之沐浴清水而卧。

按：此合色脉而言。夫其面色已赤矣，而脉乃喘而坚，喘为心气不足，坚为病气有余，此心痹之病。痹者，脏气不宣行，与痹同义，与他处痹字稍异。首一字言色，次句言脉，又次言症，末言因，五节俱同。大皆似实而虚，体虚而邪实者也。凡视病各有色脉，此其准耳。察色详六卷中。

杂病诊略第十三并参三卷

《难经》曰：人病沉滞久积聚，可切脉而知之耶？然。诊病在右胁有积气，得肺脉结，脉结甚则积甚，结微则气微。诊不得肺脉而右胁有积气者，何也？然。肺脉虽不见，右手脉沉伏。

其外痼疾同法耶？将异也？然。结者，脉来去时一止，无常数，名曰结也。伏者，脉行筋下也。浮者，脉在肉上行也。左右表里，法皆如此。假令脉结伏者，内无积聚，脉浮结者，外无痼疾，有积聚脉不结伏，有痼疾脉不浮结，为脉不应病，病不应脉，是为死病也。

病人面无血色，无寒热，脉沉弦者，衄也。脉沉为在里，荣卫内结，胸满必吐血。

溲血，尺脉滑，气血实，妇人经脉不利，男子尿血，宜服朴硝煎、大黄汤，下去经血，针关元泻之。脉虚者，大补气血。

张仲景曰：人病恐怖，其脉何类？师曰：脉形如循丝，累累然，其面白脱色。

人愧者，其脉何类？师曰：其脉自浮而弱，面形乍白乍赤。

何以知人食饮中毒？浮之无阳，微细之不可知也。但有阴脉，来疾去疾，此为水气之毒。脉迟者，食干物得之。

按：临病论脉，自《内经》以下，至李、朱诸贤，繁言千百，未易殚述，三卷所集，大半取之，《举要》因其简也。兹复赘此数节，聊见古人论脉精详之意。好学者，正须广博求之也。

诊百病死生第十四

《脉经》原题并参三卷

《难经》曰：诊病若闭目不欲见人者，脉当得肝脉强急而长，而反得肺脉浮短而涩者，死也。病若开目而渴，心下牢者，脉当得紧实而数，而反得沉濡而微者，死也。

《脉经》曰：伤寒热盛，脉浮大者生，沉小者死。伤寒已得汗，脉沉小者生，浮大者死。

温病厥逆汗出，脉坚强者生，虚缓者死。

温病二三日，头痛身热，腹满饮食如故，脉直而疾，八日死。

温病四五日，腹满呕吐，脉来细强者，十二日死。

温病八九日，脉来牒牒①，按之不弹手，时大，心下坚，十七日死。

---

① 牒牒（dié dié）：频频。

热病已得汗，身热不去，脉来躁者，慎勿刺治。

谵言妄语，身热脉洪大者生；手足冷，脉沉微者死。

伤寒循衣摸床，不识人，五六日不大便，服下药得利后，脉弦则生，涩则死。

《灵枢》曰：热病汗已出，脉盛躁，是一逆也；病泄，脉洪大，是二逆也；着痹不移，䐃①肉破，身热，脉偏绝，是三逆也；淫而夺形，身热，色夭然白及后下血衃，血衃笃重，是四逆也；寒热夺形，脉坚搏，是五逆也。

腹胀身热，脉大，是一逆也；腹鸣而满，四肢清，泄，其脉大，是二逆也；衄而不止，脉大，是三逆也；咳且溲血，脱形，其脉小劲，是四逆也；咳，脱形身热，脉小以疾，是五逆也。如是者，不过十五日死矣。

《脉经》曰：诊人被风，不仁痿厥，其脉虚者生，紧急疾者死。

癫疾，脉搏大滑者，久久自己；其脉沉小急实，不可治，脉沉细小者死。

头痛脉短涩者死，浮滑有风痰者易治。

心腹积聚，其脉坚强急者生，虚弱者死。

心腹痛不得息，脉细小迟者生，坚大疾者死。

泻注，脉缓，时小结者生，浮大数者死。

肠澼下脓血，脉悬则死，滑大则生。

肠澼下脓血，脉沉小流连者生，数疾且大，身有热者死。

风热而脉静，泻而脱血。脉实病在中，脉虚病在外，脉涩坚者皆难治。

咳嗽，脉沉紧者死，浮直者生，浮软者生，沉小伏匿者死。

---

① 䐃（jiǒng）：指肌肉的突起部分。

咳嗽羸瘦，脉形坚大者死。

人嗽久，其脉弱者可治，实大数者死。脉浮短者，其人伤肺，诸气微少，不过一年死。

咳而形脱，身热，脉小坚急以疾，是逆也。不过十五日死。

吐血衄血，脉滑小弱者生，实大者死。

吐血而咳，上气，其脉数有热，不得卧者死。

上气喘息低昂，其脉滑，手足温者生；脉涩，四肢寒者死。

上气，面浮肿，肩息，其脉大，不可治，加利必死。

消渴，脉数大者生，细小浮短者死。又曰：沉小者生，实坚大者死。

水病胀闭，其脉浮软者生，沉细虚小者死。

水病腹大如鼓，脉实者生，虚者死。

卒中恶，腹大，四肢满，脉大而缓者生，紧大而浮者死，紧细而微者亦生。

金疮出血太多，其脉虚细者生，数实大者死。又曰：脉沉小者生，浮大者死。

从高顷仆，内有血，腹胀满，其脉坚强者生，小弱者死。

人为百药所中伤，脉浮涩而疾者生，微细者死，洪大而迟者生。

老人脉微，阳羸阴强者生，脉焱①大加息者死。

伤寒入里，见标脉则生。假令胃病下之，脉浮而汗出是也。杂病出表，见标脉则死。假令脾病补之，脉弦而面青者是也。

三部脉虚，其人长病得之死。虚而涩，长病亦死。三部脉实而大，长病得之死。实而滑，长病得之生。

三部脉强，非称其人，病便死。

---

① 焱（yàn）：火炽的样子。

三部脉嬴，非其人，得之死。

三部脉大而数，长病得之死。三部脉数而伏，长病得之死。

三部脉芤，长病得之生，卒病得之死。

三部脉坚而数，如银钗股，蛊毒病必死。数而软，蛊毒病得之生。

诊妇人漏下赤白不止，脉小虚滑者生，大紧实数者死。

诊妇人新生乳子，脉沉小滑者生，实大坚弦急者死。

诊妇人疝瘕积聚，脉弦急者生，虚弱小者死。

诊妇人生产，因中风伤寒热病，喘鸣而肩息，脉实大浮缓者生，小急者死实字疑衍。

诊妇人新生乳子，因得热病，其脉弦小四肢温者生，寒清者死。

诊妇人生产之后，寸口脉焱疾不调者死，沉微附骨不绝者生。

小儿惊搐，脉浮数顺，沉细逆，身温顺，肢冷逆。

小儿夜啼，脉微小顺，洪大逆，身冷逆。

小儿吐泻，脉浮洪顺，迟微逆，身温顺，肢冷逆。

小儿泄泻，脉缓小顺，浮大逆，身温顺，肢冷逆。

小儿疳痨，脉紧数顺，沉细逆，脏实顺，脾泻逆。

小儿虫痛，脉紧滑顺，浮大逆，唇青逆。

以上新增。

肿疡，脉洪滑者吉，沉微涩者凶。

溃疡，身热脉坚大者死，身凉脉缓者生。

肺痈吐脓后，其脉短而涩者自痊，浮大者难治。其面色白而反赤者，此火之克金，皆不可治新增。

诊新病久病脉法第十五

《素问》曰：脉小弱以涩者，谓之久病，脉滑浮而疾者，谓之新病。

征其脉小，色不夺者，新病也。征其脉不夺，其色夺者，久病也。征其脉与五色俱夺者，久病也。征其脉与五色俱不夺者，新病也。

真脏死逆脉法第十六

《素问》岐伯曰：真肝脉至，中外急，如循刀刃，责责然，如按琴瑟弦，色青白不泽，毛折乃死；真心脉至，坚而搏，如循薏苡子，累累然，色赤黑不泽，毛折乃死；真肺脉至，大而虚，如以毛羽中人肤，色白赤不泽，毛折乃死；真肾脉至，搏而绝，如指弹石，辟辟然，色黑黄不泽，毛折乃死；真脾脉至，弱而乍数乍疏，色黄青不泽，毛折乃死。诸真脏脉见，皆为死不治也。

黄帝曰：见真脏曰死，何也？岐伯曰：五脏皆禀气于胃，胃者五脏之本也。脏气者，不能自至于手太阴，必因于胃气乃至于手太阴也，故五脏各以时自为而至于手太阴也。故邪气胜者，精气衰也。故病甚者，胃气不能与之俱至于手太阴，故真脏之气独见。独见者，病胜脏也，故死。

《素问》曰：九候之脉，皆沉细悬绝者为阴，主冬，故以夜半死。盛躁喘数者为阳，主夏，故以日中死。寒热者，平旦死。热中及热病者，日中死。病风者，以日夕死。病水者，以夜半死。其脉乍数乍疏，乍迟乍疾，以日乘四季死。

肝见庚辛死，心见壬癸死，脾见甲乙死，肺见丙丁死，肾见戊己死，是谓真脏见皆死。

《脉经》曰：尺脉上不至关，为阴绝；寸脉下不至关，为阳绝。阴绝而阳微，死不治。若计其余命，死生之期，以月节克之也。

张仲景曰：肥人脉细小如丝欲绝者死，羸人脉躁大者死，人身小而脉往来大者死，人身大而脉往来小者死。

脉病人不病，名曰行尸，以无王气，卒眩仆不识人，短命则死。人病脉不病，名曰内虚，以有正气，虽困无苦。

存古诊法第十七

按：上古诊法有四，其失传已久，得王叔和而仅存气口成寸之一法。后之言脉者，将前法遂置不道，诚可惜也。今录其略，聊附存羊之意，以俟知者。

《素问》帝曰：何谓三部？岐伯曰：有下部，有中部，有上部，部各有三候。三候者，有天有地有人也。

上部天，两额之动脉；上部地，两颊之动脉；上部人，耳前之动脉。

按：两额动脉，在瞳子髎、听会之处，足少阳脉所行也；两颊动脉，在鼻孔下两旁，近巨髎之分，足阳明脉所行也；耳前动脉，在耳前陷中，丝竹空和髎之分，手少阳脉所行也。

中部天，手太阴也；中部地，手阳明也；中部人，手少阴也。

按：手太阴，肺脉也，在掌后寸口中，是经渠。手阳明，大肠脉也，在大指次指岐骨间，合谷之分。手少阴，心脉也，在掌后锐骨之端，神门之分。

下部天，足厥阴也；下部地，足少阴也；下部人，足太阴也。

按：足厥阴，肝脉也，在毛际外，羊矢①下一寸半陷中，五里之分，卧而取之，动应于手也。女子取太冲，在足大指本节后二寸陷中。足少阴，肾脉也，在足内踝后跟骨上陷中，太溪之分。足太阴脾脉也，在鱼腹，上越筋间，直五里下箕门之分，宽巩足，单衣，沉取乃得之。又曰：候胃气者，当取足跗之上，冲阳之分，穴中动脉乃应手也。

故下部之天以候肝，地以候肾，人以候脾胃之气；中部天以候肺，地以候胸中之气，人以候心；上部天以候头角之气，地以候口齿之气，人以候耳目之气。三部者，各有天，各有地，各有人，三而三之，合则为九。

察九候，独小者病，独大者病，独疾者病，独迟者病，独热者病，独寒者病，独陷下者病。

三部九候皆相失者死。上下左右之脉，相应如参舂者病甚；上下左右，相失不可数者死。中部之候虽独调，与众脏相失者死，中部之候相减者死。

以左手足上，上去踝五寸，按之，庶右手足当踝而弹之，其应过五寸以上，蠕蠕然动者不病，其应疾，中手浑浑然者病，中手徐徐然者病，其应上不能至五寸，弹之不应者死。

按：手踝之上，手太阴脉，太渊、经渠也。足踝之上，足太阴脉，三阴交之上，漏谷之下也。愚按前注，足太阴为五里、箕门之分，是在大股之内，而此云三阴交、漏谷之分，则在腓之内廉矣。岂此又一法？抑注者无能深考，而但就踝上臆度云尔耶？

九候之相应也，上下若一，不得相失。一候后则病，二候后则病甚，三候后则病危。所谓后者，应不俱也。

《灵枢》黄帝曰：经脉十二，而手太阴、足少阴，阳明独动不休，何也？岐伯曰：是明胃脉也。胃为五脏六腑之海，其清

---

① 羊矢：经外穴名，股内侧近阴处。

气上注于肺，肺气从太阴而行之。其行也，以息往来，故人一呼脉再动，一吸脉亦再动，呼吸不已，故动而不止。帝曰：足之阳明，何因而动？岐伯曰：胃气上注于肺，其悍气上冲头者，循咽，上走空窍，循眼系，入络脑，出颔，下客主人，循牙车，合阳明，并下人迎，此胃气别走于阳明者也。故阴阳上下，其动也若一。故阳病而阳脉小者为逆，阴病而阴脉大者为逆，故阴阳俱静俱动若引绳，相倾者病。

按：此即喉手引绳之义也。人迎在喉旁，非《脉经》之人迎（论见首卷中）。胃气别走于阳明，言脏气并于经，故相引而动也。

帝曰：足少阴何因而动？岐伯曰：冲脉者，十二经之海也。与少阴之大络，起于肾下，出于气街，循阴股内廉，邪斜同入腘中，循胫骨内廉，并少阴之经，下入内踝之后，入足下。其别者，邪入踝，出属跗上大指之间，注诸络，以温足胫，此脉之常动者也。

此言少阴之经，得冲脉而动也。盖冲脉上行者，由气街而上至胸中，其下行者，由气街而下入内踝。盖少阴由内踝而上，而冲脉下趋之，故动也。至于出跗上大指之间，则又合足阳明之冲阳，为胃脉，而张仲景取为趺阳者也，皆冲脉也。仲景言趺阳，多合少阴，理出于此。

《灵枢》：黄帝曰：寸口主中，人迎主外，两者相应，俱往俱来，若引绳大小齐等。春夏人迎微大，秋冬寸口微大，如是者，名曰平人。

人迎大一倍于寸口，病在足少阳，一倍而躁，病在手少阳。人迎二倍，病在足太阳，二倍而躁，病在手太阳。人迎三倍，病在足阳明，三倍而躁，病在手阳明。人迎四倍者，且大且数，名曰溢阳，溢阳为外格，死不治。必审其本末，察其寒热，以验其脏腑之病。

寸口大于人迎一倍，病在足厥阴，一倍而躁，病在手心主。寸口二倍，病在足少阴，二倍而躁，病在手少阴。寸口三倍，病在足太阴，三倍而躁，病在手太阴。寸口四倍者，名曰内关，内关者，且大且数，死不治。必审察其本末之寒温，以验其脏腑之病参看二卷静躁脉条。

切其脉口，滑小紧以沉者，病益甚，在中；人迎气大紧以浮者，其病益甚，在外。其脉口浮滑者，病日进；人迎沉而滑者，病日损。其脉口滑以沉者，病日进，在内；其人迎脉滑盛以浮者，病日进，在外。脉之浮沉及人迎与寸口气大小等者，病难已。病之在脏，沉而大者，易已，小为逆；病在腑，浮而大者，其病易已。

人迎盛坚伤于寒，气口盛坚伤于食。

气口候阴，人迎候阳也。

按：此数节，人迎皆指喉旁而言。三阳在头，领阳脉多，故曰人迎候阳，而其实阳中有阴。三阴在手，领阴脉多，故曰气口候阴，而其实阴中有阳，其浣必有更详者。此其大略也。

十二经脉第十八

《脉经》原题原篇

《灵枢》曰：经脉者，所以能决死生，处百病，调虚实，不可不通。

手太阴之脉，起于中焦，下络大肠，还循胃口，上膈属肺，从肺系横出腋下，下循臑内，行少阴心主之前，下肘中，循臂内上骨下廉，入寸口上鱼，循鱼际，出大指之端。其支者，从腕后直出次指内廉，出其端。

肩下胁上为掖，髆下近腋为臑。手少阴手心主二脉皆行于臑臂，而此脉行其前也。廉，隅也，边也。掌肉隆起处曰鱼。鱼际，穴名。支出，次指，则交手阳明也。

是动则病，肺胀满，膨膨而喘咳，缺盆中痛，甚则交两手而瞀，此为臂厥。是主肺所生病者，咳嗽上气，喘喝，烦心，胸满，臑臂内前廉痛，掌中热。气盛有余，则肩背痛，风寒汗出中风，小便数而欠。虚则肩背痛寒，少气不足以息，溺色黄变，卒遗失无度。盛者，寸口大三倍于人迎；虚者，寸口反小于人迎也瞀，目昏也。

按《难经》云："是动者，气也；所生病者，血也。气留而不行，为气先病也；血滞而不濡者，为血后病也。"今详病证，气血似不可分，故马玄台不从之。然却以"是主肺所生病者""是主津液所生病者"为一句，亦为未妥。惟愚谓"是动"为本经自病，"所生病者"为他经兼病，由此之彼，故云所生也。

手阳明之脉，起于大指次指之端，循指上廉，出合谷两骨之间，上入两筋之中，循臂上廉，入肘外廉，循臑外前廉，上肩出髃骨之前廉，上出柱骨之会上，下入缺盆，络肺，下膈，属大肠。其支者，从缺盆上颈，贯颊入下齿中，还出挟口，交人中，左之右，右之左，上挟鼻孔。

大指之次指，即食指也。此接上手太阴。髃骨，肩端骨也。柱骨，谓天柱，即大椎也。耳以下曲处为颊，过鼻则交足阳明也。

是动则病，齿痛，颈肿。是主津液所生病者，目黄，口干，鼽衄，喉痹，肩前臑痛，大指次指痛不用。气盛有余，则当脉所过者热肿，虚则寒慄不复。盛者，人迎大三倍于寸口；虚者，人迎反小于寸口也。

人迎候阳，故凡阳脉盛者人迎大，虚则人迎小也。

足阳明之脉，起于鼻，交頞中，旁约太阳之脉，下循鼻外，入上齿中，还出挟口环唇，下交承浆，却循颐后下廉，出大迎，循颊车，上耳前，过客主人，循发际额颅。其支者，从大迎前，下人迎，循喉咙，入缺盆下膈，属胃络脾；其直行者，后缺盆下乳内廉，下挟脐，入气街中；其支者，起胃下口，循腹里，下至气街中而合，以下髀关，抵伏兔，下入膝膑中，下循胻外廉，下足跗入中指内间；其支者，下膝三寸而别，以下入中指外间；其支者，别跗上，入大指间，出其端。

起于鼻，接手阳明也。颊，山根①也。太阳，手太阳小肠之支脉，上颊至目锐眦者也。承浆，颏上也。大迎，颊车下之穴，客主人，小眦外近耳之穴。人迎，喉旁穴。气街即气冲，前阴旁近股之穴。髀关，股前之穴。伏兔，髀下膝上之穴。膑，膝下挟胻三里之处也。胻，胫骨也。跗，足面也。足阳明此经，凡四支，一支别于颊，而合于腹；一支别于腹，而合于气街；一支别于膝下，而合于中指；其末支出大指之端，则交足太阴也。

是动则病，洒洒然振寒，善伸，数欠，颜黑，病至则恶人与火，闻木音则惕然而惊，心欲动，独闭户牖而处。甚则欲上高而歌，弃衣而走，贲响腹胀，是为骭厥。是主血所生病者，狂疟湿淫，汗出，鼽衄，口喝，唇胗，颈肿，喉痹，大腹水肿，膝膑痛，循膺乳、气街、股、伏兔、胻外廉、足跗上皆痛，中指不用。气盛则身以前皆热，其有余于胃，则消谷善饥，溺色黄；气不足则身以前皆寒栗，胃中寒则胀满。盛者，人迎大三倍于寸口；虚者，人迎反小于寸口也。

骭厥，足逆冷也。贲响腹胀，实邪也。胃中寒则胀满，虚邪也。

足太阴之脉，起于大指之端，循指内侧白肉际，过核骨后，上内踝前廉，上腨内，循胻骨后，交出厥阴之前，上循膝股内前廉，入腹，属脾，络胃，上膈，挟咽，连舌本，散舌下。其支者，复从胃别上膈，注心中。

起大指，接足阳明也。核骨，拐骨也。腨，腓也。交，三阴交也。注

---

① 山根：鼻梁的别名。

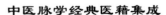

心中，交手少阴也。

是动则病，舌本强，食则呕，胃脘痛，腹胀，善噫，得酸与热，则快然而食，身体皆重。是主脾所生病者，舌本痛，体不能动摇，食不下，烦心，心下急痛，寒疟，溏瘕泄，水闭，黄疸，不能卧，强立，股膝内肿厥，足大指不用。盛者，寸口大三倍于人迎；虚者，寸口反小于人迎也。

手少阴之脉，起于心中，出属心系，下膈，络小肠。其支者，从心系，上挟咽系目；其直者，复从心系却上肺，出腋下，下循臑内后廉，行太阴心主之后，下肘内廉，循臂内后廉，抵掌后兑骨之端，入掌内廉，循小指之内，出其端。

> 起心中，接足太阴也。手太阴、手厥阴二脉，皆行臑臂内，而此出其后也。手腕下踝，为兑骨，出小指，交手太阳也。

是动则病，嗌干，心痛，渴而欲饮，是为臂厥。是主心所生病者，目黄，胁痛，臑臂内后廉痛，厥，掌中热痛。盛者，寸口大再倍于人迎；虚者，寸口反小于人迎也。

手太阳之脉，起于小指之端，循手外侧，上腕，出踝中，直上循臂骨下廉，出肘解，绕肩胛，交肩上，入缺盆，络心，循咽，下膈，抵胃，属小肠。其支者，别从缺盆，循颈，上颊，至目锐眦，却入耳中；其支者，别颊，上䪼①，抵鼻，至目内眦。

> 起小指，接手少阴也。一本"下廉"下，有"出肘内侧两筋之间""上循臑外后廉"二句。肘解，肘之角。肩胛，肩下片骨也。交肩上，从大椎左右交也。䪼，颧也。至目内眦，交足太阳也。

是动则病，嗌痛，颔肿，不可回顾，肩似拔，臑似折。是主液所生病者，耳聋、目黄，颊肿，颈、颔、肩、臑、肘、臂外后廉痛。盛者，人迎大再倍于气口；虚者，人迎反小于寸

---

① 䪼（chū）：人体部位名，眼眶下方的部位。

口也。

　　足太阳之脉，起于目内眦，上额，交巅上。其支者，从巅至耳上角；其宜①行者，从巅入络脑，还出别下项，循肩髆内，挟脊，抵腰中，入循膂，络肾，属膀胱；其支者，从腰中，下会于后阴，下贯臀，入腘中；其支者，从髆内左右别下，贯胛，挟脊内，过髀枢，循髀外后廉，下合腘中，以下贯腨内，出外踝之后，循京骨，至小指外侧。

　　起目内眦，接手太阳也。髆，亦作膊，肩之下也。脊外为膂，膂内为胛，夹脊，肉也。膝后曲处曰腘，即委中也。股后为髀枢，腨，腓也。京骨，踝下穴近小指者。足太阳此经有三支。上一支从巅至耳，下一支从腰至腘中，其外一大支，上自膊出，去脊三寸，而下合于腘中，直至小指，而交足少阴也。

　　是动则病，冲头痛，目似脱，项似拔，脊痛，腰似折，髀不可以曲，腘如结，腨如裂，是为踝厥。是主筋所生病者，痔，疟，狂癫疾，头囟顶痛，目黄，泪出，鼽衄，项、背、腰、尻、腘、腨、脚皆痛，小指不用。盛者，人迎大再倍于寸口；虚者，人迎反小于寸口也。

　　足少阴之脉，起于小指之下，斜趋足心，出于然谷之下，循内踝之后，别入跟中，上腨内，出腘内廉，上股内后廉，贯脊，属肾，络膀胱。其直者，从肾上贯肝膈，入肺中，循喉咙，挟舌本；其支者，从肺，出络心，注胸中。

　　起小指，接足太阳，注胸中，交手厥阴。

　　是动则病，饥不能食，面黑如地色，咳唾则有血，喝喝而喘，坐而欲起，目𥉂𥉂②如无所见，心悬如病饥状。气不足则善恐，心惕惕如人将捕之，是为骨厥。是主肾所生病者，口热，

―――――――――

① 宜：《灵枢·经脉》作"直"。
② 目𥉂（huāng）𥉂：视物不明。

舌干，咽肿，上气，嗌干及痛，烦心，心痛，黄疸，肠澼，脊股内后廉痛，痿厥，嗜卧，足下热而痛。盛者，寸口大再倍于人迎；虚者，寸口反小于人迎也。

手厥阴之脉，起于胸中，出属心包，下膈，历络三焦。其支者，循胸中，出胁，下腋三寸，上抵腋下，下循臑内，行太阴少阴之间，入肘中，下臂，行两筋之间，入掌中，循中指，出其端；其支者，别掌中，循小指次指出其端。

起胸中，接足少阴，抵腋循臑，由胁上腋，由腋转下臂臑也。小指之次指，无名指也，出交手少阳。

是动则病，手心热，臂肘挛急，腋肿，甚则胸胁支满，心中澹澹大动，面赤，目黄，喜笑不休。是主脉所生病者，烦心，心痛，掌中热。盛者，寸口大一倍于人迎；虚者，寸口反小于人迎也。

手少阳之脉，起于小指次指之端，上出两指之间，循手表腕，出臂外两骨之间，上贯肘，循臑外，上肩，交出足少阳之后，入缺盆，布膻中，散落心包，下膈，循属三焦。其支者，从膻中上出缺盆，上项，挟耳后，直上出耳上角，以屈下颊至䪼；其支者，从耳后入耳中，却出至目锐眦。

起小指之次指，接手厥阴，出目锐眦，交足少阳。

是动则病，耳聋浑浑焞焞①，嗌肿，喉痹。是主气所生病者，汗出，目锐眦痛，颊痛，耳后、肩、臑、肘、臂外皆痛，小指次指不用。盛者，人迎大一倍于寸口；虚者，人迎反小于寸口也。

足少阳之脉，起于目锐眦，上抵头角，下耳后，循颈行手少阳之前，出肩上，却交出少阳之后，入缺盆。其支者，从耳

---

① 浑浑焞焞：形容听觉失聪。

后入耳中，出走耳前，至目锐眦后；其支者，别目锐眦，下大迎，合手少阳于顷，下加颊车，下颈，合缺盆下胸中，贯膈，络肝，属胆，循胁里，出气街，绕毛际，横入髀厌中。其直者，从缺盆下腋，循胸，过季胁，下合髀厌中，以下循髀阳，出膝外廉，下外辅骨之前，直下抵绝骨之端，下出外踝之前，循足跗上，出小指次指之端；其支者，从跗上，入大指，循岐骨内，出其端，还贯爪甲，出三毛。

起目锐眦，接手少阳也。大迎，颊车下穴。气街，即气冲。髀厌，即髀枢，谓环跳穴也。胁骨之下，为季胁。髀阳，髀之外也。胫胻为辅骨，外踝以上为绝骨，足大指后为岐骨，爪甲后为三毛，出此交足厥阴也。

按：铜人图，足少阳脉抵头角处有三折，而此但言有支出目锐眦下颊，则铜人亦有误也。

是动则病，口苦，善太息，心胁痛，不能转侧，甚则面微尘，体无膏泽，足外反热，是为阳厥。是主骨所生病者，头角痛，额痛，目锐眦痛，缺盆中肿痛，腋下肿，马刀挟瘿，汗出振寒，疟，胸、胁肋、髀、膝外至胫、绝骨、外踝前及诸节皆痛，小指次指不用。盛者，人迎大一倍于寸口；虚者，人迎反小于寸口也。

足厥阴之脉，起于大指聚毛之上，循足跗上廉，去内踝一寸，上踝八寸，交出太阴之后，上腘内廉，循股，入阴中，环阴器，抵小腹，挟胃，属肝，络胆，上贯膈，布胁肋，循喉咙之后，上入颃颡，连目系，上出额，与督脉会于巅。其支者，从目系下颊里，环唇内；其支者，复从肝别贯膈，上注肺。

聚毛，即三毛，承足少阳也。交，三阴交也。颃颡，上腭也。注肺，则交手太阴，此十二经环流而无端也。

是动则病，腰痛不可以俯仰，丈夫癞疝①，妇人小腹肿，甚

---

① 疝：《灵枢》作"疝"。

则嗌干，面尘，脱色。是主肝所生病者，胸满，呕逆，洞泄，狐疝，遗溺，癃闭。盛者，寸口大一倍于人迎；虚者，寸口反小于人迎也。

凡此十二经之病，盛则泻之，虚则补之，热则疾之，寒则留之，陷下则灸之，不盛不虚，以经取之。

按：此经脉，盖一日夜五十度，周于身者也。《素问》云：手之三阴，从脏走手；手之三阳，从手走头；足之三阳，从头走足；足之三阴，从足走腹。然其始，必于中焦，则自肺而大肠，以至于肝，虽或上或下，或左或右之不同，而流行之次第，必自如是而无间断也。

十五络脉第十九

《灵枢》曰：手太阴之别，名曰列缺。起于腕上分间，并太阴之经，直入掌中，散入于鱼际。其病实则手锐掌热；虚则欠呿①，小便遗数。取之，去腕半寸。别走阳明也。

按：经脉，联脉也。手太阴则接联手阳明，而手阳明则接联足阳明，十二经相连而运者也。络脉，合脉也。肺则与大肠合，心则与小肠合。盖一阳一阴，一表一里，相配而通者也。不曰络，而曰别者，谓自此别出，乃绾其所合也。

手少阴之别，名曰通里。去腕一寸半，别而上行，循经入于心中，系舌本，属目系。其病实则支膈，虚则不能言。取之掌后一寸，别走太阳也。

手心主之别，名曰内关。去腕二寸，出于两筋之间，循经以上，系于心包络，心系实，则心痛，虚则头强。取之两筋间也。

按：包络于三焦合，而不言别走少阳者，省文也。

---

① 欠呿（qū）：打哈欠。呿，张口。

手太阳之别，名曰支正。上腕五寸，内注少阴。其别者，上走肘，络肩髃音偶。实则节弛肘废，虚则生疣，小者如指痂疥，取之所别也。

手阳明之别，名曰偏历。去腕三寸，别入太阴。其别者，上循肩，乘肩髃，上曲颊遍齿。其别者，入耳，合于宗脉。实则龋音举聋，虚则齿寒痹隔，取之所别也。

手少阳之别，名曰外关。去腕二寸，外绕臂，注胸中，合心主。病实则肘挛，虚则不收，取之所别也。

足太阳之别，名曰飞扬。去踝七寸，别走少阴。实则鼽窒，头背痛，虚则鼽衄，取之所别也。

足少阳之别，名曰明光。去踝五寸，别走厥阴，下络足跗。实则厥，虚则痿躄，坐不能起，取之所别也。

足阳明之别，名曰丰隆。去踝八寸，别走太阴。其别者，循胫骨外廉，上络头项，合诸经之气，下络喉嗌。其病气逆，则喉痹卒瘖，实则狂癫，虚则足不收，胫枯，取之所别也。

足太阴之别，名曰公孙。去本节之后一寸，别走阳明。其别者，入络肠胃，厥气上逆则霍乱。实则肠中切痛，虚则鼓胀，取之所别也。

足少阴之别，名曰大钟。当踝后绕跟，别走太阳。其别者，并经上走于心包，下外贯腰脊。其病气逆则烦闷，实则闭癃，虚则腰痛，取之所别也。

足厥阴之别，名曰蠡沟。去内踝五寸，别走少阳。其别者，经胫上睾，结于茎。其病气逆则睾肿卒疝，实则挺长，虚则暴痒，取之所别也。

任脉之别，名曰尾翳。下鸠尾，散于腹。实则腹皮痛，虚则痒搔，取之所别也。

按：铜人，任脉中无尾翳穴，俟再考。

督脉之别，名曰长强。挟膂上项，散头上，下当肩胛左右，别走太阳，入贯膂。实则脊强，虚则头重，高摇之，挟脊之有过者，取之所别也。

按：《难经》言十五络，有二跷，而无任督，当以《灵枢》为正。盖二跷无别络，男以阴跷为络，女以阳跷为络，督任乃有别络耳。

脾之大络，名曰大包。出渊腋下三寸，布胸胁。实则身尽痛，虚则百节尽皆纵。此脉若罗络之血者，皆取之脾之大络脉也。

凡此十五络者，实则必见，虚则必下。视之不见，求之上下。人经不同，络脉异所别也。

按：络脉虽有虚实，而为病仍归之十二经，故邪实则在腑而浮见，正虚则入脏而沉下。然病有本在腑而反见脏，病本在脏而反见腑，如此不同者，则是络脉通其中，互为表里而上下故也。又"经别"一篇，言正言别，视此稍详，然其言脏腑之合，一同于此，故不烦述。

《难经》曰：经脉十二，络脉十五，何始何穷也？然。经脉者，行血气，通阴阳，以荣于身者也。其始从中焦，注手太阴、阳明；阳明注足阳明、太阴；太阴注手少阴、太阳；太阳注足太阳、少阴；少阴注手心主、少阳；少阳注足少阳、厥阴；厥阴复还注于手太阴。别络十五，皆因其原，如环无端，转相灌溉，朝于寸口、人迎，以处百病，而决死生也。

原，原穴也。

奇经八脉第二十

《难经》曰：脉有奇经八脉者，不拘于十二经，何谓也？然。有阳维，有阴维，有阳跷，有阴跷，有冲，有督，有任，有带之脉。凡此八脉者，皆不拘于经，故曰奇经八脉也。

非正而不失于正，谓之奇。维，系也，使不散也。跷，矫也，使之强也。督，总也，阳之领也。任，荷也，阴之载也。冲、带，取其象也。

经有十二，络有十五，凡二十七气，相随上下，何独不拘于经也？然。圣人图设沟渠，通利水道，以备不然。天雨降下，沟渠满溢，当此之时，霶霈①妄行，圣人不能复图也。此络脉满溢，诸经不能复拘也。

奇经八脉者，既不拘于十二经，皆何起何继也？

然。督脉者，起于下极之俞，并于脊里，上至风府，入属于脑。

按：下极之俞，会阴穴也。《内经》云：督脉者，起于少腹，以下骨中央。

任脉者，起于中极之下，以上至毛际，循腹里，上关元，至咽喉。

冲脉者，起于气冲，并足阳明之经，夹脐上行，至胸中而散也。

按"逆顺"篇云："冲脉者，五脏六腑之海也，五脏六腑皆禀焉。其上者，出于颃颡，渗诸阳，灌诸精；其下者，注少阴之大络，出于气街，循阴股内廉，入腘中，伏行骭骨内，下至内踝之后属而别。其下者，并于少阴之经，渗三阴；其前者，伏行出跗属，下循跗，入大指间，渗诸络而温肌肉。故别络结则跗上不动，不动则厥，厥则寒矣。"观此则冲脉半由气街而上，以至于胸，半由气街而下，以入于足也。盖督、任、冲三脉，皆从下极起，乃两阴之间，根底之处，督由而后，任由而前，冲由而中也。其曰起于气街者，乃其分上下处也。

带脉者，起于季胁，回身一周。

阳跷脉者，起跟中，循外踝，上行入风池。

按：《灵枢》跷脉从足至目。

阴跷脉者亦起于跟中，循内踝，上行至咽喉，交贯冲脉。

---

① 霶霈（pāng pèi）：雨大的样子。

阳维、阴维者，维络于身，溢畜，不能环流灌溉诸经者也。故阳维起于诸阳会也，阴维起于诸阴交也。

二维不流行，故其起继无可言，而但与会交处见之也。

比于圣人图设沟渠，沟渠满溢，流于深湖，故圣人不能拘通也。而人脉隆盛，入于八脉，而不还周，故十二经亦不能拘之。其受邪气，畜则肿热，砭射之也。

按：《灵枢·脉度》篇，蹻与督、任之脉，其尺寸在十二经，一十六丈，二尺之内同为运行。男子数阳蹻，女子数阴蹻。夫十二经既环为终始，则督、任、蹻脉承接何经，而成一十六丈二尺也？《灵枢》此意未详，故越人概称满溢。然八脉惟两维不行，则诸脉之流行，当亦与十二经同也，惟明者教之。

奇经之为病何如？然。阳维维于阳，阴维维于阴，阴阳不能自相维，则怅然失志，溶溶不能自收持。

阳维为病苦寒热，阴维为病苦心痛。

阴蹻为病，阳缓而阴急；阳蹻为病，阴缓而阳急。

冲之为病，逆气而里急；督之为病，脊强而厥；任之为病，其苦内结。男子为七疝，女子为瘕聚。

带之为病，腹满，带下赤白，腰溶溶若坐水中。此奇经八脉之为病也。

奇经八脉诊法第二十一

《脉经》原篇

《脉经》曰：前部左右弹者，阳蹻也。中部左右弹者，带脉也。后部左右弹者，阴蹻也。从少阳之厥阴者，阴维也。从少阴之太阳者，阳维也。来大时小者，阴络也。来小时大者，阳络也。

前部左右弹者，阳蹻也。动，苦腰背痛，微涩为风痫，取阳跷。

前部左右弹者，阳跷也。动，苦腰痛，癫痫，恶风，偏枯，僵仆，羊鸣瘝①痹，皮肤身体强直，取阳跷，在外踝上三寸，直绝骨是。

后部左右弹者，阴跷也。动，苦癫痫，寒热，皮肤强。

后部左右弹者，阴跷也。动，苦少腹痛，里急，腰及髋髎下相连阴中痛，男子阴疝，女子漏下不止。

中部左右弹者，带脉也。动，苦少腹痛引命门，女子月水不来，绝继复下止，阴辟寒，令人无子，男子苦少腹拘急，或失精也。

从少阴斜至太阳，是阳维也。动，苦肌肉痹痒。

从少阴斜至太阳，是阳维也。动，苦癫，僵仆羊鸣，手足相引，甚者失音不能言，癫疾。直取客主人，两阳维脉，在外踝绝骨下二寸。

从少阳斜至厥阴，是阴维也。动，苦癫痫，僵仆羊鸣。

从少阳斜至厥阴，是阴维也。动，苦僵仆失音，肌肉淫痒痹，汗出恶风。

诊得阳维脉浮者，暂②起目眩，阳盛实，苦肩息，洒洒如寒。

诊得阴维脉沉大而实者，苦胸中痛，胁下支满，心痛。

诊得阴维如贯珠者，男子两胁实，腰中痛，女子阴中痛，如有疮。

两手阳脉浮而细微，绵绵不可知，俱有阴脉，亦复细绵绵，此为阴跷，阳跷之脉也。此家曾有鬼魅风死，苦恍惚，亡人为祸也此家十六字衍。

---

① 瘝（qún）：痹也。
② 暂：猝然。

诊得阳跷病拘急，阴跷病缓。

诊得带脉，左右绕脐腹腰脊痛，冲阴股也。

两手脉，浮之俱有阳，沉之俱有阴，阴阳皆实盛者，此为冲、督脉也。冲、督脉者，十二经之道路也。冲、督用事，则十二经不复朝于寸口，其人皆苦恍惚狂痴，不者，必当犹豫有两心也。

尺寸俱浮，直上直下，此为督脉。腰背僵痛，不得俯仰，大人癫病，小儿风痫疾。

脉来中央浮，直上直下者，督脉也。动，苦腰背膝寒，大人癫，小儿痫也。灸顶上三丸。

尺寸脉俱牢，直上直下，此为冲脉。胸中有寒疝也。

脉来中央坚实，径至关者，冲脉也。动，苦少腹痛，上抢心，有瘕疝，绝孕，遗失溺，胁支满烦也。

横寸口边丸丸，此为任脉。苦腹中有气如指，上抢心，不得俯仰拘急。

脉来紧细实长至关者，任脉也。动，苦少腹绕脐，下引横骨、阴中切痛。取脐下三寸。

张仲景趺阳脉主病第二十二

趺阳脉浮而涩，少阴脉如经也，其病在脾，法当下利。何以知之？若脉浮大者，气实血虚也。今趺阳脉浮而涩，故知脾气不足，胃气虚也。以少阴脉弦而浮，才见此为调脉，故称如经也。若反滑而数者，故知当屎脓也。

按：冲脉，自气街下行，合少阴之经，至内踝，下而见为少阴脉，少阴肾也。其支者，出跗上，合阳明之经，见为趺阳脉。趺阳，胃也。

趺阳脉浮而涩，浮则胃气微，涩则脾气衰，微衰相搏，即呼吸不得，此为脾家失度。

跌阳脉浮者，胃气虚也。跌阳脉浮大者，此胃家微虚烦，圊必日再行，芤而有胃气者，脉浮之大而软，微按之芤，故知芤而有胃气也。

跌阳脉大而紧者，当即下利，为难治。

跌阳脉滑而紧，滑则胃气实，紧则脾气伤。得食而不消，此脾不治也，能食而腹不满，此为胃气有余。腹满而不能食，心下如饥，此为胃气不行，心气虚也。得食而满者，此为脾家不治。

不治，犹言不运行也。

跌阳脉数者，胃中有热，即消谷引食。跌阳脉涩者，胃中有寒，水谷不化。跌阳脉浮迟者，故久病。

跌阳脉迟而缓，胃气如经也。跌阳脉浮而数，浮则伤胃，数则动脾，此非本病，医特下之所为也。荣卫内陷，其数先微，脉反但浮，其人必大便硬，气噫而除。今脉反浮，其数改微，邪气独留，心中则饥，邪热不杀谷，潮热发渴。

跌阳脉浮而涩，浮则胃气强，涩则小便数，浮涩相搏，大便则坚，其脾为约。脾约者，其人大便坚，小便利而反不渴。麻仁丸主之。浮当作沉。

跌阳脉数，胃中有热，消谷，当小便数，反不利者，欲作水也。

跌阳脉沉而数，沉则为实，数则消谷。紧者，病难治。

跌阳脉紧而浮，紧则为痛，浮则为虚，虚则肠鸣，紧则坚满。

跌阳脉浮而涩，浮则气满，涩则有寒，喜噫，吞酸，其气不下，小腹则寒也。

跌阳脉浮，浮则为虚，浮虚相搏，故令气噎。言胃气虚

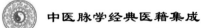

第六辑

极也。

呃，呃逆也。

趺阳脉浮，胃气虚，呕而不食，恐怖者，难治。

趺阳脉浮而涩，浮则为虚，涩则伤脾。脾伤则不磨，朝食暮吐，暮食朝吐，宿谷不化，名曰胃反。脉紧而涩，其病难治。

趺阳脉伏而涩，伏则吐逆，水谷不化，涩则食不得入，名曰关格。

趺阳脉微而浮，浮则胃气虚，微则不能食，此恐惧之脉，忧迫所作也。惊主病者，其脉止而复来，其人目睛不了了。

趺阳脉虚则遗溺，实则失气。

粗而浮者，其病难治。

趺阳脉紧而数，数则为热，热则消谷，紧则为寒，食即为满。尺脉浮为伤肾，趺阳脉紧为伤脾。风寒相搏，食谷则眩，谷气不消，胃中苦浊，浊气下流，小便不通，阴被其塞①，热流膀胱，身体尽黄，名曰谷疸。

趺阳脉不出，脾不上下，身冷肤硬，少阴脉不至，肾气微，少精血奔，气促迫，上入胸膈，宗气反聚，血结心下，阳气退下，热归阴股，与阴相动，令身不仁，此为尸厥，当刺期门巨阙。

趺阳脉滑而紧，滑者胃气实，紧者脾气强，持实击强，痛还自伤，以手把刃，坐作疮也。

张仲景少阴脉主病第二十三

少阴脉浮而弱，弱则血少，浮则为风，风血相搏，则疼痛

---

① 塞：《金匮要略》作"寒"。

如掣。

少阴负趺阳者，顺也。寸口、趺阳、少阴脉皆微者，其人必吐下，必亡血也。

少阴脉弱而涩，弱则微烦，涩则厥逆下利。

少阴脉微，则伤精，阴气寒冷。

少阴脉紧而沉，紧则为痛，沉则为水，小便则难。

少阴脉数，妇人则阴中生疮，男子则气淋。

少阴脉细，男子则小便不利，妇人则月水不通。经为血，血不利，则为水，名曰血分。

少阴脉沉而滑，沉为在里，滑则为实。沉滑相搏，血结胞门，其脏不泻，经络不通，名曰血分。

妇人少阴脉，微而迟，微则无精，迟则阴中寒，涩则血不来，此为居经，三月一来。

按李梃有云：凡诊妇女，须托其至亲。先问其症与色及所饮食。或症重而就床，隔帐诊之；或症轻而就门，隔帏诊之。必以薄纱罩手。贫家不便，医者宜自袖带。室女寡妇，尤宜加敬，此非小节。然则焉有诊妇女，而及其少阴者手？古人存其理，今人语其夫可也。

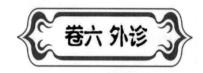

王叔和作《脉经》，内列察声色数条。盖色合五行，声和五音，脉和阴阳，皆诊家之权衡也。故望、闻、问、切，不可缺一，得其一而遗其三，可乎？复赘此卷，使学者知合外内之道，而思洞垣者，不致憾遗珠也。

察色观形总论第一

《内经》曰：切脉动静，而视精明，察五色，观五脏有余不足，六腑强弱，形之盛衰，以此参伍，决死生之分。

精明，犹言神气也。

善诊者，察色按脉，先别阴阳，审清浊，而知部分；视喘息，听声音，而知所苦；观权衡规矩，而知病所主；按尺寸，观浮沉滑涩，而知病所生。以治则无过，以诊则不失，能合色脉，可以万全。

按：权衡规矩者，谓以形色声音，与脉症互相参酌，而审轻重，量方圆也。

凡治病，察其形气色泽，脉之盛衰，病之新故，乃治之。无后其时，形气相得，谓之可治；色泽以浮，谓之易已；色夭不泽，谓之难已。

论曰：脉者血之府，色者血之华；脉者气之道，色者气之征，故有是脉即有是色。其合者常也，其不合者变也。能达其变，工乃称良。况人有本然之色，有病见之色。察其素，知其本，就其时，知其标。虽圣人亦必合色脉，勿谓脉难而色易也。

察色部位第二

《灵枢》曰：明堂者，鼻也；阙者，眉间也；庭者，颜也；蕃者，颊侧也；蔽者，耳门也。其间欲方大，去之十步，皆见于外，如是者寿必终百岁。

按：颜，额上也。言五色虽决于明堂，而诸部亦具宜广大也。

明堂骨高以起，平以直，五脏次于中央，六腑夹于两侧，首面上于阙庭，王宫在于下极。五脏安于胸中，真色以致，病色不见，明堂润泽以清，五官恶得无辨乎？

按：下极，谓两目之间，系心之部，故曰王宫，以心为君主也。

庭者，首面也。阙上者，咽喉也。阙中者，肺也。下极者，心也。直下者，肝也。肝左者，胆也。下者，脾也。方上者，胃也。中央者，大肠也。挟大肠者，肾也。当肾者，脐也。面王以上者，小肠也。面王以下者，膀胱处子也。

按：此言脏腑之部分也。庭颜主首面，眉间之上为咽喉，中为肺，下为心，即王宫也。再直而下则为肝，肝左两开为胆。左，犹旁也，则目之下也。再直下为脾，则当鼻也。又两开，则为胃，谓之方上者。方，鼻隧①也。中央者，大肠，谓方上之外。颧之下，面之中也。再外而近耳，则为肾为脐矣。面王，鼻准也。以上当作以外，为小肠之位。以下则颏，为膀胱处子之位也。处子，谓睾丸。按五脏次于中央，惟肾则近耳，而膀胱在颏，为稍异云。

颧者，肩也。颧后者，臂也。臂下者，手也。目内眦上者，膺乳也。挟绳而上者，背也。循牙车以下者，股也。中央者，

---

① 鼻隧：鼻孔内的鼻前庭部分及鼻腔内通道。

膝也。膝以下者，胫也。当胫以下者，足也。巨分者，股里也。巨屈者，膝膑也。此五脏六腑肢节之部分也。

按：此言肢节之部分也。目内眦，上眉近鼻之间也，应膺乳。挟绳而上，耳垂之内也，应背。循牙车以下，则颔也。巨分，颔之内，巨屈，颊之外也。

各有部分，用阴和阳，用阳和阴，当明部分，万举万当。能别左右，是谓大道。男女异位，故曰阴阳。

按：男女异位者，谓男重左女重右也。

朱丹溪曰：容色所见，左右上下，各有其部，脉息所动，寸关尺中皆有其位。左颊者肝之部，以合左手关位，肝胆之分，应于风木，为初之气。额为心之部，以合于左手寸口，心与小肠之分，应于君火，为二之气。鼻为脾之部，合于右手关脉，脾胃之分，应于湿土，为四之气。右颊者肺之部，合于右手寸口，肺与大肠之分，应于燥金，为五之气。颐为肾之部，以合于左手尺中，肾与膀胱之分，应于寒水，为终之气。至于相火，为三之气。应于右手命门，三焦之分也。若夫阴阳五行，相生相胜之理，当以合之于色脉而推之也。

按：此所言部分，与《灵枢》微异。然今人论部，皆从此，故备之。

《素问》曰：容色见上下左右，各在其要。其色见浅者，汤液主治，十日已。其见深者，必齐主治，二十一日已。其已大深者，醪酒主治，百日已。色夭面脱，不治，百日尽已。脉短气绝，死。病温虚甚，死。色见上下左右，各在其要。上为逆，下为从。女子右为逆，左为从。男子左为逆，右为从。易，重阳死，重阴死。

按：上逆下从者，上容多主脏腑，而下容多主肢体故也。女右逆而男左逆者，左阳而右阴也。重阳重阴者，言其阴阳不和，或但见阳色而无阴，或但见阴色而无阳也。

五色主病第三

《灵枢》曰：以五色命脏，青为肝，赤为心，白为肺，黄为脾，黑为肾。肝合筋，心合脉，肺合皮，脾合肉，肾合骨也。

审察泽夭，谓之良工。沉浊为内，浮泽为外，黄赤为风，青黑为痛，白为寒，黄而膏润为脓，赤甚为血，痛甚为挛，寒甚为皮不仁。五色各见其部，察其浮沉，以知浅深。察其泽夭，以观成败。察其散搏，以知远近。视色上下，以知病处。

旧注：泽，润也。夭，枯也。沉浊，深厚也。浮泽，浅薄也。黄赤为风，《五官》篇作为热。浮则病浅，沉则病深，泽则为成，夭则为败，散则浅而病近，搏则聚而病远，见上则病在上，见下则病在下也。

观色略例第四

《灵枢》曰：五色各有脏部，有外部，有内部也。色从外部走内部者，其病从外走内；其色从内走外者，其病从内走外。病生于内者，先治其阴，后治其阳，反者益甚。其病生于阳者，先治其外，后治其内，反者益甚。

旧注云：内为阴经，外为阳经。予谓脏亦可称阴、称内，腑亦可称阳、称外，脏腑皆可称内，经络皆可称外。惟临病审之。

男子色在于面王，为小腹痛，下为卵痛，其圜直为茎痛，高为本，下为首，狐疝癞阴之属也。女子色在于面王，为膀胱子处之病，散为痛，搏为聚，方圆左右各如其色形。其随而下至胝①，为淫，有润如膏状，为暴食不洁。

按：此亦约略观色之法也。面王，鼻端也。举鼻以下之病，以见其上

---

① 胝：《灵枢》作"胝"。

也。"为本""为首"，未详。淫，白淫也，色润如膏，为不洁之聚，犹前节云膏润为脓也。

色起两眉薄泽者，病在皮，唇青、黄、赤、白、黑者，病在肌肉荣卫。濡然者，病在血气，目色青、黄、赤、白、黑者，病在筋。耳焦枯受尘垢者，病在骨。

鼻者，肺之官也；目者，肝之官也；口唇者，脾之官也；舌者，心之官也；耳者，肾之官也。故肺病者，喘息鼻张。肝病者，眦青。脾病者，唇黄。心病者，舌卷短颧赤。肾病者，颧与颜黑。

雷公曰：小子闻，风者，百病之始也。厥逆者，寒湿之起也。别之奈何？黄帝曰：常候阙中，薄泽为风，冲浊为痹，在地为厥，此其常也。各以其色言其病。

旧注云：阙中，眉间也，风自上来，故见上。地，颏下也，厥自下起，故见下。薄泽，清也。冲浊，浊也。

赤色出于两颧，大如母指①者，病虽小愈，必卒死。黑色出于庭，大如母指，必不病而卒死。

张仲景曰：卫气衰，面色黄，荣气不足，面色青。鼻头色青，腹中痛，舌②冷者死。鼻头色微黑者，有水气。色黄者，胸上有寒。色白者，无血也。设微赤非时者死，其目正圆者，痉，不治。

色青为痛，色黑为劳，色赤为风，色黄者便难，鲜明者有留饮。

按：仲景伤寒，面赤，加葱九茎，谓有表也，故曰为风。黄者，脾也，故主便难，然久泻亦同可类推也。

娄全善曰：凡有痰者，眼皮及眼下必有烟灰黑色，举目便

---

① 母指：即拇指。母，同"拇"。
② 舌：《金匮要略》作"苦"。

知，不待切脉。眼黑而颊赤者，热痰也。眼黑而行步呻吟，举动艰难者，入骨痰也。眼黑而面带土色，四肢痿痹，屈伸不便，风湿痰也。眼黑而气短促者，惊风痰也。

按：张、娄数节，后人观色之法也。凡后人所言与经合者，不必重见。录此稍异者数行，以见病色之多征，经有未尽也。其散见于各门者，亦未能尽录，幸博学者详之。

五色相应相胜相生第五

《灵枢》曰：色青者，其脉弦也；赤者，其脉钩也；黄者，其脉代也；白者，其脉毛也；黑者，其脉石也。见其色而不见得其脉，反得相胜之脉则死矣。得其相生之脉，则病已矣。

相胜相生，即五行生克之理也。

脉出于气口，色见于明堂，五色更出，以应五时，各如其脏，经气入脏，必当治里。

论曰：脉出气口，色见明堂，以应五时，此其常也。不应则为病，即当察其生胜矣，然此又有经脏之别。大凡病初起，多在经，稍久即入腑脏，如脉浮色浅，是在经也。脉沉色深，是在腑脏矣。在经谓之表，可汗之，和解之；在腑脏谓之里，或温之，或下之，是治里也。至其相胜相生之理，亦即在此。假如病传太阴、阳明，面色青，脉纯弦者死，是相胜也。

《难经》曰：五脏有五色，皆见于面，亦当与寸口尺内相应。假令色青，其脉当弦而急，色赤其脉当浮大而散，色黄其脉中缓而大，色白其脉浮涩而短，色黑其脉沉濡而滑，此所谓五色之与脉当参相应也。其不相应者病也，假令色青其脉浮涩而短，若大而缓为相胜，脉浮大而散，若小而滑为相生也五脏生胜相同。

论曰：此即《灵枢》相胜相生之旨，而详言之也，盖本脏气衰，则他脏之气乘之。其相生者，真气接也。其相胜者，败气见也。

按《灵枢》又有云：肾乘心，心先病，肾为应，色皆如是。盖谓心气先败，则肾色应之，非肾真有邪能克心也。使心气充则心肾来交，百病自去矣，何云相胜之有哉？若心先病，肝为应，则心气为败，知必生矣。

五色生死第六

《素问》曰：夫精明五色者，气之华也。赤欲如白裹朱，不欲如赭；白欲如鹅羽，不欲如盐；青欲如苍壁之泽，不欲如蓝；黄欲如罗裹雄黄，不欲如黄土；黑欲如重漆色，不欲如地苍。

生于心，如缟裹朱；生于肺，如缟裹红；生于肝，如缟裹绀；生如脾，如缟裹瓜蒌实；生于肾，如缟裹紫；此五脏所生之外荣也。色见青如草滋者死，黄如枳实者死，黑如炱①者死，赤如衃血者死，白如枯骨者死，此五脏之见死也。青如翠羽者生，赤如鸡冠者生，黄如蟹腹者生，白如豕膏者生，黑如乌羽者生，此五色之见生也。

按：五色之见，大抵明润则吉，枯槁则凶也。

面黄目青，面黄目赤，面黄目白，面黄目黑者，皆不死也。面青目青，面赤目白，面青目黑，面黑目白，面赤目青者皆死也。

按：此盖从暴病言也。凡人病见青黑诸色者，多凶，惟黄为吉。王注云：黄为胃气，故面黄者不死。然亦必黄而有神乃可，若久病枯黄，宁可生平？

观形听声第七

朱丹溪曰：经云诊脉之道，观人勇怯，肌肉皮肤，能知其

———————

① 炱（tái）：烟气凝积而成的黑灰。

情，以为法也。凡人形长不及短，大不及小，肥不及瘦。人之色，白不及黑，嫩不及苍，薄不及厚，而况肥人湿多，瘦人火多？白者，肺气虚；黑者，肾气足，形色既殊，脏腑亦异，外症虽同，治法迥别。所以肥人责脉浮，瘦人责脉沉，躁人责脉缓，缓人责脉躁，不可一概观之。

按：此从人平素体质以观病也。

《素问》曰：形盛脉细，少气不足以息者危。形瘦脉大，胸中多气者死，形气相得者生，参伍不调者病。

目内陷者死，形肉已脱，九候虽调犹死。

此以下，从病中形气以观病也。

五脏者，中之守也。中盛脏满，气胜恐伤者。声如从室中言，是中气之湿也。言而微，终日乃复言者。此夺气也。衣被不敛，言语善恶，不避亲疏者，此神明之乱也。仓廪不藏者，是门户不要也；水泉不止者，是膀胱不藏也。得守者生，失守者死。

马注云：中气之湿，是肺脾肾三脏失守。夺气，是肺脏失守。神明乱，是心脏失守。门户不要，谓泻之不禁，是脾脏失守。水泉不止，谓溺之不禁，是肾脏失守。

五脏者，身之强也。头者，精明之府，头倾视深，精神将夺矣。背者，胸中之府，背曲肩垂，府将坏矣。腰者，肾之府，转摇不能，肾将惫矣。膝者，筋者府，屈伸不能，行则偻俯，筋将惫也。骨者，髓之府，不能久立，行则振掉，骨将惫矣。得强者生，失强者死。

按：上节言中之守，从气言也。此节言身之强，从精言也。人之一身神与气精，合乃长生，气耗则失守，精衰则失强也。

张仲景曰：言迟者，风也；摇头者，其里痛也；行迟者，其表强也；坐而伏者，短气也；坐而下一膝者，腰痛也；护腹如怀卵者，心痛也。

息摇肩者，心中坚；息引胸中上气者，咳；息张口短气者，肺痿吐沫。

病人语声寂然，善惊呼者，骨节间病；语声喑喑然不彻者，心膈间病；语声啾啾，细而长者，头中病。

四明陈氏曰：五脏有声，而声有音。肝声呼，音应角，调而直，音声相应则无病，角乱则病在肝。心声笑，音应徵，和而长，音声相应则无病，徵乱则病在心。脾声歌，音应宫，大而和，音声相应则无病，宫乱则病在脾。肺声哭，音应商，轻而劲，音声相应则无病，商乱则病在肺。肾声呻，音应羽，沉而深，音声相应则无病，羽乱则病在肾。

按：陈氏此论，盖谓呼之音不直，则角乱；笑之声不长，则徵乱也。言虽迂，而实有至理。当见善歌者，病疟数月，音即不扬，是宫乱也。况乎心邪者多笑，肺燥者善悲，肾虚者恒呻，有不诬者乎？

伤寒观舌法第八 并参二卷

伤寒观舌，在张仲景惟一语，曰：舌上苔滑者，丹田有热，胸中有寒。至元时敖氏，明时杜清碧、萧璜鸣，各有所增，得三十六舌，后人遵之。至申斗垣，始广为设，以尽其变，得一百三十七舌，然不无重复之烦。乃以予所见，则又有不尽载者。乃知按图不可索骥，能得其大要，则变化在其中矣。今增删申氏而存其要，得白苔十六舌，黄苔十舌，黑苔十一舌，红舌十九，紫舌七，徽①蓝色各一，共六十五舌。而妊娠诊法另列焉。盖妊娠之诊，微有不同故也。

白苔十六舌

凡伤寒五六日以外，舌上无苔，即宜于杂病求之，不可峻攻而大下

---

① 徽：当为"灰"。

也。慎之慎之。

舌见白苔而滑者，此太阳少阳并病。如太阳未罢，可冲和汤，或香苏散，或桂枝汤。有懊𢚰者，栀子豉汤。

舌见白苔而干厚者，此太阳热病，过服寒药，或误饮冷水，抑遏其热而致也。先以姜桂彻其寒，而后以香苏散汗之。

舌见白苔而中微黄者，此太阳阳明合病也。如太阳未罢，双解散；如太阳已罢，选承气下之。

舌见白苔而外微黄者，必作泻，宜解毒汤；恶寒者，五苓散。

舌见白苔而尖微有刺者，此少阳阳明也。表未罢者，柴葛汤；表已罢者，选承气下之。津润者生，干枯者死。

舌见白苔而满黑刺者，此三阳合病也。里未实，柴葛汤加黄连；里已具，承气汤。津润者则生，干枯者死。

舌见白苔而中；有黑点者，此少阳阳明也。有表者，凉膈散合小柴胡汤；里症具者，调胃承气汤。身有斑者，从斑治，化斑汤。

舌见白苔俱成细圈子者，曾见冬月伤寒呕恶，误服白虎汤，脉伏，舌苔成圈如白豹纹，用正气散加肉桂、丁香、炮姜，数服愈新增。

舌白无苔而冷滑，外症厥冷者，少阴也。四逆汤，或理中汤新增。

舌见白苔而腻滑者，痰也。二陈汤主之新增。

舌上白苔在左者，阳明也。人参白虎汤主之。

舌上白苔在右者，少阳也。小柴胡汤主之。

舌上白苔，或左或右，而余见黄黑，外症下利，痛引小腹

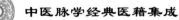

中医脉学经典医籍集成

第六辑

者，脏结①也。热盛者，桂枝大黄汤下之；无热者，真武汤，十救一二。

舌上白苔在尖者，少阳也。小柴胡汤主之。

舌苔根白而尖红者，太阳少阳并病也。小柴胡汤加升麻。

舌白无苔而明淡，外症热者，胃虚也。补中益气汤主之。凡言苔者，有垢上浮是也。若无苔垢而色变，则为虚也。

舌见白苔如煮熟之色，厚厚裹舌者，则饮冷之过也，脉不出者死，四逆汤救之。

黄苔十舌

舌苔淡黄者，此表邪将罢而入里也。双解散主之。表未罢者，小柴胡汤合天水散；表已罢，大柴胡汤下之。

舌中心见黄苔者，此太阳阳明也，必作烦渴呕吐之证。兼有表者，五苓合益元；表证已罢，调胃承气下之。

舌见黄苔而滑者，此身已发黄也。茵陈栀子汤、茵陈五苓散。

舌见黄苔而涩者，此必初白苔而变黄，正阳阳明也。大承气汤下之。下后黄不退者死。身有黄者，茵陈大黄汤。

舌上黄苔在尖者，此太阳阳明也。表未罢者，双解散；表已罢者，调胃承气汤。其根红者为太阳，其根白者为少阳，其根黑者死候也。

舌上黄苔在根者，此邪传太阴也。身有黄者，茵陈大黄汤；身无黄者，凉膈散加硝黄；其尖白者，桂枝大黄汤；小便涩者，

---

① 脏结：病名。症状和结胸相似，但无发热烦躁，病者饮食如常，而时有腹泻。多因太阳病误下，邪气乘虚入里，与阴寒互结所致。治宜温脏散结。《伤寒论·辨大阴病脉证并治》："如结胸状，饮食如故，时时下利，寸脉浮，关脉小细沉紧，名曰脏结。"

五苓合六一，加木通，入姜汁服。又曰：根黄尖白，表少里多，宜天水一凉膈二合服之。脉弦者，防风通圣散。

舌黄而上有隔瓣，邪毒深矣，急下之。或发黄，或结胸，或痞气，或畜血，俱有之。各随症下之。

舌上黄苔，双垂夹见者，正阳阳明也。大承气汤。

舌见黄苔而中有斑者，此身有斑也，化斑汤合解毒汤。无斑者，大承气汤主之。若见小黑点，是邪将入脏也，调胃汤下之，次进和解散，十救四五也。

舌见黄苔而中有刺者，此死候也。止宜调胃承气汤，二三下之。

黑苔十一舌

舌中心起黑苔者，此阳明瘟也。大承气急下之。津滑者生，干涩者死。未伤饮食可治，脉沉微者难治。若黑色浅淡，尚有表证，双解散加解毒汤。

舌尖起黑苔者，此少阴瘟也。凉膈散、大柴胡汤选用。无下症者，竹叶石膏汤。

中有红晕者，属厥阴，必用承气汤。

舌根起黑苔者，此死候也。咽不结可治，宜大承气汤。

又曰：舌尖白二分，根黑一分，身痛恶寒，曾饮水者，五苓散。自汗渴者，白虎汤。下利者，解毒汤。

舌中心黑苔，通于尖者，此两感证也。一二日见者必死，大羌活汤救之；五六日见者，大柴胡缓下之。

舌苔黑晕二重，而中心犹红者，阳明传厥阴，热入心胞也。大承气汤下之。

又曰：舌黑晕二条，而中灰色，乃热传少阴，解毒汤加大黄。

舌纯黑者死候也，不治。

《准绳》云：纯黑之舌，有火极似水者，凉膈散；有水来克火者，附子理中。此虽死候，然记昔人有用附子理中而愈者二人，不可便谓百无一治而弃之也。余谓黑而涩，则凉膈；黑而滑，必理中，亦死中求活之法。或问：火极而黑，何不用大承？曰：病势已极，急攻必死，故反用凉膈，待阴稍生，阳稍缓，乃可攻也。

舌黑而满刺者，死候也，不治。

舌黑而中烂者，死候也，不治。

舌苔黑起，隔瓣而中底犹红者，可救也。大承气汤主之。

舌无苔，而中心淡黑，冷而滑者，少阴寒证也。四逆汤新增。

灰色即黑苔之轻者也，与黑同治。兼有表者，双解散；下利者，解毒汤；内实者，承气汤。但少阴寒证，亦见灰色，见在一二日中，无苔而冷滑是也。四逆汤主之。下利者，理中汤。

凡舌起苔，须刮去，用薄荷汁，或韭汁拭之。拭之即净而不复生者吉；拭之不去，即去而复生者，必凶也。

红色十九舌

凡白、黄、黑者，俱有苔，红、紫但有色而无苔也。舌见纯红者，此瘟疫将深之象，谓之"将瘟舌"，用透顶清神散，吹鼻中取嚏，嚏即散义也。

舌中心见红者，此太阳症也。羌活汤汗之。有汗者，小柴胡汤加减。

舌尖倍红者，此太阳症也。羌活汤汗之。无表证者五苓散。

舌红而中见紫斑者，将发斑也，玄参升麻汤。斑已见，化斑汤。

舌淡红而中见红赤点者，将发黄也。茵陈五苓散。

舌红而尖起紫疱者，此心经热毒也。黄连泻心汤，或解毒汤加玄参、薄荷，兼服天水散。无尺脉者，不治；战栗者，亦不治。

舌红而碎裂如人字纹者，此阳明传热于少阴心也，凉膈散主之。内实者，承气汤。

舌淡红而碎裂如川字者，外症神昏自利，用导赤散加黄连，再用生脉散加黄连、枣仁新增。

舌红而有刺者，此内有停积饮食也，承气汤下之。刮其刺得净者生，不得净者死。

舌红而内有黑纹数条者，乃阴毒厥于肝经，肝主筋，故舌见如筋丝也。用理中合四逆汤温之。再参外证与脉施治。

舌红而下有重舌，或左或右者，此毒入心包也。须刺之出其恶血，服黄连泻心汤。表未解者，防风通圣散，更以冰片点之。

舌红而胀大满口者，此少阴、阳明俱有毒也。急刺之出其恶血，以绿袍散加冰片吹之，服泻心汤。

舌红而出血如衄，此热伤心包也，犀角地黄汤或四生丸。

舌红而硬强失音者，死候也。有痰者，胆星、橘、半、黄连等主之；内实者，可下之。当论。伤寒不语，属下症多。杂症不语，同中风治，用黄芪防风汤，或人参汤加竹沥，大抵多从痰治也。

舌红而碎烂如虫蚀者，少阴瘟毒也。小承气汤，二三下可愈。舌红而吐弄者，此热在心脾也，安神汤主之。

舌红而痿软不能言者，此心脾虚极，或有痰也，死，不治。多加人参可救。

舌红而战动难言者，此心脾虚也。汗多亡阳者有之，多加人参可救。

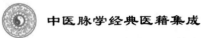

舌红而干瘪者，虽能言，无恶候，亦必死。生脉散加减救之新增。

紫色七舌

舌见纯紫者，此酒毒也。有表者，葛根升麻汤。

舌见紫斑者，此酒毒也。身有斑者，黄连化斑汤加葛根、青黛。

舌紫且肿厚者，此有酒毒而又饮冷，壅遏其热也。外症烦躁四逆，先进以理中丸，彻其在上之寒，次以承气汤下之。微有脉者，可治。

舌紫而中心带白者，酒毒在太阳也。有表者，葛根升麻汤。

舌紫而中心带黄者，酒毒在少阳也。柴葛根主之。其黄苔厚者，已入阳明也，加大黄下之。

舌紫而中心带赤者，酒毒在阳明也。柴葛汤加大黄、芒硝。舌淡红而中见紫黑筋数道者，此厥阴真寒证也。外见四逆者，急用四逆汤救之。脉沉面黑者，不治。

杂色二舌

舌生厚苔，而如霉色者，此夹食伤寒也。色淡者生，色厚者死。下之，得通者生，不得通者死。

舌见蓝色者，肺气已绝，肝木独盛，来侵土位也。微蓝者，肺气犹在，可生；深蓝者，必死。宜大补肺脾，而制肝木也。

妊娠伤寒观面色舌法第九

凡治妊娠伤寒，必先固其胎，胎安病乃安。既察其脉，还审其色，面以候母，舌以候子，色泽则安，色败则死。《脉诀》

云：面赤舌青细寻看，母活子死定应难。唇舌俱青沫又出，母子俱死总教拌。面青舌赤沫出频，母死子活定知真。申氏曰：亦有面舌俱白而死者，其色不泽，其症多恶也。

妊娠伤寒，舌色太赤，胎虽不死，当防其堕。急宜清热安胎，外用井底泥敷脐下，勿以舌赤胎伤而忽之也。

如舌苔太重而黄焦，里症全俱而宜下。以四物汤合大柴胡汤下之，或以小承气汤合四物加木香、砂仁可也。芒硝则所必忌。

如真寒证，面舌俱白而宜温。则四物合炮姜、桂枝、木香、砂仁、人参、白术自可。取姜汁入酒饮之亦可。但附子则所必忌。

察目病形色第十

张子和曰：目不因火则不病。白轮变赤，火乘肺也；肉轮赤肿，火乘脾也。黑水神光被翳，火乘肝与肾也；赤脉贯目，火自甚也。

倪仲贤论目赤有三：有风热之病，谓有外邪也。其证或加头痛，加鼻塞，加涕泪，加痒，皆风也。羌活胜风汤主之。误治则翳生矣。

有热淫之病，膏粱之变，滋味过也。亢火上炎，阴不济也。其症多眵，眊矂①紧涩，以脏腑秘结为重，不秘结为轻，芍药清肝散主之，黄连天花粉丸主之。苟非是而用此，则寒凉伤胃，生意不上升，反为所害矣。

有七情五贼，劳逸饥饱之病，其症红赤，睛珠疼痛，应太

---

① 眊矂：指目干涩少津、昏昧不适之候。

阳常欲垂闭，不敢久视，生翳皆陷下，当归养荣汤主之，黄连羊肝丸主之。皆升发阳气之药，最忌大黄、芒硝、石膏、栀子之属。犯所忌则病加剧。

娄全善曰：目疼有二，一谓目眦白眼疼，一谓目珠黑眼疼。盖目眦白眼属阳，故昼则疼甚，点苦寒药则效。经所谓白眼赤脉，法于阳故也。目珠黑眼属阴，故夜则疼甚，点苦寒则反剧。经所谓瞳子黑眼，法于阴故也。又曰：夏枯草治目珠疼，夜甚者有效，并灸厥阴。

张子和曰：圣人虽言目得血而能视，然血亦有太过不及也。太过则目壅塞而发痛，不及则目耗竭而失明。

王宇泰云：每目痛，则寒热交作如疟状，轻则一年数发，重则一月数发，盖肝肾俱虚之故。热者，内之阴虚，火动邪热也；寒者，荣卫虚，外之腠理不实而觉寒也。小柴胡合四物汤，活血益气汤。

按：此与亡血过多、羞明癥涩同病，为不足也。

孙兆常治卫才人目痛，诸医不效。孙诊之，肝脉弦滑，谓此非热壅，乃才人年壮血盛，肝血并而不通也。审其经两月不行矣，众言有孕者，非也，正为疾耳。乃投通血药而愈。按此，是为太过也。又曰：太过者，太阳、阳明之实也；不及者，厥阴之虚也。

凡目赤痛，必多羞明。此亦有二：热壅则恶热，明光能助邪热，故见明则躁也；血虚胆汁少，则不能运精华以敌阳光，故见明则怯也。

目不肿不红，但沙涩昏痛，乃气分隐伏之火，脾肺络有湿热，秋时多有此患，俗谓之稻芒赤①，亦曰白赤眼。通用桑白皮

---

① 稻芒赤：病名。系指秋天白睛不红不肿，但沙涩昏痛的病证。《张氏医通》："脾肺气分隐伏之湿热，秋天多有此患，故俗谓之稻芒赤。"

散、玄参丸、泻肺汤、大黄丸。

赤眼久而不愈，用诸眼药不效者，早起以苏子降气汤下黑锡丹，日中以酒调黑神散，临睡以消风散下三黄丸。此数药不独治久赤，诸眼疾皆治之。

《内经》曰：诊目痛，赤脉从上下者，太阳病；从下上者，阳明病；从外走内，少阳病。

按：此论表里之翳，明矣。太阳表也，宜温之散之，东垣选奇方、羌活除翳汤之类；阳明里也，宜下之凉之，《局方》流气饮、温白丸、钱氏泻青丸、黄连羊肝丸；少阳半表里也，宜和解之，神仙退云丸、消翳散之类。

娄全善治侄女目翳，一从锐眦来，一自下而上，此少阳、阳明二经有积滞，其脉短滑而实，是积也，用温白丸，减川芎、附子三之二，多加龙胆草、黄连。如东垣五积法，每日加一丸，得大利，然后减丸。忽一日利下黑块若干，翳退而愈。观此，则凡目中顽翳，虽有汗下之法，亦非旦夕可效，盖必以渐也。

王宇泰曰：翳膜者，风热重则有之，在表明矣，宜发散而去之。若反疏利，则邪气内搐，为翳益深，邪气未定，谓之热翳而浮，邪气已定，谓之冰翳而沉，邪气牢而深者，谓之陷翳，当以掀发之物，使其邪气再动，翳膜乃浮，佐之以退翳之药，后能自去也。表散用东垣羌活除翳汤，有热者退云丸之类，掀发陷翳，《保命集》羚羊角散之类，用之在人消息，若阴虚有热者，兼服神仙退云丸。予思翳而成陷，惟是多欲多劳之人，治者须审其何脏何经之亏，补以发之乃可。

翳除而复发者，此有积也。脉滑者，温白丸加黄连、草龙胆。

外翳之名虽多，然溯其源则有三：其一为不治，既畏药饵，复恣口腹，不避风寒，郁怒躁暴，则血滞液凝，结为剑脊，为凝脂，甚则突起爆碎，膏损精枯，此邪火有余之病也；其一为误治，过服寒凉，脾胃受伤，生气不升，多点冰脑，真气耗散，邪气反聚，结为冰瑕，为水晶，为垂帘，为涌波也；其一为失治，虽服药，虽点洗，而女劳其肾，思耗其心，饥困其脾，劳疲其肝，悲伤其肺，膏损液伤，邪留不去，结为混白障，为玛瑙障，为偃月侵睛，此则真气不足之病也。大抵虚者散而昏花，实者聚而痛涩，起于白轮，而侵于风轮，犹易；若起于青轮，而侵于神水者，难也。又曰：翳自下上者易，自上下者难，有红丝相牵绊接者亦难。有热者勿先清热，热退则翳更难消矣。

攀睛一病，倪仲贤谓是奇经阳跷之客邪，然所用亦拨云退翳丸、还阴救苦汤、磨障灵光膏，甚者用手法拨去。乃王氏云：心气不宁，忧虑不已，遂乃攀睛。夫攀睛必起内眦，或小眦，出自血轮，王氏之言亦必有本也。

《龙木论》言内障有二：一谓脑脂流下作翳，一谓肝气冲上成翳。至后人所论，则止谓胆汁肾水有亏，精液耗涩，郁滞清纯之气而成翳。然又曰：若无头风痰湿夹攻，亦无此患。予观内障一病，得之头风者十有六七，其前后无头痛、头旋而起者，必是劳心忧忿之人。又曰：大叫大啼，惊与恐，脑脂流入黑睛中，但此证少耳。然更有因瞳子散大，而起内障者。夫散大，乃肾水枯涸，木挟相火而起故也，此则与风痰之治又不同矣。今详《龙木论》治内障诸方，皆用羚羊角、玄参、细辛、羌活、防风、车前之属。盖目系，乃足太阳、厥阴，手少阴三经所络，而羚羊角入厥阴，玄参行少阴，羌防入太阳，此刘河间疏通郁滞，使得升降出入之旨。然使气血虚枯，则道路虽通，乌能运动，而升降出入乎？故补胃人参汤、益气聪明汤、生熟地黄丸，皆所必用也。至于黄连、川芎、木贼、夏枯草、磁石之类，皆是疏通道路之药也。至有用牛、羊胆、熊胆、鲤、青鱼胆、合麝香、石决明，为坠翳丸者，此盖因肝经郁热渗者设耳_{头风治见}

头风条。

《龙木论》又有针开内障之法，曰不痛不涩者，宜针拨之。虽不痛不痒，而翳色黄红，翳状破散者，不宜针，是内障亦有虚实之辨也。

东垣曰：五脏六腑之精气，皆禀受于脾，而上贯于目。脾者，诸阴之首也；目者，血气之宗也，故脾虚，则五脏之精皆失所司，不能归明于目矣。医者不理脾胃及养血安神，治标不治本，不明正理也，此则治目之大要也。

娄全善曰：阳主散，阳虚则眼楞急，而为拳毛倒睫；阴主敛，阴虚则瞳子散大，而为目昏眼花。故东垣治眼楞急，用参、术为君，佐以辛味疏散之。细辛、防风之属，而忌芍药、五味子之酸。治瞳子散大，用地黄为君，佐以酸味收敛之。芍药、味子，而忌川芎、茺蔚、青葙之散。夫目紧涩即倒睫之渐，昏晕乃散大之始。倒睫失治，目缩小而外障起；散大失治，则目内障起而盲矣。

王海藏曰：目能远视，责其有火，不能近视，责其无水，法当补肾，地黄、天冬、山萸。能近视，责其有水，不能远视，责其无火，法当补心，人参、茯神、远志。

又能晓视，不能晚视，日出则明，日入则暗，此元阳不足而胃气不升也，宜大补而升举其阳。旧方止用地肤、苍术之属，恐无益也。

凡无故而忽有此三病者，多丧明，不可轻也。

烂眼，有有泪、无泪之别，有迎风、不迎风之别。盖赤烂者，土衰湿胜而木火侵之也。加之泪流，则肾虚胆耗，不能敛藏矣。迎风泪出，或烂者，风助木邪，土失其主也。若不迎风，而常烂常泪，则本藏自病，脾肾无守矣。又丹溪曰：烂眼痒甚者，有虫，当去虫以绝其根本。

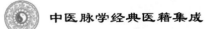

凡用蜜熬虢丹、蜜熬海螵蛸、香油浸二蚕沙①、黄连、煅炉甘石，皆是治标之法，未治本也。

目病有恶毒者，为瘀血贯眼。初起不过赤肿，渐则紫胀，白珠皆变成血，黑珠深陷而隐小，此必于初起时，急针内眦、迎香、上星、太阳诸穴，以开导之。内服宣明丸、分珠丸、通血丸，迟必失明矣。又有瞳神内不见黑莹，但见一点鲜红，或紫浊者，此为血贯瞳神，不但目不可治，恐其人亦不久也。

又有白轮自平，而青轮忽泛起突出者，此木邪郁滞，随火胀起也，泻火必先伐木。

又有白轮连黑珠，一齐突出者，或凝定不动或渐出脱落，此风毒也，急于迎香、上星等处针之，失治必死。然予亦见有两目俱脱，而不死者。

目有无故忽失明者，此为气脱，非佳兆也，大剂参芪主之。然《难经》云：脱阳者见鬼，脱阴者目盲，则又非可专恃参芪也。然又有不同者，丹溪治一男子，忽目盲，其脉涩，谓有死血在胃，因数喜饮热酒故也。以苏木煎汤，调人参膏饮之。二日，鼻内两手掌皆紫黑，此滞血行也。以四物加苏木桃仁红花陈皮煎，调人参末数服愈。又一男子，忽目盲不见物，脉缓大，四至之上，重按则散而无力，此为受湿。用白术为君，黄芪、茯苓、陈皮为臣，稍佐以附子，十余剂愈。人能察其脉而辨其因，斯上工矣。

察小儿面部气色第十一

小儿面色与大人无异，卷首所载已备。但在小儿，尤为显易，而今之

---

① 二蚕沙：即蚕沙。

治小方脉者，详著颇多，故另序此。

钱氏曰：左腮为肝，右腮为肺，额上为心，鼻为脾，颏为肾，此以部分言也。《永类钤方》云：肝主目，脾主唇口，肺主鼻孔，心主颧面，肾主耳穴，此以窍言也。

按《内经》云：下极者，心也。注云：下极，谓两目之间。又云：舌者，心之官也。此云心主颧面，似未当。

钱氏曰：赤者，热也；黄者，积也；白者，寒也；青黑者，痛也。随证治之。薛氏曰：青主惊，积不散，欲发风候；红主痰积惊悸，黄主食积癥伤，欲作疳癖；白主泄泻水谷，更欲作吐；黑主脏腑欲绝。

洁古曰：若肝病惊搐，而又加面白，痰涎喘急之类，此皆难治。盖谓金克木也。观此，则知脾病之忌青，肺病之忌赤，心病之忌黑，俱可推矣。

印堂青，主初受惊泻；红，主大惊夜啼；黑，主客忤。

山根青，主第二次惊泻；后发躁，黑黄甚者死。

两太阳青，主第三次惊；青自太阳入耳者死。

印堂青黑，主腹痛夜啼，此脾气虚寒也。脾为至阴，故夜间腹痛而啼，用钩藤饮。色淡白，主泄泻，乳食不化，属脾气虚弱，用五味异功①散加木香。

《医学源流》八段锦歌：

先望孩儿眼色青，次看背上冷如冰。阳男搐左无妨事，搐右教人甚可惊。

女搐右边尤可治，若逢搐左疾非轻。歪斜口眼终为害，纵有仙丹也莫平。

忽见眉间带紫青，看来立便见风生。青红碎杂风将起，必

① 功：原作"攻"，据后文改。

见疳癖气满形。

紫少红多六畜惊，紫红相等即疳成。紫点有形如米粒，伤寒夹食证堪评。

黑轻可治死还生，红赤伤寒痰积停。赤青脾受风邪症，青黑脾风作漫惊。

山根若见脉横青，此病明知两度惊。赤黑困疲时吐泻，色红啼夜不曾停。

青脉生于左太阳，惊非一度细推详。赤是伤寒微燥热，黑青知是乳多伤。

右边青脉不须多，有则频惊怎奈何。红赤为风抽眼目，黑青三日见阎罗。

指甲青兼黑暗多，唇青恶逆病多瘥。忽作鸦声心气急，此时端的命难过。

察小儿虎口纹法第十二

《水镜诀》云：小儿未至三岁，看虎口三关。食指第一节，名风关，脉初见易治；第二节，名气关，脉见病深难治；第三节，名命关，脉见病极死不治。

《全幼心鉴》辨虎口纹十三形

第一，流珠形，只一点红色，见风关。主饮食所伤，内热欲吐，或肠鸣自利，烦躁啼哭。用助胃膏，消饮食，分阴阳。若食消而病仍作，用香砂助胃膏以补脾胃。

第二，环珠形，其点差大。主脾虚，停食，胸膈胀满，烦渴发热。用五味异功散加山楂、枳实，健脾消食；后用六君子，调中养气。

第三，长珠形，其点圆长。主脾伤，饮食积滞，肚腹作痛，寒热不食。先用大安丸，消其积滞；次以异功散，健其脾气以上风关。

第四，来蛇形，是长散出气关，一头大，一头尖。主脾胃湿热，中脘不利，干呕不食，此疳邪内作。先用四味肥儿丸治疳，后用四君子补脾。

第五，去蛇形，是大头向气关。主脾虚食积，吐泻烦渴，气短喘急，不食，困睡。先用六君子汤加枳实，健脾消积；次以七味白术散调补胃气。

第六，弓反里形。主感冒寒邪，哽气出气，惊悸倦怠，四肢冷，小便赤，咳嗽吐涎。先用惺惺散，助胃气，祛外邪；后以五味异功散，加茯苓、当归养心血，助胃气。若外邪既解，而惊悸指冷，脾气受伤也。宜七味白术散补之。若闷乱气粗，喘促者，难治，脾虚甚故也。

第七，弓反外形。主痰热，心神恍惚，夹惊夹食，风痫痰盛。先以天麻防风丸祛外邪，又用五味异功散调补中气。又曰：纹弯向里为顺，向外为逆。

第八，枪形直上。主风热，生痰发搐。先用抱龙丸，如未效，用牛黄清心丸。若传于脾肺，或过用风痰之药，而见诸症者，专调补脾胃。

第九，鱼骨形，纹分歧支。主惊痰发热。先用抱龙丸，未应；属肝火实热，少用抑青丸以清肝，随用六味丸以补肝。或发热少食，或痰盛发搐，乃肝木克脾土，六君子汤加柴胡，补脾土，制肝木。

第十，水字形，三脉并行。主惊风食积，胸膈烦躁，或夜啼，痰盛口噤搐搦。此脾胃虚弱，饮食积滞，而木克土也。先用大安丸，消导饮食；次以六君子汤加钩藤，补中清肝。若已服消食化痰等药而未愈，用四君子汤加升、柴、钩藤，升补脾气，平制肝木以上气关。

第十一，长针形，过命关一二米许。主心肝热极生风，惊悸困倦，痰盛搐搦。先用抱龙丸，祛风化痰；次用六君子汤加钩藤，平肝实脾。

第十二，透关射指形，命脉曲理。主惊风痰热，聚于胸膈，乃脾肺亏损，痰邪乘聚。先用牛黄清心丸，清脾肺，化痰涎；次用六君子汤加桔梗、山药，补脾土益肺金，可救。

第十三，透关射甲形，命脉向外。主惊风，肝木克脾土之败症。急用六君子汤加木香、钩藤、官桂，温补脾土；未应，加附子以回阳气，多得生者以上命关。

尝闻古人云：小儿为芽儿，如草之芽，水之沤。盖因脏腑脆嫩，口不能言，最难投剂。当首察面色，而知其所属；次验虎口，以辨其所因，实为治法之简要也。

按：虎口纹，其始止见于风关，先见于左，为伤风寒；先见于右，为伤乳食，得惊夹之，则上出于气关矣。此虽予无本之言，然亦有所试也。乃《水镜》有云：指纹曲里风盛，弯外食积。夫曲里弯外则其纹已长，将透气关矣。其初起岂有之乎？将何以辨也？若夫色，则以红淡为轻，深紫为重。亦有吐泻重困，而虎口无纹者，乃大虚也。不可以无纹，而易之也。

看小儿痘疹形色第十三

王肯堂曰：或云痘疮之候，无以脉诊，言色形可辨也。形者，痘之形也。尖圆坚厚，始出之形；发荣滋长，欲壮之形；饱满充足，成浆之形；敛束完固，收靥之形。与大豆、豌豆、绿豆相似者，皆正形也。或平或陷，形之变也。如初出时，空若蚕种之脱，隐而不起，如蚊蚤之迹，薄如麸片，密如针头，若热之痱，寒之粟者，不能起发而死。黏聚模糊，肌肉虚浮，溶软嫩薄，皮肤溃烂者，不能收靥而死。

色者，痘之色也。喜鲜明恶昏暗，喜润泽恶干枯，喜苍蜡恶娇嫩。红不欲艳，艳则欲破；白不欲灰，灰则难靥。由红而白，白而黄，黄而黑者，此出形起发成浆结痂之正色也。出形而带紫，起发而灰白，此色之变也。能辨痘之形色，可知死生之期。

先贤看痘有四：曰根，曰窠，曰脚，曰地。用是验吉凶，不易之法也。外圈而红者，为根；中透，而起者，为窠。根，血也，阴也；窠，气也，阳也。根红活鲜明者，血之荣也，吉也。或红而淡，则为血虚；或红而紫，则为血热，而毒之浅深，人之强弱可见矣。窠尖圆光润者，气之充也，吉也。或平而不起，则为气虚，将防其陷；或起而骤速，一亦为毒盛。将防其滥，而虚实之理，补泻之法可定矣。红晕之处，谓之脚；空隙之处，谓之地。脚欲分明，不可相牵；地欲明净，不可秽塞。亦有痘虽稀，而根脚相连缀者，乃气血之虚，毒无所制故也，且将夹瘀夹斑而出矣。如脚地明净，虽密何虑哉。

圆者，气之形也，气盛则痘窠必圆满；晕者，血之形也，血盛则痘根必红活。气虚则顶陷，气散则痒塌，或有气虚极而不塌陷者，乃火载之，虽见圆满，实空壳如泡也。血虚则晕淡，血愈则根枯而散，或有血虚极而犹红者，乃火上浮，虽见圈晕，实枯槁而不润也。

古人论痘，只分虚实，别表里，无经络之说。至钱氏始曰肝水疱、肺脓疱、心为斑、脾为疹；惟肾无候，变黑乃为肾也。是以痘之脓疱，独归于肺也。而今人则更于痘之脓疱中，复分为四：以粒大而稀疏者为脾经，以粒小而微红者为心经，二者皆为顺；以热盛毒壅者为肝经，以气虚白塌者为肺经，二者皆为阴。肾亦无候。如钱氏之说，然究其治法，亦不过表里虚实焉耳。名可多立，法不可多歧也。乃张氏复附会其说，曰：钱之所云，水疱、脓疱、斑、疹者，乃初发之状，至五七日后，悉成脓疱矣。果尔，则钱方云，脾之疹如麸糠，亦甚逆矣。与今之粒大而稀疏称脾经者，不大迳庭哉。至于部位，又有不同，如额与鼻准，所谓心脾之分也，而先见多凶；颐与颏，所谓肺肾之位也，而先见多吉。大抵气虚之人，多先见额上；毒盛者，多先见准头、山根、耳轮、耳旁；气充者，多先见颐；毒轻者，多先见口旁及颏也；至于咽喉心背，犹忌其密。

初验之时，以纸灯斜目照之，则皮里外俱见。又以手揩面颊，如红色随手转白，随白转红，谓之血活，生意在矣；如揩之不白，举之不红，是为血枯，纵疏不治。又看目睛神光瞭然，口唇红活如常，声音不改，乃为吉兆。

痘虽不必诊脉，然脉是根本，不可不知。先哲云：痘疹脉静身凉者，生；脉躁身热者，死。又曰：浮而数，表热也；浮而迟，阳气衰也；沉而紧，里热也；沉而细，元气脱也。疮疹为阳病，其脉浮沉，俱宜带洪实，若弱而无力，为阳病见阴脉，凶。

论痘总要，只有三：曰顺，曰逆，曰险。气血充盛，毒气轻微，此顺也，不须治之。避风寒，节饮食，守禁忌，以调护之而已。使其毒虽轻，而气血虚，或气血充而毒炽盛，皆所谓险也。虚者，温之补之，毒盛者，解之清之，此则医之权重矣。若儿之气血既虚，而毒复炽甚，则是逆也。不必治也，虽治无益也。即如发热一日，遍身即现红点，密如蚕种，摸过不碍手者，死不治。夫密如蚕种为毒甚，摸不碍手为气虚。诸症视此矣。

痘之一病，见微知著。如发热之初，大热烦渴，大便秘，腹痛腰痛，鼻干唇燥，惊悸谵妄，此毒气郁遏于内，当防其伏而不出也；如吐利不止，即当防其中气虚弱而不能成就，或致倒陷也。故热极则解之，便秘则利之，惊则平之，吐利则止之。如初出色嫩，嫩则易破，当防其痒塌也。相聚成块者，不可谓之疏，此有伏也。若待后者再出，则先者或现而复隐，或痒而俱溃，成坏疮矣。空壳无水者，后必发痈。头面预肿者，防其易消而倒陷。咽痛者，防其失声或呛食也。中多水疱者，后必自利。目涩泪出者，防其有肤翳也。频更衣者，防其倒靥，疮破不痂是也。根下皮色通红，此血热，气不管束也，后必起发太骤，皮嫩易破，痒塌而不可救。消毒饮、活血散合而饮之。

发热未透，而即报点，已而复没，没复出，出复没者，谓之弄标。气血衰弱之甚，无力发泄故也，难治。

初出而便有水，将发而便戴浆，脓未成而便收靥，此未至而至，谓之太过，必有痒塌之患。补表，托里，解毒不可缓也。应出不出，应起不起，应收不收，此至而不至，谓之不及，责其气衰血微，必有陷伏之患。而补气，活血，解毒，不可不急施也。

钱仲阳治痘，多主清凉解毒。至陈文中，则专主于温补。朱丹溪则两取而酌用之。曰皮肤干燥，是火，宜退火；疮湿者，是湿，宜泻湿。静者，怯者，作寒看；掀赤①者，勇者，躁者，作热看。又曰：痘疮色紫，属血热，凉血为主；色白者，属气虚，补气为主；中黑陷而外白色，起迟者，则补气中略带凉血药，于是治痘者有准绳矣。

万氏曰：痘疹主治，解表、和中、解毒三法而已。解表，乃发散之义，使邪气尽出于外，而不留于中，如防风、白芷、

---

① 掀赤：掀，应为"焮"。焮赤，红肿灼热。

荆芥、升麻、葛根、桂枝之属。和中，专主脾胃，兼助血气，使里气常实，血气不亏，助养痘疮，而待其成，不致痒塌倒陷，如黄芪、人参、白芍、当归、木香、陈皮之属。解毒，只泻火凉血清气，使邪毒有制，不为正害，如山豆根、牛蒡子、紫草、连翘、黄芩、黄连之属。详万氏此节，盖以发表为通法，如虚则补气和中，实则泻火凉血，为痘初之定法，即丹溪意也。乃翁仲仁分气虚、血热、热壅三症。气虚参芪主之；血热则惟四物加丹皮、木通、连翘、腹皮、桔梗而已；至热壅，则专主发散，荆、防、芎、芷、羌活为主，而参之紫草、连翘、牛蒡。以为热得发则散而自平，且戒不得用芩、连大寒之药。若骤用寒凉，则热为寒所抑，谓之冰伏，外出不快，内增胀满泄泻，留于经络，为痈为溃矣，必不得已。而用芩、连，必须酒制之，一以制其寒凉之性，一以助其上行之势，乃无患也。

按：翁氏此说，亦只道其常耳。即如东垣、丹溪诸书，俱云痘疮首尾不可汗下，亦是道其常也。张氏曰：治，痘，全在发热之初，看其热势微甚，微者固不必治。若甚者，当解即解，当汗即汗，当下即下，使毒气得以发泄，则后去不能为患，失此不治。至于渐盛，难救解矣，此则尽其变也。但用药须视病之浅深，以为轻重耳。

治痘之难，难在恰好。假如色淡白，饮食少，浆不满，所宜温补也；若补之太过，多致喘满急促之患。如发热恶寒，腠理闭密，所宜发散也；若发之太过，多致表虚，斑烂之患。如烦乱腹满，便溺阻塞，所宜下也；若下之太过，多致里虚，内陷之患。盖小儿气魄微，不能胜药之猛，自非上工，难免实实虚虚耳。

从来论痘，多云气虚，曰血热，而罕云血虚。盖气能统血，血不能统气，故干枯淡白不红活，是为血虚，宜专补血，而每兼参芪用也。

万氏曰：凡用补气，宜四君子汤，如疮带湿，或有自利用之可也。若疮干者，白术燥津液，茯苓渗津液，不可用也。凡用补血药，宜四物汤，如疮干，或色太娇，用之可也。若不能食者，生地黄泥膈，白芍药收敛肠胃，不可用也。凡用解毒药，要别脏腑，分阴阳而治，如黄连解心火，片芩解肺火，栀仁解肝火，黄柏解肾与三焦火，石膏解脾胃火，木通解小肠火，条芩解大肠火，连翘、牛蒡解疮毒，山豆根、紫草解痘毒，升麻解疫毒，各有所主治不同也。

张从道云：痘疮气匀即出快。盖气匀，则荣卫无滞也。匀气之药如桂枝、防风、荆芥、薄荷，所以行表之气而使无滞也。木香、青皮、枳壳、木通，所以行里之气，而使无滞也，治者须识此意。古人治病，必顺四时，如春夏养阳，秋冬养阴是也。而痘为尤要，如春，风木用事，宜四物汤加防风、青皮，以折木之胜，又以四君子汤加白芍、桂心以补脾，治间服之；夏，热火用事，宜黄连解毒汤合生脉散，以补肺；秋，燥金主事，宜泻白散合甘桔汤加牛蒡，以散肺邪，又以四物汤，去川芎加天麦冬、花粉，以润其燥；冬，寒水主事，宜五积散，以散表之寒，理中汤加黄芪、木香、丁香以胜里之寒，此四时治法也。大抵时大寒，则腠理闭密，常虑其发迟，必宜辛热；时大热，则腠理开张，常虑其过泄，必宜辛凉而兼补也。至若暴风淫雨，非时之寒，非时之热，用药俱宜斟酌。然又曰：此诸候者，苟疮色变异，即依时法治，若无他异，亦不可妄治也，谨守护而已。

痘前惊搐，今之所云心经也；痘前吐泻，今之所云脾经也，皆顺候也。痘前咳嗽喘急，今之所云肺经也，险候也。然一见而即止，则皆吉；屡见而不止，则皆凶。若在起发之后，以至收靥，则总非所宜有矣。诸症各有虚实，凡外伤风寒，内伤饮食，而见诸症者，皆实也，表散之，消导之，自己耳。若无内外因，而痘色灰白，或太密而紫，则皆虚也，必以补气为主，而以清心平肝、理脾调肺之药为佐，乃可耳。数证之中，惟惊与喘嗽多属火，然惊亦有因风寒饮食而得者；而吐与泻多属寒，然吐泻亦有因风寒饮食而得者，治者所宜详审也。是故导赤散，犀角汤，钩藤、僵蚕，惊之所必用也；平胃散、参苓白术散、七味豆蔻丸，泻之所必用也；惺惺散、生脉散、梨杏膏，喘嗽之所必用也。大约在痘前，必疏其表；在痘后，必固其里，为良法耳。又曰：挟热吐泻，不可投燥药；风寒身热，不可投凉药；疮疹发搐，不可投惊药，此皆外同而内异也。

惊在痘前，不妨。若痘前而谵语，最为恶候。盖热毒内攻，心神昏乱故也，导赤散调下牛黄清心丸，轻者五苓散加朱砂。若在成浆时，须观其何便不利，利之愈；若在收靥后，则宜补血养神，泻火安神丸主之。

痘自起发已后，一切余症，俱不可有，而尤忌者为自利，以故痘家虽三五日不大便烦闷者，惟于药中多加紫草、归尾或猪胆导之，而戒勿轻下。然有热盛毒壅，胀满烦乱狂躁，痘色紫黑者，必下之。若偏执不可下之说，必致倒陷而死。所以，古人有百祥丸、当归膏丸、三承气汤，皆痘家救急之药。而近又以八正散加大黄、人参，前后分利之，而以人参为之主宰，亦是妙法。

凡痘家，必先利其咽喉。咽喉者，门户也，略觉咽干燥痛，即以甘桔汤加牛蒡子，时时与之，失之于先，而使之呛水，使之肿塞，使之音哑，治之晚矣。虽外症大顺，必致减食，虚症作矣。

痘家腹痛腹胀，多有风寒饮食之伤，审知而温散之，消导之亦易。然有毒出不透，内攻而作者，必表而出之。有因过服凉药，热毒为寒所遏而作者，必温而散之。若痘紫赤稠密，二便久秘，喘急烦乱则又非下不可也。

痘家所最恶者，为痒塌、倒陷二症。凡一切咬牙、寒战、喘急诸恶候皆从此二症出。故治痘者，必先防之，无使有此可也。大抵痒塌，属表虚；倒陷，属里虚。故出太速者，色太嫩者，多致痒塌；出太迟者，色灰白或紫赤者，多致倒陷。补表黄芪、防风之属，补里人参、白术、当归、地黄之属。痒塌辨疮之干湿，干而枯者，血虚也，四物汤为主，而黄芪、牛蒡、荆、防等佐之；湿而烂者，气虚也，四君子汤为主，而黄芪、防风、五苓等佐之。

倒陷，分紫陷、白陷。紫陷，是虚热，参、芪、归、地、紫草、犀角、芩、连、升、防之属；白陷，是虚寒，参、芪、归、地、桂、附、升、防之属。盖内补外发是大纲，而紫赤毒盛，则凉解之；灰白为寒，则温起之也。

陷下一症，奇方最多，要不外补与发二义。如人牙、麝香、冰片、穿山甲，俱是发之之义；如紫河车、鹿茸、龟甲，俱是补之之义。不过取其力稍猛耳，但使塌陷一起，则咬牙、寒战诸证自平，不必另治。

变黑归肾，昔人谓肾气实，非也，乃是肾邪实，正为肾气虚耳，故用百祥丸下之。下之者，伐肾邪也。王氏曰：大戟泻小肠之药也，与导赤散同意，但有宽猛耳。惟予谓痘毒甚盛，不能尽出，则其中先有留伏之毒，而外毒复入，水不胜火，故变而归肾。此而议补，适借寇兵，故取大戟荡除之，亦是背城借一之战，冀生于万一耳。故医者，但见儿面白，眼多白，腰软，行迟，或临热腰痛，皆是肾虚。即用六味料或八味料浓煎，大补其肾，使贼无敢窥吾垒，乃可也。

痘疮当收不收，多致溃烂。溃烂，即倒靥也。万氏谓荣卫素虚，风火相扇所致，犹物为火灼，而糜烂也。王氏云：非春温则不生，非秋肃则不敛。今不敛而溃，是秋行夏令也。治之以参、芪、苓、术为君，荆、防、白芷为臣，连翘、牛蒡、栀仁为佐，以补固其气，以风胜其湿，以凉解其热，是为大法。如兼泄泻，饮食减少，则又从泄泻治，然亦难矣。

痘家欲挽回顺逆，惟在七日以前，至于七日，则死生判然矣。然维持调护之法，虽收靥落痂之后，尤不可懈也。浆已足而忽溃烂，为表虚；重发热而不能靥，为表热；已收靥①而痂不落，为荣血虚；痂蒋而斑痕白，或陷凹者，为里虚；或痕凸起，或紫黑者，为热毒未解。宜补宜泻，急即施治，无使生变也。

人中者，任督之交，阴阳之分，故痘之见与收，必先人中左右，为吉。若先上而头额，为孤阳不生；先下面腿足，为独阴不成，皆凶也。

痘疮之中，有红赤点，而无头粒者，夹瘀疹也，必朝见而暮隐。有红赤成片，如云头起者，夹丹也，止于头项，或足肚，此最感人。然亦甚险。翁氏曰：痘内夹丹疹，不必另治，当以托痘为主，痘出疹自消。薛立斋用人参羌活汤，只是托痘之意。袁氏曰：痘中夹斑，乃是阳明枭炎之毒，丁桂之药，纤毫不可投也。张半仙用黄连解毒汤，失之太寒，不如犀角地黄汤加牛蒡、紫草以解内毒，玄参升麻汤以消外痕，表里调和，斯获全矣。

痘之中有紫黑一二粒，独大而胀硬者，痘疔也。其状亦不一，根黑硬而顶尖白者，血虚而毒附于气也；根黑硬而顶尖紫者，气虚而毒附于血也。急须刺破，吮去其恶血，以雄黄末和油胭脂点之，内服犀角地黄汤，随气血加减施治。

痘痈者，痘之余毒也，其治与诸痈无异。但在痘后，气血

---

① 收靥：病证名。指痘毒透尽将愈，疮面收靥。《痘科类编释意》："痘至九日、十日之间，脓浆满足而色苍蜡者，必发热熏蒸，此回浆之候也，俗名谓之烧浆，又谓之干浆。盖真阳运化，其水自消烁而收靥矣。"

凋惫，宜稍顾胃气耳。

按：痘疹为幼科第一义，故不厌详述，然究未能详也，学者即此而神明之，乃庶几耳。

评小儿急慢惊风脉症形色第十四

《直指》云：浮数洪紧为急惊，沉迟散缓为慢惊。

虎口纹青紫为惊风，红者风热轻，赤者风热盛，紫者惊热，轻者惊积。

青而淡紫，伸缩来去，主慢惊风。

紫青隐隐相杂，似出不出，主慢脾风。

形势弯入里为顺，向外者逆。

凡搐，男左女右为顺，易治；女左男右为逆，难治。

论曰：娄氏曰急惊属木火，土实也，木实则搐而力大，目上扎，所谓木太过曰发生，其病掉眩癫痫是也。火实则身热面赤，土实则不吐泻，睡合眼，故其治法合凉泻而用凉惊丸、利惊丸之类。慢惊，属木、火、土虚也，木虚则搐而力小，似搐而不甚搐，所谓木不及曰委和，其病摇动注恐是也。火虚则身冷，口气冷；土虚则吐泻，睡露睛。其治法合温补而用羌活膏、益黄散，有热者用东垣黄芪益黄散，此论亦至当矣。然急惊虽主凉泻，而亦不可过凉，若泻之太过，恐伤脾胃，则成慢惊矣。慢惊虽云木、火、土俱虚，是为阴症，然亦有火旺而土衰者，其脉洪大而手足心热是也。用人参、芍药、黄芪、甘草以酸收之，以甘泻之。大抵急惊多在病前，慢惊多在病后，凡才经吐泻虽搐紧是慢惊，必用温补也。若痰已清，脾已醒，而惊不休，用地黄丸以补水，水升则火降，木自平也。

评小儿诸疳形色第十五

以五脏分五疳，面赤多啼，心也；面青，目赤烂翳膜，肝也；面黄痞满，泻痢无常，脾也；面白气喘，鼻下赤烂，肺也；面鼙囟陷，牙疳赤烂，肾也。虽分五脏，其原皆起于脾，故体黄瘠，发焦枯，腹膨胀，时泻利诸证，五脏俱有之，皆统于脾故也。

今人以寒热泻利为内疳，以眼鼻口齿诸疮为外疳。内疳有冷有热，有冷热兼，而外疳则皆主于热。故疳之病热症多，而芦荟、胡黄连所必用也。

时泻时止，五心烦热，此热疳也。泄泻青白无休时，此冷疳也。虽有烦热，而泻痢清白，亦从冷治。若利脓血，则为冷热疳，热者凉之，冷者温之，冷热者适温凉调之。

又有外无湿疮，内无泻利，但发热而黄瘠，谓之干瘠疳，此当与骨蒸劳热同治。

又有邪火上蒸，脑独倍热者，谓之脑疳，虫蚀脊膂，脊独高出者，谓之脊疳。此亦肝肾二经之病，皆热疳也。

积者，疳之母，故治疳必先治积。然疳者，干也，津液干枯，中气不运，故积留焉，虫生焉，故治积又先补虚。热者虚中之热，冷者虚中之冷，积者虚中之积，胀者虚中之胀。故治热不可妄表过凉，治冷不可峻温骤补，治虫积不可大下速驱也。故用芦荟、胡连以清热者，必兼参术，用三棱、莪术以消积者，必兼参术而温补，亦不须乌附也。

消积杀虫，惟山楂、枳实、神曲、麦芽、使君子、白芜荑、雷丸最为上品。而诸方多有用麝香、龙脑者，窜散之物岂疳热所宜。

肾疳显在齿，故为沙崩，为宣露，其来急速，故又名急疳，俗谓之走马疳，最为难治。宜先去其积热，甘露饮、地黄膏、化毒丹之属内服，而外以人中白、冰片或轻粉、绿矾、密陀僧之属，去腐生新乃可也。

丁奚、哺露者，疳之极候也。腹大肢细，筋青发聚，脾气败而积独留故也。治者，以补脾药，与消积药，相间，而消息之，可令渐平耳。盖小儿之丁奚，即同大人之鼓胀，当以能食而二便调为吉，故丁奚可治，哺露不可治，为其不能食也。

察痈疽形色第十六

经曰：疽者，其皮夭以坚，如牛领之皮。痈者，其皮薄以泽。

凡外见红赤掀肿，日大一日，痛在肌肉之间，如杖朴者，痈也；凡外紫黑，皮厚，倏高倏下，痛在肌肉，之下，如锥刺内彻脏腑者，疽也。

痈，有表症，有里证，有中症。表多，则托里而发之；里见，则疏通脏腑以绝其原；中症，则行其荣卫。疽则无此，惟当温补而内托也。

凡溃疡，脓腻厚，肿消痛止，此大吉也。若脓清如水，肿不消，痛不止，脉反洪实者，皆为逆。必须多用参、芪以托之，芍药以敛之。热者，凉补之；寒者，温补之。虽有寒热，非表也，虽不大便，非里也。至于呕恶，犹为险逆，或云毒气内攻使然，而不知为胃弱也。盖肿疡有补有泻，而溃疡，则有补无泻也。

其有外平微赤，其痛四散，或时动移者，痰毒也，可温散之。久亦出脓，与痈同也。

《外科精要》言：痈疽，有九恶五善。考之《灵枢》，惟曰眼白青黑，眼小，是一逆也；内药而呕，是二逆也；腹痛渴甚，是三逆也；肩项中不便，是四逆也；声嘶色脱，是五逆也，除此五者，为顺也。盖《精要》虽详，凡恶必而烦躁泄利，未必遽亡，若恍惚错乱，则又五逆后之败象矣。

内痈有三：有肺痈，有胃脘痈，有肠痈。丹溪云：肺痈，须先发表，大乘云，须滋益真阴，保固肺气，降火豁痰，则肺自清。若溃破，宜大补肺气，滋阴血以复其原，参咳嗽门治。

胃脘痈。丹溪云：皆因饮食之火，挟七情之火相郁而发，其发在腔子，而头向外，非干肠胃也。宜以内托之药，托出于外，以针开之而愈。先用四物汤加桔梗、香附、生姜煎服，脓出后，亦用四物调理。

肠痈，丹溪云：大肠有痰积死血流注，初时可下之，桃仁承气汤加连翘、秦艽，脉洪数者，脓已成，不必大下，薏苡附子败酱汤，其脓当自去也。

大抵内痈在上者，宜开提，补而兼散，在下者，先下去而后施补也。

附骨疽，乃阴疽之属。丹溪谓厚味或劳役所致，陈若虚云：是阴寒入骨之病，二者当兼有之。治者亦惟补而兼散，人参败毒散、五积散、羌活防己汤，并宜加牛膝、木瓜、红花以为引，外须用蒜隔灸法，以引其毒外出，或用针透其毒，最不宜敷寒药，使血气冰凝也。在股内者，属阴，难治，四物主之；股外者，属阳，稍为易治。然丹溪又曰：臀在下为阴中之阴，道远位僻，虽曰太阴多血，然气运不到，血亦罕来，中年后，尤虑患此，才有肿痛。参之脉症，但见虚弱，便与温补血气，可保终吉耳。

乳痈，丹溪云：乳房阳明所经，乳头厥阴所属。乳子之母，不知调养，忿怒所逆，郁闷所遏，厚味所酿而致。治法：疏厥阴之滞以青皮，清阳明之热细研石膏，行污浊之血以生甘草节，消肿导毒以瓜蒌子，通用没药、青橘叶、皂角刺、蒲公英、金银花、当归、川芎，加减消息，须以少酒佐之。若以艾火灸三五壮，尤妙，不可轻用针刀，必致危困。其有不得于夫，不得于姑舅，忧怒积累，脾气消阻，肝气横逆，遂成隐核，不痛不痒，数十年后，方成疮陷，名曰乳岩，不可治矣。若能于始生之时，清心释虑以施治，庶可安耳。陈若虚曰：男子乳疾，与妇人微异，女损肝胃，男损肝肾，因怒火而加之房欲，肾虚血不上行，肝无以养，遂结肿痛，治以八珍汤加山栀、牡丹皮、加减八味丸。已溃，十全大补汤。

外科最酷毒者，为疗毒。其名虽多，而治法无多。大要以五色别五脏，可以分用引经之药以取效也。治法必先用针刺，以去其恶血，以蟾酥条插入，以出其疗。其在项以下者，可灸而愈；其在项以上者，属三阳，慎不可灸，灸之即走黄，为难治。其治法，亦是在表者汗之，在里者下之。解毒清心，托里护膜，较之痈疽，惟多一先刺取疗之法而已。其外插拔疗，必用蟾酥、雄黄、轻粉、硇砂、信砒、乳香、朱砂、白丁香、蜈蚣，每用麦子大一粒，入针孔中，以膏盖之，其毒随脓血出也。至其取汗，有夺命丹者，其方用蟾酥、乳香、麝香、铜绿、雄黄、胆矾、枯矾、寒水石、朱砂，捣蜗牛为丸，绿豆大，每用二丸，捣葱为膏，裹药，好酒吞下，取汗。然此方，在痈疽之恶者，已用之，不必疗也。其疗之轻者，一刺之后消毒内托，亦黄连、黄芩、连翘、花粉之属。胃虚则养胃，肾虚则滋肾也。

外科最缠绵者，为瘰疬，亦不皆是痰。其初起，疼痛发寒热，汗之散之自消。若不甚疼痛，不发寒热，此为内因，乃膏粱之积，或饮食之毒。可用斑蝥、牵牛等微下之，下后，即用养血豁痰清火之剂。其有因忧思郁怒得者，亦只宜养血疏肝而已。其坚而不溃者，针刺之。轻者，以雄黄、樟脑末，清油敷之；重者，冰蛳散插入，内服补气血之药自愈。其前已溃，而后复起，必用大补气血，而微参行经散郁之药，如柴胡、玄参、夏枯草、香附、苍耳之属，何首乌可常服著功。

杨梅疮，湿热邪火所化也。其形小而干者，曰棉花子疮。此有二种：一为精化，从淫欲得之，其发先下部，自内出者也。宜先服九龙丹，通利大小二便，以去其内毒；次乃表而出之。一为气化，从传染得者也。其发先上部，宜服万灵丹以发其汗，透其毒而清解。此自外入者为稍轻也，大抵以筋骨疼，寒热甚者为重；以筋骨不疼，无寒热者为轻。体实者，攻而发之；体虚者，补而发之。必待发透，筋骨不疼，内毒已解，方用点药，点敛之早，必遗毒也。陈氏曰：上部作痒，疮多，消风清热；下部作疼，疮盛，泻湿为先；红紫毒盛，疮高，凉血解毒；淡白毒轻，疮薄，攻补兼行，亦要言也。然必需之岁月，调而养之，又必患者节饮食，慎起居，乃可愈耳。躁急之徒，鲜不败也。

按：此疮用药，与诸疮亦无大异。大抵凉血解毒，发表攻里皆相同。惟土茯苓、白鲜皮、蔷薇根、皂角子他疮少用耳。其重者，用蟾酥丸；发汗，亦与疗毒同；其外治，则铜绿、胆矾、轻粉、石膏、雄黄、黄柏选用之，不必过求异品也。

杨梅疮，治法稍失，必致结毒。结毒之发，必在关节间，必废肢体，毁官窍，惟得生为幸耳。治毒与治疮无大异，但须参肿疡、溃疡法治之。但肿高时，即宜用雷火针，针破以泄其毒；既溃，即宜大补以保其元。盖此毒之难，只在收敛也。

按：结毒收功，今人多尊五宝散，谓滴乳石、琥珀、朱砂、珍珠、冰片也，每服一钱，土茯苓汤下。陈氏近制紫金丹，用龟板（酒炙）、石决明（童便煅）、朱砂各等分，末之，作细丸，每服一钱。虽毒在咽中面上者，十日愈，亦奇方也。

多骨疽者，痰湿之毒结聚脓血而成。然此病初起无骨，惟溃后脓血不尽，毒乘虚而结乃成也。患者多在腮旁，间亦有在四肢者，其骨既出，其本骨必坏，治者宜固本养荣而补肾，肾主骨故也，十全大补汤、肾气丸。

扁鹊华佗察声色要诀第十七

《脉经》原题皆言坏症故列篇末

病人面黄目青者，不死；青如草滋者死。

病人面黄目赤者不死；赤如衃血者死。

病人面黄目白者不死；白如枯骨者死。

病人面黄目黑不死；黑如焓者死语同《内经》。

病人面黄目青者，九日死，是谓乱经。饮酒当风，邪入胃经，胆气妄泄，目则为青，虽有天救，不可复生。

病人面赤目白者，十日死。忧恚思虑，心气内索，面色反好，急求棺椁。

病人面白目黑者，死，此为荣华已去，血脉空索。

病人面黑目白者，八日死。肾气内伤，病因留积。

病人面青目黄，五日死。

肝病皮黑，肺之日庚辛死。

心病目黑，肾之日壬癸死。

脾病唇青，肝之日甲乙死。

肺病颊赤目肿，心之日丙丁死。

肾病面肿唇黄，脾之日戊己死。

病人耳目鼻颊有黑气起人于口者，必死。

病人目系倾者死。

病人目直视，肩息者死。

病人唇青，人中反者，三日死。

病人爪甲青者死。

病人手足甲下肉黑者，八日死。

病人手掌肿无文者死。

病人脐肿反出者死。

病人发如干麻，善怒者死。

病人发与肩冲起者死。

病人卧，遗尿不觉者死。

病人尸臭者不可治。

病人及健人面忽如马肝色，望之如青，近之如焦黑者死。

病人黑气出天中下至年上颧上者死。

病人面无精光及牙齿黑色者不治。

脏腑绝症第十八

《脉经》曰：病人肝绝，八日死。何以知之？面青但欲伏眠，目视而不见人，汗出如水不止。

病人胆绝，七日死。何以知之？眉为之倾。

病人筋绝，九日死。何以知之？手足爪甲青，呼骂不休。

病人心绝，一日死。何以知之？肩息，回视，立死。

病人肠绝，六日死。何以知之？发直如干麻，不得屈伸，自汗不止。

病人脾绝，十二日死。何以知之？口冷足肿，腹热胪胀①，泄利不觉，出无时度。

病人胃绝，五日死。何以知之？脊痛腰中重，不可反覆。

---

① 胪胀：症状名。指腹部肌肉或腹皮胀急。《类经·运气类》："胪，皮也。一曰腹前曰胪。"《素问·六元正纪大论》："民病膝理热，血暴溢，疟，心腹满热，胪胀，甚则胕肿。"

病人肉绝，六日死。何以知之①？耳干，舌皆肿，溺血，大便赤泄。

病人肺绝，三日死。何以知之？口张，但气出而不还。

病人大肠绝不治。何以知之？泻利无度，利绝则死。

病人肾绝，四日死。何以知之？齿为暴枯，面为正黑，目中黄色，腰中欲折，自汗出如流水。

病人骨绝，齿黄落，十日死。

诸浮，脉无根者皆死。以上五脏六腑为根也。

---

① 何以知之：此四字后《脉经·诊五脏六腑气绝证候第三》有"耳干，舌皆肿，溺血，大便赤泄。病人肺绝，三日死。何以知之"22字。

跋

脉理正义后

　　慨夫大道之不明也，而医为甚。盖医虽系人生死，然今方视为末技，故缙绅师儒俱不深究。其攻医者率以浅陋之资，作营身之谋，工谐世之术而已耳。迨世俗既谐，或偶得一二捷效之方，即自高诩曰名医，而世亦谬许焉。试有举至理以相质者，反叱为妄见矣。此岂医之技？诚末技哉！抑攻之者居其末也。吾父丹源子，古润人也，髫年习医。润，医薮也，若王氏、孙氏、何氏诸名家，莫不遍师，而于古之典籍，自《灵》《素》、越人而下，若张、李，若刘、朱诸先贤，莫不毕览。因见世之事医者，惟知方而不知脉，即言脉者，亦惟知《诀》而不知经，于是为集《脉经》以下凡数十家，而取《枢要》《举要》二书，一纵一横，以佐《脉经》之未备，复取《刊误》一书，以证《脉诀》之舛讹，其用志良苦，其诠理殊深。然书未成，而讪者、谤者纷纷矣。迨后既贫且老，倦于笔札，乃以书授予曰："汝欲为医，必先知脉。兹脉书凡六卷，今已成者二卷矣，其五六卷亦略具规模，所缺者三四未全耳。汝其补集而完之，慎勿以谤讪为惧，使世有好古而学道者，当必以余言为然，虽俟之数百年未远也。"予拜受而读之，为搜藏书，详证而补辑之，凡五易稿始成。其五六卷亦间有附论，然亦予浅劣无能赘辞矣。稿始脱，偶有一医闻而索阅，甫开卷，见辨七表八里九道之谬，曰：有是哉！果尔，其谁敢领教？为掷卷而去。予为茫然怅然者久之。甚矣！道之难明也，固如此哉！虽然，是何足怪？忆予当年，亲见有詈王宇泰者，有詈李濒湖者，甚有斥朱丹溪者。

藐予小子，智不谋身，名不出国，而欲回既倒之澜、补已崩之岳，不亦难哉？但吾父丹源子以为道之苦心，穷古今之考订，将以明圣经之旨，开后学之蒙也，使斯道不终晦，岂无有人焉起而一大阐之？则斯集其颜行矣。予其不敢以人言自陷哉！

时顺治岁次甲午①清和月②男隆祚谨跋

---

① 顺治岁次甲午：即 1654 年。
② 清和月：农历四月。

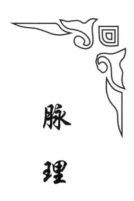

脉理宗经

清·张福田 辑

任聪颖
杨可斌 校注
赵继辉

内容提要

清·张福田辑。四卷。辑于清同治七年（1868 年），刊于光绪六年（1880 年）。张福田，字郁彬，清代江西省武宁县人，生卒年不详。本书辑古今脉论，著其异同，正其得失，而以《内经》为宗，详为集注，故名。卷首附辨讹、脉字论、考证、男女异脉辨四篇短论。书中据汪切庵《灵枢素问合纂》，辑为"内经脉要"，条陈《内经》论脉有关条文；据《素问》，辑为"内经诊候"，条陈言证、言形、言色、言声及五过四失等，以为脉诊之楷模。又据《伤寒论》，辑得"长沙公脉法"，再辑录李士材、王叔和、李时珍、朱丹溪、李东垣、滑伯仁、张景岳、吴鹤皋、蒋士吉、戴同父诸家论脉之精当者，分列于三十种脉象之下，注明其形象、主治证，均能条分缕析，以明脉之表里阴阳。卷末附内照图说。书中立论，概以《内经》之说以正诸家错讹，如褚氏谓女以左为右，以右为左，以寸为肾，以尺为心肺；赵氏谓脾土居中，左右关为脾胃而非肝胆；《脉诀》之七表八里九道，大小肠列于寸口，三焦、命门列于右尺，三部九候俱候于手而不候于头足诸说，皆据经批驳，予以辨正。

本次整理，以清光绪六年（1880 年）武宁张绛雪堂刻本为底本。

目 录

邑侯唐公梓张君福田
《脉理宗经》遗集序

　　零陵唐莘楼太守莅武①之明年，民和政理，割廉余②，梓③张君福田《脉理宗经》，既为之序。予受而读之曰："幸矣哉！昔者吾友良于医，希踪④乎方诊、六微⑤之技，而分晰⑥经络，以脉验证，行之数十年。今殁世，其名犹藉甚⑦。尝谓：脉之妙处不可传，然医者意也，思虑精则得之。手辑古今之论脉者，著其异同，正其得失。一以《内经》为宗，详为集注，名曰《脉理宗经》，存之以待其人。是岁夏秋之间，太守积劳致疾，令似⑧静山为诊脉处方，觉异于中医⑨，询其所自，乃出是书。太守索而梓之，其所以公是书于天下后世者，岂非以其不系政刑而实有裨生成之大德乎？后之读是书者，夫亦可以想见其苍生在抱矣。先大父饶阳府君序《古今医诗》云："屠南洲观察两同挂幕，见余行箧中闰榻⑩医诗而喜，流连而不置。闻此家贫不

---

　　① 武：地名。江西省武宁县。
　　② 割廉余："方而不割，廉而不刿"出自《老子·德经第五十八章》。本处应为：利用自己正当的微薄积蓄。
　　③ 梓：雕版印刷。
　　④ 希踪：谓从业、从事。
　　⑤ 六微：疑为"六微"之形误。六微，指医道。《后汉书·方术传下·郭玉》："玉少师事高，学方诊、六微之技，阴阳隐侧之术。"
　　⑥ 晰：辨明，分析。
　　⑦ 藉甚：谓声名卓著。
　　⑧ 似：疑为"嗣"。张静山为张福田之子。
　　⑨ 中医：医术中等的医生。
　　⑩ 闰榻：即指清代名儒张望。张望号闰榻先生，著有（闰榻先生集）。

得付剞劂①，惜其抱云自爱，私老山中，使州县闾里之民无从被其泽，将遂锓板行世。南洲见善，若仅得八九云云。"草庐沉邃，理窟②已入圣域，此论特其绪余，然格物理③至此，亦微乎其微④矣。张君福田所辑注乃遥遥相印，邑之人至今称其工于医，诚笃论也。余先代亦以儒兼医，而竟不能世⑤其业，又屡厄于病。今兹之遇静山，其获存者心感之，而于医甚疏，心滋恧⑥矣。因将是书付之手民⑦，以成福田之志，以慰静山之心，并资行箧之一助，亦所谓心中了了，指下难明者也。静山其有以复我焉！

光绪六年仲冬长至日署知武宁县事零陵唐家桐序

---

① 剞劂（jī jué）：本为刻版之刀具，引申指刻版印刷。
② 理窟：义理的渊薮，谓富于才学。
③ 格物理：推究事物之理。
④ 微乎其微：达到了很精细的程度。
⑤ 世：继承。
⑥ 恧（nǜ）：惭愧。
⑦ 手民：指雕版排字工人或刻书的人。

序

盖闻脉者神也，医者意也，医可会意，脉以通神。医之道至于论脉，微①矣！夫神藏于心，心生血，血行于脉中，气行于脉外，诊脉自见其神。意藏于脾，脾化精，精固则神明，神明则智慧。上工微会其意，岂易言哉！然今人每舍脉而言医，谓望闻问为先，切似为末，岂知色脉音肤相合为善。况《内经》脉要诊法又特立篇名耶？《内经》为医人立极②，论脉之正宗也。而世之言脉者，如褚氏谓"女以左为右，以右为左，以寸为肾，以尺为心肺"；赵氏谓"脾土居中，左右关为脾胃而非肝胆"；且有人谓"上阳下阴，左右止尺寸两部而无关"；即如《脉诀》一书，脍炙人口，犹言七表八里九道，以大小肠列于寸口，三焦命门列于右尺而竟缺膻中，以三部九候俱候于手而不候于头足，要皆与《内经》相背，逞其胸臆作聪明，以立门户，自惑惑人，良可慨叹！

予幼学医，读书数十年，忘思千虑之一得，初注伤寒数卷，杂证廿余卷；殚精脉理三年，茫无所获。细思脉必以《内经》为正宗，因辑脉书四卷，详加注释，名曰《脉理宗经》。首录脉要诊法为楷模，继录张长沙脉解及李士材、王叔和、李濒湖、朱丹溪、李东垣、滑伯仁、张会卿、吴鹤皋、蒋士吉、戴同父诸名公论脉之所长者，分列于三十脉之下，注明形象、主治、

---

① 微：微妙，精深。
② 立极：树立标准。

证应，并左右三部，条分缕晰，务使脉之表里阴阳襮①于纸上，俾②阅者豁然心目，毫无所惑。更寻绎③诸书，考前人之法言，为今人所罕言者。又三十脉注明编尾，以补其不足。尤冀当世十全巨手④俯而教之，成为完书，俾得心潜体会，按理推求，以折衷一是，庶几于脉得其神，以医达其意，岂非予之所深幸也夫！

同治七年戊辰夏四月后学福田张郁彬识

---

① 襮（bó）：暴露。
② 俾：使。
③ 寻绎：反复探索、推求。
④ 十全巨手：指医术高明的医家。

刊张福田《脉理宗经》后序

　　庚辰秋初，疾甚剧，延邑绅张静山治之。诊脉即曰失表①，
继将成疟，当先去其邪热，兼护其元气，后乃可下药。见其方
者，无不咋舌，为余危。静山持甚坚，疾乃瘳。余心仪其用药
次第之不紊，切脉即知病源也，细询得力所自，静山怃然②曰：
"先君福田讲求医理数十年，辑有《脉理宗经》一编以传后，日
久未梓，负惭人子矣。"余亟索阅，凡所辑引，逐加注释，末卷
益以"内照篇"。于脉理之精蕴，朗若列眉③，立论多与吴草庐
先生合。草庐自称不知医，而论脉有曰："脏腑之脉各六，三在
手，三在足，医家所诊一寸九分，乃手太阴肺经一脉尔。"脉者
血之流派，而气使之。脉居五脏之上，气所出入之门户也。脉
行始肺终肝，而复会于肺，故其经穴曰气口，而为脉之大会，
一身之气必是古④焉。下部候两肾，中部左肝右脾，上部左心右
肺，心包与心同位，所谓左内以候膻中是也，而不寄诸右尺命
门之部。即陈无择《脉偶》⑤犹不及！从善如转圜⑥，方敬事⑦
勤民之不暇，而从于间散寥寞之道⑧，其可谓迂阔士⑨矣。今太

----

　　① 失表：未及时发表，邪气向里。
　　② 怃然：怅然失意貌。
　　③ 列眉：两眉对立。谓明晰。
　　④ 古：与文义不属，当属刊刻之误。
　　⑤ 脉偶：指陈无择《三因极一病证方论》卷一中之"脉偶名状"。
　　⑥ 转圜：转动圆形器物。常用指便易迅速之事。
　　⑦ 敬事：敬慎处事。《论语·学而》："敬事而信，节用而爱人，使民以时。"
　　⑧ 间散寥寞之道：谓闲散沉寂之事，此指在工作之余写作医书。
　　⑨ 迂阔士：原意指不切合实际之人，此指做人比较理想化。

守之梓是书也，将毋同①？予因之有所感矣。夫莫为之前，虽美弗彰；莫为之后，虽盛弗传。使不克世其业，太守何由见是书？故人乐有贤父兄，尤乐有贤子弟也。静山勉乎哉！嗟乎！著作家苦心孤诣而卒多为蠹饱②者，是书不遇太守；遇而不知由是可窥金针之秘，亦不亟为之梓。得一知己，可以无憾！福田有知，冥冥中亦当欢感。予幸故人之有子，景③太守之心殷④寿世而阐发遗编，足为守土者⑤法也。故乐为之序以贻之。

光绪庚辰长至日⑥武宁石湖王廷凤趾林氏
谨序于双章唫舒馆述录重归之阁

---

① 将毋同：难道不同。

② 蠹饱：谓为蛀虫咬蚀。

③ 景：仰慕。

④ 殷：深切关怀。

⑤ 守土者：谓地方官。

⑥ 长至日：指夏至日。

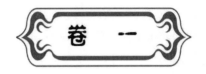

辨讹

《脉经》① 注自叔和，《脉诀》伪于五代。世俗家传户诵，不究其错讹，群以伪诀为楷模，皆由未审《内经》脉要之旨，良可叹也！太史公云："人之所病，病在疾多；医之所病，病在道少。"夫人以疾多为病，而遇道少之医，其不致差忒②者，鲜矣！况遵守《脉诀》，以讹传讹，其谬不更甚乎？愿人人以《内经》脉要诊法为服膺③之守，视《脉诀》伪书为针顶之规。庶④病道少者日进于道，而病疾多者自却⑤其病矣。

三部九候：《内经》以两额傍动脉主天，候头角之气；耳门动脉主人，候耳目之气；两颊动脉主地，候口齿之气，此上三部候。手寸主天，关主人，尺主地，所候注明篇内。此乃手太阴肺脉，名太渊穴，能候诸经者，谓肺统诸经之气，为中部三候。

《素问》云：中部天，手太阴肺寸口中，经渠穴动脉。中部

---

① 《脉经》：原作"难经"，据前后之义改。
② 差忒：差错；误差。
③ 服膺：铭记于心，衷心信奉。
④ 庶：表示希望。
⑤ 却：退。

人，手少阴心在掌后锐骨①之下，神门②之分动脉。中部地，手阳明大肠手大指次指岐骨③间，合谷穴动脉。

足大指后骨陷中动脉，为足厥阴太冲穴，主天。鞋带动脉，为足太阴冲阳穴，主人。又云是跌阳胃脉，以土为万物母。足内踝后跟陷中动脉，为足少阴太溪穴，主地。此下部三候，即如足太阴脾脉，仲景谓上取寸口，下取跌阳是也。而《脉诀》以寸关尺为三部，浮中沉三三为九候，与《内经》相背，与理欠顺。若《脉诀》为是，则《内经》非矣；《内经》为是，则《脉诀》非矣。吾故剖明其理于此，即不能为《脉诀》恕其过也。

脉字论

吾谓脉者，神之旗④也；神者，气血之征也；气血者，胃中水谷之所化也。是以古之"衇"字，从血从辰，谓血气流行分派于经络也。今之脉字从月从永，谓胃主肌肉，血气资生而永其年也。人生惟是精、神、气三者而已。盖脾化精，精生气，气生血，而神乃见。非此神无以统乎精，非此精无以主夫气血，非气血无以充乎脉，非脉无以验其神。所谓脉者，气血之先也，脉即神也。神依乎气，气依乎血，血生于胃谷。古人云："有胃气则生，无胃气则死。"脉有胃气，即脉有神也，必六脉和缓，斯有胃气，又云胃神根。胃神上已明言，根乃肾脉。诸脉或败，而尺脉仍有神，为肾脉有根，病犹可救。

---

① 锐骨：指桡骨茎突。
② 神门：原作"神明"，据《素问·三部九候论》改。
③ 岐骨：为骨骼部位名，指两骨末端互相交合的部分，状如分枝，故名。
④ 旗：此指标志。

考证

经以五脏六腑合手厥阴心胞，以定十二经之位。其曰：

心者，君主之官，神明出焉。

肺者，相傅之官，治节出焉。分布阴阳，主行十二经之气，调元赞化，故曰相傅。风痹痿躄①，心欲动而手足不随者，肺病而失其治节也。

肝者，将军之官，谋虑出焉。

胆者，中正之官，决断出焉。

膻中者，臣使之官，喜乐出焉。膻中，即心胞，为心主，在两乳中间，为气海。气舒则喜，不舒则愁。

脾胃者，仓廪之官，五味出焉。

大肠者，传导之官，变化出焉。

小肠者，受盛之官，化物出焉。居胃之下，受盛糟粕，传入大肠。

肾者，作强之官，伎巧出焉。

三焦者，决渎之官，水道出焉。腔内上中下空处为三焦，引导阴阳，开通秘塞。

膀胱者，州都之官，津液藏焉，气化则能出矣。气不化，则津液不行，小便不通。然膀胱乃津液化源，非利小便之所。水道出于三焦，欲利小便，当知决渎之能。

视此，明以膻中配手厥阴，则膻中即心胞。

考《灵枢》有胞络，而无膻中，但云动则喜笑不休，正与"喜乐出焉"句相合，则膻中即心胞愈明矣。而伪诀独遗心胞，不入所诊，则手厥阴为虚位矣。按脾胃合为一官，则十二官只

---

① 痿躄：病名。痿之又名。主要指四肢痿弱、足不能行。《素问·痿论》："五脏因肺热叶焦，发为痿躄。"

十一官矣。考《刺法补遗》云：脾者，谏议之官，知周出焉；胃者，仓廪之官，五味出焉。合参之，则足十二官之数。

男女异脉辨

夫脉法取较于黄钟①。黄钟之数九分，气口之数亦九分，故脉之动也，阳得九分，阴得一寸，吻合黄钟。天不满西北，阳南而阴北，故男脉寸盛而尺弱，肖夫天也。地不满东南，阳北而阴南，故女脉尺盛而寸弱，肖夫地也。此朱丹溪诸前辈之确论也。乃褚澄《尊生经》，男脉一如叔和，而女脉右手寸命门三焦，关脾胃，尺肺大肠；左手寸肾膀胱，关肝胆，尺心小肠；故谓男尺常弱，女尺常强，以取天地之数，而强合阳南阴北、阳北阴南之义。独不思颠倒脏腑，岂地以南为北、天以北为南乎？若脏腑可颠倒，何不并左右手位置而皆反覆乎？此种不经之论而著之为经，如李士材系卓卓有名者，亦以褚论为精，盖由仅取其是而未明指其疵，吾甚恶②其邪之乱正也。

《内经》脉要

依汪讱庵③《素问灵枢合纂》增识。

《素》：人一呼脉再动，一吸脉亦再动，呼吸定息脉五动，闰以太息，命曰平人。《灵枢·脉度》：人身脉长一十六丈二尺。一呼脉行三寸，一吸脉行三寸，昼夜一万三千五百息，气行五十营，漏水下百

---

① 黄钟：黄钟为六律之一。是古代矫正音律的一种乐器，用竹制成，长9寸。
② 恶：厌恶，讨厌。
③ 汪讱庵：即汪昂，为清代著名医学家，休宁（今属于安徽）人。著有《素问灵枢类纂约注》《本草备要》《医方集解》等书。

刻,凡行八百一十丈,即十六丈二尺而积之也。《难经》曰:呼出心与肺,吸入肾与肝,呼吸之间,脾受谷味也,其脉在中。是五动,亦以应五脏也。平人者,不病也,常以不病调病人。医不病,故为病人平息以调之为法。

人一呼脉一动,一吸脉一动,曰少气。《脉诀》以为败脉,《难经》以为离经脉,正气衰也。人一呼脉三动,一吸脉三动,而躁。躁动,《脉诀》以为数脉。按:少气为不足,躁为太过。尺热曰病温。尺为阴位,寸为阳位,阴阳俱热,故为病温。尺不热,脉滑,曰病风。滑为阳盛。脉涩曰痹。涩为血少。人一呼脉四动以上,曰死。一息八至,《脉诀》以为脱脉,《难经》以为脱精脉。四动以上,则九至矣,为死脉,太过之极也。脉绝不至,曰死。乍疏乍数,曰死。

平人之常气禀乎胃。胃者,平人之常气也。人无胃气曰逆,逆者死。

春胃微弦曰平,弦多胃少曰肝病,但弦无胃曰死。肝见真脏故也。胃而有毛曰秋病,毛为肺脉,为金克木。毛甚曰今①病。即病。脏真散于肝,肝藏筋膜之气也。

夏胃微②钩曰平,钩多胃少曰心病,但钩无胃曰死。心见真脏。胃而有石曰冬病,水克火。石甚曰今病。脏真通于心,心藏血脉之气也。

长夏胃为微软弱曰平,弱多胃少曰脾③病,但代无胃曰死。动而中止而代,脾见真脏故也。软弱有石曰冬病,为水反侮土,次其胜克,当作弦脉。弱甚曰今病。脏真濡于脾,脾藏肌肉之气也。

秋胃微毛曰平,毛多胃少曰肺病,但毛无胃曰死。肺见真脏。毛而弦曰春病,为木反侮金。吴注:虽我克者为微邪,然木气泄,

---

① 今:原作"金",据《素问·平人气象论》改。
② 微,原作"为",据《素问·平人气象论》改。
③ 脾:原作"痹",据《素问·平人气象论》改。

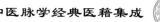

至春无以生荣，故病。次其胜克，当为钩脉。弦盛①曰今病。脏真高于肺，以行营卫阴阳也。肺为相傅，营卫阴阳皆赖之以分布。

冬胃微石曰平，石多胃少曰肾病，但石无胃曰死。肾见真脏。石而有钩曰夏病，为火反侮水，次其胜克。钩当作软弱。钩甚曰今病。脏真下于肾，肾藏骨髓之气也。

平心脉来，累累②如连珠，如循③琅玕，美玉。曰心平。夏以胃气为本。病心脉来，喘喘连属，喘喘则有不足之意。其中微曲，曰心病。死心脉来，前曲后居，停滞。如操带钩，曰心死。

平肺脉来，厌厌聂聂，如落榆荚，曰肺平。秋以胃气为本。病肺脉来，不上不下，如循鸡羽，曰肺病。王注：中坚傍虚。吴注：涩难。死肺脉来，如物之浮，如风吹毛，曰肺死。

平肝脉来，软弱招招，如揭④长竿末梢，曰肝平。春以胃气⑤为本。病肝脉来，盈实而滑，如循长竿，曰肝病。长而不软。死肝脉来，急益劲，如新张弓弦，曰肝死。

平脾脉来，和柔相离，如鸡践地，曰脾平。长夏以胃气为本。病脾脉来，实而盈⑥数，如鸡举足，曰脾病。践地形其轻缓，举足形其奏实。死脾脉来，锐坚如鸟之喙，如鸟之距，如屋之漏，如水之流，曰脾死。

平肾脉来，喘喘累累如钩，按之而坚，曰肾平。冬为石脉，坚亦石意也。钩为心脉，坚中带钩，为水火阴阳相济。冬以胃气为本。病肾脉来，如引葛⑦，按之益坚，曰肾病。死肾脉来，发如夺

---

① 盛：《素问·平人气象论》作"甚"。

② 累累：接连不断，重叠的意思。

③ 循：通"揗"，摸。

④ 揭：原作"循"，《素问·平人气象论》作"揭"。

⑤ 气：原缺，据《素问·平人气象论》文义补。

⑥ 盈：原作"仍"，据《素问·平人气象论》改。

⑦ 引葛：形容脉来如按牵拉之葛藤，沉紧弹指。

索，辟辟如弹石，曰肾死。

《素》：春脉如弦。春脉者，肝也，东方木也，万物之所以始生也，故其气来软弱轻虚而滑，端直而长，故曰弦，反此者病。其气来实而强①，此谓太过，病在外。有余为外感。其气来不实而微，此谓不及，病在中。不及为内伤。太过则令人善忘，当作善怒。"气交变大论"：木太过则忽忽善怒。忽忽眩冒而巅疾。眩，目转也；冒，惊闷也。厥阴与督脉会于巅，故巅病。其不及则令人胸痛引背，《金匮》曰：胸痛引背，阳虚而阴弦也。下则两胁胠满。

夏脉如钩。夏脉者心也，南方火也，万物之所以盛长也，故其气来盛去衰，故曰钩，反此者病。其气来盛去亦盛，此谓太过，病在外。其气来不盛去反盛，此谓不及，病在中。太过则令人身热而肤痛，为浸淫。阳有余，故身热。热不得越，故肤痛。浸淫，蒸热不得已也。其不及则令人烦心，不足故内烦。上见咳唾，下为气泄。心脉上肺故咳唾，络小肠故气泄。

秋脉如浮。秋脉者，肺也，西方金也，万物之所以收成也，故其气来轻虚以浮，来急去散，故曰浮，反此者病。其气来毛而中央坚两傍虚，此谓太过，病在外。其气来毛而微，此谓不及，病在中。太过则令人逆气而背痛，愠愠然。肺系属背。其不及则令人喘，呼吸少气而咳，上气见血咳血，下闻病音呻吟。

冬脉如营有营守乎中之象。冬脉，肾也，北方水也，万物之所以合藏也，故其气来沉以抟，故曰营，反此者病。其气来如弹石者，此谓太过，病在外。其气去如数者数疾，此谓不及，病在中。太过则令人解㑊②，寒不寒，热不热，弱不弱，壮不壮。脊脉痛肾脉贯脊而少气不欲言。吴注：人之声音修长，为出于肾。其

---

① 强：原作"长"，据《素问·玉机真脏论》改。
② 解㑊：指肢体困倦，筋骨懈怠，肌肉涣散无力的样子。

不及则令人心悬如病饥，肾水不能济心火。胁①中清，侠脊两傍空软
处名眇。肾外当眇清冷也。脊中痛，少腹满，小便②变。络膀胱。

脾脉土也，独脾不言脉象，脾脉以中和为平。孤脏以灌四傍者
也，不主四时，故云孤脏。脾位中央，能灌四脏。善者不可得见，恶
者可见。脾有功于四脏，善则四脏皆善，脾病则四脏亦病矣。其来如水
之流者，此谓太过，病在外；如鸟之喙者，此谓不及，病在中。
太过则令人四肢不举，脾主四肢，湿胜故不举。其不及则令人九窍
不通，不能灌溉五脏，故九窍不通。名曰重强。脏气皆不和顺。

真肝脉至即真脏脉，中外急，如循刀刃，责责然如按琴瑟
弦，色青白不泽，毛折乃死。卫气败绝。

真心脉至，坚而抟，如循薏苡子，累累然，色赤黑不泽，
毛折乃死。

真肺脉至，大而虚，如以毛羽中人肤，色白赤不泽，毛折
乃死。

真肾脉至，抟而绝，如指弹石，辟辟然，色黑黄不泽，毛
折乃死。

真脾脉至，弱而乍数乍疏，色黄青不泽，毛折乃死。

见真脏曰死，何也？五脏皆禀气于胃，胃者，五脏之本也。
脏气者，不能自致于手太阴肺，必因于胃气乃至于手太阴也。脉
必先会于肺而后能行诸经。故五脏各以其时自为，而至于手太阴
也。弦钩毛石软，因时各为其象，而至于手太阴寸部，所谓肺朝百脉也。
故邪气胜者，精气衰也。故病甚者，胃气不能与之③俱至于太
阴，故真脏之气独见。独见者，病胜④脏也，故曰死。

---

① 眇：人体部位名。指季胁下挟脊两旁空软处。
② 小便：原作"少便"，据《素问·玉机真脏论》文义改。
③ 与之：原脱，据《素问·玉机真脏论》补。
④ 胜：原作"脉"，据《素问·玉机真脏论》改。

脉有阴阳，知阳者知阴，知阴者知阳①。凡阳有五，五五二十五阳。阳，阳和之脉也。五脏心钩、肝弦、脾软、肺毛、肾石五脉，当王②之时，各形本脉，一脉之中又各兼五脉，无过不及者，皆为阳脉。所谓阴者，真脏也，见则为败，败必死也。真脏即前五脏真脉。脏者，藏也。真脉见③而不藏，全失阳和之气而为阴脉，失胃气也。所谓阳者，胃脘之阳也。有胃气则脉和缓，为阳脉；无胃气则阴脉。王注作：人迎胃脉在结喉傍动脉，脉应手处，左小常以候脏，右大常以候腑，欠合经文。别于阳者，脉虽病而有胃气者。知病处也。某脉不和，则知病在某处。别于阴者，真脏阴脉。知生死之期。阴阳生克，推而知之。

《素》：脉从阴阳，病易已，脉逆阴阳，病难已。左人迎为阳，春夏洪大为顺，沉细为逆。右气口为阴，秋冬沉细为顺，洪大为逆。男子左大为顺，女子右大为顺。凡外感症，阳病见阳脉为顺，阳病见阴脉为逆，阴病见阳脉亦为顺。内伤症，阳病见阳脉为顺，阳病见阴脉为逆；阴病见阴脉为顺，阴病见阳脉亦为逆。脉得四时之顺，曰病无他。如春弦夏钩等是也。脉反四时，及不间脏，曰难已。春得肺脉，夏得肾脉，为反四时。间脏，如肝病乘土当传脾，不传脾而传心，则间其所胜之脏，而传于所生之脏矣。脉有逆从四时，未有脏形。当王之时，本脏之脉不至。春夏而脉瘦，"玉机真脏论"作沉涩。秋冬而脉浮大，命曰逆四时也。风热而脉静，脉宜浮大而反静。泄而脱血脉实，脉宜沉细而反实大。病在中脉虚，内伤病而脉无力。病在外脉涩坚者，外感脉宜浮滑而反涩坚。皆难治，按"玉机真脏论"：病在中脉实坚，病在外脉不实坚者，皆难治，与此相反。新校正云：此得而彼误。命曰反四时也。与反四时者相类。"平人气象论"。

---

① 知阴者知阳：原作"知阴不知阳"，据《素问·阴阳离合论》改。
② 王：同"旺"。
③ 见：同"现"。

《素》：五邪所见：春得秋脉，夏得冬脉，长夏得春脉，秋得夏脉，冬得长夏脉，五行相克，《难经》。难治。名曰阴出之阳，病善怒，不治。阴出之阳，病善怒，疑错简。吴注云：谓真脏阴脉，出乎阳和脉之上，再加善怒，则东方生生之本亡矣。"宣明五脏论"。春不沉，夏不弦，冬不涩，秋不数①，是谓四塞。吴注：脉虽待时丽至，亦不可绝类而至。若春至而全无冬脉，夏至而全无②春脉，己虽专王，而早③绝其母气，是五脏不相贯通也。参见曰病，复见曰病，未去而去曰病，去而不去曰病。吴注：一部而参见诸部，此乘侮交至也。既见于本部而复见于他部，此淫气大过也。未去而去，为本气不足，来气有余；去而不去，为本气有余，来气不足。王注：复见，谓再见已衰已死之气也。"至真要大论"。吴注为是。

《素》：气口何以独为五脏主？气口即寸脉，亦经脉为里，可以候气之盛衰，故名气口。若分言之，则左为人迎，右为气口。曰：胃者水谷之海，六腑之大源也。言脉虽见于气口，而实本脾胃。五味入口，藏于胃，以养五脏气。气口亦太阴也，脾为足太阴，为胃行其津液，以传于肺，而气口亦手太阴也。是以五脏六腑之味，皆出于胃，变见于气口。气味由胃传肺，肺为转输于诸经，故诸经之肺皆变见于气口。故五气入鼻，藏于心肺，五味入口，传于腑。五气入鼻，入于脏，惟心肺居膈上，故先受之。心肺有病，而鼻为之不利也。

《素》：食气入胃，此段专言食。散精于肝，淫气于筋。肝主筋，其精淫溢入肝以养筋。食气入胃，浊气归心，淫精于脉。谷肉皆油浊之物，其气上归于心，其精微者，则淫入于脉。心主脉，即血也。脉气流经，经气归于肺，肺朝百脉，输精于皮毛。脉气流行于十二经，经气皆归于肺，肺居高而百脉朝会，乃转输精气，布散于皮毛。毛

---

① 数：原作"软"，据《素问·至真要大论》改。

② 无：原脱，据根《医贯·脉旨论》补。

③ 早：原作"旱"，据《医贯·脉旨论》改。

脉合精，行气于腑，腑，王注作膻中，谓宗气之所聚也。张注作六腑。腑精神明，留于四脏。六腑之精气神明，上输于肺，以养心肝脾肾四脏。气归于权衡，权衡以平，肺为治节，分布气化，使四脏安定三焦均平，上下中外，各得其所。气口成寸，以决生死。气口即寸口，此脉所由来，百脉之大要会也。马注：与鱼际去一寸，故曰成寸。张注：分尺为寸也。按脉前为寸，后为尺，中为关，此云成寸，盖兼关尺而言也。医由此察脉知病，以决人之生死也。

　　饮入于胃，此段专言饮，与上段相对，故下有通调水道水精之文。东垣、丹溪改作饮食入胃①，后人宗之，失经旨矣。游溢精气，上输于脾，脾气散精，上归于肺，脾主为胃行其津液，所谓上焦如雾，中焦如沤也。通调水道，三焦决渎，水道出焉，下输膀胱。肺行下降之令，由三焦转输而入于膀胱，所谓下焦如渎也。水精四布，五经并行，合于四时。以布津液于脏腑经络，故脉道乃合四时而见。五脏阴阳，上分言饮食，此合言之也。《礼记》云：饮以养阳，食以养阴。此必总结上文之意。揆度以为常也。"病能论"：揆者，言切求其脉理也。度者，得其病处，以四时度之也。医者因此揆而度之，以知病情，为常法也。

　　《素》：夫脉者血之府也。营行脉中，脉实血实，脉虚血虚。长则气治，短则气病，长为气足，短为不足。数则烦心，数疾为热。大为病进。大为邪盛。上盛寸口则气高，下盛尺中。马注：寸下即关也，盖以胀满属中焦。昂按：肾亦有胀。则气胀。肾为胃之关，关门不利故胀。代则气衰，动而中止曰代。细则气少，涩则心痛。涩为血少。浑浑革至如涌泉，《难经》作"浑浑革革至如涌泉"。病进而色弊；绵绵其去如弦绝，死。脉微而复绝。"脉要精微论"谓"革脉浑浑至如涌泉，则病进色弊，绵绵去如弦绝则死"。

　　《素》：何谓虚实？曰：邪气盛则实，精气夺则虚。虚实何

---

　　①　胃：原作"肾"。

如？曰：气虚者肺虚也，<small>肺主气。</small>气逆者足寒也，<small>上盛下虚。</small>非其时则生，<small>非相克之时。</small>当其时则死。<small>遇相克之时。余脏皆如此。</small>

所谓重实者，言大热病，气热脉满，是谓重实。<small>经络皆实，是寸脉急而尺缓也。寸急为阳经实，尺缓为阴络实。王注：阴分主络，阳分主经。滑则从，涩则逆也，故五脏骨肉滑利，可以长久也。凡物死则枯涩。</small>络气不足，经气有余者，脉口①热而尺寒也，<small>寸口热而尺寒。</small>秋冬为逆，春夏为从，治主病者。<small>春夏阳气高，故脉口宜热，尺中宜寒。当察其何经何络所主而治之也。</small>经虚络满者，尺热满，脉口寒涩也，此春夏死，秋冬生也。<small>秋冬阳气下，故尺中宜热，脉口宜寒。《灵枢》云：经脉为里，支而横者为络，络之别者为孙。</small>何谓重虚？曰：脉气上虚、尺虚，<small>尺寸皆虚。</small>是谓重虚。如此滑则生，涩则死也。肠澼②便血何如？身热则死，寒则生。<small>肠澼，下痢也。肠澼内伤其里，身热外伤其表，表里两伤，故死；寒为身凉，故生。</small>肠澼下白沫何如？脉沉则生，脉浮则死。<small>非脓非血而下白沫，为热伤气分。浮为阴症得阳脉。凡痢疾宜脉静身凉。</small>肠澼下脓③血何如？脉悬绝则死，滑大则生。<small>赤白相兼，血气俱伤。滑为阴血，大为阳气。</small>

癫疾何如？脉抟大滑，久自已。<small>阳症阳脉。</small>脉小坚急，死，不治。<small>阳症阴脉。</small>癫疾之脉，虚实何如？虚则可治，实则死。<small>实为邪实。</small>

消瘅④虚实何如？脉实大，病久可治。<small>胃热消谷善饥，脉实大，气血尚盛，可治。</small>脉悬小坚，病久不可治。<small>"通评虚实论"。</small>

---

① 口：原作"已"，据《素问·通评虚实论》改。

② 肠澼：病名。指痢疾。"澼"指垢腻黏滑似涕似脓的液体，自肠排出，故称肠澼。

③ 脓：原作"浓"，据《素问·通评虚实论》改。

④ 消瘅：原出《内经》，又名"热瘅"，即消渴病。"消"指消耗津液而见消瘦；"瘅"指内热。消瘅就是邪热内炽，消灼津液，而见多饮食而消瘦的证候。

《素》：寸口之脉，中手短者，曰头痛；中手长者，曰足胫痛。王注：短为阳不足，故病在头；长为阴太过，故病在足。寸口脉中手促上击者，曰肩背痛。阳盛于上。寸口脉沉而坚者，曰病在中；浮而盛者，曰病在外。寸口脉沉而横，曰胁下有积，腹中有横积痛。寸口脉沉而喘，曰寒热。沉为阴，喘为阳，当寒热往来。

　　脉盛滑坚者，曰病在外；脉小实而坚者，曰病在内。凡脉如此。脉小弱以涩，谓之久病。小弱气虚，涩为血虚。脉滑浮而疾者，谓之新病。气足阳盛。脉急者曰疝瘕，小腹痛。脉滑曰风。滑为阳脉，风为阳邪。脉涩曰痹，涩为无血故痹。缓而滑曰热中，胃热。盛而紧曰胀。紧为寒胀。

　　尺脉缓涩，谓之解㑊。张注：懈堕①。安卧脉盛，谓之脱血。安卧脉应微而反盛，血去而气无所主。尺涩脉滑，谓之多汗。血少而阳有余。尺寒脉细，谓之后泄。肾主二便，虚寒则不能禁锢。尺粗常热者，谓之热中。王注：中谓下焦。"平人气象论"。

　　《素》：心脉抟坚而长，当病舌卷不能言。脉击手曰抟。舌为心苗，心火盛故然。其软而散者，当消环自已。王注：诸脉软散，为气实血虚，消谓消散，环谓环周。张注谓"消渴"。

　　肺脉抟坚而长，当病唾血。血随火而上逆。其软而散者，当病灌汗，至今不复散发也。脉虚多汗，将惧亡阳，不能更任发散。

　　肝脉抟坚而长，色不青，当病坠若搏，因血在胁下，令人喘逆。坠堕搏击所伤，色不应脉，病在外伤。肝主胁，损伤，血积胁下，上熏于肺，故喘逆。其软而散，色泽者②，当病溢饮。溢饮者，渴暴多饮，而易入肌皮肠胃之外也。血虚中湿，水液不消。

　　胃脉抟坚而长，其色赤，当病折髀③。胃脉下髀，故髀如折。

---

① 坠：当作"堕"，形近之误。堕，通"惰"。

② 色泽者：此下原衍"当泽者"三字，根据《素问·脉要精微论》删。

③ 折髀：症状名。指股部疼痛如折。

其软而散，当病食痹。胃虚痹闷难消。

脾脉抟坚而长，其色黄，当病少气。脾不和，肺无所养，故少气。其软而散，色不泽者，当病足胻肿，若水状也。脾主四支，脉下足胻，脾虚不运，故肿。

肾脉抟坚而长，其色黄而赤者，当病折腰。王注：色黄面赤，心脾干肾。腰为肾府，故如折。其软而散者，当病少血，至今不复也。

粗大者，阴不足，阳有余，为热中也。来疾去徐，上实下虚，为厥巅疾。上实故来疾。下虚故去迟。邪气上实为眴仆①、巅顶之疾。来徐去疾，上虚下实，为恶风也。故中恶风者，阳气受也。风为阳邪，上虚故先受之。粗大疾徐，脉如此。有脉俱沉细数者，少阴厥也。沉细为肾脉，数为热。王注：尺脉不当见数，沉细而数当为热厥。沉细数散者，寒热也。沉细为阴，数散为阳，当病寒热。沉细数散，脉主此。浮而散者，为眴仆。浮为虚，散为无神，故眴仆。诸浮不躁者，皆在阳，则为热；浮为阳，浮而不躁，为阳中之阴，其病在足阳经。其有躁者，在手。躁则浮之，盛浮兼躁，则火上升，为阳中之阳，病在手阳经矣。诸细而沉者，皆在阴，则为骨痛；沉细，阴脉。阴主骨，故骨痛。其有静者，在足。静，沉之甚也，则病在下部足阴经矣。浮躁沉静脉主此。数动一代者，病在阳之脉也，泄及便脓血。代为气衰，然有积者，亦脉代，故主泄利便血。马注：数为热，故便血。非。涩者，阳气有余也；滑者，阴气有余也。阳气有余，为身热无汗；气多血少。阴气有余，为多汗身寒；阳虚阴盛。阴阳有余，则无汗而寒。阳有余，故无汗，阴有余，故身寒。"脉要精微论"。代涩滑脉主此。

《素》：心脉满大，痫音酗瘛②音异筋挛。火盛生风而眩仆抽掣

----

① 眴（xuàn）仆：即眩仆，眩晕仆倒之义。
② 痫瘛：癫痫抽搐。

也。肝脉小急，痫瘈筋挛。血虚故小，受寒故急，血虚火盛，为痫瘈，急为筋挛。肝脉骛暴，有所惊骇，脉不至，若喑，不治自已。驰惊暴乱，惊骇，则脉阻而气壅，故不能言，气复自已。肾脉小急，肝脉小急，心脉小急，不鼓皆为瘕。小急为虚寒，不鼓为血不流，故内凝为瘕。肝肾并沉为石水，沉为在里，小腹坚胀如石。并浮为①风水，肾肝浮，为表蓄水、冒风，发为浮肿。并虚为死，肾为五脏之根，肝为生发之主。并小弦欲惊。肾肝弦小为虚。肾脉大急沉、肝脉大急沉，皆为疝。瘕疝皆寒气所结聚。脉大为虚，急为寒，沉为在里，故前小急为瘕，此大急沉为疝也。心脉抟滑急为心疝。"脉要精微论"：心脉急为心疝，有形在于小腹，其气上抟于心。肺脉沉抟为肺疝。肺脉当浮，今沉而抟，为寒气薄于脏。三阳急为瘕，三阴急为疝。三阳，太阳膀胱。三阴，太阴脾也。王注：寒气血聚为瘕，气聚为疝。马注：二病皆气血相兼。二阴急为痫厥②，二阳急为惊。二阴，少阴肾。二阳，阳明胃也。皆为寒。脾脉外鼓沉为肠澼，久自已。吴注：沉为在里。外鼓有出表之象，故自已。肝脉小缓为肠澼，易治。缓为脾脉，脾乘肝为微邪，小缓为脉渐和。肾脉小抟沉，为肠澼下血，小为阴气不足，抟为阳热乘之，沉为在下，故下血。血温身热者死。凡下利、下血、下沫、皆忌身热血温。心肝澼亦下血，心生血，肝藏血，血移热于肠而澼。二脏同病者可治，木心相生。其脉小沉涩为肠澼，心肝二脉小而沉涩亦为肠澼。其身热者死。阴气内绝虚阳外脱。胃脉沉鼓涩，沉不当鼓，鼓不当涩，是血虚而有火。胃外鼓大，阳盛而阴不足。心脉小坚急，小为血虚，坚为不和，急为寒盛。皆膈偏枯。人身前齐鸠尾，后齐十一椎，有膈膜所以遮隔，浊气使不上熏心肺。今膈有病，则隔拒饮食，故即以膈名病。偏枯，半身不遂，血气不能周通。胃病则不能纳谷，心病则不能生血，故为膈症偏枯也。男子发左，女子发右。不喑、

----

① 为：原无，据《素问·大奇论》补。
② 痫厥：因癫痫发作而昏厥。

舌转，可治。指偏枯为言。少阴之脉侠舌本，邪未入肾犹可治。脉至而抟，血衄身热者，死。鼻血曰衄。亡血阴虚，脉忌抟，身忌热。脉来悬钩浮为常脉。为邪在表，乃衄家之常脉。"大奇论"①。

《灵》：诸病皆有顺逆，可得闻乎？腹胀身热脉大，是一逆也；腹鸣而满，四肢清冷也泄，其脉大，是二逆也；衄而不止，脉大，是三逆也；皆为阴症见阳脉。咳且溲血便血。脱形，其脉小劲小不宜劲，是四逆也；咳，脱形身热，脉小以疾小不宜疾，是五逆也。如是者，不过十五日而死矣。其腹大胀，四末清，脱形，泄甚，一逆也；腹胀便血，其脉大时绝②，是二逆也；咳，上病。溲血③，下病。形肉脱，外病。脉抟，内病。是三逆也；呕血，胸满引背，脉小而疾，虚而太盛。是四逆也；咳呕，上病。腹胀，中病。且飧泄，下病。其脉绝，是五逆也。如是者，不及一时而死矣。"玉版"。

何谓五逆？热病脉静，阳症阴脉。汗已出脉盛躁，病不为汗衰。是一逆也；病泄，脉洪大，是二逆也；着痹不移，䐃④肉破，身热，脉偏绝，是三逆也；淫而夺形，身热，色夭然白，及后下血衃⑤，凝黑。血衃重笃⑥，是四逆也；寒热夺形，脉坚抟，真脏脉见。是五逆也。"五禁"。

《灵》：诸急者多寒，急，脉紧象。缓者多热，按：热当属数脉。大者多气少血，小者气血皆少，滑者阳气盛、微有热，涩者多血少气、按涩当为血少。微有寒，诸小者阴阳形气俱不足。"邪气脏腑病形"。

---

① 大奇论：原作"天奇论"，据《素问》改。
② 其脉大时绝：原作"其胘大脉绝"，根据《灵枢·玉版》改。
③ 溲血：为症状名。出《黄帝内经素问·四时刺逆从论》。又名溺血、尿血。
④ 䐃（jùn）：人体肌肉丰厚处。此上原衍"䐃"，《灵枢·五禁》无。据删。
⑤ 衃（pēi）：凝血，亦指瘀血。
⑥ 重笃：《灵枢·五禁》作"笃重"。

《灵》：一日一夜五十营，昼行阳二十五度，夜行阴二十五度。以营五脏之精，不应数者，不应五十之数。名曰狂生。犹言幸生。所谓五十营者，五脏皆受气，应数常脉，故脏皆受气。持其脉口，数其至也。五十动而不一代者，五脏皆受气；四十动一代者，一脏无气；动而中止为代。三十动一代者，二脏无气；二十动一代者，三脏无气；十动一代者，四脏无气；不满十动一代者，五脏无气，予之短期。知其将死，见"根结"。

《素》：脉从而病反者，其诊何如？曰脉至而从，按之不鼓，诸阳皆然。此阳盛格阴之症也。内热盛而脉反不鼓，是阳盛极格阴于外，非真寒也。王注：作非热，似①与经文颠倒。诸阴之反，其脉何如？曰脉至而从，按之鼓甚而盛也。内寒而脉反鼓甚，是阴盛极格阳于外，非真热也。二症最易惑人，慎之！"至真要大论"。

《素》：人迎一盛病在少阳，二盛病在太阳，三盛病在阳明，左手寸口脉名人迎，主手足太阳经腑病。四盛以上为格阳。四盛，人迎大于气口四部也。仲景云：格则吐逆。王注：阳盛之极，格拒，食不得入。东垣云：格者，甚寒之气。马注：格，六阳在内使不得出。寸口一盛病在厥阴，二盛病在少阴，三盛病在太阴，右手寸口名气口，主手足六阴脏病。四盛以上为关阴。四盛，寸口大于人迎四部也。仲景云：关则不得小便。王注：阴盛之极，关闭溲不得通。东垣云：关者，甚热之气。马注：格六阴在外，使不得入。人迎与寸口俱盛四部以上为关格。关格之脉赢，不得极于天地之精气，则死矣。新校正云：赢当作盈，乃盛极也，非赢弱也。《灵枢·集服》篇：寸口主中，人迎主外，两者相应，俱往俱来，若引绳，大小齐等。春夏人迎微大，秋冬寸口微大，名曰平人。又"终始篇"：人迎一盛，病在足少阳，一盛而躁，病在手少阳。人迎二盛，病在足太阳，二盛而躁，病在手太阳。人迎三盛，病在足阳明，三盛而躁，病在手阳明。人迎四盛，且大且数，名曰溢阳，

---

① 似：原作"以"，据文义改。

溢阳为外格。脉口一盛，病在足厥阴，一盛而躁，病在手心主。脉口二盛，病在足少阴，二盛而躁，病在手少阴。脉口三盛，病在足太阴，三盛而躁，病在手太阴。脉口四盛，且大且数，名曰溢阴，溢阴为内关，内关不通，死，不治。人迎与脉口俱盛，四部以上，命曰关格，关格者，与之短期。《素问》王冰①注：言足经而不及手经；仲景、东垣、丹溪皆以关格为病症；马玄台以关格为脉体。昂谓：若以为病症，当不止于隔食便闭两症，若以为脉体，则《内经》《脉经》及诸家经论并无所依据，且有是脉者必有是病。马氏何不实指其病为何等乎？"六节脏象论"。

《素》：何以知怀子之旦生也？身有病而无邪脉也。王注"病"解作"经闭"。昂按：妇人怀子，多有呕恶、头痛诸病，然形虽病而脉不病。若经闭，其常耳，非病也。"腹中论"。妇人手少阴脉动甚者，妊子也。王注谓"有子"。马注谓"男妊"。昂按：此当指欲挽②身时而言也。手少阴言手中之少阴，乃肾脉非心脉也。"平人气象论"。

愚谓：旦生指分娩，则两手脉离经，而手之中指两傍，乃肾冲任脉，分娩时，中指中节两傍脉动甚，知子之欲离身也。

《灵》：经脉十二，而手太阴、足少阴、阳明独动不休，何也？肺之太渊、肾之太溪、胃之人迎，皆动不休。马注以足之冲阳为胃之动脉，然下文并未说到足上，惟云上冲头、并下人迎、别走阳明，似当以人迎为是。曰：是明胃脉也。先明胃脉，方知肺脉，故脉中有胃气者生。胃为五脏六腑之海，其清气上注于肺，胃受水谷，而化精微之气上注于肺。肺气从太阴而行之。营气主中焦而行脉中，从手太阴始而偏行于脏腑。其行也，以息往来，故人一呼脉再动，一吸脉亦再动，呼吸不已，故动而不止。十二经脉，皆会于寸口手太阴肺之太渊穴，在手掌后陷中，动而不休。

足阳明何因而动？曰：胃气③上注于肺，前段行肺之营气。其

---

① 冰：原作"水"，《素问》注者当为"王冰"，据改。
② 挽：疑为"娩"之误。
③ 气：原脱，根《灵枢·五味论》补。

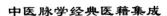

悍气上冲头者，此言胃中慓悍之胃气。循咽上走空窍，循眼系入络脑，循足太阳膀胱经睛明穴，上络脑。出颅①同颐，下客主人，足少阳胆经穴，耳前起骨上廉。循牙车，即颊车，胃经。合阳明②，并下人迎，胃经穴，侠③结喉两傍一寸五分动脉。此胃气别走于阳明者也。胃腑之气，循三阳而别走阳明之经，此虽为卫气，实木胃内之气而行。故阴阳上下其动也若一，或行于阴，或行于阳，或升于上，或降于下，而形为弦钩毛石等脉，虽各不同，然其合于时应于脏，其动也则若一矣。故阳病而阳脉小者为逆，阳症脉宜浮大，小为阳症见阴脉。阴病而阴脉大者为逆，阴症脉宜沉细，大为阴症见阳脉。故阴阳俱静、俱动若引绳相倾者，病。言阴阳动静当如引绳平等，所谓脉有胃气者生也，若相倾则病矣。马注作引绳以相倾，谬。

足少阴何因而动？曰：冲脉者，十二经之海也，与少阴之大络足少阴肾起于肾下，出于气街，即阳明胃经气街穴，侠脐相去四寸，动脉应手。循阴股内廉邪④入腘中，膝后曲处。循胫骨内廉，并少阴之经，肾经。下入内踝之后入足下涌泉。其别者，邪入踝胫两傍，出属跗上足面，入大指之间，据与肾脉并行，当做小指。注诸络以温足胫，此脉之常动者也。按：诸篇俱言冲脉上冲，惟此篇及"顺逆肥瘦论"言冲脉与肾脉下行。马注云：肺脉之动不休者，以营气随肺气而行诸经，诸经之脉朝于肺也。胃脉之动不休者，以卫气血宜循三阳，而行不已也。肾脉之动不休者，以与冲脉并行灌诸络，而行不已也。动输，太溪之分动脉，在足内踝后跟骨上陷中。

《素》：太阴行气于三阴，阳明行气于三阳，故脏病取于寸口手太阴肺脉，在手大指鱼际之后，太渊穴；腑病取于冲阳，

① 颅：通"颐"，指腮部。

② 合阳明：原脱，根据《灵枢·动输》补。

③ 侠：用同"夹"。

④ 邪：用同"斜"。

足阳明胃脉，在足跗上动脉，去陷谷三寸。即足均鞋带畔动脉是也。

《素》：脉至浮合，浮合如数，一息十至以上是经气予不足也，微见九十日死。浮为各经气，脉数太盛是无胃气。脉至如火薪然①，瞥瞥②不定。是心精之予夺③也，草干而死。脉至如散叶，是肝气予虚也，木叶落而死。脉至如省客，省问之客，倏去倏来。省客者，脉塞而鼓，是肾气之不足也。悬去枣华④而死。枣华于夏。脉至如丸泥，是胃精予不足也，榆荚落而死。秋深。脉至如横格，是胆气予不足也，禾熟而死。初秋。脉⑤至如弦缕，是胞精予不足也，病善言，下霜而死，不言，可治。王注：胞脉系于肾，肾脉侠舌本，胞气不足当不能言，今反善言，是真气内绝而外出也。脉至如交漆⑥，交漆者，左右傍至也，微见三十日死。脉至如涌泉，有出无入。浮鼓肌中，太阳气予不足也，少气味，韭英⑦而死。气不足，而口无味。长夏韭英。脉至如颓土之状，按之不得，是肌气予不足也，五色先见黑，白垒发死。瘾疹⑧见于肌上。脉至如悬雍，入上腭名悬雍。悬雍者，浮揣切之益大，是十二俞之予不足也。背有十二经之俞穴。水凝而死。脉至如偃刀，偃刀者，浮之小急，按之坚大急，五脏菀热⑨，寒热独并于肾也，如此其人不得坐，立春而死。脉至如丸，滑不直手，不直手者，按之

---

① 薪然：当作"新燃"。"薪"通"新"，"然"是"燃"的古字。

② 瞥瞥：当作"潎潎"，漂浮的样子。

③ 夺：脱。

④ 华："花"古字。此指开花。

⑤ 脉：原作"胞"，根《素问·脉解》改。

⑥ 交漆：谓脉来如绞滤漆汁，四面流散。

⑦ 英：花。此指开花。

⑧ 瘾疹：病名。即皮肤出现红色或苍白色风团、时隐时现的过敏性皮肤病。其特点是皮肤上出现瘙痒性风团，发无定处，骤起骤退，消退后不留痕迹。

⑨ 菀热：郁热。"菀"通"郁"。《素问·大奇论》"热"作"熱"。

不可得也，是大肠气予不足也，枣叶生而死。脉至如华者，虚弱之意。令人善恐，不得坐卧，行立常听，小肠脉入耳。是小肠气予不足也，季秋而死。此篇脉名、脉状、病象，不必强解，以意会之可也。"大奇论"。

《内经》诊候

诊，非独脉也，有自脉言者，自证言者，自形言者，自色言者，自声言者。经中五过四失，皆言诊也，故分诊候另为一门。此篇皆出《素问》，故文上不加别识。

诊法常以平旦，阴气未动，阳气未散，饮食未进，经气未盛，络脉调匀，气血未乱，故乃可诊有过之脉。过，差也，病也。切脉动静脉诊而视精明，精气神明，神诊。察五色，色诊。观五脏有余不足，六腑强弱，证诊。形之盛衰，形诊。以此参伍①，决生死之分。

万物之外，六合之内，天地之变，阴阳之应。彼春之暖，为夏之暑，阳生而之盛。彼秋之忿，为冬之怒，阴少而至壮。四变之动，脉与之上下。脉因时变。以春应中规，圆滑。夏应中矩，方大。秋应中衡，涩。冬应中权。沉石。阴阳有时，与脉为期，期而相失，知脉所分，分之有期，故知死时。脉与时不相应、与脏不相应者，皆曰相失，分其生克之期，则可以知死时矣。微妙在脉，不可不察，察之有纪，从阴阳始，始之有经②，从五行生，生之有度，四时为宜，补泻勿失，与天地为一。得一之情，以知生死。是故声合五音，色合五行，脉合阴阳。

持脉有道，虚静为保。心欲虚，神欲静。春日浮，如鱼之游

① 伍：原作"五"，据《素问·脉要精微论》改。
② 经：原作"要"，据《素问·脉要精微论》改。

在波；夏日在肤，泛泛乎万物有余；秋日下肤，蛰虫将去；阳气渐降，如虫欲蛰藏。冬日在骨，蛰虫周密，君子居室。知内者按而纪之，内而在脏、在腑。知外者终而始之。外而在表、在经。此六者四时表里持脉之大法。

尺内两傍则季胁也。肋骨尽处，为季胁，季胁近肾，尺主之。尺外以候肾，尺里以候腹中。小腹。王注：外谓外侧，里谓内侧。李士材：外谓前半部，里谓后半部。中附上，中部关脉。左外以候肝，内以候膈；言膈不言胆者，以胆附肝也。右外以候胃，内以候脾。右手关脉。上附上，上部寸脉。右外以候肺，内以候胸中；右寸脉。左外以候心，内以候膻中。左手寸脉。前以候前，后以候后。关前以候前，关后以候后。上竟上者，由尺至寸。胸喉中事也。下竟下者，自寸至尺。小腹腰股、膝胫足中事也。吴注：尺外以候肾，内以候腹，小肠膀胱居小腹也。右外以候肝，内以候膈，不及胆者，寄于肝也。左外以候心，内以候膻中。膻中，即心胞也。高阳生以大小肠列于寸，三焦命门配于右尺，而膻中不与焉，特以心与小肠、肺与大肠为表里耳。不知经络虽为表里，而大小肠皆在下焦，焉能越中焦而见脉于寸上乎？滑伯仁①以左尺主小肠、膀胱、前阴之病，右尺主大肠、后阴之病，可称只眼②。《灵枢》云：宗气出于上焦，营气出于中焦，卫气出于下焦。上焦在于膻中，中焦在于中脘，下焦在脐下阴交，故寸主上焦，以候胸中，关主中焦，以候膈中，尺主下焦，以候腹中，此定论也。今列三焦于右尺，不亦妄乎？尺肾虽一脏而有左右两枚，命门穴在脊第七柱两肾之间，一阳居二阴之中，所以成乎坎也。《内经》并无命门之经，何所据而独列于右尺乎？

推而外之，内而不外，吴注：浮取之而脉沉。有心腹积也。为

---

① 滑伯仁：即滑寿。滑寿为元代著名医学家，字伯仁。晚号撄宁生，襄城（今属河南）人。著《十四经发挥》一书，对经络腧穴的考订和针灸学术的发展有一定贡献。

② 只眼：比喻独特的见解。

病在里。推而内之，外而不内，沉取之而脉浮。身有热也。为病在表。推而上之，上而不下，腰足清也。上部盛而脉不下，阳气升而不降，故腰足冷。推而下之，下而不上，头项痛也。下部盛而脉不上，阳气降而不升，故头项痛。《甲乙经》作："推而上之，下而不上。推而下之，上而不下。"文尤顺而义同。按之至骨，脉气少者，腰脊痛而身有痹也。脉小血少，故有腰痛脊痛、不仁不用等病。"脉要精微论"。

　　诊病之始，五决为纪。以五脏六脉为决生死之纲纪。欲知其始，先建①其母。始，病源也。母，应时王气也。所谓五决者，五脉也。即五脏之脉。

　　夫脉之大小滑涩浮沉，可以指别；五脏之象，可以类推；五脏相音，相犹色也。可以意识；五色微诊，可以目察；能合色脉，可以万物全。赤心色脉之至也，喘而坚，喘急坚实。诊曰有积气在中，时害于食，名曰心痹。心肺脏高，故皆言喘。喘为心气不足，坚为病气有余。痹者脏气不宣行也。得之外疾，思虑而心虚，故邪气从之。白肺色脉②之至也，喘而浮，上虚下实，惊有积气在胸中，喘而虚，名曰肺痹。寒热金火相战得之醉而使内也。酒味辛热，助火克金，加之使内，则肾气虚，虚必盗母气以自养，肺金益衰，而不能行气，故气积于胸中也。青肝色脉之至也，长而左右弹，长而弹手为弦。有积气在心下支胠，两胁。肝主胁，胁近心，故曰心下。名曰肝痹③。得之寒湿，与疝同法，疝亦属肝病，肝脉络阴器。腰痛足清头痛。腰足，肝脉所过。阴脉下行极而上，故头痛。黄脾色脉之至也，大而虚，有积气在腹中，有厥气，名曰厥疝，王注：有

---

　　① 建：原作"见"，据《素问·五脏生成》改。
　　② 脉：原作"肺"，据《素问·五脏生成》文义改。
　　③ 痹：原作"脾"，据《素问·五脏生成》改。

肾气逆上，则为厥疝①，不上则但为肝积②。女子同法，女亦病疝，但不名疝，而名瘕。得之疾使四肢汗出当风。脾主四肢，风木克土。黑肾色脉之至也，上坚而大。马注：尺脉之上坚而且大。有积气在小腹与阴，阴器。名曰肾痹，得之沐浴清水而卧。湿气下趋而归于肾。"五脏生成论"。

　　天地之至数，合于人形气血，以决生死，为之奈何？曰：天地之至数，始于一终于九焉。九为奇数之极。一者天，二者地，三者人，因而三之，三三者九，以应九野。故人有三部，部有三候，以决死生，以处百病，以调虚实，而除邪疾。上部天，两额之动脉。额两傍动脉。王注：足少阳脉气所在。上部地，两颊之动脉。鼻之两傍，近巨髎之分动脉，足阳明脉气所行。上部人，耳前之动脉。耳前陷中动脉，手少阳脉气所行。中部天，手太阴也。肺也。寸口中经渠穴动脉。中部地，手阳明也。大肠脉，手大指次指岐③骨间合骨穴动脉。中部人，手少阴也。心脉在掌后锐骨之下，神明之分动脉。下部天，足厥阴也。肝脉毛际外、羊矢下一寸半、陷中五里之分、阴骨中动脉，女子取太冲，在足大指本节后陷中。下部地，足少阴也。谓肾脉足内踝后跟骨上陷中，太溪之分动脉。下部人，足太阴也。谓脾脉足鱼腹上，越两筋间，阴骨内，箕门之分动脉。故下部之天以候肝，地以候肾，人以候脾胃之气。中部天以候肺，地以候胸中之气，肠胃。人以候心。上部天以候头角之气，地以候口齿之气，人以候耳目之气。三而成天，三而成地，三而成人，三而三之，合则为九，九分为九野，九野为九脏，故神脏五，形脏四，合为九脏。王注：肝藏魂，肺藏魄，心藏神，脾藏意，肾藏

---

①　厥疝：古病名。出《素问·五脏生成》，多因积于腹中之寒气上逆所致。症见脐周绞痛，恶心；胃脘疼痛，吐出冷涎，四肢厥逆，脉象虚大等。

②　肝积：《素问·五脏生成》王冰注作"脾气积"。

③　岐：通"歧"。

志，是谓神脏五。一头角，二耳目，三口齿，四胸中，是谓形脏四。张注：形脏四，谓胃大小肠膀胱脏，有形之物也。胆无出无入，三焦有名无形，皆不藏有形之物也。于理亦通，但于本文不贯。古人诊脉，凡头面手足之动脉，无不诊之。犹《伤寒论》多以趺阳脉言之也。其九候法，亦以三部有天地人，与后世之浮中沉不同也。必先度其形之肥瘦，大抵肥人脉沉多痰，瘦人脉浮多火。以调其气之虚实，肥人血实气虚，瘦人气实血虚。实者泻之，虚者补之。统肥瘦虚实而明刺治之法。必先去其血脉刺去留着血脉之邪，而后调之，无问其病，以平为期。本章言形体肥瘦、血气虚实、泻实补虚之法，下章申明形体血气脉情，以别生死之殊。

形盛外有余脉细内不足，少气不足以息者，危。形瘦体弱脉大病有余，胸中多气者喘满，死。形气不相得而相反。形气相得者，生。参伍不调者，病。此句以脉言。三部九候皆相失者，死。目内陷者死。诸脉皆属于目。

上①下左右之脉，相应如参舂②者，病甚。参差舂激。上下左右相失不可数者，死。脉急失常，无伦者死。中部之候相减者死。减削无神。中竭者死。上下阴阳不相接续。

察九候，头面手足三部九候。独小者病，于九部之中而分此七诊，大小疾迟寒热陷，诊其何部独不同，则为病脉。独大者病，独疾者病，独迟者病，独热者病，独寒者病，独陷者吴注：沉伏病。

九候之脉皆沉细悬绝者，为阴，主冬，故以夜半死。盛躁喘数者，为阳，主夏，故以日中死。寒热病者，以平旦死。吴注：寒死夜半，热死日中，平旦为阴阳交会之中。热中及热病者，以日中死。火王于午。病风者以日夕死。风属卯木，日夕申酉属金，金克木。病水者以夜半死。水王亥子。其脉乍疏乍数、乍迟乍疾者，

---

① 上：原脱，根据《素问·三部九候论》补。
② 舂：指把东西放在石臼或钵里捣去皮壳或捣碎。

曰乘四季死。辰戌丑未土，曰脾绝故也。形肉已脱，大肉已去。九候虽调，犹死。七诊虽见，九候皆从者，不死。所言不死者，申明不死之故。风热之病，风热内盛有独大独极之脉。及经月之病，经血不足有独小独迟之脉。似七诊之病而非也，故言不死。若有七诊之病，其脉候亦败者，死矣，必发哕噫。胃为哕，呃逆也。心为噫，嗳气也。"三部九候论"。

色诊，色多青则痛，多黑则痹，黄赤则热，多白则寒，五色皆见，则寒热也。"皮部论"。

人之居处动静勇怯，脉亦为之变乎？曰：凡人之惊恐恚①劳动静，皆为之变也。是以夜行则喘出于肾，淫气病肺。子病及母。有所堕恐，喘出于肝，淫气害脾。木克土，病其所胜。有所惊恐，喘出于肺，淫气伤心。惊则气乱，神无所依，故喘出肺而伤心，是病其所不胜。度水跌仆，喘出于肾与骨。水气通肾。当是之时，勇者气行则已，不病。怯者则着而为病也。故曰诊脉之道，观人勇怯、骨肉皮肤能知其情，以为诊法也。故饮食饱甚，汗出于胃；惊而夺精，汗出于心；持重远行，汗出于肾；疾走恐惧，汗出于肝；摇体劳苦，汗出于脾。故春秋冬夏，四时阴阳，生病起于过用，此为常也。"经脉别论"。

凡未诊病者，必问尝贵后贱。虽不中邪，病从内生，名曰脱营。心志不乐，营血不生。尝富后贫，名曰失精。富则膏粱②，贫则藜藿③，脏液不生。五气脏气留连，病有所并，医工诊之，不在脏腑，不变形躯④。内无可求，外无可验。诊之而疑，不知病名，

---

① 恚：恼恨，发怒。
② 膏粱：膏，肥肉；粱，细粮。以膏粱为食，比喻生活富足。
③ 藜藿：藜，一年生草本植物，嫩叶可食；藿，豆类植物的叶子。以藜藿为食，比喻生活清苦。
④ 不变形躯：未见身体改变。

身体日减，气虚无精，无精彩。病深无气，形气皆丧。洒洒然时惊。洒洒，恶寒貌。病深者，以其外耗于卫，内夺于营。王注：血为忧煎，气随悲减。良工所失，不知病情，不知脱营，失精病情。此治之一过也。

凡欲诊病者，必问饮食居处。暴乐暴苦，近觊①何如。始乐后苦，年久得失。皆伤精气。精气竭绝，形体毁沮。暴怒伤阴，伤肝。暴喜伤阳，伤心。厥气上行，满脉去形。逆气上行，满于经络，使神气离散。愚医治之，不知补泻，不知病情，精华日脱，邪气乃并，此治之二过也。

善为脉者，必以比类奇恒，凡病有奇病，有常病，善脉者，必以奇常比类而推之。从容知之。为工而不知道，此诊之不足贵，此治之三过也。

诊有三常，必问贵贱，封君败伤，失势。及欲王候。妄念。故旧也贵脱势，失去倚靠。虽不中邪，精神内伤，身必败亡。始富后贫，虽不伤邪，皮焦筋屈，痿躄为挛。不得志而气血伤，筋骨挛。医不知严严察，不能动神，不能神而明之。外为柔弱，委屈随顺。乱至失常，病不能移，以至不治。此治之四过也。

凡诊者，必知始终，有知余绪。吴注：始病今病以及余事。切脉问名，当合男女。王注：男阳气多，左大为顺，女阴气多，右大为顺。离绝菀结，王注：离，间其亲爱也。绝，断其所怀也。菀，思虑郁积也。结，怫郁不解也。忧恐喜怒，忧则志苦，恐则气下，喜则惮散，怒则逆乱。五脏空虚，血气离守，工不能知，何术之语？尝富大伤，斩筋绝脉，身体复行，令泽不息。身虽复旧，而色泽尚未滋息。故旧也伤败结，留薄归阳。王注谓：阳经及六腑。张注：由阴伤而及于阳。愚谓：旧伤气血所败结者，留薄而转归于阳分。脓积寒炅②，内

_____

① 觊：通"况"。
② 寒炅（jiǒng）：指寒热。

积脓血，外为寒热。粗工知之，亟刺阴阳，不别阴阳而妄刺之。身体解散，四肢转筋，妄刺大伤气血，虚。虚则变证百出，以致肢体解散转筋。死日有期。医不能明，此治之五过也。故曰：圣人之治病也，必知天地阴阳、四时经纪、五脏六腑、雌雄表里、刺灸砭石、毒药所主。非必专用毒药，凡药皆有毒，皆可主病。从容人事，有调养消息导引之法。以明经道①，知之亦不外常理。贵贱贫富，各异品理②，问年少长、勇怯之理，审于部分，上阳下阴。知病本始。八正九候，"八正神明论"：八正者，所以候八风之虚邪，以时至也。九候见前篇。诊必副矣。"疏五过论"。

切脉之道，清静为宝。神清气爽恬静安舒。又云：持脉之道，虚静为保，虚心体察，静虑常泰，如此求进切脉之道，无以复加矣！

伤寒，脉结代，心动悸。主治炙甘草汤。脉来缓，时一止复来者，名曰结。如泻漆萦结转索之状。脉一数，时一止复来者，名曰促。有急急突蹶之象。阳盛则促，阴虚脉数。促，于数脉中见其不及。阴盛则结。阳虚脉缓。结，于缓脉中见其不及。又脉来动而中止，更来小数中有还者反动，名曰阴结也。宛如雀啄之状。不以名促，反以结名者，以其心家真脏之阴脉也。脉来动而中止，不能自还，因而复动者，名曰代阴也。宛如虾游之象。不可名结，因得代名者，以乍疏乍数，为脾家将绝之阴脉也。得此脉者，难治。

按阳脱者，其人如生，阴脱者，其身如被鬼杖。夫五脏相生，一脏受灾，四脏相救，如子救母、母援子之类，阴阳相须应也。如一脏受灾，四脏不救，胜我者愈受其克，我胜者反受其侮，阴阳相离也。彼气已绝，此气不存，有司命之责者，可不调未灾未绝之先乎？

---

① 经道：诊治疾病的常规。
② 各异品理：体质各异。

长沙公脉法

问曰：脉有三部，寸关尺也。阴阳相乘。阴盛乘阳，阳盛乘阴。
营卫气血，在人体躬。呼吸出入，上下于中，呼出心与肺，主上；
吸入肝与肾，主下。因息游布，津液流通。脉因气息呼吸游布周身，
脉行津液流通于上下也。随时动作，效象形容，脉随四时动作，各形
其象焉。春弦秋浮，冬沉夏洪。此四时之脉象。察色观脉，大小不
同，凡病，脉色同诊，脉有大小之分。一时之间，变无经常。脉变之
速无常。尺寸参差，或短或长。脉有参差之不同。上下乖错，或存
或亡。脉之乖错，有生有死。病辄①改移，进退低昂。脉有参差乖
错，病有进退低昂。心迷意惑，动失纪纲。倘迷惑治病，未有不失者。
愿为具陈，令得分明。

师曰：子之所问，道之根源。脉有三部，尺寸及关，营卫
流行，不失衡铨②。营行脉中，卫行脉外。肾沉、心洪、肺浮、肝
弦，此自常经，不失铢分③。昼夜周流，不差铢分。出入升降，漏
刻周旋，水下百刻，一周循环。脉之出入升降应漏刻以周旋。漏水下
百刻，乃日之一周。一日之中，自寅至丑，脉气循环五十周，共计八百一
十丈。明日寅时初刻，复出于寸口，谓之一大周。当复寸口，虚实见
焉。故诊寸口以分虚实。变化相乘，阴阳相干。脉之变化，阴阳相
干，而病见焉。风则浮虚，中风阳邪，脉浮虚。寒则坚牢，伤寒阴邪，
脉坚牢。沉潜水蓄，水蓄于中，脉见沉潜。支饮急弦，饮流于胁，则
脉弦急。动则为痛，痛病则脉动。数则热烦。数为热。设有不应，
知变所缘，脉不相应，必有变故。三部不同，病各异端。三部各有

---

① 辄：副词。立即，就。
② 不失衡铨：原脱，据《伤寒论·平脉法》补。
③ 铢分：铢，古代质量单位，一两约二十四分之一。此间意指分毫不差。

所主，为病不同。太过可怪，不及亦然，脉平无病，不可太过，亦不可不及。邪不空见，中必有奸，邪脉一见，中必有病。审①察表里，三焦②别焉，病分表里、内外、上中下三焦。知其所舍，消息诊看，知病所舍于表里三焦，须消息而诊看之。料度脏腑，独见若神。于气之度数，料度脏腑之虚实，见之若神明焉。为子条记，传与贤人。

师曰：呼吸者，脉之头也。医以平人之呼吸，准病人之迟数，初得脉之纲领也。初持脉，来疾阳有余去迟阴不足，此出疾入迟，脉度变换。名曰内虚外实也。来出以知其外，入去以知其内。初持脉，来迟去疾，此出迟入疾，名曰内实外虚也。以疾为实，以迟为虚，来去出入，脉之大关键也，内外虚实，脉之大纲领也，此诊脉之要务也。

寸口脉浮为在表，脉沉为在里，表为阳，里为阴，故表脉浮而里脉沉。数为在腑，迟为在脏。腑为阳，脏为阴，故腑脉数，脏脉迟。假令脉迟，此为在脏也。申明在脏为迟，在腑可知矣。

寸口脉浮而紧，浮则为风，紧则为寒。浮紧病在表，即上风则浮，虚寒则牢坚也。风则伤卫，寒则伤营，中风伤卫气，伤寒伤营血。营卫俱伤③，骨节烦疼，当发其汗也。此桂麻各半之症也。

脉浮而大，太阳、阳明脉也。心下反硬。此阳明腑邪。盖少阳之经自胃口而行两胁，少阳经气侵逼阳明之腑，腑气遏逆上行，碍少阳下出之路，经腑郁迫，结于胸胁，故心下痞硬。有热属脏者，攻之，不令发汗，热伤脏宜急攻，禁发汗以伤津。属腑者，不令溲数。防其渗利。溲数则大便硬，津液亡而大便硬。汗多则热愈增，过汗则营消而热愈增。汗少则便难，少汗则腑热郁而便难。脉迟尚未可攻。内热未实尚未可攻。盖脏宜急攻，阳明少阴急下三症，若缓攻之，则经迫热伤及脏阴，不可救矣！腑宜缓攻，故脉迟，热未实，不可攻。

---

① 审：原作"当"，据《伤寒论·平脉法》改。
② 三焦：原作"三部"，据《伤寒论·平脉法》改。
③ 伤：《伤寒论·辨脉法》作"病"，二字义皆通。

师曰：脉，肥人责浮，瘦人责沉。肥人当沉，肌肉丰厚，脉气宜沉深。今反浮；宜沉反浮。瘦人当浮，肌肉减薄，脉气宜浮浅。今反沉，宜浮反沉。故责之。责其反常，则为病也。

趺阳脉紧而浮，趺阳，足阳明胃动脉，冲阳、气冲、人迎、大迎。冲阳在足趺上，故谓之趺阳。浮为气，气逆。紧为寒，寒气盛。浮为腹满，以土居中，在浮沉之间，气不应浮，浮则胃气逆。胃主降浊，浊气不降，是以腹满。紧为绞痛。土性和缓，脉不紧，紧则胃气寒。胃主受盛，寒则胃气凝滞，木邪相侵，故为绞痛。浮紧相抟，肠鸣而转，转则气动，膈气乃下。寒气有时而动，或肠鸣，或作泄，其满痛稍减，顷而寒凝气滞，痛满又作，此肾阳虚也。少阴脉不出，其阴肿大而虚也。少阴脉出，则肾阳渐复，少阴脉不出，则肾阳渐灭。水寒木郁，陷而不升，其阴器肿大而虚也。阴器为诸经之宗，虽属肾而肝主筋故也。足少阴动脉太溪、阴谷，太溪在内踝后，阴谷在膝后腘中内侧。

少阴脉不至，肾气微，少精血，奔气促迫，阴气上奔，促逼清道。上于胸膈，宗气反聚，宗气为肾阴所迫，迫则反聚而不散。血结心下，气结血凝，结于心下。阳气退下，血结遏抑，清阳不得上奉，故阳气退下。热归阴股①，肝郁生热，归于阴股。与阴相动，热与下阴两相扇动。令身不仁，此为尸厥，清阳生发，人自灵觉。今结血迷心，清阳下陷，故身无知觉而不仁也。尸厥，《史记·扁鹊传》：虢太子病尸厥是也。当刺期门、巨阙。期门，厥阴穴，在乳傍。巨阙，任脉穴。刺以下泄阴股之郁热，上通心下之结血，使阴阳上达，神气通畅，则明白如初矣。

趺阳脉微而紧，紧则为寒，胃气寒。微则为虚，胃气虚。微紧相抟，虚而且寒。则为短气。浊阴凝塞，清阳不升，则为短气。少阴脉弱而涩，胃气虚寒，肾阳必败，脉弱而涩。弱者微烦，血虚故微

---

① 阴股：同"股阴"，人体部位名。股指大腿，阴指内侧。大腿内侧称股阴。

烦。涩者厥逆。血寒故厥逆。

跌阳脉不出，胃气虚败。脾不上下，脾不运行，中脘滞塞，不能上下升降。身冷肤硬。阳虚不能外达，无以温分肉而柔肌肤也。

跌阳脉滑而紧，滑者胃气实，紧者脾气强。持实击强，一实一强，两不相和，必致相击，持胃气之实击脾气之强。痛还自伤，脾不受胃之击，则痛还自伤。以手把刃，坐①作疮也。如以手把刃，必自伤，作金疮也。

跌阳脉沉而数，沉为实，内实。数消谷，热则消谷。紧者病难治。沉数，胃阳已盛，脉再兼紧，阳邪郁而不达，则病为难治矣。

跌阳脉大而紧者，当既下利，胃阳为胆经所郁，不能容纳水谷，当既下利。为难治。经云：下利脉大者，为未止，则正气已虚而更兼紧，则邪气又实，故难治。

寸口脉阴阳俱紧者，尺寸皆紧。法当清邪中于上焦，《金匮》谓：雾伤于上。或发热、头痛、项强、颈挛、腰痛、胫②酸等症。浊③邪中于下焦。《金匮》云：湿伤于下。或寒栗、足冷、便溺等症。清邪中上，名曰洁也，清轻上浮之意。浊邪中下，名曰浑。重浊下凝。阴中于邪，必内栗也。表气微虚，里气不守，故使邪中于阴也。浊邪之所中也。阳中于邪，必发热、头痛、项强、颈挛、腰痛、胫酸，所谓④阳中雾露之气。清邪之所中也。故曰清邪中上，浊邪中下。中上为内热，中下为内寒，上热下寒，阴阳俱病，而阳病则轻，阴病则重，以邪之清浊不同也。阴气为栗，足膝逆⑤冷，阳不下达。便溺⑥妄出。气不下摄。表气微虚，里气微急，表虚外邪易入，里寒则

---

① 坐：因为。
② 胫：原作"颈"，据文义改。
③ 浊：原作"独"，据《伤寒论·辨脉法》改。
④ 谓：原作"为"，据《伤寒论·辨脉法》改。
⑤ 逆：原作"厥"，据《伤寒论·辨脉法》改。
⑥ 便溺：二字原倒，据《伤寒论·辨脉法》乙正。

郁而作急。三焦相溷①，溷乱。内外不通。三焦俱病。上焦怫郁，脏气相熏，热入于脏。口烂食龂也。上感表邪，下寒逼迫，火郁于上，故证如此。中焦不治，胃气上冲，胃宜降而逆冲。脾气不转，脾陷而失转运。胃中为浊，失于健运。营卫不通，血凝不流。气血窒塞而为病。若卫气前通者，小便赤黄。气降为水而黄。与热相抟，不能尽出于小便，必郁而为热。因热作使，卫气所到，热亦随之，是因热而作使也。游于经络，在表。出入脏腑。在里。热气所过，则为痈脓。热蒸为腐毒。若阴气前通者，前通于上。阳气厥微。厥寒不能作热。阴无所使，客气内入，下焦客气内入于胸膈。嚏而出之，冲动肺气，上逆故嚏。声嗢②咽塞。出之不及，则声嗢咽塞。塞厥相逐，为热所壅，下焦寒攻于上，为上热所壅。血凝自下，寒热相抟，血凝自下。状如豚肝瘀血。阴阳俱厥，上下俱致厥逆。脾气孤弱，升降失权，孤脏而转弱矣。五液注下，脾不能统摄五脏之精液，五液奔注而下泄。下焦不阖，清便下重，泄无可止。令便数难，便数艰难。脐筑湫③痛，脐傍筑塞而湫痛。命将难全。阴阳两败，内外交攻，故曰难全。脉阴阳俱紧者，表寒外束，尺寸俱紧。口中气出，唇口干燥，寸紧阳郁而上热。踡卧足冷，尺紧阴郁而下寒。鼻中涕出，舌上胎滑，黄注：上热，亦有寒热夹杂。到七日以来，其人微发热、手足温，阳数七，微热足温，表里之邪将解。此为欲解；故愈。到八日以上，反大发热者，表里俱盛，郁极而发。此为难治。设使恶寒者，必欲呕也，表寒入胃而气逆。腹内痛者，必欲利也。寒凝腹痛，气陷而泄。

脉阴阳俱紧者，至于吐利，里气松，病应解。其脉独④不解；

---

① 溷：肮脏，混乱。

② 嗢（wà）：反胃欲吐的声音。

③ 湫（jiǎo）：用同"绞"。

④ 独：原作"犹"，据《伤寒论·辨脉法》改。

以脉紧不去，病必不解。紧去人安，脉紧已去而人安和。此为欲解。
若脉迟，紧去而脉迟。至六七日，不欲食，此为晚发，水停故也，
阴盛脉迟，由水停在内，自必作病，至此为晚发。为未解；食自可者，
为欲解。紧去而食自可，内无停水，为欲解也。

　　趺阳脉浮而涩，胃脉失常度。少阴脉如经也，少阴脉浮涩，如
其常度。其病在脾，法当下利，病脾下陷而利。何以知①之？若
脉浮而大者，大则不涩。气实血虚也。此为阳盛，阳盛则脾不病。今
趺阳脉浮而涩，脉不浮大。故知脾气不足，胃气虚也。故下陷为
利。以少阴脉弦而浮，水不生木，木郁而见脉浮弦，此少阴不调之脉
也。才见，此为调脉，见此浮涩便为调脉。故称如经也。若反滑②
而数者，木郁而生下热。故知当屎脓③也。必伤阴分而便浓血，乃少
阴失常之脉也。

　　趺阳脉迟而缓，胃气如经也。迟缓为胃本脉。趺阳脉浮而数，
失胃常脉。浮则伤胃，胃主降而反升。数则动脾，脾主升，数则阴燥
而动脾。此非本病，本无此病。医特下之所为也。误下之过。营卫
内陷，下致内陷。其数先微④，先数者化而为微。脉反但浮，浮数者
反为浮微。其人必大便硬，胃虚约结不舒，粪粒坚小。气噫而除。膈
气为病。何以言之？本以数脉动脾，其脉先微，故知脾气不治，
大便硬，气噫而除。今脉反浮，其数改微，邪气独留，脉不浮微
而浮数，则脾动，邪热独留。心中⑤则饥，熏灼脾阴，心液消耗，故心
中则饥。邪热不杀谷，饥不消食，邪热不杀谷也。潮热发渴。只潮热
发渴已耳。数脉当迟缓，脉因前后如法，胃得本脉。病者则饥。脾

---

① 知：原作"言"，据《伤寒论·辨脉法》改。
② 滑：原作"浮"，据《伤寒论·辨脉法》改。
③ 脓：原作"浓"，据《伤寒论·辨脉法》改。
④ 微：此上原衍"而"字，据《伤寒论·辨脉法》删。
⑤ 心中：二字原倒，据《伤寒论·辨脉法》乙正。

善消谷。数脉不时，若脉数动脾，精血消亡，其害则不止渴消而已，不时生毒。则生恶疮也。

寸口脉微而涩，微者卫气不行，气虚。涩者营气不足。血亏。营卫不能相将，营卫互为消长，虚则不能相将而行。三焦无所仰，营卫滋溉乎三焦，虚则三焦无所仰赖。身体痹而不仁。肌肉筋骨失其滋养。营气不足，则烦疼，筋骨无养则烦痛。口难言。舌本无血所养。卫气虚，则恶寒，阳虚恶外寒。数欠。欠者，开口呵气。阴阳相引，日暮阴盛，吸引上焦之阳，阳气虽虚未至下陷，随引而随升，升则欠作，人将睡时。阳为阴引，欲下而不能下，多作呵欠。义见《灵枢·口问》。三焦不归其部，营起中焦，卫起下焦，合起行于上焦，同宗气浑成大气，而变化于三焦。上焦阳气不归者，噫而吞酢①；噫气吞酸。中焦阳气不归者，不能消谷引食；下焦阳气不归者，则遗溲。膀胱失约，缘三焦手少阳相火衰微，故见证如此。

趺阳脉浮而芤，浮者卫气衰②，芤者营气伤，芤脉中空，失血之候。其身体瘦，肌肉甲错。营卫所以熏肤充身而泽毛。虚而且伤，故身体瘦削、肌肉甲错，由血气衰损而不荣也。浮芤相抟，营卫俱虚。宗气衰微，营卫化生于水谷，水谷化生气血，心主营血，肺主卫气，其大气之抟而不行者，积于胸中，名曰宗气③，乃营卫之根本。原胃气以贯心肺而行呼吸，营卫虚，故宗气衰微。四属断绝。不能运化精微，无以养乎四旁。四属断绝，失所秉也。

脉弦而大，木火相扇。弦则为减，卫衰则外减。大则为芤，营衰则内芤。减则为寒，阳不足，卫衰而气寒。芤则为虚。阴不足，营衰而血虚。虚寒相抟，气寒血虚。此名为革，如鼓之皮，外实内空。

---

① 吞酢：《伤寒论·平脉法》作"酢吞"。
② 衰：原作"虚"，据《伤寒论·平脉法》改。
③ 宗气：为营卫之气（脾胃所化生的水谷精气）与呼吸之气（由肺吸入的自然界清气）结合而成，积聚于胸中，灌注于心肺，是一身之气运行输布的出发点。

妇人则半产漏下，气血不能养胎，或漏下血崩。男子则亡血失精。中气颓败，水下寒而火上热，水火不能交济。水木下陷则内为虚寒，火经上逆则外为弦大，金水不藏而木火善泄，故堕胎而经漏，血脱而遗精也。

寸口脉微而涩，微者卫气衰，涩者营气不足。卫气衰，面色黄。卫生于胃，衰则土败而面色黄。营气不足，面色青。营藏于肝，血不足，则木枯而色青。营为根，营为卫根。卫为叶，卫为营叶。营卫俱微，则根叶枯槁，肺气不营于皮毛，心血不足为面华。而寒栗、咳逆、唾腥、吐涎沫也。土败不能生金。

寸口脉微而缓，微者卫气疏，疏则其肤空。空豁而不致密。缓者胃气实，实则谷消①而水化②也。中热则胃中消谷，肠胃充廓，故胃缓也。谷入于胃，脉道乃行。水谷化生营卫，布散于外而行脉道。水入于经，血从心赤色而变化。其血乃成。营盛则其肤必疏。肺主气，气盛则清凉而收敛。肝主血，血盛则温暖而发散。营为卫根，二气调和，则营不独盛。营血独盛，则血愈温散而气不收敛，汗孔开泄，是以其肤必疏。三焦绝经，三焦经络之血尽化汗液，泄于皮毛。名曰血崩③。所谓夺汗者勿血，夺血者勿汗，汗即血之酝酿而成者也。

寸口脉弱而缓，弱者阳气不足，缓者胃气有余。有余者，胃气上逆，壅满不降，名为有余，实则胃气不足也。噫而吞酸，食卒不下，气填于膈上也。上脘壅滞，胃口痞塞，肝木不得升达，郁而为噫气、吞酸，食不下，浊气塞于膈上。

寸口脉弱而迟，弱者卫气微，迟者营中寒。营为血，血寒则发热。血寒则温气外泄而发热。卫为气，气微者心内饥，心内空虚而若饥。饥而虚满，不能食也。阳虚气滞，胃口痞满，虽饥而不能食也。

---

① 谷消：二字原倒，据《伤寒论·平脉法》乙正。
② 水化：二字原倒，据《伤寒论·平脉法》乙正。
③ 血崩：指不在经期则突然阴道大量出血者。

趺阳脉伏而涩，伏则胃气郁伏，胃虚，阳虚于下。则吐逆，水谷不化，涩则胃气凝塞，阴填于上，胃逆不能纳谷。则食不得入，名曰关格。按格食不得入，关尿不得出，此亦名之者，以水谷不化而吐逆，是反胃之病。食不得入而噎塞，是膈噎之病，统以上言之。

寸口脉浮而大，浮为虚，大为实。实则清空，虚则痞塞，惟阴平阳秘①，则阳交于阴，脉不见浮大。阴盛阳虚，则阳泄于外，而浮大见焉。其浮者，阳之内虚也，其大者，阳之外实也。在尺为关，在寸为格，阳气下陷而为关，阴气上逆而为格。关则不得小便，阴阂于下，清气沉郁不升，肝木一陷，疏泄之令不行，故不得小便。格则吐逆。阳浮于上，浊阴冲塞不降，胃土既逆，受盛之官失职，故吐逆也。按阳气下降而化浊阴，浊阴降则谷入而不呕，阴气上升而化清阳，清阳升则水利而不癃。阴盛于下，致阳陷不升，故肝气下郁而水不行。《灵枢》所谓阴气太盛，则阳气不能荣也，故曰关。阳盛于上，缘阴逆而不降，故胃气上逆而食不下。《灵枢》所谓阳气太盛，则阴气不能荣，故曰格。

寸口脉浮大，证非里实。医反下之，此为大逆。浮则无血，大则为寒，里气虚寒，脉故浮大，下则大逆。寒气相抟，则为肠②鸣。里寒凝涩，木气冲横则鸣。医乃不知，不知血寒发热。而反饮冷水，令汗大出，水得在里寒气，寒冷必相抟，相合抟结不散。其人即馤。馤与噎通。《汉书·贾山传》言，祝馤③在前，祝鲠在后。其病即咽喉噎塞，气闭而食阻也。

趺阳脉浮，浮则为虚，虚浮相抟，故令气馤，言胃气虚竭也。故痞塞不通。脉滑则为哕，胃气上逆。此为医咎，此医之过。责虚取实，反责内虚以为实，而以下取之。守空迫血。浮则无血反守其中，空以为满而汗以过之，阳亡阴升，填塞清道，故非噎即哕也。脉

---

① 阳秘：原作"阴蜜"。
② 肠：原作"腹"，根据《伤寒论·辨脉法》改。
③ 馤：同"噎"。

浮鼻中燥者，必衄也。以中虚气逆，故血随气升，而为衄也。

脉浮而大，浮为风虚，风气之虚，风泄于外。大为气强。卫气之强，气闭于内。风气相搏，外风于内气相搏，风外泄而气内闭。必成瘾疹，营郁而后发。身体为痒。郁于皮腠故痒。痒者，名风泄，风欲泄而不泄。久久为痂癞①。风不透泄，经血郁热，久而营气蒸腐，而见于头面皮肤之上下。

脉浮而滑，浮为阳，滑为实。阳实相搏，其脉数疾，卫气失度。浮滑之脉再加以数疾，发热汗出者，再复发热汗出，阴阳消亡。此为不治。《难经》：脉一呼三至曰离经，四至曰夺精，五至曰死，六至曰命绝。至此浮滑数疾之脉也。

问曰：脉有阴阳，阳道实，阴道虚。何谓也？答曰：凡脉大浮数动滑，此名阳也；脉沉涩弱弦微，此名阴也。凡阴病见阳脉者生，阳主生，阴病见阳脉，阴盛而阳气来复，阳复者故生。阳病见阴脉者死。阴主死，阳病见阴脉，阳浮而阴气内盛，阴盛者故死。

脉有阳结、阴结者，何以别之？答曰：其脉浮而数，浮阳数热。能食②，不大便者，此为实，内实。名曰阳结也，阳实而无阴以和之，其气必结。期以十七日当剧。火为阳，大衍之数，地二生火，天七成之，合而为九，积至二九十八日，则火气盛矣。阳性疾，故不及期而剧之也。其脉沉而迟，沉阴迟寒。不能食，身体重，大便反硬，阴性沉重，阴盛大便当溏，不溏而硬，故谓之反。凡大便秘涩，粪若羊矢者，皆阴结之证也。名曰阴结，阴盛而无阳以和之，其气必结。期十四日当剧。水为阴，大衍之数，天一生水，地六成之，合而为七，积至二七十四日，则水气盛矣。阴性迟，故及期而剧也。

脉来缓，时一止复来者，名曰结。脉来数，时一止复来者，

---

① 痂癞：病名。《说文》："痂，干疡也""癞，恶疾也"。痂癞即疠风，今称麻风。

② 能食：此上原衍"不"字，据《伤寒论·辨脉法》删。

名曰促。缓为阴，数为阳。脉阳盛则促，阴盛则结，此为病脉。阴阳偏盛。脉蔼蔼浮动如车盖者，名曰阳结也。脉累累①不平如循长竿硬节者，名曰阴结也。脉瞥瞥虚飘如羹上肥者，阳气微也。脉萦萦细弱如蜘蛛丝者，阳气衰也。脉绵绵断续如泻漆之绝者，亡其血也。

阴阳相搏，名曰动。阳动阳升于阴则汗出，卫泄而汗出。阴动阴闭于阳则发热。卫郁而发热。形冷恶寒者，动虽在阳脉之中，而实阴阳所俱有也，脉动亦有形冷恶寒者。此三焦伤也。阳伤而变阴寒。若数脉见于关上，关候中焦。上下无头尾，关上无头，关下无尾。如豆大圆也，厥厥不定貌动摇者，气郁于中，不能升降。名曰动也。关乃阴阳出入升降之路，阴自此欲升而为阳，脾土虚而不能升；阳自此欲降而为阴，胃土弱而不降，则二气郁于关上而见动脉。如此形象，实脾胃虚失升降之状也。

阳脉寸也浮大而濡②，阴脉尺也③浮大而濡，阴脉与阳脉同等者，名曰缓也。

问曰：翕浮动之意奄忽也沉重按则有名曰滑，何谓也？师曰：沉为纯阴，阴降于尺则为沉。翕为正阳，阳升于寸则为浮。阴阳和合，上下相和。故令脉滑。浮沉流畅之意。关尺自平，寸浮尺沉而得滑脉，关为阴阳之交、浮沉之中，关平则阴阳和合，而尺自无不平也。阳明脉微沉，沉则关不平，微沉则偏于阴，阴气稍盛矣。饮食自可。阴未大盛。少阴脉微滑，滑则尺不平，微滑非阴阳和合之滑，未免稍偏于阳。滑者，紧之浮名也，此为阴实，肝气菀于下焦，不遂发生之性。其人必股内汗出，阴下湿也。风木疏泄，所以汗出阴下湿也。

脉浮表也而紧，伤寒脉紧，寒性闭藏而不发之象。名曰弦也。

---

① 累累：连绵不绝貌。
② 濡：同"软"。《集韵》："濡，柔也。"
③ 也：原误作"寸"。

弦，肝脉浮紧为弦，宜辨。弦者，状如弓弦，按①之不移也。申明弦脉之象不类于紧。脉紧者，如转索无常也。申明紧脉之象不类于弦，不然二脉相似而实不同。

问曰：为人所难，紧脉从何而来？师曰：亡汗，若吐，伤其胸中之阳。以肺里寒，故令脉紧也。假令咳者，坐饮冷水，饮冷伤肺。故令脉②紧也。假令下利，以胃中虚冷，中寒冷泄。故令脉紧也。

寸口卫气盛，名曰高；气盛于上，则崇高也。营气盛，名曰章；血盛于下则章显也。高章相搏，寸阳尺阴，气血并盛。名曰纲。脉则刚而不柔。卫气弱，曰惵；阳弱则恒怯也。营气弱，曰卑；阴弱则柔退也。惵卑相搏，名曰损。阴阳损削。卫气和，名曰缓；营气和，名曰迟；迟缓从容之谓。缓迟相搏，体脉安和。名曰沉③。营卫和则缓迟相得，故沉。

寸口脉缓而迟，缓则阳气长，其色鲜，鲜明。其颜光，光润。其声商，清越。毛发长；主卫气言之也。迟则阴气盛，骨髓生，血满，充盈。肌肉紧薄鲜硬。主营气言之。阴阳相抱，此统营卫合而言之。营卫俱行，刚柔相搏④，名曰强也。此释上强字之义。

问曰：经说脉有三菽⑤、六菽重者，何谓也？师曰：脉以指按之，如三菽之重者，肺气也。浮如毛也。如六菽之重者，心气也。洪如钩也。如九菽之重者，脾气也。脾主肌肉，脉在浮沉之间，和缓也。如十二菽之重者，肝气也。微弦。按之至骨者，肾气也。沉如石。假令下利，阴病。寸口、关上、尺中悉不见脉，阳气脱

---

① 按：原脱，据《伤寒论·辨脉法》补。
② 脉：原脱，据《伤寒论·平脉法》补。
③ 沉：原作"强"，据《伤寒论·平脉法》改。
④ 搏：原作"得"，根据《伤寒论·平脉法》改。
⑤ 菽：《春秋·考异邮》谓"大豆曰菽"。文中三菽、六菽、九菽、十二菽，以其重量比喻按脉力度的比例。

第
六
辑

也。然尺中时一小见，脉再举头者，肾气也，肾为根脉，肾气未绝，犹可治也。若见损脉来至，为难治。损，迟且微也。所谓一呼一至曰离经，二呼一至曰夺精，三呼一至曰损，四呼一至曰命绝，此损之脉也。

问：东方肝脉，其形何似？师曰：肝者，木也，名厥阴。其脉微弦濡弱而长，是肝脉也。肝病自得濡弱者，有胃气。愈也。假令得纯弦脉者，死。失胃气也。何以知之？以其脉如弦直，此是肝脏伤，故知死也。弦之太过，而无和缓之气，是失胃气之滋荣。《素问》：脉来濡弱招招，如揭衣竿，曰肝平；脉来急益劲，如新张弓弦，曰肝死。正此意也。

南方心脉，其形何似？师曰：心者火也，居上。名少阴，其脉洪大而长，是心脉也。心病自得洪大者，愈也。假令脉来微去大，火，阳也，阳位于外而根于内。今来微，主里微；去大，主表大；是外实而内虚也，此内与外相反。故名反，病在里也。脉来头小本大，本来大主里，头去小主表，是内实而外虚也，此外与内相覆。故名覆，病在表也。反覆者，阴偏胜，阳偏负也。阴胜阳负，阴阳反覆，犹颠倒也。上微头小者，表阳微小。则汗出。表阳不固。下微本大者，心与小肠为表里，本表大，下里微。则为关格不通，不得小便，头无汗者，可治，虽病关格，而阳未至绝，可治。有汗者，死。阳绝经，所谓绝汗出也。

西方肺脉，其形何似？师曰：肺者金也，名太阴，其脉毛浮也，位右。肺[1]病自得此脉。毛浮。若得缓迟者，得胃气，土生金也。皆愈；若得数者，则剧。火克金。何以知之？数者，南方火，火克西方金，法当壅肿，肺胀。为难治也。

师曰：立夏得洪大脉，是其本位。其人病身体苦[2]疼重者，

---

① 肺：原脱，据《伤寒论·平脉法》补。

② 苦：原脱，据《伤寒论·辨脉法》补。

气寒郁于皮毛，或时湿郁则身重。须发其汗。若明日身不疼不重者，不须发汗。若汗濈濈自出者，明日便解矣。何以言之？立夏洪大脉是其时脉，故使然也，四时仿此。

问曰：二月得毛浮脉，何以据言至秋当死？师曰：二月之时，肝木用事。脉当濡弱，东方生生之气，正得阳和达畅之象。反得毛浮者，乃肺金脉。《素问》：木位之下，金气承之。故知至秋死。木愈衰，而金愈旺也。二月肝用事，肝属木，故应濡弱反得毛浮者，是肺脉也，肺属金，金来克木，故知至秋死。他皆仿此。

伤寒发热，啬啬①恶寒，大渴欲饮水，其腹必满，是肺病也，肺统卫气而性收敛，则木不能泄。自汗出，小便利，风木疏泄，肝司营血而性疏泄，则金不收。其病欲解。营泄卫宣。此肝乘肺也，名曰横，刺期门。以泄肝气。

问曰：病有洒淅恶寒而复发热者，何？太阳病。答曰：阴脉不足，阳往乘之，阳脉不足，阴往乘之。曰：何以阳不足？答曰：假令寸口脉微，名曰阳不足。卫行脉外而盛于上，病则卫闭而不得外达，乃内乘阴位，而阳遂虚。阴气上入于阳中，阳位虚而阴乘之，阴乘于外。则洒淅②恶寒也。曰：何以阴不足？答曰：假令尺脉弱，名曰阴不足。营行脉中而盛于下，病则营扰而不得内守，乃外乘阳位，而阴遂虚。阳气下陷于阴中，阴位虚而阳乘之，阳郁于中。则发热也。

阳脉浮寸浮阴脉弱者尺弱则血虚，血虚不能养筋则筋急也。其脉沉者尺脉弱则无不沉，营气微也。阳乘之，必发热。其脉浮而汗出如流珠者，恐汗亡阳。卫气衰也。阴乘之，必恶寒。营气微者，必发热。加烧针，以烁其血。则血留③而不行，燥结故也。更发热

---

① 啬啬：指肌体畏寒收缩貌。
② 淅：原脱，根据《伤寒论·辨脉法》补。
③ 留：原作"流"，据《伤寒论·辨脉法》改。

而烦躁也。热盛烦躁，烧针之过。阴阳俱平者，寸不甚浮，有关以降之；尺不甚沉，有关以升之。故阴阳虽分尺寸，而权于关上，盖关阴阳之中枢、升降浮沉之坦途也。

脉浮而数，浮为风，数为虚，数为热。云虚寒有误，或"数"字是"紧"字之误。风为热，虚为寒，风虚相抟，则洒淅恶寒也。

伤寒，脉阴阳俱紧，尺寸皆然。恶寒发热，则脉欲厥。非真厥也。厥者，脉初来大，浮取则紧而大。渐渐小，按之紧渐小。更来渐渐大，久之紧仍渐大。是其候也。正气虚，内外皆邪，脉厥之候。如此者，恶寒甚者，翕翕汗出，表虚。喉中痛。风盛生热。热多者，热多于寒。目赤脉多、睛不慧。目多红筋，不明，为经热。医复发之，误汗。咽中则伤。大耗其液。若复下之，误下。则两目闭。阳陷阴伤。寒多者，便清谷；内寒，清谷自下。热多者，便脓血。虽热甚，为误汗下所致。若熏之，误熏于外。则身发黄。内外热合。若熨之，暖熨①其体。则咽燥，火逼上冲。若小便利者，可救；津液未竭。小便难者，为微殆。此正虚邪实，阴阳错杂。经云汗下不可火劫。不可，岂竟无法乎？盖明示以治外不可遗内，治内不可遗外。未误以前，有不可误治之戒，既误以后，有随症应变之情，岂可拘拘于伤寒法为哉？

伤寒发热，口中勃勃气出，气粗热盛。头痛目黄，热湿熏蒸。衄不可制。血为气动。贪水者必呕，过饮不胜其寒。恶水者厥。胃中畜②寒。若下之，咽中生疮。徒清腑不能清脏。假令手足温者，必下重便脓。腑热下注。头痛目黄者，若下之，则两目闭。徒清其下不能清其上。贪水者，若下之，其脉必厥，其声嘤③，咽喉塞。贪水者，其先既呕，则有寒，可知下之故致此症也。若发汗，则战

---

① 暖熨：热敷。
② 畜：通"蓄"。
③ 嘤：拟声词，指鸟叫声。

栗，阴阳俱虚。贪水则津已不足，汗之则伤气血，故战栗而阴阳俱虚。恶水者，若下之，则里冷，不嗜食，大便完谷出。胃有宿寒，而重寒之也。若发汗，则口中伤，舌上白苔，烦躁。内热已伤其津，而宿寒不化，复伤表，故致此症。脉数实，至此补明其脉。不大便，六七日后必便血，若发汗，则小便自利。此有错简。盖云脉数实，不大便已久，误发其汗，则小便自利后必便血也。

小便当赤而难，胞中当虚，今反小便利而大汗出。阴气内弱，阳虚外越。卫家当微，今反更实，津液四射，营竭血尽，干烦而不眠，血薄肉消而成暴液。津液四射。医复以毒药攻其胃，又虚其里。此为重虚，客阳去有期，必下如污泥而死。

师曰：病人脉微而涩者，寸微尺涩。此为医所病也，大发汗，伤表脉微。又数大下之。伤里脉涩。其人亡血，不但亡阳而又亡血。病当恶寒，卫虚。后乃发热无休止，血虚。时夏月盛热反恶寒欲着复衣，冬月盛寒反恶热欲裸其身。所以然者，阳微则恶寒，阴弱则发热。此医发其汗，令阳气微，又大下之，令阴气弱。五月之时，阳气在表，胃中虚冷，以阳气内微，不能胜冷，故欲着复衣。十一月之时，阳气在里，胃中烦热，以阴[1]气内弱不能胜热，故欲裸其身。又阴脉迟涩，故知亡血也。涩脉亡血。

诸脉浮数，当发热而洒淅恶寒。郁热在内，阳遏而不得外发。若有痛处，痛在一处。饮食如常者，知内无病。此内蓄积而有痈脓也。

问曰：脉病欲知愈未愈者，何以别之？答曰：寸口、关上、尺中三处，大小浮沉迟数同等，虽有寒热不解者，此脉阴阳为和平，虽剧当愈。

问曰：凡病欲知何时得，何时愈？答曰：假令半夜得病者，

---

① 阴：原作"阳"，据《伤寒论·辨脉法》改。

明日日中愈，日中得病者，半夜愈。何以言之？日中得病半夜愈者，以阳得阴则解也。半夜得病，明日日中愈者，以阴得阳则解也。

病六七日，手足三部脉手三部：太渊穴寸关尺也。足三部：足厥阴五里，在毛际外，太冲在大指本节后二寸陷中，足少阴太溪在内踝后脚跟陷中，足阳明冲阳在足跗上，即趺阳也。又足太阴箕门在鱼腹上。皆至，俱有脉至。大烦而口噤①不能言，其人躁扰者，微阳初复会为群阴所遏，不能剧升。郁勃，鼓动之象，此病机将复。必欲解也。郁久必升。若脉和，其人大烦目重，膀胱经起于内眦，眼皮重厚，阳气外现于目也。睑②内际黄者，胃气将复，色见于睑。此欲解也。

问曰：伤寒三日，脉③浮数而微，浮数而渐微，脉有退意。病人身凉和者，初热而凉和，症亦有解意。何也？答曰：此为欲解，解以夜半。阴虽渐复，必至夜半阴旺始能全复也。脉浮而解者，表阳之旺。濈然汗出④也。脉数而解者，里阳之旺。必能食也。脉微而解者，表里之阳俱虚。必大汗出也。解各不同，因脉以分其状也。

问曰：病有战而汗出，因得解者，何也？答曰：脉浮而紧，伤寒脉也。按之反芤，此为本虚，本气之虚，阳气郁于阴邪，不能透发。故当战而汗出也。其人本虚，是以发战，以脉浮，故当汗出而解也。若脉浮而数，按之不芤，其人反不虚，若欲自解，但汗出耳，不发战也。

问曰：病有不战而汗出解者，何也？答曰：脉大而浮数，阳气旺盛，阴邪不能遏郁。故知不战汗出而解也。

问曰：病有不战不汗出而解者，何也？答曰：其脉自微，

---

① 噤：原作"禁"，据《伤寒论·辨脉法》改。
② 睑：原作"脸"，据《伤寒论·辨脉法》改。
③ 脉：原脱，据《伤寒论·辨脉法》补。
④ 濈然汗出：濈，水外流貌。濈然汗出，形容汗出连绵不断的样子。

此以曾经发汗，若吐、若下、若亡血，以内无津液。如是脉无邪而病根已去，但邪去津复，阴阳相济而自平。此阴阳自和，必自愈，故不战不汗出而解也。

脉浮而迟、面热赤而战惕①者，阳郁欲发，虚而不剧发。六七日经尽阳复。当汗出而解，反发热者，差迟。阳虚则解期差迟。迟脉迟为无阳，无阳但能发热。不能作汗，则气郁皮腠。其身必痒也。阳复则病愈，阳虚则解迟，阳尽则命绝，病无阳复而死者，亦无阳尽而生也。此以下命绝数章，发明首章阳病见阴脉者死之义。

寸口脉微，阳气衰也。尺脉紧，阴气盛也。其人虚损多汗，卫虚而阳亡也。知阴常在，阴气独持。绝不见阳也。纯阴无阳。

脉浮而洪，阳不根阴。身汗如油，绝汗乃出，大如贯珠，转出不流。喘而不休，气不归根。水浆不下，胃气败也。形体不仁，营卫败也。乍静乍乱，神明乱也。此为命绝也。又未知上章言命绝。何脏先受其灾？若汗出发润，肺失收敛之令。喘而不休者，肺气逆而不降，治节失令。此为肺先绝。肺主气而藏津液，液脱而气根绝也。阳反独留，火独炎于上。形体如烟熏，心为面华而不华，血先亡而脉乃枯。直视摇头，乃肝病无母气而失所养，神明乃乱。此为心绝也。心藏神，火独炎而神明败。唇吻反青，唇吻，胃经所主。反青，木克土也。四肢漐习②者，风气发而四末战摇。《左传》云：风淫末疾。此为肝绝也。肝色青而主风，木克土而风淫独炽。环口黧黑③，脾胃精竭。柔汗发黄者，脾阳外越，湿胜伤脾。此为脾绝也。脾窍于口而色黄，水侮土而气外脱。溲便遗失，肾失闭藏。狂言，志意已乱。目反④直视者，瞳神无水所养，为肝枯精竭。此为肾绝也。肾主二便而藏志，

① 惕：原作"栗"，据《伤寒论·辨脉法》改。
② 漐习：谓病人手足出汗震颤。
③ 黧黑：即黑而不润泽。
④ 目反：二字原倒，据《伤寒论·辨脉法》乙正。

肾阳脱而志意乱。

肾与膀胱为表里，膀胱经起目内眦，行身之眦。《素问》云：太阳膀胱之脉，其终也，戴眼反折。即反目直视之意。

又未知何脏阴阳先绝？若阳气前绝阴气后竭者，其人死，身色必青。青者木色，肝肾皆阴。阴气前绝阳气后竭者，其人死，身色必赤，赤者火色，心肺皆阳。腋下温，心下热也。腋下，心下，阳之部。温热者，阳之气也。

师曰：寸脉下不至关，为阳绝，尺脉上不至关，为阴绝，尺寸之脉发现于上下而气根于中焦。中焦者，所以升降阴阳而使之相交，所以上寸阳下尺阴脉不至关者，皆为绝。此皆不治，决死也。若计其余，命生死之期，期以月节克之也。如木弱忌金，火弱忌水，一交金水之节气，则死期至矣。

伤寒①，咳逆上气，胃土上逆，肺金不降，治节失权。其脉散者，肺性收敛，散则不收而气败。死。谓其形损故也。气所以熏肤充身，气散骨枯肉陷而形损也。

师曰：脉病人不病，名曰行尸②，病隐精微，不现形躯。以无王气，脉病。卒眩仆不识人者，短命则死。人病脉不病，名曰内虚，病在形骸，不在精神。以无谷神，人病，虽困无苦。

问曰：上工望而知之，中工问而知之，下工脉而知之，愿闻其说。师曰：病家人请，云病苦发热，身体疼。病人自卧，表病。师到诊其脉，沉而迟者，不见浮大表脉。知其差也。知表病差。何以知之？表有病者，脉必浮大，今脉反沉迟，故知其表病愈也。假令病人云腹痛，病人自坐，里病。师到脉之，浮而大者，不见沉迟里脉。知其里病差也。何以知之？里有病者，脉当沉而细，今脉浮大，故知其里病愈也。

---

① 寒：原脱，据《伤寒论·辨脉法》补。

② 行尸：喻重病虽能勉强行动，而已见死脉，故称。

师曰：病家人①来请，云病人发热烦极。明日师到，病人向壁卧，烦热必不能卧，今向壁静卧，热将退。此热退也。望而知之。设令脉不和，刻当自和。处言已愈。

设令向壁卧，闻师到不惊起而盼视②，若三言三止，脉之咽唾者，此诈病也。望而知之。设令脉自和，处言汝病太重，当服吐下药、针灸数十百处，假言以恐吓之。乃愈。

师持脉，病人欠者，平人神倦若睡，其呵欠者。无病也。脉之呻者，身有痛苦则呻。病也。言迟者，风也；内风者，内湿外燥，语言蹇塞，故迟。摇头言者，里痛也，心腹痛极则摇头。行迟者，表强也。阳性轻清，表郁气浊，故言重而行迟。坐而伏者，短气也。身仰则气愈短，故坐而身伏。坐而下一脚者，腰痛也。腰痛则身曲不敢直。里实护腹如怀卵物者，心痛也。心痛以手捧腹，如抱物然。此闻望之法也。

问曰：人病恐怖者，其脉何状？师曰：脉形如循丝累累然，肾主恐，恐则气下。肾脉原沉细，恐怖气动，故脉细如此，惊惧之象也。其面白脱色也。肝藏血而主色，心亦为面华，恐则惊心丧魄，故血脱而不华。而肺气妄动，故色脱面白，白者金色也。此望切之法也。

人愧者，其脉何类？师曰：脉浮，心肺气动。面色乍白乍赤。愧发于心，心火炎则动肺气，火赤金白，故面色乍赤而乍白也。此望切之法。

人不饮，其脉何类？师曰：脉自涩，唇口干燥也。《素问》云：饮入于胃，游精气上输于脾。脾气散精，上归于肺，通调水道，下输膀胱。水精四布，五经并行。夫人身半以上，水少气多，是为气道，所谓上焦如雾也。身半以下，气少水多，是为水道，所谓中焦如注，下焦如渎也。如是经脉流利而不涩，唇口滑泽而不燥。不饮则经络失滋，故脉自

---

① 家人：二字原倒，据《伤寒论·平脉法》乙正。

② 盼（xì）视：怒视，仇视。

第六辑

涩，孔窍不润，故唇口干燥。

此亦望切之法也。

师曰：伏气之病，气之伏藏而未发，发则必有伏藏之根，而未曾得于望闻问切者。以意候之。又广以意候之法。今月之内，欲有伏气，恐其欲有伏藏之气，作异日之病基。假令旧有伏气，设一旦有伏气为法。当须脉之。若脉微弱者，为少阴之伏气。当喉中痛，肾脉通喉，阳在上，其性疾，故先喉痛。似伤，非喉痹也。其状似伤喉，非厥阴火升之喉痹也。病人云实喉①中痛，虽尔，今复欲下利。阴分之病，而不先下利者，阴在下而性迟，故病先喉痛而复下利也。

问曰：脉有灾怪，何谓也？师曰：假令人病，脉得太阳，与形证相应，因为作汤，比还送汤，如食顷，病人乃大吐。若②下利、腹中痛，师曰我前来不见此证，今乃变异，是名灾怪。问曰：缘何作此吐利？答曰：或有旧时伏药，今乃发作，故为此灾怪耳。世亦有婵妾冤讐③毒行暧昧，未可料也。

上共八十六条，多本《内经》，根经化裁，脉病对针，令人三复不倦。

---

① 喉：《伤寒论·平脉法》作"咽"。
② 若：原脱，据《伤寒论·平脉法》补。
③ 冤讐：即"冤仇"。"冤"当作"冤"，"冤讐"同"仇"。

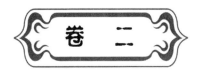

《脉理宗经》论

窃思《内经》一书，为治病之源。即脉理一宗，虽四诊之末，实医学之首务，关乎生死之要枢①也。何后人不尊经训而自立议论，致使寸关尺之步位②、五脏六腑之分配宫位③悬殊，于《内经》不合，则歧路分驰，茫无所适。俗遵《脉诀》左心小肠肝胆肾，右肺大肠脾胃命，后人以为法守。彼岂不知大小肠反列寸口上焦，盖误在心肺与大小肠相为表里也。蔡西山、戴同父、滑伯仁、李士材俱非之，始以左尺里候前阴、小肠、膀胱之属，右尺里候后阴、大肠之分，诚至当也！故以《内经》脉要诊法摘录于前，长沙公脉解随录于后，复依《内经》部位编明于左，则无所差池。《内经》分配左心、膻中、肝、膈、肾、前阴，右肺、胸中、胃、脾、肾、后阴。其不及胆者，以胆附于肝也；其不及命者，以命门列于二肾之中，如坎④二阴一阳，阳居中而二阴分左右也。盖左阳右阴，天之常也；左水右火，地之理也。故左尺主肾之真阴，右尺主肾之真阳，则知左

---

① 要枢：指重要的枢纽。
② 步位：部位。
③ 宫位：此指脏腑对应的位置。
④ 坎：八卦之一，代表水。

右皆肾水，而命门居中，不得谓右为命门也。孰知命门统夫两肾者也！

《内经》三部脏腑图

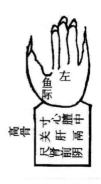
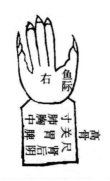

寸关尺者，从鱼际至高骨却有一寸，故名寸；从尺泽至高骨却有一尺，故名尺；寸阳尺阴，高骨为阴阳之关界，故名关。从关至寸口，经云上竟上者，胸喉中事也。从关至尺，经云下竟下者，少腹①腰膝股胫足中事也。又云尺内两傍，则季胁②也。肋骨尽处为季胁，以其近肾，故尺脉主之。

经云：尺外以候肾，尺里以候腹中。李士材云：尺外前半寸，尺里后半寸。

按：左右手三部俱系肺经太渊穴，肺统十二经之气，故诸经皆如此而诊焉。

足少阳胆甲木，足厥阴肝乙木，手太阳小肠丙火，手少阴心丁火，足阳明胃戊土，足太阴脾己土，手阳明大肠庚金，手太阴肺辛金，足太阳膀胱壬水，足少阴肾癸水，手少阳三焦相火，手厥阴心胞相火。

此十二经阴阳表里天干分配，惟三焦心胞无配，配以相火。

---

① 少腹：原作"小腹"，根据《素问·脉要精微论》改。
② 季胁：为人体部位名，又称季胁。指人体最下面的肋骨，即第十一、十二肋。

云水只一而火有二，视此则火有五焉。

太阴肺脾少心肾，手太阴肺，足太阴脾，手少阴心，足少阴肾。厥属心胞肝为近，手厥阴心胞、足厥阴肝。小肠膀胱三焦胆，手太阳小肠、足太阳膀胱、手少阳三焦、足少阳胆。阳明大肠胃堪认。手阳明大肠、足阳明胃。

按：人受气于谷，谷入于胃，散精于脾。脾为胃行其津液，以灌溉四旁，脏腑皆得受其气。其气清者为营，浊者为卫。营行脉中，卫行脉外，周于身而不息，五十度而复大会。其气每从中焦寅时传肺，卯时传大肠，辰时传胃，巳时传脾，午时传心，未时传小肠，申时传膀胱，酉时传肾，戌时传心胞，亥时传三焦，子时传胆，丑时传肝，周而复始，循注入①肺。循环无端，转相灌溉，故脉先见寸口，以处百命而决生死焉。又云时之所主，不可妄施针烙②。

十二经分配时候歌

子胆丑肝寅时肺，卯主大肠辰主胃，
巳脾午心未小肠，申系膀胱酉肾寄，
戌属胞络亥三焦，时辰脏腑从此配。

三阴三阳王时

少阳旺于寅卯辰，太阳旺于巳午未，
阳明旺于申酉戌，太阴旺于亥子丑，
少阴旺于子丑寅，厥阴旺于丑寅卯。

---

① 入：原作"如"，据文义改。
② 针烙：以烧红之刀针治疗疾病的方法。

此仲景六经王时，欲解必因其时。诊病因其时，则知病在何经。

十二经皆有动脉，独取两手寸口动脉以定十二经之证治。夫两手寸关尺，即肺太渊穴动脉，系手太阴经，何以能知十二经之证治乎？盖胃为五脏六腑之海，其清气上注于肺，肺气从太阴而行之，太阴注手阳明，阳明注足阳明，太阴以次相传余经，昼夜循环无端，以成度数，会于寸口，变见于脉。盖以肺统诸经之气，而十二经之脉气皆于肺脉一经而见兆也。不然胡为乎诊一肺脉而能知诸经之脉乎？且诸经之症，不诊于本经之动脉，而必于肺脉一经而诊之乎，书此以释凡疑。

《脉诀》一书，谓非叔和所著，乃高阳生假托其名。彼以大、小肠列于寸口，已言之矣，而又以三焦、命门列于右尺，而膻中不与焉。《灵枢》云：宗气出上焦，两乳之间。营气出于中焦，卫气出于下焦。上焦在于膻中，即心胞。中焦在于中脘，即中州。下焦在于脐下阴交。卫气根于肾。故寸主上焦以候胸中，关主中焦以候膈中，尺主下焦以候腹中。三焦已有所属，而竟列于右尺，不亦谬乎？命门，《内经》并无明言，已于前论详言矣。李士材曰：肾有两枚，皆属于水，初无水火之别。《仙经》曰：两肾一般无两样，中间一点是真阳。两肾中间穴名命门，相火所居也。李时珍曰：命门为藏精系胞之所，其体非脂非肉，白膜裹之，在脊骨节七节两肾中央，系着于脊，下通二肾，上通心肺贯脑，为生命之原，相火之主，精气之腑。人物皆有之，生人生物，皆由于此。《内经》所谓七节之旁，中有小心是也。以相火能代心君行事，故曰小心。汪讱庵曰：男女媾精①，皆禀相火以结胎，人之穷通②寿夭，皆根于此。乃先天无形之火，主

①　媾精：指男女交合。
②　穷通：困厄与显达。

云为①而应万事，蒸糟粕而化精微者也。无真阳之火，则神机灭息，生气消亡矣。观诸所言，则命门断不得列右尺明矣。第相火有三者，何也？命门之相火，水中之火也，龙火也，真火也。心胞之相火，手厥阴之阴火也。三焦之相火，手少阳之相火也。惟命门相火，一身之阳赖之以生。若心胞阴相火，三焦阳相火，乃邪火也，贼火也，伏则无事，动则多愆②。一身两傍，及颈项耳后胁肋之疾，多由于此。《东垣十书》言之详矣。吴鹤皋云：相火发于三焦，则从阳化，相火发于心胞，则从阴化，而实一而通之也。以是知三焦心胞皆主于相火，而系于肝胆也，惟其从化，所以多生诸病，无怪东垣谓其贼火邪火也。

统辨《脉诀》之误

喻嘉言曰：叔和以心与小肠同诊，肺与大肠同诊，有识者咸非之，只以指授无人③，未免姑仍④其陋。陈修园以寸尺皆可配，似无定论。黄元御谓当配于寸，不配于尺，毋亦以心肺与大小肠脉络相续、相为表里耳，视此亦似有理。究之，心移热小肠，肺移热大肠之类，以之论病机则可，若以定步位而同诊，则不可也。有辨。部位之分，当求详于《素问》《灵枢》。步位一定，茅塞顿开，指下精微毕透。

《素问》谓：尺内两傍则季胁也，尺外以候肾，尺里以候腹中。中附上，左外以候肝，内以候膈，右外以候胃，内以候脾。上附上，左外以候心，内以候膻中，右外以候肺，内以候胸中。

---

① 云为：变化。
② 愆（qiān）：过失。
③ 指授无人：谓未有更精妙的脉学著作将新的认识传于后世。
④ 姑仍：暂且沿袭。姑，姑且，暂且；仍，因袭，沿袭。

前以候前，后以候后。上竟上者，胸喉中事也；下竟下者，少腹腰股膝胫足中事也。又谓下部天以候肝，地以候肾，人以候脾胃之气。中部天以候肺，地以候胸中之气，人以候心。上部天以候头角之气，地以候口齿之气，人以候耳目之气。此头面手足、上中下三部九候脉也。只以六腑茫无所属，以叔和之《脉经》显明，是以自晋至今几千百年河江不返也！不知大小肠即尺里以候腹中，已尽其义，而又申以上竟上、下竟下之文，则彰明且著矣。故喻氏谓小肠当归右尺，以火从火也；大肠当归左尺，以金从水也，与景岳意同。吾谓当依濒湖，小肠配左尺，大肠配右尺，上下分属为妥也。盖左尺属癸水，膀胱属壬水，与小肠丙火正相配，而无寒凝滞患。又手太渊穴左手一脉，小肠与心络相连续，若云右尺则不相连贯矣。右肾为相火，虽曰两肾一般无两样，中间一点是真阳，然前肾皆以右尺主相火矣。相火为火，大肠庚金燥金也，以燥金而处于极阴之地，应与相火比配，则顽金亦有生化。又手太渊穴右手一脉，大肠与肺相连续，若云左尺则不相贯串矣。且心肺居上焦清净之源，大小肠居下焦浊阴之地，阴阳悬绝，不啻①天渊②，而关隔阴阳，上清下浊，不能混淆③。若云同诊，岂浊阴之气而上干清阳之地，其可得乎？

又谓三焦属火，候于右肾。吾谓三焦当分诊于寸关尺，何也？经曰：上焦如雾，中焦如注，下焦如渎。想像部位，乃无形可拟之辞也。然虽无形可拟，而部位犹可想像。经又曰：三焦者，决渎之官，水道出焉。上中下满腔热气布护，通调水道者也。上焦不治，则水泛高源；中焦不治，则水流中脘；下焦

---

① 不啻：没有不同的意思。
② 天渊：喻相隔极远，差别极大。
③ 混淆：指迷惑，将一样东西误以为另一样东西。

不治，则水乱二便；三焦气治，则脉络通而水道利矣，则上中下三焦各有脉络也，明矣。又膻中为心主，乃臣使之官，代君而行事，主相火而为阴。三焦乃相火之阳，为膻中之腑。膻中代心君而行事，则三焦亦膻中出入之道也。膻中与心同候，上焦亦应候于寸，明矣。

《内经》虽未明言其部位，于经文历历可考，人自不察耳！推其理，上焦应候于寸，中焦应候于关，下焦应候于尺。若独主右尺，何云三焦？盖言一焦可乎？不可。

陈修园云：大小肠经无明训。其实尺里以候腹中，则大小肠、膀胱俱在其中，又谓王叔和心肺与二肠相表里之义也。张景岳：左尺大肠，金水相生，右尺小肠，火归火位之义也。李濒湖：左尺小肠，右尺大肠，上下分属之义也。俱有至理，惜未画一①。但云当以病症相参，如大便秘，右尺宜实，若右尺反虚，左尺反实，便是金水同病也。小便热淋，左尺宜数，若左尺如常，右尺反数，便知相火炽盛也。或两尺如常，而脉应两寸者，便知心移热小肠，肺移热大肠也。进考其论，脉多与《内经》相符，乃竟委婉其辞而不归于一，其遗恨岂鲜②哉？若以病症言之，随证变迁，五脏六腑相克相侮，相生相传，不一其证③。如此，则不但大小肠无定位，而脏腑俱无定位矣！有是理哉？

修园又云：右肾属火，即云命门亦可。三焦鼎峙二肾之间，以应地道之大转，即借诊于右尺，亦何不可？此说更属不经④！命门已有明辨。三焦有辨，请再言之。马玄台云：三焦空处，

---

① 画一：统一。
② 鲜：副词。不常，很少。
③ 不一其证：其病证不一。
④ 不经：不合经典，没有根据。

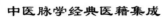

有名无形，此不得为三焦，而割右肾为三焦之腑。拘拟脏腑有定位，独不明肾为脏，何得割右肾脏为三焦之腑乎？焦而曰三，本上中下三部，何得居于右肾乎？又脉书以三焦候于右肾，以火从火也。夫三焦阳火可候于右肾，盍并心胞阴火亦候于右肾乎？何乃缺而无所诊也？姑置勿论。彼三焦之分上中下，亦犹胃脘之分上中下，似同而实不同。胃脘从咽直贯而下，水谷所行之路而无着落。三焦从上直下，所谓满腔热气通调水道，而无着落。夫三焦既曰上中下，则上竟上、下竟下，《内经》教人诊法也。病从此分，诊从此见也，则三焦定以寸关尺为诊也。

分疏十二经大意

心为火脏，其色赤，位居南离①丁火，为手少阴经，在时为夏，在脉为芤、为钩、为洪。其脏为神，其主为血，其恶热，其液汗，神明之合也。经曰君主之官，神明出焉。其合为脉，其荣②为色，其音为征，在声为笑，在变动为忧，在味为苦，在志为喜，其华在面，其充在血脉，开窍于舌。又云心无窍，与肾同窍于耳，心与小肠为表里。

肝为木脏，其色青，位与东震乙木，为足厥阴经，在时为春，在脉为弦。其藏为魂，其主为风，其恶风，其液泪，营血所藏也。经曰：将军之官，谋虑出焉。其合为筋，其荣为爪，在音为角，在声为呼，在变动为握，在味为酸，在志为怒，其华在爪，其充在筋血，开窍于目。俗云木克土，肝无补法，宜凉宜伐，肝盛则可。经云：木得土而达。为东方生发之气，宜

---

① 南离：指南方。《易》离卦位在南，故称。

② 荣：原作"萦"，据《素问·五脏生成》改。

调养，宜疏畅，宜条达畅茂，栽培不暇，伐云乎哉①！

脾为土脏，其色黄，位居中州己土，为足太阴经，在时为长夏，又分属四季，在脉为缓。其藏意与志，其主为燥，其恶湿，其液涎，纳水谷，助胃气而化精也。经曰：谏议之官②，知周出焉。其合为肌肉，其荣为唇，在音为宫，在声为歌，在变动为哕，在味为甘，在志为思，其华在唇，其充在肌，开窍于口。脾喜燥而恶湿，又曰脾为孤脏。

肺为金脏，其色白，位居西兑辛金，为手太阴经，在时为秋，在脉为毛浮也。其藏为魂，其主为气，其恶为寒，其液为涕。水谷之气化精于脾，上输于肺而化气焉。肺与大肠为表里，故大肠为魄门③。经曰：相傅之官，治节出焉。其合为皮，其荣为毛，在音为商，在声为哭，在变动为咳，在味为辛，在志为忧，其华在毛，其充在皮，开窍于鼻。肺统诸经之气而见肌表。经曰：形寒饮冷则伤肺。不得概以火克金而用苦寒也。又曰肺为娇④脏。

肾为水脏，其色黑，位居北坎癸水，为足少阴经，在时为冬，在脉为石沉也。其主为骨，其恶为燥，其液为唾，其藏精与志，为一身之主宰，乃命性之根也。经曰：肾为作强之官，伎巧出焉。其合在骨，其荣在发，在音为羽，在声为呻，在变动为栗，在味为咸，在志为恐，其华在发，其充在骨，开窍于二阴，又曰开窍于耳。

心胞即膻中，为阴相火，为手厥阴经。又云：心主，以其代心君而行事，卫相火而行于厥阴之分也。经曰：膻中者，臣

---

① 伐云乎哉：作者意谓木欲达而不可伐。
② 谏议之官：喻脾有协助心神决定意志的功能，故称。
③ 魄门：为七冲门之一，指肛门。
④ 肺为娇：娇原作"娇"，根据文义改。

使之官，喜乐出焉。又曰：心胞发病，喜乐不休，其为心主，故亦以脏名之，合之则六脏矣。

以上六脏皆阴也，手三阴、足三阴是也。以下六腑皆阳也，手三阳、足三阳是也。

胃属戊土，脾之腑也，为足阳明经。脾阴胃阳，故胃以清为补。胃体阳，其用则阴，上受下与，多主浊降，使肺亦随之而降，金能生水也。脾体阴，其用则阳，游精化液，多主清升，使肝木亦随之而升，木能生火也。经曰：胃者，仓廪之官，五味出焉。水谷入味，游液精气于脾，上输于肺而生气，入心肝而生血，下入肾而生精，周达四肢，布护周身，所谓脾胃灌溉四旁是也。

大肠属庚金，又曰燥金，为手阳明经，为肺之腑，相为表里，故亦有相为病者。经曰：大肠者，传导之官，变化出焉。

小肠为丙火，手太阳经，为心之腑，相为表里，故亦相为病者。经曰：小肠者，受盛之官，化物出焉。丙火克庚金，故有小肠移热大肠之症。

胃纳水谷，脾气化而上升，二肠则气化而下降。肠喜畅达，畅达胃中之气也。肠胃通畅，则为平人，否则病。

三焦属阳，相火，手少阳经，为手厥阴心胞之腑。经曰：上焦如雾，中焦如注，下焦如渎。又曰：决渎之官，水道出焉。三焦非同诸腑有形可见，虽有上中下部位而无着落，满腔热气布护，通调水道者也。上焦不治，则水泛高源；中焦不治，则水流中脘；下焦不治，则水乱二便；三焦气治，则脉络通而水道利矣。

胆为甲木，肝之腑也，足少阳经，无出无入，为清净之腑，不宜汗吐下，只有和解一法。经曰：胆者，中正之官，决断出焉。十二经皆取决于胆，人之勇怯邪正于此詹①之，故胆从詹。

膀胱为壬水，为肾之腑，为足太阳经。经曰：州都之官，津液藏焉，气化则能出矣。陈修园云：膀胱藏津液，气化清者出而滋润脏腑筋骨皮毛，其浊者出而为溺也。其源本三焦决渎，乃热气布护水道，下出二便焉。吾非谓膀胱气化，则涓滴难下；非三焦通调，则化源不清。如治水必清其源，而流自顺矣。

经有十二，络有十二，十二经得十二络，又有脾之大络，阳跷有阳络，阴跷有阴络，故络十五焉。士材则有任督二络，无阳跷阴跷二络。士材与《内经》相合，当以此为正。

奇经八脉

十二经外又有奇经八脉。有阳维、阴维、阳跷、阴跷、冲、督、任、带之脉，此八脉不拘于常经，故曰奇经。

督脉者，总督诸阳之经，行于背，为诸阳之海。起于下极之俞，并于脊里之上，至风府发际，入属脑后。士材云，至顶齿缝中龈交穴。

任，妊也，为阴之任，行身之前，为阴脉之海，乃生养之本。脉起于中极会阴，注脐下四寸之下，以上至毛际，阴毛。循腹里，上关元，脐下三寸。至咽喉，上颐，循面，入耳络舌。

冲，直冲而上，为诸经之海，总领诸经。脉起于气街，并足阳明胃经，侠脐上行，至于胸而散，为十二经之根本。

督任冲三脉，皆由极阴始于气冲，一源而分三歧。

带，如人束带，总束前后诸脉，使得调和。脉起于季肋，肋骨尽处章门穴。回绕一身如带，故名。

---

① 詹：似通"占"，占验；观测。

督脉，尺寸中央俱浮，直上直下。督脉为病，主外感风寒之邪。脉循脊而上，病则脊强而厥逆，可灸身柱一穴。《内经》云：实则脊强，虚则头重。叔和云：腰背强痛，不可俯仰，大人癫病，小儿风痫。

任脉，寸口脉紧细实，长至关，又曰寸脉如丸。任脉为病，脉由毛际循腹而上，病则腹里若结不通，男子为病七疝，一厥、二盘、三寒、四癥、五附、六脉、七气。女子为病，内作瘕聚，多因停血所致。瘕名有八：蛇瘕、脂瘕、青瘕、黄瘕、燥瘕、血瘕、孤瘕、鳖瘕是也。聚者，聚结成块而无常处。叔和云：小腹绕脐引阴中痛，又主腹中有气，如指上抢心，俯仰俱急。

冲脉，沉，尺寸中央俱牢，直上直下。冲脉为病，脉起于气街，循足少阴，病则肾气不足。伤于冲脉，逆气不上行，里急而腹胀痛。又云，冲脉渗灌毛肤，生毫毛，故女子脱血，不营于唇，故不生须；宫①去宗筋，亦不生。又云冲督用事，则十二经不朝于寸口，其人若恍惚②狂痴。

带脉，关部左右弹。带脉为病，脉起季肋，周身病则肚腹膨满，腰间缓慢畏寒，故溶溶③若坐水中。《明堂》曰：女人带脉不固，小腹痛，理④急，瘕疝，月事不调，赤白带下。洁古云：带脉，太阴所主。仲景云：太阴病瘥后，腰以下有肿气，牡蛎泽泻汤主之，若不已，灸章门二穴即效。

阳跷，阳跷为阳之捷径。主一身左右之阳脉。起于足跟中，循足外踝，由腿外行背侧，循胁上肩，夹口吻至目，极于耳后，人风池。穴在顶后发际陷中。

---

① 宫：指用宫刑。
② 恍惚：指神思不定，慌乱无主。
③ 溶溶：指腰间寒冷懒怠的样子。
④ 理：当作"里"。

阴跷，为阴之捷径。主一身左右之阴。亦起于足跟中，循足内踝，照海穴。由跨①内行腹侧，上行至咽喉，交胃冲脉，极于目内眦睛②明穴。

阳跷脉，寸部左右弹，紧急也。阳跷为病，乃诸阳脉盛，散入于阳跷，病在阳而不在阴，故阴缓而阳急。缓无事，急有事。阳跷脉循足外踝而上行，病在外踝上急，病在阳。而内踝上缓。阴无事也。洁古云：阳跷在肌肉之上，通贯六腑，主持诸表。阳病则寒，其治风池、风府，宜汗。病主腰背痛，癫痫僵仆③，恶风偏枯，痛痹体强。

阴跷脉，尺部左右弹，紧急也。阴跷为病，乃诸阴脉盛，散入于阴跷，病在阴而不在阳，故阳缓而阴急。阴跷循足内踝而上行，病在内踝上急，病在阴。而外踝上缓。阳无事也。洁古云：阴跷在肌肉之下，通贯五脏，主持诸里。阴病则热，其治可灸照海穴，且在里宜下。病苦癫痫，寒热，皮肤淫痹，小腹里急，腰痛及阴痛，男阴疝，女漏下。

阳维主一身之表，维持诸阳之脉。阴维主一身之里，维持诸阴之脉。二脉淫溢积畜于经络，不能循环周流，灌溉于十二经之中。故阳维起于诸阳之会，发于足外踝下一寸五分，循膝上髀厌④抵小腹，循头入耳，至本神而止。阴维起于诸阴之交，发于内踝上五寸，循股入小腹，循胁上胸至顶前。苟阴阳不能维持，则神志不爽，怅然而失志也，有如溶溶然不能自收持。士材云：阳维脉尺内斜上至寸，故阳为卫而主表。卫气受病，不在里而在表，故作寒热。叔和云：肌肉痹痛不仁，手足相引，

---

① 跨：当作"胯"。
② 睛：原作"精"。
③ 僵仆：为身体不自主地直挺倒地。
④ 髀厌：指股骨大转子部位。

甚不能言。士材云：阴维脉尺外斜上至寸，阴为营而主里。营血受邪，不在表而在里也。心主血，病则苦心痛。叔和云：癫痫僵仆，失音，肌肉痹痒，汗出恶风。又曰：脉沉大而实，主胸胁满痛，脉如贯珠，男子腰胁痛，女子阴中痛或疮。

士材云：阳维主一身之表，阴维主一身之里，以乾坤言也。阳跷主一身左右之阳，阴跷主一身左右之阴，以东西言也。督脉主身后之阳，任冲主身前之阴，以南北言也。带脉横束诸脉，以六合言也。张紫阳①云：冲脉在风府穴下，当是督脉。督脉在脐后，当是冲脉。任脉在脐前，带脉在腰，阴跷脉在尾闾前阴囊下，阳跷脉在尾闾后二节，阴维脉在顶前一寸三分，阳维脉在顶后一寸三分。凡人有此八脉，俱属阴，神闭而不开，惟神仙以阳气冲开，故能得道。八脉俱先天大道之根，惟阴跷为先，以脉才动，诸脉皆通。

持脉法

《脉经》曰：欲持其脉，令仰其手，男先取左，女先取右。医者覆手以中指切至高骨，定其关位；次下食指切关前，以定寸位；再下无名指切关后，以定尺位。叔和曰：切脉宜相病人长短肥瘦，人长臂亦长，指下宜疏；人短臂亦短，指下宜密；瘦人肤薄，持之勿重；肥人肤厚，持之勿轻。《机要》曰：持脉之道有三，轻手循②之曰举；重手取之曰按；不轻不重，委曲求之曰寻。初持脉时，宜先轻手举之，以察其浮，如脉浮肤上，阳也，腑也，内应心肺；再重手按之，以究其沉，如脉沉肉下，阴也，脏也，内应肝肾；又不轻不重，中而取之以察其中，如

---

① 张紫阳：北宋道士，原名伯端，字平叔。著《悟真篇》。
② 循：通"揗"，抚摸。

脉行于血肉之间，中和之应也，内应脾胃。若浮中沉俱不见，则委曲而求之。若隐若见，三部皆然，则为阴阳伏匿之脉。此为三部合诊。又有三部分诊之法。先以食指持之，于浮中沉始得上焦之应；次以中指持之，于浮中沉始得中焦之应；再以无名指持之，于浮中沉始得下焦之应。以前合诊法，于此分诊，合参其来去上下至止，则阴阳消长，指下豁然①矣。经曰：上下来去至止六字，脉之神机也。上来至，三者为阳，下去止，三者为阴。上者自尺部上于寸口，阳生于阴也。下者自寸口下于尺部，阴生于阳也。来者自骨肉之分，出于皮毛之际，气之升也。去者自皮肤之际，还于骨肉之分，气之降也。应曰至，息曰止也。经谓平脉一呼再至，一吸再至，不大不小为平。盖呼者心与肺，因阳而出，吸者肝与肾，随阴而入。

五脏平脉歌：金浮涩与弱，木伏紧弦知；水沉并濡滑，茊洪实火基；土微迟而缓，即此是玄机。与此相反，太过不及，皆病。

诊脉宜得其大纲。左手为阳，主外；右手为阴，主内。关前为阳，主上；关后为阴，主下。浮取为阳，主表；沉取为阴，主里。数燥②为阳，迟慢为阴。有力为阳，无力为阴。长大为阳，短小为阴。知此乃脉之大端也。故约而言之，浮沉迟数而已，博而考之，即三十脉犹未尽其精详也。经曰：知其要者，一言而终，不知其要，流散无穷。此之谓也。按脉于皮毛相得者，肺也；血脉相得者，心也；肌肉相得者，脾也；与筋平者，肝也；按之至骨者，肾也。

秦越人云：男生于寅木，阳也；女生于申金，阴也。三阴

---

① 豁然：一下子彻底晓悟；开阔；顿时通达。
② 燥：当作"躁"。

从地长，三阳从天生，谬之甚也！丹溪起而辟①之，足惊千古之聋耳！惟男寸盛尺弱，女尺盛寸弱，此其常也。反此，男得女脉为不足，病在内；女得男脉为太过，病在四肢。右得之病在右，左得之病在左，随脉应之也。孕妇分男女：则男抱母，女背母；溺则男面覆，女面仰。男命系肾，衰自下始，故小腹先垂；女命系乳，衰自上始，故乳房先枯。

经曰：行气相得者生，三五不调者死。士材云：诊当以形气为定。如老人脉濡而缓；幼者脉数而急。肥壮者气实，气居乎表，常带浮洪；羸瘦者长大，气敛于中，常带沉数。性急五至为平，性慢四至亦为热。北人多实，南人多弱。酒后常数，饭后常洪，远行必疾，久饥必虚，室女常虚，婴儿常数。老者脉宜缓弱，若过旺者，病也。壮者脉宜充实，若过弱者，病也。或老者脉旺而非燥，此禀②之厚，寿之征也；如燥极有表无里，谓之孤阳，死期近矣。壮者脉细而和缓，三部同等，此天禀清净，秀逸③之士也；若细而劲疾，前后不等，非吉兆也。

春夏天气在上，人气亦在上，其时为男，其脉寸盛而尺弱。秋冬天气在下，人气亦在下，其时为女，其脉寸弱而尺盛。此为因时之平脉。《素问·热论》云：三日以前当汗，三日以后当下。春夏秋冬四时同。

人迎主外，气口主内。人迎在左关前一分，胆肝脉也。肝胆主风，故人迎紧盛，伤于风。气口在右关前一分，胃脾脉也。脾胃主食，故气口紧盛，伤于食。

诊脉来去以分表里，疾迟以分虚实。来者白骨肉之分，出于皮肤之际，脉气之升也。经曰：来者为阳，主表。去者自皮

---

① 辟：反驳。
② 禀：此处指禀赋，意为先天赋予的体质因素。
③ 秀逸：指秀丽而洒脱。

肤之际，还于骨肉之间，脉气之降也。经曰：去者为阴，主里。疾者脉数，疾为有余也，为实。迟者脉徐，迟为不足也，为虚。出来疾，入去迟，为表实里虚，阳太过而阴不足也。出来迟，入去疾，为表虚里实，阳不足而阴有余也。寸迟尺疾，阳不足阴有余也；尺迟寸疾，阴不足阳有余也。知此表里虚实，脉之大关键，病之大纲领也。节庵云：持脉以浮沉迟数分表里阴阳，有力无力分虚实而已。寸部者，经脉之应也；尺部者，络脉之应也。寸部热满，尺部寒涩，此络脉不足，经气有余也，秋冬死，春夏生。寸部寒涩，尺部热满，此经脉不足，络气有余也，春夏死，秋冬生。滑伯仁曰：三部大小浮沉迟数同等，尺寸阴阳高下相符，男女左右强弱相应，四时之脉不相戾①，命曰平人。然病者何说？经曰：独小者病，独大者病，独疾者病，独迟者病，独热者病，独寒者病，独陷者病，此为七诊。独者，诊其独异于诸部，而知病之所在也。

脉有阴阳相乘。阴脉不足，阳往乘之，阳脉不足，阴脉乘之。如寸脉微，阳气不足也，阴气上乘阳中，则洒淅恶寒。尺脉弱，阴不足也，阳气下陷阴中，则发热。此二者内伤不足，阴阳相乘，其恶寒发热有休止也。若脉紧无汗，洒淅恶寒发热者，是伤寒也。脉缓有汗，洒淅恶寒发热者，是中风也。此二者外感风寒内伤营卫，其恶寒发热无休止也。阳脉浮而无力为脉濡，卫气衰也，卫衰则气虚，证则恶寒汗出。阴脉沉而无力为脉弱，营气微也，营微则血微，证则发热筋急。此二者营卫不足之脉证。《金鉴》曰：营卫皆胃中谷气所生，其气之清者为营，营即血中之精粹。浊者为卫，卫即气中之慓悍也。故以定位之体而言，则曰气血，以流行之用而言，则曰营卫。

---

① 戾：违背、逆乱之意。

诊脉之道，今医不问证即为诊脉，非法也。李谛仙云：吾苦病而问医，为病也，非试医也，当先告明病因，而后诊脉。俾医——明了而用药，始无所误。士材云：为医者必先望闻问，三者详悉一切，而后诊脉以合之。如脉不合，再于望闻问而审察详明，或再为诊脉，务得其中之理而便于用药。如是四诊皆尽其道，而不得其病情者，鲜矣！盖治病以性命为重，不可谓我知医知脉，遂以一诊为能也。况一脉主病多端，即浮主表、沉主里、迟主寒、数主热，此人所易知也。而究其中之千条万理，所主有奇有正，常变不一其道，所以古人以切为四诊之末，非无谓也。

六淫脉法：经曰邪有残贼，脉弦、伤风。紧、伤寒。浮、伤阳。沉、伤阴。滑、伤暑。涩，伤湿。此六者，名曰贼邪，能为诸脉作病也。人病八邪，风寒暑湿伤于外，饥饱劳役伤于内。

脉浮缓为中风，阳浮而滑，阴濡而弱。喻嘉言曰：中风脉必有所兼，兼寒则浮紧，兼热则浮数，兼痰则浮滑，兼气则浮涩，涩，肺脉，肺主气。兼火则盛大，兼阳虚则脉微，兼阴虚则脉数或细如丝。虚滑为头痛，迟缓为营卫衰，虚浮迟缓正气不足，自可补救；急大数疾，邪不受制，必死无疑。若数大未至急疾，尚可救者。

脉浮紧为伤寒，三阳脉浮大，有紧有数，三阴脉浮小，亦有紧有数。而仲景于三阴统以沉细言之，盖沉必重按，脉任紧数，在沉细中见也，不似三阳脉浮大而紧数也。

暑脉浮濡，乃天之气，系清邪中少阴心经，其证多与伤寒相似，但伤寒脉必浮盛，伤暑脉必濡弱，为不同耳。盖寒伤形，表邪外盛，故脉大而有余。暑伤气，元气耗伤，故脉虚而不足。

湿脉濡滞，有风湿、寒湿、水湿、汗湿、食湿、痰湿之别。风湿脉浮疾而濡；寒湿脉浮紧而滞；水湿脉沉滞而滑；汗湿脉浮缓而虚；食湿脉迟实而弦；痰湿脉滑而濡，其发则皮面多黄，形体重而且倦，多见于足太阴脾，治宜兼太阳膀胱，如石水、皮水、风水、正水、黄汗、阳黄、阴黄之类，散见各条。

燥脉迟数，经曰：诸涩枯涸，干劲皴揭①，皆属于燥。乃肺与大肠阳明燥金之气也。肝血不足，风热胜而金燥，心火灼肾，消烁肾脂，令肾枯燥。仲景：脉浮而数，名曰阳结；脉沉而迟，名曰阴结；脉结而代，皆燥脉也。

火脉洪长，朱丹溪曰：气有余，便是火。其脉洪大而长，多实热。若虚火外炎，脉浮细而数。虚火内灼，脉沉细而数。脉候于寸口，寸关尺，人所同也。间有反关脉不行与寸口，而脉行于手臂，由列缺络入臂后，手阳明大肠之经也。有一手反关者，有两手反关者，此得之有生之初，非病也。倘有病，医者转手诊之自见。

东垣云：有病之脉，当求其神。如六数七疾，热也，脉中有力即有神矣，宜泄其热。三迟六败，寒也，脉中有力，即有神矣，宜去其寒。若数疾迟败，脉中不复有力，即无神也，而剧泄之去之，神将何依耶？故经曰：脉者，气血之先，气血者，人之神也。

人不病而脉病者，外视体象安和，内见真脏病脉。其脉乍大乍小，或至或损，弦紧浮滑沉涩不一，残贼冲和之气②。此枝叶未败，本实先拨，而非朝夕之故，当早察其脉气未损之先，而图治之可也。脉不病而人病者，外视形体憔悴精神昏愦，食不忻③美，而脉得四时之从，无过不及之偏。其根本未伤，稍加

---

① 皴揭：患者皮肤干涩枯燥，甚则裂口、出血、疼痛、手足干枯不荣。

② 冲和之气：指阴阳二气和谐的状态。老子《道德经》云："万物负阴而抱阳，冲气以为和"。

③ 忻：通"欣"。

调理，胃气复，谷气充，自愈。

张会卿曰：脉有疑似，如浮为在表，沉为在里，数为多热，迟为多寒，强弦为实，微细为虚，据理诚然。其间亦有辨，彼浮虽属表，而阴虚血少中气亏损者，必浮而无力，是浮不可概言表。沉虽属里，而表邪初感之深者，寒束皮毛，脉不能达，亦必沉紧，是沉不可概言里。数虽为热，如虚损之症，阴阳俱因气血虚，盛血不营经而脉转数，此当补虚，是数不可概言热。迟虽属寒，凡伤寒初起，余热未清，脉多迟滑，有宜清热者。又凡热病初起，而脉尚迟缓，此热邪内伏而犹未形及经脉，此宜清散，是迟不可概言寒。弦强类实，而真阳胃气大亏及阴阳关格等证，脉必豁大而弦健，是强不可概言实。细伏类虚，而痛极气闭，营卫壅滞不通者，脉必伏匿，是伏不可概言虚。推之各脉中，诊者于疑似间宜真辨焉。

丹田有三，仙经①曰：脑后为髓海，上丹田；心为绛宫，中丹田；脐下三寸，为下丹田。下丹田藏精之府也；中丹田藏神之府也；上丹田藏气之府也。邵康节曰：神统于心，气统于肾，形统于首，形气交而神主于其中，三才之道也。背有三关，仙经曰：脑后曰玉枕关；夹脊曰辘轳关；水火之际曰尾闾关；皆精气升降往来之道路也。若得斗柄之机干运，则上下循还如天河之转流也。

治法有舍症从脉、舍脉从症。如脉见微弱，外显烦热，必虚火也；脉见微弱而腹胀满，必胃虚也。虚火虚胀，其可攻乎？当从脉之虚，不当从症之实也。如无烦热而脉见洪数，非邪火也。如无胀满，而脉见弦强，非内实也。无热无胀，其堪泻乎？此当从症之虚，不当从脉之实也。盖实有假实，虚有假虚，此

---

① 仙经：泛指道教经典。

可类推。

病有从症不从脉者。如脉浮为表，宜汗之，常也，而亦有宜下者焉。仲景云：脉浮大，心下硬，有热属脏者，攻之，不令发汗是也。脉沉为里，宜下之，常也，而亦有宜汗者焉。少阴病始得之，反发热而脉沉者，麻黄附子细辛汤微汗之是也。脉促为阳，常用葛根连芩清之矣。若脉促厥冷为虚脱，非灸非温不可，此又不得谓促为阳盛之脉也。脉迟为寒，常用附子干姜温之矣。若阳明脉迟，不恶寒，身体濈濈汗出，则用大承气，此又不得谓迟为阴寒之脉也。然则切脉而不问证，其误可胜言哉！

病有从脉不从症者。如表症汗之，理也。仲景曰：病发热头痛，脉反沉，身体疼痛，当救其里，用四逆汤，此从脉之沉也。里症下之，理也。日晡发热者属阳明，脉浮大者宜发汗，用桂枝汤，此从脉之浮也。结胸症，常以大小陷胸下之矣，脉浮大不可下，下之则死，是从脉浮而治表也。身疼痛，常宜麻黄桂枝解之矣，然尺中迟者不可汗，以营血不足故也，是浮而尺迟宜调其营矣。苟①问症而忽脉，诚仲景之罪人也！

脉症有顺有逆。暴病，脉浮洪数实者为顺；久病，脉微缓软弱者顺，反此为逆。病若有余，脉浮洪紧数为顺；病若不足，脉和缓柔弱为顺，反此亦为逆。

六脉有表无里，名曰孤阳。如濡脉之类，此名脱阴。又曰尺寸皆阴，阴极无阳，阳去而阴不独留，阴故脱也。六脉有里无表，谓之下陷。如弱脉之类，此名脱阳。又曰：尺寸皆阳，阳极无阴，阴绝而阳不独留，阳故脱也。六脉表里暴绝，此阴阳俱脱也。阴阳俱脱者，危。经曰：脱阴者目盲，脱阳者见鬼。

---

① 苟：如果。

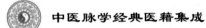

又曰：尺寸皆阳，谓之重阳；尺寸皆阴，谓之重阴。重阳者狂，重阴者癫。

当考伪诀。七表者，浮芤滑实弦紧洪；八里者，微沉缓涩迟伏虚弱。九道者，长短虚促结代牢动细。以七表主左，八里主右，九道者，合天九星，合地九州，合人九脏而配八卦。其说混淆不达于理，无足责也。惟《难经》一书，脉理精微，难于穷究，虽有微疵，宜辨正焉。篇中有论。

关前为阳，阳位九分，脉当浮。关后为阴，阴位一寸，脉当沉。苟太过不及，阴阳偏胜，以本位言也。若脉过于本位，则为覆溢，而见关格之症焉。关前脉上出鱼际为溢，此阴气太盛，遂溢于上而阳气不能荣夫阴，为外关内格。此阴脉乘阳，阳外闭而不得下，阴内出以格拒，而无入之理也。故其为病，外热而液汗不通，内寒而胸满吐食。关后脉下入尺为覆，此阳气太盛，遂覆于下。阴气不能营于阳，为内关外格，乃阳脉乘阴，阴内闭而不上，阳外入以格拒，而无出之由也。其为病，内热而大小便闭，外寒而手足厥冷。

脉与色有相生相胜之理。如面色青，其脉当弦而急；肝木。色赤，其脉浮大而散；心火。色黄，其脉中缓而大；脾土。色白，其脉浮涩而短；肺金。色黑，其脉沉涩而滑；肾水。此色脉相应无差池也。假令色青，肝色。其脉浮涩而短；肺脉，脉胜色矣。脉大而缓；脾脉，色胜脉矣。脉浮大而散；心脉，色生脉矣。脉沉而滑。肾脉，脉生色矣。余脏相生相胜，可以类推。

声色臭①味，与脉有相生相胜之理。声呼而色青、臭燥而味酸者，肝也。声笑而色赤、臭焦而味苦者，心也。声歌而色黄、臭香而味甘者，脾也。声哭而色白、臭腥而味辛者，肺也。声

---

① 臭：气味的总称。

呻而色黑、臭腐而味咸者，肾也。有是证，当有是脉，是谓脉证相符。假令脉弦而急、色白多哭，好辛喜腥，是肝脉而肺症，不相应而相胜，故曰病也。凡病可以类推。

色臭味声液，五脏有专主，各分见于五脏，而生养病患见焉。木为风，风主肝，其色青，肝为色之主，故入心赤、入脾黄、入肺白、入肾黑。肝之为病，多中风而色青，身热胁下满痛，其脉浮大而弦。

暑为热，热主心，其臭焦，心为臭之主。故入脾香臭，入肝臊臭，入肺腥臭，入肾腐臭。心之为病，伤暑而恶臭，身热而烦，心痛谶①妄，其脉浮大而散。

土为甘，甘属脾，其味甘，脾为味之主。故入肝为酸，入心为苦，入肺为辛，入肾为咸。脾之为病，由于饮食劳倦，身热体重嗜卧，四肢不收，<small>脾主四肢</small>。其脉浮大而缓。

金为燥，燥属肺，其声哭，肺为声之主。入肝为呼，入心为言，入脾为歌，入肾为呻。肺为病，身热，洒洒恶寒，甚则喘咳，其脉浮大而涩。

水为湿，湿属肾，其液唾，肾为液之主。入肝为泣，入心为汗，入脾为涎，入肺为涕。肾之为病，身热，小腹痛，足胫寒而逆，其脉沉涩而大。病有正经自病。忧愁思虑则伤心，形寒饮冷则伤肺，恚怒气逆、上而不下则伤肝，饮食劳倦则伤脾，久坐湿地、强力入水则伤肾。有五邪为病，曰中风、曰伤暑、曰饮食劳倦、曰伤寒、曰中湿。

至脉增多属阳，而阳胜于阴，其脉一呼三至曰离经；一呼四至曰夺精；一呼五至曰死；一呼六至曰命绝，阳亢极矣。损脉减少为阴，而阴胜于阳，其脉一呼一至曰离经；二呼一至曰

———————————

① 谶：同"谵"。

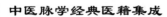

夺精；三呼一至曰死；四呼一至曰命绝，阴亢极矣。故至脉从下而上，先病肾也。损脉从上而下，先病肺也。

损脉为病，一损损于皮毛，皮聚而毛落。肺病。二损损于血脉，血脉短少，不能营于脏腑。心病。三损损于肌肉，肌肉消瘦，饮食不为肌肤。脾病。四损损于筋，筋缓不能自收持。肝病。五损损于骨，骨痿不能起于床。肾病。损病从肺而下，至骨痿不能起于床者，死。至脉从肾而上，至皮聚而毛落者，死。

治法：损其肺者益其气，损其心者调其营卫，损其脾者调其饮食、适其寒湿，损其肝者缓其中。经曰：肝苦急，急食甘以缓之。损其肾者益其精。

肝脉弦而急，或脉浮大而弦。其外症①，善洁②，面青善怒。其内症，脐左有动气③，按之牢若痛，其病四肢满闭，淋溲便难，转筋④，肝病也。

心脉浮大而散，或浮大而实。其外症，面赤口干，喜笑。其内症，脐上有动气，按之牢若痛，其病烦心，心痛掌中热而哕⑤，有声无物。心病也。

脾脉中缓而大，或浮大而缓。其外症，面黄、善噫、善思、善味。其内症，当脐上有动气，按之牢若痛，其病腹胀满，食不消，体重节痛，怠惰嗜卧，四肢不收，脾主四肢。脾病也。

肺脉浮涩而短，或浮大而涩。其外症，面白善嚏，悲愁不乐，欲哭。其内症，脐右有动气，按之牢若痛，其病为喘咳，洒淅恶热，肺病也。

---

① 症：《难经》卷二皆作"证"，下同。
② 洁：当作"絜"，通"瘛"，筋脉瘛疭病。
③ 动气：搏动。
④ 转筋：指局部肌肉拘挛强直，痛如扭转的表现。
⑤ 哕：同"啰"。

肾脉沉涩而滑，或沉涩而大。其外症，面黑，善恐欠。其内症，脐下有动气，按之牢若痛，其病逆气，小腹急痛，泄如后重，足胫寒而逆，肾病也。

九窍，诸家皆以上阳七窍，下阴二窍。洁古云：耳二、目二、鼻孔二、口一、舌一、喉一，其九窍也，后人遵之。目为肝窍，耳为肾窍，鼻为肺窍，舌为心窍，口为脾窍，喉为三焦窍。病者闭目不欲见人，肝病。脉当得肝脉强急而长，反得肺脉浮短而涩者，死也。经曰：目受血而能视。目闭则肝病，肝病得肝脉者生，肝病得肺脉者死，金克木也。

病若开目而渴，心下牢者，心肝病。脉当得紧实而数，肝心脉。而反得沉濡而微者，肾脉。死也。水克火也。

病若吐血，复鼽①衄血者，脱血则脉虚。脉当沉细，阴也。而反浮大而牢者，阳热。死也。火胜金衰，水枯而血病盛矣。

病若谵言妄语，症也。身当有热，病也。脉当洪大，脉症相符。而反手足厥冷，脉沉细而微者，脉症不符。死也。阳病阴脉。

病若大腹而泄者，大则气胀，泄则脾虚。脉当微细而涩，合病。反紧大而滑者，脉不应病。死也。

脉浮结则外有痼疾，脉结伏则内有积聚。若脉结伏，内无积聚；脉浮结，外无痼疾；或有积聚而脉不结伏，有痼疾而脉不浮结，此二者脉病两不相应，死病也。

脉有阴阳相乘相伏之道。脉居阴部尺也而反阳脉见者，为阳乘阴也。脉虽时，沉涩而短，尺本脉。此谓阳中伏阴也。脉居阳部寸也而反阴脉见者，为阴乘阳也。脉虽时浮滑而长，寸本脉。此谓阴中伏阳也。

人身经络，气昫②之而不闭，血濡之而不枯；邪侵之则气留

---

① 鼽：鼻室。

② 昫：同"煦"，温暖。

止而不行，气故先病而动焉。血行则依于气，气病血亦不得以自行，则壅滞而不濡，血故后病，乃从气而生。

肾脉枯绝，则骨痿髓枯，肉不着骨，齿发俱枯，防戊己日死。土克水。

脾脉枯绝，则口唇肌肉不荣，肉满唇反①，防甲乙日死。木克土。

肝脉枯绝，则筋缩引卵②舌卷，防庚辛日死。金克木。

肺脉枯绝，则皮毛焦落，津液枯干，声嘶，防丙丁日死。火克金。

心脉枯绝，则血脉不流通，而色泽乃去，面黑如黧，防壬癸日死。水克火。

洁古云：上焦如雾，不和而为喘满；中焦如沤，不利而为留饮；下焦如渎，不利而为肿胀。

七神所藏：肝藏魂，随神往来谓之魂。肺藏魄，并精而出入谓之魄。心藏神，两精相搏③谓之神。脾藏意与智，心有所忆谓之意，因虑而处物谓之智。肾藏精与志，生形之本谓之精，意有所存谓之志。

肝云二叶，分左有三叶，右有四叶，实七叶也。心有七孔三毛。肺六叶两耳，共八叶。肾即腰子二枚。脾即盐聪瑭。俗名。七冲门：出入开合有时曰门。唇为飞门，齿为户门，会厌为吸门，即咽门，胃为贲门，太仓下口为幽门，太仓④，胃名，在脐上四

---

① 唇反：为症状名，口唇外翻的症状。指口唇向上向外翻起，唇反是危重病症的表现。

② 卵：即睾丸。

③ 搏：原作"溥"，据《灵枢·本神》改。疑为"搏"（抟）之误。

④ 仓：原作"苍"，据文义改。

寸，即中脘也。小肠下口、大肠上口，相会为兰①门，泌②清别浊。下极为魄门。即肛门，人死魄从此出。外又有溺窍，气化而出为气门，七节之上，中有小心，为命门。耳前为耳门，顶为囟门。

腑病属阳，阳病则热，故欲得寒。阳性好烦扰，故欲见人。阳好动，病故仿佛贲响③，上下流行，居处无定。脏病属阴，阴病则寒，故欲得温。阴性好安静，故欲闭户独处，无④闻人声，不欲见人。阴好静，病故上而不移，其病不离其处。脏病难治，病深，传其所胜为转克也。腑病易治，病浅，传其所生也，与七传，传其所克故死。间脏传其所生，故生，法同。

脉象比类

浮、中、沉、伏，脉之上下也。浮者为上，中者为中，沉者为下，伏者又其下也。

长、短、芤，脉之盈虚也。长则过于本位，短则不及本位。中间有两头无，曰短。两头有中间空，曰芤，又曰芤如捻葱。

平、缓、迟、数、急、疾，脉之急慢也。一息四至、五至曰平。一息三至曰迟。较之平脉稍迟，比之迟脉稍速，曰缓，缓脉无病。一息六至曰数。一息七八至曰急。疾脉较数而迳直。

促、结、代、涩，脉动有止息也。脉动数，时一止即来，曰促。脉动缓，时一止即来，曰结。动而中止，不能即来，良久复动，曰代。往来迟滞，似止非止，三五不调，曰涩。

大、洪、强、实、长、弦、紧、牢、动、革、滑，脉之有

---

① 兰：通"阑"。
② 泌：原作"秘"，据文义改。
③ 贲响：意为有气改冲而鸣响，即肠鸣。
④ 无：当作"恶"。

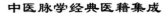

余也。较之平脉稍大，曰大，大与洪相似，但不十分浮而有力。又云大为虚脉，较散脉稍有力，似不得为有余。浮大有力曰洪，洪与实相似，但洪重按稍衰。洪大有力曰强。洪而且强，浮中沉三部皆然，曰实。长于本位曰长。长而端直如弓弦，曰弦。弦而急弹如切绳，曰紧。弦紧相似。古人弦取象于弓弦，紧取象于切绳，可知矣。浮洪有力，重按则空，曰革。非无根也，如皮革相似。沉实有力，举之不见曰牢。非无阳也，如牢固然。状如大豆，厥厥摇动，曰动。中指充盈，往来流利，曰滑。

小、短、濡、弱、虚、微、细、涩、散，脉之不足也。小于平脉曰小。短于本位曰短。浮小无力，重按不见，曰濡。沉小无力，举之乃空，曰弱。虚则软而无力，当分表里上下。细则仅存一线，犹有常位可审。微则似有似无，可虞①血脉将亡。涩则三五不调，惟见往来迟滞。散则飘飘欲飞，有似浮大。

浮、洪、虚、濡、革、散、芤，皆浮脉之类也。浮于肤上，举之有余，曰浮。洪则有力而大，虚则无力而软。濡兼微小，重按则无。革兼洪大，重手不见。散则似乎浮大，中寻似无根蒂。芤则体原虚弱，重按傍有中空。

沉、伏、弱、牢，皆沉脉之类也。沉于骨间，重按不见，曰沉。重按不见，推筋寻之始得，曰伏。弱则无力而小，举之不见。牢则有力而实，轻手则无。

按古人以寸关尺候脉，其理盖本诸身心肺在上，肝肾在下，膈膜脾胃在中，此有形之上中下也。阳气在上，阴气在下，中为阴阳之关，此无形之上中下也。寸候上，尺候下，关候中，此候有形之脏腑、无形之阴阳也。然则身之上中下，自头囟②以及四末，不即于寸关尺，而得其大概耶？

---

① 虞：谓忧虑。
② 头囟：指囟门。

柳氏曰：古人以动数候脉，是吃紧①语，须候五十动，乃知五脏缺。今人指到腕臂②，即云见了。夫五十动，岂一弹指间事耶？故学者诊脉问症、听声察色，斯备四诊而无失。

---

① 吃紧：把握，切中要害。
② 腕臂：同"腕臂"，此指寸口。

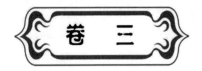

李士材曰：脉类颇多，未可以二十八脉而尽之也，然此已得其大纲。考脉书二十七脉，李氏一十八脉，予增大小二脉，共成三十脉。于每脉下取经旨法言，分疏详悉。先明脉象脉体，次明脉病脉证，中分寸关尺，略分病之所主，不能尽其底蕴，得此大概，再求其妙理可也。后复取各名家脉象脉理与脉之疑似，能以他脉互相对证，理明辞达者；及病于脉有异同，脉之于理不能一致，而能较参发明者，悉注本脉之尾，务使阅者了然于心目。

浮脉

宜汗，宜补，不宜下。春夏顺，秋冬逆。

浮与沉对也。浮于肤上，举之有余，按之不足，曰浮，阳也。其脉在时为秋，在人为肺。《素问》：轻虚以浮，来急去散，故曰浮。岐伯曰：寸口脉浮而盛者，病在外，又云秋冬脉浮大为逆。四时风热宜浮大，脉静难治。扁鹊曰：浮，阳也。心肺俱浮，浮而大散者心，浮而短涩者肺。浮紧有力为伤寒，外症发热，头痛无汗。浮缓无力为伤风，外症头痛发热有汗。俱见仲景伤寒。经曰：风则浮虚，浮而大者，中风。头重鼻塞，主风。脉浮弦而身浮肿者，曰风水。又曰：腹胀，脉浮大者顺。经曰：

浮而散者，为眴仆①。浮为虚，散为无神，故眴仆。又曰：诸浮不躁者，皆在阳，则为热。浮而不躁，为阳中之阴，其病在足阳经。主外。又曰：其有躁者在手②，躁则浮之甚，则火上升，为阳中之阳，病在手阳经矣，主喘。风寒外束。浮疾为宿气，浮滑为风痰，浮缓为风，主皮肤不仁，浮短主肺伤咳嗽。经云：浮短肺伤，诸气微少，不过一年死。浮大而短，主阳明旺时。立春后，春分前。《内经》：寸口脉而坚者，病在中，内伤也。浮而盛者，病在外，外感也。

寸浮，风在上，主头目不利，伤风头痛鼻塞。左关浮，风在中，主胸满胁痛。右关浮，痰在膈，主痞。尺浮，风在下，主腰痛，下焦风热，小便不利，脚膝疼痛。

《脉经》云：浮为风，为虚，为气，为热，为呕，为厥，为痞，为胀，为内结，为满不食证。

李士材曰：须知浮而盛大为洪，浮而软大为虚，浮而柔细为濡，浮而无根为散，浮而弦芤为革，浮而中空为芤。毫厘疑似之间，相去千里，可不细心体认哉！

张会卿曰：浮而有力为阳有余，阳有余，则火必随之，朱云：气有余便是火。或痰见于中，或痰壅于上，可类推也。若浮而无力，空豁者，为阴不足。阴不足，则水亏之候，或血不荣心，或精不化气，中虚可知也。若以此二者为表症，则害莫大焉。寸关尺俱浮，直上直下，或痫或癫，腰背强痛，不可俛仰③，此督脉为病也。若浮而弦硬之极，甚至四部以上者，乃真阴虚极而阳亢无从，此《内经》所谓关格也。

---

① 眴（xuàn）仆：指视物昏花，旋转难以站立，甚或跌仆。
② 手：原作"乎"，据《素问·脉要精微论》改。
③ 俛仰：指身体的屈伸。

沉脉

宜温，不宜汗。旺于冬，苦心病，及春夏忌见。

沉者，浮之对也，沉于肉下，重手按之乃得，举之不见，如石沉于水，曰沉。阴也，主里，在时为冬，在人为肾。岐伯曰：寸口脉沉而坚者，病在中。经曰：沉潜水滀。又曰：有脉俱沉细数者，少阴厥也。沉细为肾脉，尺脉不当见数，数则热，沉细而数，当为热厥。《难经》曰：肝肾俱沉，惟沉而牢长者，肝也。沉，按之濡，举指来实者，肾也。沉迟无力为虚寒，外症手足厥冷，自利踡卧，宜温补。沉数有力为实热，外症躁渴，便闭，腹痛，宜下。沉实主内热，宜清凉。《金匮》云：两足脉沉知足风。经云：脉沉而弱①，寒热及疝瘕。又曰脉沉而横②，胁下有积。又曰：肝肾脉沉为石水。叔和云：沉而弦者，悬饮内痛，沉滑痰郁，沉细湿郁，沉涩血结，沉弱虚衰。左手平和，气口沉紧，食郁。沉细而坚者，癥瘕。沉迟痼冷，或泄。沉数火郁，或热泄。沉细者骨痛，在阴主骨。沉伏者霍乱，沉紧者急痛。叔和曰：沉阴在里，误汗则如蛰虫出而见雷，误下则如飞蛾入而见汤。经曰：寸口脉沉而紧，冬夏有寒，时痛有积聚。沉喘主寒热；沉短而数，主厥阴旺时；沉细悬绝，主冬，故知夜半死。

寸沉，主阳虚，心气郁，肺气寒，短气，胸胁痛有积，或痰饮，水血为病。关沉，中寒，膈胁痛，腹中积痛，或满闷，吞酸筋急。尺沉，下元虚冷，泄泻，淋浊，腰背膝痛，阴痒。

经曰：肠澼下沫，脉沉则生，脉浮则死。热伤气分而得浮

---

① 弱：原作"溺"，据《素问·平人气象论》改。
② 横：指脉形充实而强。

阳之脉，故死。凡痢疾，宜脉静身凉。

李士材曰：须知沉而细软为弱，沉而弦劲为牢，沉而着骨为伏，刚柔浅深，宜熟玩也。

张会卿曰：沉虽为里，尤当以有力无力辨虚实。沉而实者，多滞，多气，故曰下手脉沉，便知是气。气停积滞者，宜消宜攻也。沉而虚者，因阳不达，因气不舒。阳虚、阳陷者，宜补、宜温也。其有寒邪外感，阳为阴蔽，脉见沉紧而数，外有头痛身热症者，正属表邪，不得以沉为里也。

数脉

宜寒凉，忌温热。

数与迟反也，呼吸定息，脉来六至，往来越度，曰数，为阳盛阴亏之候，主热。《素问》：数为阴不胜阳，故脉来太过。越人云：数者，腑也，腑阳为热。经曰：数则烦心，为热。《脉经》曰：寸口数即吐。黄帝曰：脉至如数，使人暴惊。扁鹊曰：数为适得病，前大后小，则头痛目眩；前小后大，则胸满短气。数而浮，主外感表热，手背热。数而沉，主里热，内热，手心热。数细无力，阴虚发热，血虚则盗汗骨蒸，日轻夜重，干咳，皮毛枯槁。数大无力，内伤元气，为虚热，宜甘辛发散。数大有力，为实热，外症口渴烦躁面赤，或便秘。阳数君火，阴数相火。寸数上消，关数中消，尺数下消。亦有消而脉不数者，脉燥喘数者，阳主夏，故以日中死。

左寸数，面赤舌燥。右寸数，干咳声嘶。左关数，口苦胁痛。右关数，嘈杂善饥，胃热口臭。左尺数，阴戕①溺赤，五

———————

① 戕：伤坏。

淋。右尺数，火亢，大便闭，肠红①。

李士材曰：阳盛之证，脉来必数。须知数而弦粗，则为紧；数而流利，则为滑数；数而有止，则为促；数而过极，则为疾；数见关中如豆粒，则为动。又曰：脉愈数，则证愈热。肺金见数为贼脉，秋月见数为克令，凶征。

张会卿曰：寒邪外感，脉见紧数，此为热也，可行发散。若传经日久，数而有力，亦为热也。或汗，或下。若数而无力者，只宜温中，不可尽以为热也。数而弦滑者，阴虚之候也，虽有烦热诸证，亦宜慎用寒凉，恐伤脾胃。若虚损者，脉无不数，愈虚愈数，愈数愈危，苟以虚数为热数，未有不危者矣。即杂症疟疾，亦有数脉。惟疟邪进退耳，当辨别阴阳，不可尽以为热也。痢亦有数脉，率由寒湿内伤，脾肾俱亏，所以脉数。惟脉见洪实滑数，方可以热数论治。若兼弦滑细弱者，总皆虚数，非热数也，温补三焦，百不失一耳。痈疡有数脉，脉数恶寒，或发热不发热，饮食如常，得汗不解者，乃痈疡之候也。然疮疡有阴阳补泻，不得概以数为热治。痘疹有数脉，或邪毒未出，或血虚夹热，此当分阴阳虚实论治。癥结脉多弱，亦有数者，以胁腹有块，积滞不行故也。若积久成疳，阳明壅滞而成口臭、牙疳②、发热等症，乃宜清胃泻火。如无火证，而脉见细数者，亦当以虚论治。胎孕脉数，以冲任气阻，非热数也。古云胎前宜寒凉，又云于术、西砂③、黄芩，为安胎圣药，理固宜此。然论治则宜辨形体、脉证、虚实，不可概以数为热。

---

① 肠红：便血。
② 牙疳：以牙龈红肿、溃烂疼痛、流腐臭脓血为主症的病证。
③ 西砂：即缩砂仁。

迟脉

宜温散，忌寒凉。

迟与数反也，呼吸定息，脉仅三至，往来濡慢，曰迟，为阴盛阳亏之候，主寒。经云：迟为阳不胜阴，故脉来不及。扁鹊云：迟者脏也，迟则为寒。关前迟，气不足；关后迟，阴不足。迟而浮，为寒在表；迟而沉，寒在里。迟而沉细无力，主中寒厥冷倦卧，指中青，舌卷囊缩。迟而滑者，胀病，迟而涩者，癥结。

左寸迟，心虚神怯，结痛。右寸迟，冷痰气短，喘咳寒热。左关迟，面青胁痛筋挛。右关迟，中满吐泻。左尺迟，精冷小便余沥。右尺迟，火衰不育，泄泻，或腰足疝痛。

经云：卫气和，胃合，卫和。名曰缓。营气和，脾合，营和。名曰迟。迟缓相搏，名曰强。营卫俱和。寸脉缓而迟，缓则阳气长，其色鲜，其颜光，其声商，毛发长；卫和外见。迟则阴气盛，骨髓生，血满，肌肉紧薄鲜硬。营和外见。阴阳相抱，营卫俱行，刚柔相搏，名曰强也。读此，迟则营和阴盛，非病也。

黎氏云：迟缓相似，迟脉小而实，为阴盛阳衰。缓脉大而慢，为卫盛营弱。士材谓：迟以至数不及为义，迟脉三至，迟滞不同；缓以脉形宽缓为名，缓脉四至，宽缓和平。

张会卿曰：浮而迟者，里气虚。沉而迟者，表气虚。迟在上则气不化精，气寒则不行；迟在下则精不化气，血寒则凝滞。若迟兼滑大者，多风痰顽痹之候。迟兼细小者，必真阳亏弱而然；或阴寒留宿于中，则为泄、为痛；或元气不营于表，则为栗、为挛。四句承脉迟、滑、大、细、小而言。大都脉来迟慢，总由元气不充，不可妄施攻击。

士材曰：阴性多迟滞，故阴寒证脉必迟。譬太阳隶于南陆①，则火度而行速；隶于北陆②，则水度而行迟。即此迟速，可通脉数热、迟寒之故矣。迟而不流利为涩，迟而有歇止为结，迟而浮大且软为虚。凡阴寒之病，见阳热之脉则吉。阳热之病，见阴寒之脉则凶。浮、大、数、动、滑五者，比之诸脉为有余，阳脉也。沉、涩、弱、弦、微五者，比之诸脉为不足，阴脉也。阴证见阳脉而主吉者，邪气自里之表，欲汗而解也。阳病见阴脉而主凶者，邪气自表之里，正虚而邪盛也。故正气实者多见阳脉，正气虚者多见阴脉。夫春夏为阳，秋冬为阴，阳主生物，阴主杀物。阴病得阳脉，犹冬尽春生，万物虽未即生，然日进于生机也。阳病得阴脉，犹暑去秋来，万物虽未即杀，然日趋于杀候也，盖天人无二理也。

虚脉

宜温补，忌攻伐。

李濒湖云：《素问》以浮、沉、迟、数为正脉，刘立之以浮、沉、迟、数为纲。愚谓当以浮、沉、迟、数、虚、实为纲，余脉为目，故继浮、沉、迟、数而次及虚、实，即此得诊脉之大旨矣。

虚与实可对鉴也。经云：邪气盛则实，精气夺则虚。叔和云：虚脉迟大而软，按之无力，隐指豁豁然③空。《说约》④曰：虚，中下皆空，浮大而软，举按无力，豁然不能自固，为营卫

---

① 南陆：南方。
② 北陆：北方。
③ 隐指豁豁然：应指开阔貌。
④ 《说约》：即《医宗说约》。

俱虚之候。《诀》曰：浮而无力为虚。崔紫虚曰：形大力薄，其虚可知。主暑伤元气，主虚烦多汗，主恍惚多惊，主小儿惊风。《内经》：病在中，内伤，脉虚难治。肝肾脉并虚为死，阴虚阳搏谓之崩。《内经》：脉气寸虚尺虚为重虚，如此虚滑则生，虚涩则死。

左寸虚，惊悸怔忡，恍惚①多忘。右寸虚，内伤元气，懒言，自汗。左关虚，目昏少寐，血不营筋。右关虚，不思食，虚痞。左尺虚，腰膝酸软，遗溺。右尺虚，腰膝痹痛，或厥冷。

杨仁斋曰：状似柳絮散慢而迟。滑伯仁：散大而软，此皆散脉，非虚脉也。士材云：虚脉按之虽软，犹可见也，散脉按之绝无，不可见也。吾谓：散脉似有似无，浮虚而难见也。虚异于濡者，虚则迟大无力，濡则细小无力也。虚异于芤者，虚则愈按而愈软，芤则重按而仍见也。虚脉兼迟，迟为寒象。凡证之虚极者，必夹寒，里热亦虚热也，故虚脉行指下，宜益火之源，以消阴翳，可划然②决矣。更有浮取之而且大且软，重按之而豁然无者，此名内真寒而外假热。古人以附子理中汤冰冷与服，以治真寒假热之证。

张璐玉③曰：人身以胃气为本，凡久虚不愈，诸药不效者，惟有益胃补肾两途。先培中土，使药气四达，则周身之机运流通，水谷之精气敷布，何患药之不效哉。

吴岘曰：面色痿白，望而知其气虚矣；言语微弱，闻而知其气虚矣；四肢无力，久泄胀痛，不欲饮食，问而知其为虚矣；脉来虚弱，切而知其为虚矣。此皆宜补。然则望闻问切，前圣

---

① 恍惚：指神思不定，迷乱无主之证。

② 划然：界限分明的样子。

③ 张璐玉：清代医家。号石顽，江苏吴江人。著有《伤寒缵论》《诊宗三昧》《张氏医通》等书。

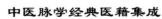

尚兼讲论治，况后学其可以切为能事乎？

实脉^①

宜汗，宜下，宜吐，不宜补。

实与虚可对鉴也。《说约》云：表里俱实，弦大而长，举按有力，三候皆然，曰实。邪气益盛，坚劲有余之候。叔和云：实脉浮沉皆得，长大有力，微弦，应指幅幅然^②。经曰：脉实以坚，谓之邪气甚盛。又曰：脉小实而坚者，病在中。又云：泄而脱血，脉实难治。士材云：实脉兼坚，寒积稽留；实脉兼滑，痰饮为祟。《诀》云：三焦气满，或伏阳在内，主热邪为病^③，火迫。主痛，气实不和。主痢，湿热内攻。主气壅食积。结实不化。

左寸实，心热舌强，气涌舌疮咽痛。右寸实，烦热咳痰喘急，呕逆咽疼。左关实，胁痛善怒，目赤。右关实，中满，痰饮，膜胀食积。左尺实，便赤，小腹痛。右尺实，大便难，或利，或相火亢逆。

《内经》云：大热病，气热脉满，为重实。又经络皆实，阳分主经，阴分主络，寸急经实，尺缓络实，亦为重实。实兼滑则从，实兼涩则逆。经云：脉实以坚，实与弱反，坚与滑反。谓之益甚。邪盛。

李士材曰：实与紧相似而不同，紧脉弦急切绳，左右弹人手，而实脉且长且大，三候皆有力也。紧乃热为寒束，其象绷急而不宽舒。实因邪为火迫，其象坚满而不和柔，比类相推，则明且著矣。吾谓：实如富人，身家充足；虚如贫人，身家空乏。王叔

---

① 脉：原无，据目录补。
② 幅幅然：胀满的样子。此指指下胀满坚实的样子。
③ 病：原脱，据文义补。

和：血实脉实，水谷为病，气来强实，是为太过。又尺实，小便难，皆为实热，非虚寒也。乃张洁古云：实主虚寒，而以姜附主治，不可为训。

张会卿曰：实脉有真假，真实者易知，假实者易误。必问其所因，而兼察其形，以辨真假。其间有三因，外因六淫之气，脉必洪、大、紧、数、滑、实；内因七情所伤，脉必细、微、濡、弱、短、涩、芤、虚；又饮食伤胃，劳倦伤脾，为不内外因，有实有虚。饮食伤形，为有余，则右关脉有力，为实。劳倦伤脾，为不足，则右关脉无力，为虚。三因及百病之脉，凡阴阳浮沉迟数滑涩有力，皆为实，无力，皆为虚也。以有力无力辨虚实，诚确论也。

大脉

四五月，脉宜洪大。

大，较平脉稍大也，浮中沉皆然，为阳有余，阴不足之候。大虽阳有余而阴[1]不足，大而微为虚，惟大之极为洪，为实，则主热、主实。经云：大者多气少血。又云：寸口脉大坚以涩者，胀。脉大，寒热在中。经曰：尺炬然[2]热，人迎大，当夺血。曰脉大者，亦急而起。曰大坚疾者，癫病。曰大则病进，邪盛也。又曰：肺气盛，脉大，大则不能偃[3]卧。曰粗大者，阴不足阳有余，为热中。蒋士吉云：数有力，主外感风寒，邪气有余。豁大无力，主内伤，元气、正气不足。经云[4]：九候脉独大者病。

① 阴：原作"仍"，据上句改。
② 炬然：形容热貌。
③ 偃：仰卧。
④ 云：原无，极据本书通例补。

形瘦脉大，胸中多气者，死。

左寸大，舌干消渴善惊。右寸大，咳嗽喘急。左关大，口苦善怒。右关大，痞胀不食。尺大，男子为逆，女子为顺。尺独大搏手，主有孕。

经云：肠澼下脓血，脉悬绝则死，滑大则生。盖赤白相兼，气血俱伤，滑为阴血未伤，大为阳气犹存，故生。

小脉

大小相对。

小，较平脉稍小也，中外皆然，为正气不足之候。小之极为微，为细，主寒。《灵枢》云：小者血气皆小。又云：诸小者为阴，形气皆不足。经云：脉小实而坚者，主病在内。又曰：脉小者，尺肤亦减而小气。又曰：小弱而涩者，胃反。又曰：尺坚大，脉小，少气，悗有加①，立死。又曰：小弱而涩者，谓之久病。《灵枢》云：尺肤寒，其脉小者，泄而少气。脉小而数，主阴虚发热。小而迟，主虚寒痼冷。仲景云②：伤寒汗吐下后，脉小为病退。乳子病热，脉小为顺。

歧伯曰：乳子脉悬小，手足温则生，寒则死。

经云：九候脉独小者病，人身大而脉往来独小者死。

左寸小，神昏善忘惊悸。右寸小，懈言气怯③。左关小，目昏易怒。

右关小，少食痞满。尺小，下元虚冷，腰膝软疼。

《内经》：癫疾脉搏大滑，久自已，阳症得阳脉也；脉小坚

---

① 悗有加：《灵枢·论疾诊尺》作"悗有加"。"悗"当作"悗"，谓气冈。
② 云：原无，据本书通例补。
③ 气怯：指胆气虚怯出现惊慌诸症。

急，死，不治，阳症见阴脉也。

《内经》：消瘅胃热，消谷善饥，脉实大，病久可治，气血尚盛故也；脉悬小坚，病久不可治，血气虚而热甚也。

蒋士吉云：产后伤寒，脉小为吉，非阳病见阴脉也。

紧脉

宜汗散，宜温散。

紧者，动急而不和缓也，按之搏指，长而左右弹，如切绳绞索之象，曰紧。《素问》：紧脉往来有力，左右弹手。又曰：脉紧者，转索无常也。《灵枢》：急者多寒，急，紧象也。仲景曰：如转索无常者，其日死，谓其紧急不软，无胃气也。转索一也，有死生之分，宜辨。丹溪云：如纫箄线①。叔和云：紧脉，数如切绳，紧则为寒。程知郊曰：紧为寒邪方盛，真细中有转动急疾之意，故如转索。紧而滑者，吐逆。驶②而紧，积聚有击痛。滑氏谓：邪气搏击，伏于营卫之间，故紧。《内经》：脉盛而紧，曰胀。《内经》《脉经》：紧而急者，遁尸。如行尸。又曰：紧而数者，为鬼祟。扁鹊：紧牢者为实。仲景：浮紧为伤寒表证。沉紧主寒客腹中，为内寒。右关气口紧盛，左手和平，主伤食。

左寸紧，头热目痛，心满急痛。右寸紧，伤风鼻塞，咳嗽喘急。左关紧，风痫肋胀，指甲青，人迎浮紧，伤寒。右关紧，恶心腹满，气口沉紧，伤食。尺紧，疝瘕，腰脚脐下痛，二便不利。

---

① 如纫箄（pái）线：箄，大的筏子。"如纫箄线"喻紧脉的脉象如连接竹筏的绳索那样紧张有力。

② 驶：当作"驶"。同"快"。

李士材曰：古称热则筋纵，寒则筋急，此惟热郁于内，寒束于外，故紧急绞转之象，征见于脉耳。

张仲景云：弦者，状如弓弦，按之不移也。紧者，如转索无常。《金鉴》云：状类弓弦，细而端直，按之且紧，谓之弦。紧较弦则粗，按之且劲，谓之紧。张锡驹①曰：弦紧之分，在细粗间，移与不移耳。二脉相类，故并举以别之。

缓脉

紧缓相对。

缓脉，舒缓而不紧也，往来徐徐，呼吸不及四至，较迟脉却速，曰缓，为营卫稍弱，宽舒和缓之象。五行为土，时为四季，人身为脾，主虚，主湿。经云：尺脉缓涩，谓之解㑊。缓而滑为热中。浮而缓表虚，主风。沉而缓，内虚，主冷。小儿中风，缓则生，急则死。士材云：缓大风虚，缓细湿痹，缓弱气虚，缓而涩为痹，上部见之为项强，下部见之为脚弱。亦云缓脉，肾病及二尺忌见。土克水。

左寸缓，怔忡健忘；缓涩，血虚。右寸缓，气短头重；浮缓，风邪。左关缓，风虚眩晕；弦缓，肝风。人迎浮缓，为中风。右关缓，善呕不思食；沉缓，脾湿。左尺缓，腰膝无力；缓涩，精衰。右尺缓，下元虚冷；缓涩，则解㑊；缓细，真阳衰极。

经云：阳脉浮大而濡，阴脉浮大而濡，阴脉与阳脉同等者，名曰缓也。

按缓有迟缓、和缓二意。迟缓为虚寒，和缓为得中，平脉。

书云：迟缓相类，迟脉一息三至，缓脉一息不及四至。

---

① 张锡驹：清代医家，字令韶，浙江钱塘（今杭州）人。曾学医于名医张志聪，钻研伤寒学，撰有《伤寒论直解》《胃气论》。

张氏云：如丝在经，不卷其轴，应指和缓，往来甚匀。

杨元操[①]云：如初春杨柳舞风之象。滑伯仁曰：如微风轻点柳梢。经云：脉弱以滑，是有胃气，谓和缓也，命曰易治，取之以时。

李士材曰：缓脉以宽舒和缓为义，阳寸阴尺，上下同等，无有偏胜者，和平之象，无病也，故曰缓。而和匀，不浮，不沉，不大，不小，不疾，不徐，意欣欣然，悠悠扬扬而和缓者，胃气脉也。凡诸脉皆宜挟缓，谓有胃气。盖缓属脾，脾为土脏，土为万物母，位居中，为孤脏，以灌四傍，中气调和，则百病不生矣。苟失中和，则有太过不及，用药有权宜焉。脾脉来如水之流者，此为太过，病在外，则令人四肢沉重，宜食苦以燥之，苍术、砂仁等也。脾脉来如鸟之啄者，此为不及，病在中，则令人九窍壅塞不通，宜食咸以滋其润泽，以行灌溉，牡蛎、山药、参麦等也。经曰：脾色黄，宜食咸以润之；脾苦湿，急食苦以燥之，是也。

蒋士吉云：缓，脾脉也，缓而无神，方可言病，缓而有神，不可认为病。

叔和云：缓脉来去小驶于迟，缓不主病。惟缓得弦细而长，为肝乘脾，木来克土，为贼邪，死，不治。缓兼浮涩而短，为肺乘脾，子来救母，为实邪，虽病易治。缓得沉濡而滑，为肾乘脾，水反凌土，为微邪，虽病即瘥。

滑脉

滑涩相悬，异也。

---

① 杨元操：即唐代医家杨玄操。避清康熙帝玄烨讳而改。

滑，行动不涩也，往来流利，宛转替替然，如珠之盘，与数相似，曰滑。又曰：滑者，紧之浮名也。滑较数紧，浮中如有力也。李濒湖曰：漉漉①如欲脱。经曰：脉滑者，尺肤亦滑。又曰：滑者，阳气盛，微有热。又曰：滑者，阴气有余，为多汗、身寒。所论各异，大抵浮滑主阳，沉滑主阴也。滑伯仁曰：滑为血实气壅之候，血不胜于气也，此论阴阳胜伏合讲。仲景云：翕奄沉为滑。沉为纯阴，为脏气；翕为正阳，为腑气。阴阳和合，故令脉滑。《准绳》云：翕，合也，奄忽也，合聚奄忽之间即已沉去，故为滑也。夫滑为阳，多主痰液，故在胃则主痰食；在肝胆则主风痰；在上焦则主吐逆；在下焦则主脓血。《脉法》曰：关上滑，而大小不均，必吐逆。岐伯曰：癫疾，脉搏大滑，久自已；脉小坚急，死，不治。又曰：滑数心中结热，滑疾胃中有寒。《内经》：脉盛滑坚者，病在外。滑浮而疾，谓之新病。脉滑曰风，缓而滑曰热中。尺涩脉滑，谓之多汗。女子二尺滑而和者，主有子；滑而断绝者，主经闭。尺脉偏滑疾，面赤如醉，外热者，主经闭为病。人身涩而脉往来滑者，死；来滑而盛者，病日进。二句难解。

左寸滑，心悸，痰滞心包。右寸滑，咳嗽痰喘，胸满。左关滑，寒热口苦胁痛。右关滑，胃热宿食呕吐。尺滑，畜血积痢，小便淋，相火妄动，肾浊②，男子溺血，妇人经郁。经云：少阴脉滑为阴实，其人必股内汗出，阴下湿也。

张会卿曰：妇人脉滑数而经止，为有孕。平人脉滑而和缓，乃营卫充实之佳兆。若过于滑大，则病为邪热；弦滑病则为虚损，亦为阴虚，或病泻痢则伤脾，不得概言火。

李士材曰：脉者，血之府也，血盛则脉滑，故肾脉宜之。

---

① 漉漉：形容湿貌、流貌。
② 肾浊：因肾气虚寒所致小便浑浊之证。

夫滑脉以其形数也，故为阳，以其形如水也，故又为阳中之阴。大抵兼浮者毗于阳，兼沉者毗于阴，是以或寒或热，古今无定论也。衡之以浮沉，辨之以尺寸，庶无误耳！

又浮滑风痰；沉滑痰食；滑数痰火；滑短气塞。滑而浮大，尿则阴痛；滑而浮散，中风瘫痪；滑而中和，娠孕可决。

涩脉

涩，行动不滑也，细虚而迟，往来艰涩，三五不调，无复次第，曰涩。通真子曰：如雨沾沙。李濒湖曰：如病蚕食叶。《脉诀》：如轻刀刮竹。皆喻其迟涩艰难也。经云：涩则少血，涩则心痛。又曰：涩者，阳气有余，为身热无汗。又曰：脉涩者，尺肤亦涩。滑氏云：气多血少之候。经曰：脉涩曰痹，无血故痹。主亡血伤精。涩而坚，内留恶血。《内经》：外感病脉涩坚者，难治，浮滑易已。脉涩表热，主中雾露，有孕主胎痛，无孕败血为病。

左寸涩，心神虚耗，惊悸怔忡，或隐痛。右寸涩，短气冷痞。左关涩，目昏胁痛。右关涩，心疼痞满。尺涩，遗精血痢，下元不足，男子伤精，女子崩漏。尺涩脉滑，谓之多汗。

李士材曰：涩而坚大，为有实热，涩而虚软，为虚火痰灼。又曰：肺脏气多血少，故右寸见之为合度①。肾司精血，故两尺见之为虚残。不问男女，凡尺中涩者，必艰于嗣②，谓之血少精伤之意也。如怀子而得涩脉，则血不足以养胎，如无孕而得涩脉，将有阴衰髓竭之忧。大抵濡润则必滑，枯槁则必涩，凡物皆然。则涩主痰饮，涩主阴衰，理固然也。又云：极软似有似

---

① 合度：合于尺度、法度；合适。
② 嗣：指生育。

无，为微脉；浮而且细且软，为虚脉；沉而且细且软，为弱脉；三脉皆指下，疑似而不清爽，略有似乎涩，而确有分别也。

张会卿曰：凡脉见涩滞者，多由七情不遂，营卫耗伤，血无以充，气无以畅，总属阳虚。诸家言气多血少，岂脉涩不利，犹有气多者乎？

洪脉

洪细犹大小也，而实不同。

洪较大更盛也，浮大有力，腾上满指，来至大而去且长，曰洪。有类乎实，惟重按稍衰为异，为气血燔灼之候。李曰：状如洪水。《金鉴》云：上来应指而盛，下去减力而衰，为洪。士材云：洪为盛满，气壅火亢，在时为夏，在人为心，故赤色。洪脉，主烦，主咽干，表里皆热，或赤肿，主二便涩，主伤寒阳明经病。经云：寸口上盛，则气高，尺中下盛，则气胀。

左寸洪，烦热舌干裂。右寸洪，干咳唾粘，胸满气逆，上消。左关洪，眼赤，善怒，燥热。右关洪，嘈杂①易饥，胀满。左尺洪，水枯，小便赤涩。右尺洪，大便难，火旺遗精。

凡失血下利、久嗽久病之人，俱忌洪与数大。《脉经》云：形瘦脉大而多气者，死。安卧脉盛，谓之脱血。可见形证与脉不合者，不宜。

《素问》云：夏脉洪如钩，心火也。离阳也，万物之所盛长也。其气来盛去衰，反此者，病。来盛去亦盛，此谓太过，病在外。来不盛去反盛，此谓不足，病在中。太过则令人身热而肤痛，为浸淫。不足则令人烦心，上见咳唾，下为气泄。士材

---

① 嘈杂：指以自觉胃中空虚，似饥非饥，似痛非痛，似辣非辣，莫可名状，时发时止为主要表现的疾病。

云：洪脉只是盛满，却非坚硬，若大而坚硬，则为实，非洪脉矣。古人以钩洪名异①实同，为夏心脉，颇有微旨。"五气篇"：心脉钩，以火喻也。火气痰盛，而梢则环枯，有如钩也。洪以水喻也，脉之来盛去衰，有如洪水漂流之意。叔和云：夏脉洪大而散，名曰平脉。反得沉濡而滑者，是肾水乘心火，为贼邪，死，不治。反得大而缓者，是脾土子扶心火母，为实邪，虽病自愈。反得弦细而长者，是肝木母来归心火子，为虚邪，虽病易愈。

细脉

细，较小如丝也，往来指下极其小渺，仅有一线，如珠丝相似，为细，乃气冷血虚不足以充之候。经曰：细则气少。《金鉴》云：脉形细，减如丝，谓之细。叔和云：细脉小于微，常有细直如丝，若丝线之应指。王冰云：状如莠蓬。士材云：累累萦萦，状如丝线。皆状其柔细之态。《脉经》云：细为血少气衰，有此证则顺，无此证则逆，主伤湿，主痛在内，主元气不足，乏力无精，主内外俱冷。经曰：尺寒脉细，谓之后泄，主痿弱洞泄，主劳伤过度。经云：形盛脉细、气少不足以息者，危。

左寸细，惊悸怔忡不寐，心无血养。右寸细，气少颓倦。左关细，目暗筋痿。右关细，少食虚满。左尺细，精冷下虚，泄泻。右尺细，下元冷惫。

春夏之令，少壮之人忌见细脉，谓其脉不合时与形也。秋冬之际，老弱之人脉细犹可。

---

① 异：原字漫漶不清，据文义补。按钩洪"名异实同"之说见于李中梓《诊家正眼》卷二。

《素问》：诸细而沉者，皆在阴，则为骨痛。沉细为少阴脉，主骨，故痛。又曰：其有静者在足。静脉，沉之极也，则病在下部，足阴经矣。又曰：壮火食气，少火生气。火即气也，气有余便是火，火壮则能耗散元气，少火则能生长元气。人非少火，无以运行三焦、熟腐水谷，未窥其奥者，安能操司命之权哉？然虚劳之脉，细数不可并见，并见者，不治。细则气衰，数则血败，气血交穷，惟和缓调治，慎毋①峃②事寒凉，或有回生之日也。故吐利失血，得沉细者生。忧劳过虑之人，脉亦多细，为自成其气血也。

士材谓：今人察脉，每见脉细者，辄以微细并称，何其混耶！盖微脉模糊而难见，细脉显明而易见，大抵细微，俱为阳气衰弱之候。《内经》曰：气以煦之③。非行温补，何以复失散之元阳乎？尝见衰损之人，脉已细而身常热，医者不究其源而以凉剂投之，何异恶醉而强酒？遂使真阳散败，饮食不进，上呕下泄，是速之使去耳。

长脉

长短，脉度不同也。

《内经》：软弱招招，如循长竿末梢，曰长。越人云：指下有余，如持长竿，过于本位，士材辨云：不过本位。为阳有余之候。在时为春，在人为肝。故长而和缓，得春和之象，健旺之征；长而硬满，见火亢之形，为疾病之应也。《脉经》：长主壮热及三焦烦郁，并阳毒内蕴。经曰：长则气治，气足神完也。

---

① 毋：不要。
② 峃：同"专"。
③ 《内经》曰气以煦之：疑误引。

又曰：脉长过寸，入鱼际者，此名溢脉非长脉。遗尿，又逆气喘逆。又寸口脉中手长者，足胫痛。

左寸长，心经实热，舌干咽痛。右寸长，上焦气壅。左关长，壮热胁痛。右关长，中满不食，郁结。左尺长，溺黄、奔豚①、茎痛。右尺长，大便实，阳事频举。

李士材云：旧说过于本位，曰长。久久省度②，而知其必不然也。寸而上，过为溢脉；尺而下，过为覆脉。审是，则过于本位，理所必无。惟其状如长竿，则直上直下，首尾相应，非若他脉，上下参差，首尾不均者也。夫天地之气，至春而发舒，故长脉象春。经曰：长则气治是也，人之肝脉，得春和之气，寿考之征也。脾脉得中和之气，富贵之应也。李月池曰：心脉长者，神强气壮；肾脉长者，蒂固根深，皆长脉之平者。凡实、牢、弦、紧俱兼长象，故古人称长脉为有余也。

《内经》：寸口脉中手短者，为阳不足，病头痛。寸口脉中手长者，为阴太过，病足胫痛。

《内经》：心脉搏坚而长，当病舌卷不能言。舌为心苗，心火盛，故病此。肺脉搏坚而长，当病唾血。血随火上，故也。肝脉搏坚而长，色不青，当病坠若搏，因血在胁下，令人喘逆。谓瘀热积于肝胁，上熏于肺，故喘逆。胃脉搏坚而长，长色赤，当病折髀。胃脉下髀，脉病故折也。脾脉搏坚而长，其色黄，当病少气。脾不和，肺无所养，故少气。肾脉搏坚而长，其色黄而赤者，当病折腰。黄赤，心脾干肾，腰为肾府，故折。

----

① 奔豚：见《灵枢》《难经》《金匮要略》等，为五积之一，属肾之积。《金匮要略》称之为"奔豚气"。豚，即小猪。奔豚一由于肾脏寒气上冲，一由于肝脏气火上逆，临床特点为发作性下腹气上冲胸，直达咽喉，腹部绞痛，胸闷气急，头昏目眩，心悸易凉，烦躁不安，发作过后如常，有的夹杂寒热往来或吐脓症状。因其发作时胸腹如有小豚奔闯，故名。

② 省度：思考，估量。

短脉

《内经》：厌厌聂聂，如落榆荚。《说约》云：指下不足，中有傍无，不及本位，曰短，为阴中伏阳之候，在时为秋，在人为肺。经曰：短则气病，气不足也。滑氏云：气不足以导其血，则脉短。经曰：寸口脉中手短者，曰头痛。《脉法》曰：短疾而滑，酒病，主三焦气滞及宿食不消。脉短而数，心烦，心痛。

左寸短，神不定，心气郁，头痛。右寸短，气怯内伤，肺虚头痛。左关短，胸痛引胁，面青白。右关短，恶心，四肢怠惰。尺短，二便不利，元精削弱。左尺，小腹疼痛。右尺，真火不隆。戴同父曰：脉以贯通为义，若关中见短，上不通寸，下不通尺，为阴阳绝脉，为不治。吾谓：短见于尺寸，若中不通于关，则阴阳隔①绝，阳独治于上，阴独治于下，而治更难矣。士材云：尺寸可短，依然落于阴绝阳绝矣。总之，非两头断绝，特两头俯而沉下，中间实而浮起，仍自贯通者，短脉也。

按：长脉属肝，宜于春，短脉属肺，宜于秋。诊脉长短，应其时合于部则可，苟非其时非其部，即为病脉也。须知短而和缓，即合秋敛之义，为无病之征。短而涩滞，即属气衰之形，为虚劳之应也。举凡涩结微弱，皆兼短象，故古人称短脉为不足也。

弦脉

《素问》：软弱轻虚而滑，端直以长，故曰弦。又曰：脉浮

---

① 隔：原作"膈"，据文义改。

而紧，名曰弦也。弦者，状若弓弦，按之不移也。盖弦长端直，如按丝弦，举之应手，按之不移者也，如持长竿，曰平。又弦而轻虚以滑者，平脉也，在时为春，在人为肝，故色青，脉弦。池氏曰：弦而大为太过，弦而细为不足。经曰：脉弦在寸口者，宿食。又曰：支饮急弦。又云：肝肾并小弦，欲惊。弦主疟，主痛，主饮，主疝，主寒热往来，主伤风，主气结，主劳倦，主经络间为寒所阻。弦数为劳疟，为伤寒热邪传少阳，寒热口苦，胁痛耳聋。两关弦，为双弦，胁急痛，弦长为积。经曰：绵绵其去如弦绝者，死。

左寸弦，头痛，心惕，心痛。右寸弦，咳嗽恶心，胸及头疼。左关弦，胁痛寒热，痰疟癥瘕。右关弦，宿食痞满，胀痛。左尺弦，下焦停水。右尺弦，足挛，疝痛。

士材云：浮弦支饮，沉弦悬饮，弦数为热，弦迟为寒，弦大主虚，弦细拘急。阳弦头痛，阴弦腹痛，单弦饮癖，双弦寒锢[①]。

戴同父曰：弦而软，其病轻；弦而硬，其病重；两关俱弦，谓之双弦，若不能食，为木克土，不可治。

张会卿曰：弦从木化，气通乎肝，可阴可阳。故弦大兼滑者，便是阳邪；弦紧兼细者，便是阴邪。为胃气所及，则五脏皆安，肝邪所侵，则五脏俱病。盖木生于水，培养在土，若木气过弦，则水耗土伤，生气败矣。故脉见和缓者吉，弦强者凶，滋水培土则化凶为吉矣。

革脉

张仲景曰：脉弦而大，弦则为减，大则为芤。减则为寒，

---

① 锢：通"痼"。

芤则为虚，虚寒相搏，此名曰革。妇人则半产漏下，男子则亡血失精。《说约》云：革浮而有力，轻举洪大搏指，重按则空，如按鼓皮，为里虚表实之候，主表寒，亦属中寒。经曰：浑浑革至如涌泉，病进而色弊；绵绵其去如弦绝者，死。主实热，在外主伤寒一二日，表证，壮热无汗，皮肤尽疼。左寸革，头疼面赤，烦躁。右寸革，气壅咳嗽，声哑衄血①。左关革，善怒呕血。右关革，嘈杂善饥。尺革，梦遗失精，二便涩滞，女子半产漏下。

李濒湖曰：弦芤相合为革，故均主失血之病。诸脉书皆以革为牢，或有革无牢，或有牢无革，混淆莫辨，不知革浮牢沉、革虚牢实，脉象与病证皆异也。孙真人亦以革为牢，得毋总是一脉，浮沉皆有，无所分别，吾则谓当以李氏"革浮属虚、牢沉属实"为正也。

朱丹溪曰：如按鼓皮，有内外二象。皮鞔②成鼓，外则绷急，内则空虚，浮举而洪大，非绷急之象乎。沉，按而豁然，非空虚之象乎？惟寒有寒邪，故绷急之象见焉。惟中亏气血，故空虚之象见焉。如此者，当内补气血，外去寒邪。然治法先后，药品轻重，必斟酌于疑似毫厘之间斯可矣。

按：阳精不足，人道大坏，名曰革。《准绳》云：革，改故从新之意。虚寒停留，经久不去，昔之充溢者，今且改为劳伤枯瘁矣。然亦有暴而变脉者，脉虽革而病未成，有不药而愈之道焉。故经曰：三部脉革，长病得之死，卒病得之生也。经言有似沉伏者，革脉所居之位也，实而长微弦者，革脉之形也。

---

① 衄血：指血液不循常道，溢于机体内外。

② 鞔（mán）：指用皮革蒙罩、绷住。

牢脉

叔和云：牢脉似沉似伏，实大而长，微弦。《说约》云：沉而有力，轻手不见，重手按之，实大搏指，曰牢，为表虚里实之候。经曰：寒则牢坚。越人云：牢而长者，肝也。牢者为实，宜寒凉攻利，主实热在内；主伤寒邪热传里，大便燥结；主骨间疼痛；主劳伤痿极。

左寸牢，烦渴舌裂，伏梁①为病。右寸牢，气郁引饮，干咳。左关牢，两胁急痛，肝血凝泣。右关牢，不食，膜胀，痞癖。尺牢，小腹痛，二便闭，腰膝痛痹，奔豚②为患。

士材云：伏脉重按，亦不可见，必推筋至骨，乃见其形。而牢脉实大弦长，才重按之，便满指有力矣。又曰：牢有二义，树木以根深为牢，深入于下者也；监狱以禁囚为牢，深藏于内者也。盖脉取牢象，皆沉潜在里之义。若夫失血亡精之人，则内虚当得革脉，苟反得牢脉，是脉与证相反，未可言吉。

蒋士吉曰：牢革二脉，俱系实脉中流出。革为实之浮，牢为实之沉。阴阳亢害，大抵与胃脉相远，故先哲皆不取之。然而暴病而得是脉，病为之也。若久病而诊得之，胃气全无，鲜克免者。沈氏曰：似沉似伏，牢之位也，实大弦长，牢之体也。牢脉所主之证，以其在沉分也，悉属阴寒，以其形弦实也，故

---

① 伏梁：心之积证。以心下悸动，腹痛，从心下至脐有包块突起为常见症的积证。

② 奔豚：见《灵枢》《难经》《金匮要略》等，为五积之一，属肾之积。《金匮要略》称之为"奔豚气"。豚，即小猪。奔豚一由于肾脏寒气上冲，一由于肝脏气火上逆，临床特点为发作性下腹气上冲胸，直达咽喉，腹部绞痛，胸闷气急，头昏目眩，心悸易凉，烦躁不安，发作过后如常，有的夹杂寒热往来或吐脓症状。因其发作时胸腹如有小豚奔闯，故名。

为坚积。伏梁者，心之积也，起于脐上，止于心下。奔豚者，肾之积也，下发于小腹，上至于心下。息①贲者，肺之积也，发于右胁之下。肥气②者，肝之积也，发于左胁之下。脾之积在胃脘，为痞块。此各有形、有方位也，脉症则宜相参。

芤脉

芤，草名，如葱。

叔和云：芤脉，浮大而软，按之中空，两边实。刘三点曰：芤脉何似？绝类慈葱，指下成窟，有边无中。滑伯仁曰：气有余，血不足，血不能充气，故脉虚而大，若芤之状，主失血。芤而数，主火盛而血妄行。芤而迟，主木土二脏虚寒，不能藏血，失血。

左寸芤，心虚易惊，痰现红星。右寸芤，咳血血丝。左关芤，胁痛吐血。右关芤，嘈杂呕血。尺芤，便血肠红③，女子崩漏。

张会卿曰：芤为阳脉，凡浮豁弦洪之属，皆相类也，为孤阳脱阴之候，为失血脱血，为气无所归，为阳无所附，为阴虚发热，为头晕目眩，为惊悸怔忡，为喘息盗汗。芤虽阳脉，而阴实无根，总属大虚之候。

戴同父云：伪诀：芤脉两头有，中间无，与边有中空之象不合。夫营行脉中，脉以血为形。芤脉中空，脱血之形也，故

---

① 息：原作"患"。根据文义改。
② 肥气：病名，即肝积。以其似覆杯突出，如肉肥盛之状，故名肥气。《灵枢·邪气脏腑病形》："肝脉……微急为肥气，在胁下，若复杯。"《难经·五十六难》："肝之积，名曰肥。在左胁下，如覆杯，有头足。久不愈，令人发咳逆，疟，连岁不已。"
③ 肠红：指大便出血。

尤有久病气耗而得之者，有暴病血脱而得之者。

疾脉

李士材曰：六至以上，脉有称疾者，总是急速之形，数之甚者也。惟伤寒热极，方见此脉，非他病所常有也。若虚劳之人，亦或见之，则阴精下极，阳光上亢，如有日无月矣。阴阳易病，脉常至七八，是为离经。此二者，或在不治之例。至于孕妇将产，脉亦离经，又不在此例也。

左寸疾，弗戢①自焚。右寸疾，金被火乘。左关疾，肝阴已绝。右关疾，脾阴消竭。左尺疾，涸辙难濡②。右尺疾，赫曦过极③。《内经》云：来疾去徐，上实下虚，为厥。巅疾，邪气上实，为厥仆。及巅顶之病，来徐去疾，上虚下实，为中恶风。阳虚先受风，阳邪故也。

愚按：天邪风证及杂病风证，亦多见此脉，风行疾故也。

濡脉

濡脉极软，浮细无力也，轻手相得，按之无有，如线浮水中，为气血俱衰之候。叔和云：帛浮水面。濒湖云：如水上浮鸥。张仲景云：瞥瞥如羹上肥者。状其浮大无力，阳气微也。主虚，主湿，主少气，主无血，主骨蒸盗汗，主痹积，主下冷，主阴寒。髓竭精伤，主妇人产后客风，面肿。凡病初起及少壮

---

① 戢：停止，止息。
② 涸辙难濡：《庄子·外物》："周顾视车辙中有鲋鱼焉。"涸辙之鱼难濡，喻病情危急，治疗效果不佳，疗效差。
③ 赫曦过极：此喻病情特别凶险。赫曦，火红的阳光。

者，见濡难治。若病后、产后及老者，为顺，宜补。

左寸濡，心惊盗汗健忘。右寸濡，气乏体倦，膝虚自汗。左关濡，目昏易怒，血不荣筋。右关濡，脾湿不食，虚满。左尺濡，伤精脱血。右尺濡，泄泻火败，腰膝虚冷。

按：濡脉，叔和云：浮细，又有云浮大者，何也？浮大与虚脉相混，盖虚脉形大力薄，而濡脉浮细无力，而更软也。濡脉与弱脉相似，但弱脉在沉分，而濡脉在浮分也。濡脉与散脉相类，但散脉从浮大而渐至于沉绝，而濡脉从浮细而渐至于不见也。

弱脉

弱脉极软，沉细无力，轻手不见，重手按之怏怏①不前，为血虚营气微也，主亡血，主虚汗，主痼冷，主神昏身重，主精气不足，主阳陷。元气虚耗，寸口脉沉而弱，曰隔寒。《内经》云：脉弱以滑，是有胃气，命曰易治。脉弱以涩，是为久病，则难已。又云：长夏胃散软弱，曰平；弱多胃少，曰脉病，老人得之顺，少者得之逆。

左寸弱，阳虚心悸，健忘。右寸弱，形寒气短。左关弱，筋弱无力。右关弱，痞满倦怠。尺弱，下焦冷，泄泻，便数。

仲景云：脉绵绵如泻漆之绝者，亡其血也。按浮以候阳，浮而无力为濡，气已亏矣。沉以候阴，沉而无力为弱，血已亏矣。夫弱脉主阴虚之病，弱犹堪重按，阴仍未绝也。弱并涩象，气血并虚。若弱而兼涩，不堪重按，则气血交败矣。

---

① 怏怏：迟滞。原作"快快"，据文义改。

微脉

王叔和曰：微脉极细而软，按之欲绝非绝，若有若无。戴同父曰：细而稍长。不合。《说约》曰：微不显也，依稀轻眇①，似有似无，为血气俱虚之候。张仲景曰：脉萦萦如蛛丝者，阳气微也。经曰：微浮，秋吉，冬成病。李士材曰：数有十厘，微为一忽，十忽为一丝，十丝为一毫，十毫为一厘。一厘之少，分而为万，方始名微，则微之渺小难见，盖可知矣。微主少气，主自汗，主泄泻，主崩漏，脱精②。微而数，主虚热。微而迟，主虚寒。浮而微者，阳不足，主身恶寒。沉而微者，阴不足，主脏寒下痢。微而弱者，主寒少气。

左寸微，忧惕善忘不寐。右寸微，短气不足以息。左关微，胁痛虚满，恶寒。右关微，恶心不食，虚痞③。左尺微，精髓枯，胫膝无力，男伤精，女崩带。右尺微，阳衰命绝。

李濒湖曰：微主久虚之病。阳微则恶寒，阴微则发热，自非峻补，难以回春。方有执曰：恶寒者，阳不足以胜阴，而与阴俱化也。发热者，阴不足以胜阳，而从阳化之也。《金鉴》云：若脉紧无汗，洒淅恶寒发热者，伤寒也。脉缓有汗，洒淅恶寒发热者，中风也。寸脉微，洒淅恶寒者，阳不足，阴气上乘于阳中也。尺脉微弱发热者，阴不足，阳气下陷于阴中也。恶寒发热有休止者，是内伤不足，阴阳相承也。恶寒发热无休止者，是风寒中伤营卫也。

---

① 眇：原讹作"眇"，据文义改。
② 脱精：指肾精的虚损脱失。
③ 虚痞：病证名。指无物无滞的痞证。由饮食伤中、劳倦过度等所致。

散脉

叔和云：散脉大而散，有表无里。崔紫虚曰：涣散不休。《说约》云：到手便无根蒂，三五不调，类乎涩。又兼浮大，中指手便空，来去不明，如叶散随风，不常其状，有阳无阴，为气血耗散，脏腑欲绝之候。柳氏云：无统纪，无约束，至数不齐，来去多少不一，涣散不收，如杨花散漫之象，主寒热无时，主虚阳不敛，主心气不足，主暴病而营卫亏损。

左寸散，神虚，惊悸自汗。右寸散，气散久喘，汗湿淋漓。左关散，筋痿不寐。右关散，脾阳耗失，饮食不化，瘦弱无力。尺散，精耗耳鸣，腰膝无力，昏冒脆软。

李士材曰：散脉自有渐无，散乱不整之象。初浮候之，俨然①大而成其为脉也；及中候之，顿觉无力，则减其十之七八矣；至沉候之，杳然不得而见矣。渐重渐无，渐轻渐有，明此八字，散字之义，散脉之形，两得之矣。

戴同父曰：心脉浮大而散，肺脉短涩而散，皆平脉也。惟经云心脉软散，则怔忡。肺脉软散，则汗出，不宜发汗，恐亡阳。肝脉软散，为溢饮，血虚中湿，水液不消。脾脉软散，为胕②肿，若水状。脾脉下胕，脾虚不运，故肿。肾脉软散，当病少血，至令不复脉也。凡病见散为必死，脾肾二家若见之，为先后天根本已绝，则不可为矣。柳氏云：散脉气血俱虚，根本离绝故也。

按：药石以研细为散，以敛聚为丸。知研细为散之义，则散脉之理可思矣。知敛聚为丸之义，则用药治散之理，亦可思

---

① 俨然：仿佛。
② 胕：小腿。

矣。气血虚而脉散者，宜用味厚之品以收之。误用发散药而脉散者，宜用酸甘之品以敛之。火炎于上而脉散者，宜用清和坚重之品以镇之。虚痰上逆而脉散者，宜用平补降逆而调之，由此推之，思过半矣。

伏脉

王叔和曰：伏脉重按着骨，指下才动。《刊误》曰：脉行筋下。《说约》曰：伏脉浮中沉皆不见也，附于骨上，重手推筋，取之乃得，为阴阳沉伏、关膈关塞之候。主寒，寒极脉伏。主热，热极脉伏。主痛，筋气不通。主水，痰水固闭。主霍乱，异气乱常。主疝瘕，沉阴积伏。主饮食不消，主营卫气闭而厥逆积聚。脉道不通。经曰：按之至骨，脉气少者，腰脊痛而身有痹也。

左寸伏，血郁沉，忧失志。右寸伏，气滞痰积。左关伏，血冷，胁腰痛。右关伏，吐泄暴作，中脘积块。尺脉伏，肾寒火虚，疝瘕，癀冷。

李濒湖曰：伤寒以一手脉伏为单伏，两手脉伏为双伏，不得以阳症见阴脉为例也。火邪内郁，不得发越，乃阳极似阴也。故脉伏者，必有大汗而解。正如久旱将雨，必先六合阴晦①，一回雨后，庶②物咸苏也。又有阴症伤寒，必先有伏阴在内，而外复感寒邪，阴气壮盛，阳气衰微，四肢厥冷，六脉沉伏，须投姜附以灸关元，阳乃复回，脉乃复出。若夫太谿、冲阳二穴无脉者，不可治。

刘元宾曰：伏脉不可发汗，为其非表证也，亦为其将自有汗也。而洁古欲以细辛附子麻黄汤发之，非伏脉所宜也。

---

① 六合阴晦：谓天昏地暗。六合，指天地间。
② 庶：形容词。众多，各种。

张会卿曰：脉伏以其本有如无，而一时隐蔽不见耳。此有胸腹大痛而伏者；有气逆于经，脉道不通而伏者；有偶因气不相续，或痰闭而伏者。然此必暴病暴逆者乃有之，调其气而脉自复矣。若此之外，其有积困延绵，脉本细微而渐至隐伏者，乃残烬将灭之兆，安得尚有所伏？常见庸人诊此，无论久渐虚实，动称伏脉，而破气导痰等剂，然犹任意用之，此恐就道稽迟①，而复行催牒②耳。闻见略具者，谅不至此也。

蔡宗玉曰：脉有阴阳乘伏。伏取之，两关之前，阳也。若见紧涩短小之类，是阳不足而阴乘之也。沉取之，两关之后，阴也。若见洪大数滑，是阴不足而阳乘之也。阴脉之中，阳脉间③一见，此阴中伏阳也。阳脉之中，阴脉间一见，此阳中伏阴也。阴乘阳者，必恶寒；阳乘阴者，必内热。阴中伏阳者，期于夏；阳中伏阴者，期于冬。推之而月节可期矣。

促脉

促，阳之极也，一息脉来六七至，时一止复来，曰促，为阳独盛而阴不能相和之候，主热极，主暴怒，主气壅，主伤寒阳毒，主痰血发狂。《内经》云：寸口脉促，上击者，肩背痛。经云：脉疾来时止，曰促，有急急突蹶之象。

左寸促，狂言，风痰干心，肩背痛。右寸促，痰热咳嗽。左关促，吐血善怒，热极。右关促，脾热，口臭，引饮。尺促，肾水涸，二便涩滞。

蒋士吉曰：促，无胃气也。伤寒热极及暴怒，痰厥急惊，

---

① 就道稽迟：指出发延误。

② 催牒：指催促的文书。

③ 间（jiàn）：间或，断断续续地。

尚可为生，久病老病及杂症见之者，死。

经云：阳盛则促，阴盛则结。盖阴虚脉数，促于数脉中见其不及；阳虚脉缓，结于缓脉中见其不及。

李士材曰：促脉于急促之中，时见一止复来，为阳盛之象也。其因有五，或因气滞，或因血凝，或因胶痰，或因积饮，或因食壅，皆能阻遏其运行之机，故当往来急速之时，忽见一止耳。如止数渐减，则为病瘥，止数渐添，则为病剧矣。又曰：人身之气血，贯注于经络之间者，流利不息。苟脏气乖违，则稽迟凝注，阻其运行之机，因而遏止①者，其止为轻。若真元衰惫，则阳弛阴涸，失其揆度之常，因而遏止者，其止为重。然促脉之故，得于脏气乖违者，十之六七，得于真元衰惫者，十之二三也。

结脉

结，阴之极也，一息脉来三四至，时一至复来，曰结。仲景《伤寒》：按之来缓，时一止复来者，曰结。又脉来动而中止，更来小数，中有还者，反动，曰结，阴也，为难治。按此宛如雀啄之状，不以名促，反以结名者，以见心家真脏之阴脉也，故难治。又曰：阳盛则促，阴盛则结。解见促脉。又云：累累如循长竿，曰阴结；蔼蔼②如车盖，曰阳结。《脉经》云：如麻子动摇，旋引复收，聚散不常曰结，为不治，主气郁，主血壅，主饮食痰饮留滞经络。浮结为阳，主外有痼疾。沉结为阴，主内有积聚。仲景《伤寒》：脉结代，主心动悸。

---

① 遏止：此谓脉有结代。
② 蔼蔼：形容盛多貌。

左寸结，心下痛，惊悸，痰饮。右寸结，气促，痰嗽①，肺寒。左关结，胁肋郁抑，痞痛。右关结，食积，痰饮，留滞阻隔。尺结，小腹冷痛，硬满。左尺，痿躄。右尺，阴寒。

越人云：结甚则积甚，结微则积②微。结甚结微，以有力、无力分之耳。

蒋士吉曰：脉因热而数，因数而促，因寒为缓，因缓为结。盖促结，寒热之变也。

滑氏曰：结有气、血、痰、饮、食五者，盖有一留滞其间，脉为之间断，非必死脉也。予近诊气血，素虚之人及有年者，脉来不数不缓，但数动一止③，或五六动一止，后亦无妨，盖其营卫不足以充前导，而气、血、饮、食、痰易于留滞也。若兼数兼缓，则病上更病，退则生，加则死，安可忽哉！按：滑氏云无妨者，吾恐是代，非结也。不然素虚年老者，未必无事也。

张会卿曰：结脉多由气血渐衰，精力不继，所以断而复续，久病者有之，虚劳者有之，误用攻击消伐者有之，留滞郁结者有之，素禀异常无病者亦有之。但缓而结者为阳虚，数而结者为阴虚，宜辨。按缓为结，阴也。数为促，阳也。会卿以数结为阴，于经不合。

代脉

张仲景曰：代脉，动而中止，不能自还，因而复动，曰代，阴也。按：此不以名结，因得以代名者，以乍疏乍数，为脾家将绝之阴脉也，故难治。又代，更也，一脏无气，他脏为之代

---

① 痰嗽：病证名，亦称痰咳，因于痰盛而致咳嗽。

② 积：原作"气"，据文义改。

③ 止：原作"至"，据文义改。

至也。经云：长夏脉但代无胃者，死。又曰：代则气衰。又云：代散者死。仲景《伤寒》：脉结代，主心动悸，主霍乱吐泻，主心腹急痛，主便脓血，主心中惊悸，主积痰停水，主中风卒仆，主瘀血饮食停滞以至元气不续。

左寸代，怔忡，言语蹇塞①。右寸代，气塞痰壅。左关代，胸胁急痛。右关代，暴病吐泻。尺代，亡血失血，阴疝上冲。

李濒湖曰：促结之止，无常数，或二动三动，一止即来，代脉之止，有常数，必依原数而止，还入尺中，良久方来也。

滑伯仁曰：无病赢瘦，脉代者，危也。有病而气血乍损，脉代者，病也。伤寒心悸，脉代者，虚也。妊娠脉代，其胎百日。

李士材曰：脉代而散，则在不治之例。夫代脉见而脾土衰，散脉见而肾水绝，二脉交见，虽有神圣，亦且望而却步矣。《灵枢》：代脉至止之数如前，不赘。士材云：黄县令心疼夺食，脉三动一止，良久不能自还，施医云五脏之气不至，当旦夕死。士材云：痛甚者，脉多代。少者，代脉则死；老者，代脉则生。今令老矣，负痛而代，不足虑也，后果愈。

动脉

动无头尾，状如大豆，厥厥动摇，不离其处，为阴阳相搏之候。张仲景曰：阴阳相搏，名曰动。阳动则汗出，阴动则发热，形冷恶寒者，三焦伤也。阳动见于阳部，邪犹在表，卫不能外固，故汗出。阴动见于阴部，邪陷于里，此为内固，故转发热。若动而无力，则非动搏击。阳甚之动，乃扰乱阴虚之动，必致形冷而不发热，汗出

---

① 言语蹇塞：指因舌体强硬，运动不灵而致发音困难，言语不清的表现。

而必恶寒，由三焦之阳气大伤，不能内沮肉分，故形冷恶寒。《金鉴》云：动者，阴阳互相鼓击而不宁也，主痛，主惊，主崩脱，主泄利，主虚劳体痛。《素问》：妇人手少阴脉动甚，妊子也。不主心，有言主肾。

左寸①动，心惊汗出。右寸动，自汗，痰喘。左关动，寒热口苦，及拘挛。右关动，食积停滞，疼痛泄利。尺脉动，骨蒸虚脱，崩带溺赤，形冷恶寒。左动，忘②精。右动，火迫。

李士材云：阳动则汗出，以汗为心液。又肺主皮毛，司腠理，故汗出也。以左尺动，肾水不足；右尺动，相火虚炎，故发热也。李濒湖：数见关上为动。按经云：数脉见于关上，上下无头尾，如豆大，厥厥摇动者，名曰动。此云独见关上，则知阳动在关以上，阴动在关以下。程知倩曰：阳升阴降，交通上下，往来于尺寸之间，则冲和安静。惟阳欲升，而阴不足以和之使降，则两相搏击，其脉必数而厥厥摇动，见于关上也。

---

① 寸：原缺，据下文补。
② 忘：通"亡"。

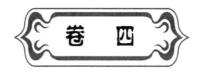

七绝脉

一曰雀啄，连连搏指，忽然止绝，少顷复来，如雀啄食，肝绝也。士材云脾绝。一曰鱼翔，沉时忽一浮，似有似无，如鱼之翔，心绝也。土材云命绝。一曰屋漏，如屋残漏下，半时一滴，胃绝也。一曰解索，指下散乱，乍数乍疏，如索之解，脾绝也。士材云精血绝。一曰虾游，浮于指下，始则冉冉不动，少焉而去，久之忽然一跃，进退难寻，如虾之游，大肠绝也。士材云神魂绝。一曰釜沸，浮于指下，有出无入，无复止数，如釜汤沸，肺绝也。士材云阴阳气绝。一曰弹石，沉于筋间，劈劈急硬，如指弹石，肾绝也。凡此七绝一见，皆主胃气消亡，脏元已竭，死无时矣。

宜考《内经》所注绝脉，以会其全。

李士材两足脉说

冲阳穴，在足跗上即脚面上。五寸，骨间动脉，为胃脉，上去陷谷三寸。盖土为万物之母，冲阳一脉不衰，胃气犹存也。然其脉旺，又忌弦急。弦急者，肝脉也，若见此脉，为木克土，谓之贼邪，不治。

太豁穴，在足内踝后跟骨上即足跗后两傍圆骨，俗名螺蛳骨后也。陷中动脉，为肾脉。盖水者，天一之元，太豁不衰，肾气不绝也。

太冲穴，在足大指本节后二寸陷中动脉，为肝脉。盖肝者，东方生气也。生气之始，此脉不衰，则生生之机尚可望也。

凡属危笃①，当候冲阳以验胃气；候太豁以候肾气；候太冲以验肝气；脉绝者，不治。

按：此只云足三候，而头面有三候，中有三候，宜考前《内经》并所注，以明上中下三部九候之法。

脉法金针

程钟龄曰：脉有要诀，胃神根三字而已。人与天地相参，脉必因乎四时，而四时之中，均以胃气为本。如春弦夏洪秋毛冬石，而其中必兼有和缓悠扬之意，乃为胃气，谓之平人。若弦多胃少，曰肝病。洪多胃少，曰心病。毛多胃少，曰肺病。石多胃少，曰肾病。如但见弦洪毛石而胃气全无，则危矣。夫天有四时，而弦洪毛石四脉应之四时。而土旺四季，各十八日，而缓脉应之，共成五脉，五脏分主之。如肝应春，其脉弦。心应夏，其脉洪。肺应秋，其脉毛。肾应冬，其脉石。脾土应长夏，其脉缓也。然心肝脾肺肾，虽各主一脉，而和缓之象必寓乎其中，乃为平脉，否则即为病脉。若但见弦洪毛石，而胃气全无者，即为真脏脉见矣。

凡诊脉之要，有胃气曰生，胃气少曰病，胃气尽曰不治，乃一定之诊法，自古良工莫能易也。夫胃气即已闻矣，又当于

---

① 危笃：指病势危急。

中候求其神气。中候者，浮中沉之中也，如六数七极，热也，中候有力，即有神矣。二迟二败，寒也，中候有力，即有神矣。脉中有神，则清之而热即退，温之而寒即除。若寒热偏胜，中候不复有神，清温之剂将何所恃耶？虽然，神气不足，尤当察其根气。根气者，沉候应指是也。三部九候，以沉为根，而两尺又为根中之根。两尺为神门，脉绝则死。

《脉诀》云：寸关虽无，尺犹未绝，如此之流，何忧殒灭。应试之，洵①非虚语。是以诊脉之法，必求其根以为之断，而脉之要领，实不出胃神根三者而已。如或三者稍有差池，则病脉斯见。其偏于阳，则浮、芤、滑、实、洪、数、长、大、紧、革、牢、动、疾、促，以应之；其偏于阴，则沉、迟、虚、细、微、涩、短、小、弦、濡、伏、弱、结、代、散，以应之。惟缓脉一息四至，号曰平脉，不得断为病脉。其他廿九②字，皆为病脉，必细察其形象，而知其所主病。其曰：浮而不沉也，主病在表；沉而不浮也，主病在里。迟，一息三至也，为寒。数，一息五至也，为热。滑，往来流利也，为痰为饮。涩，往来涩滞也，为血少气凝。虚，不实也，为劳倦。实，不虚也，为邪实。洪，大而有力也，为积热。大，虚而无力也，为体弱。微，细而隐也，为血虚。小，细而显也，为气少。弦，端直之象也，为水饮，为潮热。长，过夫本位也，为气旺。短，不及本位也，为气少。紧，如引绳转索也，为寒，为痛。弱，微细之甚也，为气血两亏。濡，沉而细也，为真火不足。沉字有误。动，如豆粒动摇之象也，为血气不续。伏，脉不出也，为寒气凝结，又或因痛极而致。促，数时一止也，为热盛。结，缓时一止也，为寒盛。芤，边有中无也，为失血。代，动而中止，却有至数

---

① 洵：诚然，确实。

② 廿九：指二十九。

也，血气不续，又为跌打闷乱，或有孕数月。革，浮而坚急也，为精血少。牢，沉而坚硬也，为胃气不足。疾，数之盛也，为热极。散，涣而不聚也，为卫气散漫。细，小如丝也，为气冷血虚。惟缓者，和之至也，为无病。其所主病者，大略如此，或且数脉相参而并见，则合而断之。彼如脉有真假，有隐伏，有反关，有怪脉，均宜一一求之，不可淆混。

何谓真假？如热证脉涩细，寒证反鼓指之类。何谓隐伏？如中寒，腹痛，脉不出，又外感风寒，将有正汗，亦不出脉。书云：一手无脉曰单伏，两手无脉曰双伏。何谓反关？正取无脉，反在关骨手背之上，或左手反，或右手反，诊时不可造次。一妇左手反关，亦无脉，在大指合骨间。何谓怪脉？两手之脉，竟如出两人，或乍大乍小，迟数不等，此为祟脉。又有老少之脉不同，地土方宜不同，南北高下。时令寒热不同，人之长短肥瘦不同，诊法随时斟酌。然且脉症相应者，常也；脉症不相应者，变也。知其常而通其变，诊家之要，庶不相远矣。究其要领，不出胃、神、根三字。三字无亏，则为平人。若一字乖违①，则病危矣。若三字全失，则危殆矣。三字兼全，乃指下祯祥②之兆。此乃诊家之大法，偶笔于脉理之尾，略见一斑。

妇女脉法

《内经》：阴搏阳别，谓之有子。尺中阴脉搏大，与寸阳脉遇别，乃有子也。阴虚阳搏，谓之崩。阴血虚衰于下，则阳火上亢，血为火迫，不安其位，乃成崩漏之疾。手少阴脉动甚者，妊子也。手少阴，心脉也。动甚，形如豆粒急数有力也。心主血，动甚则血旺，乃能成胎而

---

① 乖违：指错乱，反常。
② 祯祥：祯，国家出现朱雀；祥，国家出现凤凰。借指吉祥、幸福。

有子也。亦云："手"字，"足"字之误。滑伯仁曰：三部脉浮沉正等，无他病而不月者，为有妊也。得太阴脉为男，得太阳脉为女。太阴脉沉，太阳脉浮。左疾为男，右疾为女，左右俱疾为生二子。尺脉左大为男，右大为女，左右俱大，产二子。

有云左手沉实为男，右手浮大为女；左右手俱沉实，猥①生二男，左右手俱浮大，猥生二女。

又左右尺俱浮，为产二男，不尔，女作男生。男女同胎，女胎死，男胎生。左右尺俱沉，为产二女，不尔，则男作女生。此说似与上论不合。吾谓妊娠脉，当以沉实为正，男女当于左右尺分之。

按经云：妇人阴阳俱盛，曰双躯。两尺旺，则双生。若少阴微紧者，血积凝浊，经养不周，胎则偏夭，其一独死，其一独生，不去其死，害母失胎。调法有法，必求去其死而存其生也。经云：何以知怀子之且生也？岐伯曰：身有病，虽有痛，面带喜色。病或恶阻②、腹痛拘急之类。而无邪脉也。无病脉也。妇人欲生，其脉离经，离经，常之脉也，昨小今大，昨涩今滑，昨沉今浮之类，与常不同。夜半觉日中生也。子午相冲，则生也。

又云：妇人经断，其脉弦者，后必下血，不成胎也。肝病，不藏血，经虽断似有娠③，其脉弦，则血必下而不成胎也。

妇人尺脉微迟，为居经，亦似有妊，以脉见虚寒，为停经不月。月事三月一下。血不足，故也。

妇人尺脉微弱而涩，气衰血少。小腹冷，阴寒。恶寒，阳虚。年少得之为无子，年大得之为绝产。

---

① 猥（wěi）：多。

② 恶阻：即妊娠恶阻。指以妊娠早期，出现较重的恶心、呕吐，头晕厌食，甚则食入则吐为主要表现的疾病。

③ 娠：原字残缺，据文义补。

新产伤阴，出血不止，尺脉不能上关者，死。血脱于下，而不能与气相和合。

古今脉法总论

望法亦在其中。

夫脉，前篇三十字；各脉书所常言，而究不尽此也。如《内经》所言鼓脉，且浮且大也。搏脉，且大且长也。坚脉，实之别名也。横脉，洪之别名也。急脉，紧之别名也。喘脉，且浮且数也。躁脉，且浮且疾也。疏脉，且迟且软也。格脉，人迎倍大也。关脉，气口倍大也。此二脉，后世未深维《内经》之旨，而士材以为脉误矣。不知脉由人迎、气口信大，而成关格病也。溢脉，自寸口上越鱼际，气有余也。《济阴纲目》云：肝脉溢于鱼际，妇人思男子而不得。覆脉，自尺部下达臂间，血有余也。钩脉，洪也。石脉，沉也。毛脉，浮且涩也。盛脉，且大且实也。粗脉，且洪且大也。瘦脉，且沉且涩也。以上共计十八脉。内关格不为脉。

如仲景所云，纵脉，水乘火，金乘木也；横脉，火乘水，木乘金也；逆脉，木乘金，火乘土。又云：火乘木，水乘金也；顺脉，金乘水，木乘火也。反脉，来微去大，病在里也；覆脉，头小本大，病在表也。高脉，卫气盛，阳脉强也；章脉，营气盛，阴脉强也；纲脉，高章相搏，营卫俱盛也；惵脉，卫气弱，阳脉衰也；卑脉，营气弱，阴气衰也；损脉，惵卑相搏，阴阳俱虚也。减脉，减则虚也。强脉，迟缓相得，阴阳相抱，营卫俱行也。以上共十四脉，合前十六，共计三十脉，并前篇三十，共成六十脉。其言异义同，形殊法一，聊笔于此，以备参考。

然尤有时令阴阳，色泽音肤，宜辨焉。如春之暖，为夏之暑；秋之忿，为冬之怒；四变之动，脉与之上下。圣人持脉，故先明先后阴阳。彼阳动阴静，阳刚阴柔，阳升阴降，阳开阴阖，阳前阴后，阳左阴右，阳上阴下。数脉为阳，迟脉为阴，浮脉为表、为阳，沉脉为里、为阴。脉至为阳，脉去为阴。进者为阳，退者为阴，其恒经也。或阴盛之极，反得阳象，为格阳；或阳亢之极，反得阴征，为格阴。或阳穷而阴乘之，或阴穷而阳乘之，随证变迁，与时更易，此阴阳之变也。然既明阴阳，尤宜察脉动静，以视精明，察形色臧否，以观脏腑。岐伯曰：形气相得，谓之可治，色泽以浮，谓之易已，脉从四时，谓之可治，脉弱以滑，是有胃气。

《灵枢》曰：色脉与尺肤，如鼓桴相应。青者脉弦，赤者脉洪，黄者脉代，白者脉毛，黑者脉石，有其色而不得其脉，反得相胜之脉，则死矣，得相生之脉，则病已矣。又曰精明五色者，气之华也。赤欲如白裹朱，不欲如赭。白欲如鹅毛，不欲如盐。青欲如苍璧，不欲如蓝。黄欲如罗裹雄黄，不欲如黄土。黑欲如重漆色，不欲如地苍。

夫既察形色，更宜审脉之大小缓急，肉之坚脆，以定病形。如目窠微肿①，颈脉动，时咳，按手足窅②深目也。而不起，风水，肤胀也。尺肤滑而淖泽③者，风也。尺肉弱者，解㑊安卧，脱肉而寒热者，不治。尺肤涩者，风痹也，尺肤粗④如枯鱼之鳞者，伤饮也。尺肤热甚，脉盛躁者，病温也，脉盛而滑者，病且出也。尺肤寒，脉小者，泄而少气也。尺肤炬然，寒热也。肘所独热者，腰以上热；手所独热者，腰以下热。掌中寒者，

---

① 目窠微肿：症状名。是指眼睑部位虚浮肿起的表现。
② 窅（yǎo）：凹陷。
③ 淖泽：湿润。
④ 粗：原作"粗"，据《灵枢·论疾诊尺》改。

腹寒；掌中热者，腹热。鱼上有青脉者，胃中寒。尺肤炬然热，人迎大，当夺血。尺坚大，脉小，少气，俛有加立，死。又曰：脉急者，尺肤亦急；脉缓者，尺肤亦缓；脉小者，尺肤亦减；而少气、脉大者，尺肤亦急而起；脉滑者，尺肤亦滑；脉涩者，尺肤亦涩，此尺肤已详，而脉要宜讲。经曰：长则气治，短则气病，数则烦心，大则病进，上盛则气高，下盛则气胀，大则气衰，细则气少，涩则心痛。浑浑①革至如涌泉，病进而色弊，绵绵其去如弦绝者，死。

"平人脉象论"曰：脉短②者，头痛；脉长者，足胫痛；脉促上击者，肩背痛。脉沉而坚者，病在中；脉浮而盛者，病在外。脉沉而弱，寒热及疝瘕，小腹痛；脉沉而横，胁下有积，腹中有横积痛；脉沉而喘，曰寒热。脉盛滑而坚者，病在外；脉小实而坚者，病在中。小弱以涩，谓之久病；浮涩而疾，谓之新病。脉急，疝瘕，小腹痛。脉滑曰风，脉涩曰痹。缓而滑曰热中，盛而紧曰胀。臂色青，脉曰脱血。尺脉缓涩，谓之解㑊，安卧。脉盛谓之脱血。尺涩脉滑，谓之多汗；尺寒脉细，谓之后泄；尺脉粗，常热者，谓之热中。

以上阴阳形色脉症，所述不过大略耳。若欲达变探微，非精研《灵》《素》，博综百家，不得也。

内照图说

沈微垣云：前贤于经络部分，重见叠出，而于内景则略之。华佗虽有内照图，然间有难辨而未悉者，沈氏虽考核详明，而犹有未尽者，兹并补之。

---

① 浑浑：原作"洋洋"，据《素问·脉要精微论》改。
② 脉短：原作"短脉"，据《素问·平人气象论》乙正。

人身前自气管为喉，以下联络皆脏也；惟胆腑无出无人，附藏于肝，故并及之。后自食管为咽以下，联络皆腑也。六腑惟胆腑不与焉。口为吻，唇为飞门，脾胃主之，言其运动开张，如物之飞也。

口内舌居中，为心之苗，舌根本于脾肾二经，其筋亦通于胆，故口苦。

舌下为廉泉，通肾，有二隐窍，动而津液涌出。又舌舐上腭为华池，而津亦出焉。如肾水枯涸，津液不能上潮，则口干燥矣。

上下齿牙为户门。齿根肉属手足阳明二经，而其本属于肾，肾主骨，齿乃骨之余也。

喉间小舌垂下者，名曰悬雍①，悬雍乃发声之机也。

再下为会厌，居吸门之上，其大如钱，以闭喉管，防饮食误人于喉则咳，为声音之关。其薄而易起者，音快而便；其厚而迟起者，音慢而重。

项前硬管谓之喉咙。经曰：喉以候气，即肺管也。管有十二节，长七寸，下连于肺。

经曰：肺为相傅之官，治节出焉。肺形如华盖，六叶两耳，上有二十四孔，主藏魄，主诸经之气。心系肺下，形如未开莲花，居上焦之中。

经曰：心为君主之官，神明出焉，主藏神，主诸经之血。上有七孔三毛，周傍有脂膜裹②之，是为心包络。近下另有膈膜一层，周围张大，粘连胸脊之前后，以遮膈下之浊气，不使上熏心肺也。其膈膜之上谓之膻③中，即心包络。

---

① 悬雍：指口腔内软腭游离缘向下突出的部分。
② 裹：同"裹"。
③ 膻：原作"胆"，据文义改，下同。

经曰：膻中者，臣使之官，喜乐出焉。膻中为心主，为气之海，乃清气所居之地。经曰：上焦如雾是也，主持呼吸而条贯百脉者也。心发四系，一系上连于肺，一系从左透膈膜而下通于肝。肝为春木，甲坼①之象。

经曰：肝为将军之官，谋虑出焉，主藏魂，主生发，主施泄。肝有七叶，胆附肝之短叶。

经曰：胆者，中正之官，决断出焉。胆为清净之腑，有上口无下口，无出无入，又谓之青肠。一系从右膈膜而下通于脾，脾如马蹄，掩于太仓之上。太仓，胃也。

经曰：脾为谏议之官，知周出焉，主藏意与智，主摩②水谷，居中州，运化精微，灌溉四傍。一系透膈膜循脊而下，通于肾。

肾有二枚，形如豇豆，色紫黑，俱水也，在背脊第十四节两傍，膂筋间。经曰：肾为作强之官，伎巧出焉，藏精与志。左一枚，阴水居焉；右一枚，相火属焉；其中为命门。又曰：两肾一般无两样，中间一点是真阳。经曰：七节之旁，中有小心是也，乃人身立命之根本。此言五脏，统而相连，而胆寓焉。

其喉管在前，其咽门在后，咽以咽物也。咽下为胃管，长一尺三寸，下连贲门，即胃之上口，下以透膈，乃太仓胃也，又名黄肠，与脾相为表里。脾为运化之源，胃为藏纳之腑，又为五脏六腑之海。

经曰：胃者，仓廪之官，五味出焉，主腐熟五谷，合变化乃为中焦。经曰"中焦如沤③"是也。胃之下口为幽门，谓幽微隐秘之处，水谷由此传入小肠。小肠亦名赤肠，承受化物。

---

① 甲坼：指草木发芽时种子外皮裂开。
② 摩：通"磨"。
③ 沤：原作"枢"，据《灵枢·营卫生会》改。

经曰：小肠者，受盛之官，化物出焉，其下口为阑门，谓阑住水谷，泌清别浊。其浊者，从后传入大肠而为粪。

经曰：大肠者，传导之官，变化出焉。大肠积叠十六曲，名回肠，又名白肠，传导渣滓，从直肠而出肛门。

直肠在肛门之上，长七寸。肛门曰魄门，人死魄从此出。其泌之清者，从阑门前以化气，渗入膀胱。膀胱与小肠脂膜相连，无上口而有下口，小肠泌之清者从而渗入之。其中空虚，善受湿气，中藏津液。经曰：膀胱者，州都之官，津液藏焉，气化则能出矣。其清者，津转藏于大肠而敷布五脏六腑，液转输于小肠而滋润筋骨、五官百骸。其溺之浊者，出为小水。膀胱下口，谓之黑肠，有管直透前阴而溺出焉。大小肠咸禀决渎之气。经曰：下焦如渎是也。经曰：三焦者，决渎之官，水道出焉。则知三焦为水道化源，化气从膀胱而出。今人利小水，只利膀胱，而不清三焦，误矣！又小肠下口为泌清别浊之原①，后人以大肠为粪道，而以小肠混肠，膀胱以下黑肠为小肠，亦误矣！盖小肠在大肠膀胱之上，小肠受盛水谷，其下口为阑门，泌清别浊，其浊者出大肠为粪，其清者化气渗入膀胱，由黑肠而下，出于前阴。

时医均谓膀胱以下为小肠，谬矣！又溺窍与精窍不同。溺窍前已明言，而精窍由肝主筋，而下络阴器，与肾筋相通。肝主施泄，肾主精液。凡交媾心动，则相火随之，肾之精液，必假②肝之施泄。故通身之筋与精，必从肝之筋而入于肾筋，乃能出前阴，精窍从脏而出，溺窍③从腑而出也。

《素问》云：凡治病，察其形气色泽，视人勇怯骨肉皮肤，

---

① 原：同"源"。

② 假：借助。

③ 窍：原无，据前句例补。

能知其情，以为诊法。若患人脉病不相应，既不得见其形，医只据脉备药，其能得乎？今富贵之家，妇人居帷幔之内，彼以帛幪其手臂，既无望色之形，听声之圣，又不能尽切脉之巧，未免详问，病家厌烦，以为术疏，往往得药不服，是四诊之术，不得其一矣，可谓难也，噫嘻！

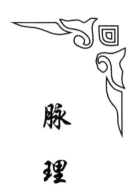

脉理会参

清·余之隽 撰

孙玉信
王晓田 校注

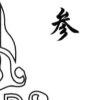

内容提要

清·余之隽撰。三卷。余之隽，字抑庵，安徽歙县人。父子敬精于医，之隽继承家学，"赋性纯静而学有渊源"，而尤精于脉学。其临证"不炫长，不示异，详审周密，必得其病之所由来，推其弊所必至"。成书于清康熙五十八年（1719年）。卷首有康熙间休宁金伟、虬溪吴菘两序。上卷以浮沉迟数四脉为统领诸脉，不仅条理分明，且使辨脉"无模糊疑似之弊"。中卷则详辨二十八脉之象脉、主病及兼脉主病，又详加订正，剖析入微。下卷"脉法备录"列述妇人脉、小儿脉、怪脉、诸病宜忌脉、男女脉异、老少脉异等三十七项与脉诊相关事项。列项不厌其烦，行文则务求简明，真可谓简而备者。

本次整理，以中华医学会上海分会图书馆藏清康熙六十年辛丑（1721年）本为底本。

目　录

中医脉学经典医籍集成

脉理会参

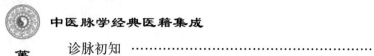

序

　　伊川①之言易也，曰其理则谓之道，其用则谓之神。夫道不可见而理推之，神不可知而用显之。微乎微乎，其斯为化育之功乎！昔访余子吁三于松门山中，与闻性命之学于轩岐精奥。心有所独得，虽翱翔千仞，其活人济世之念，时若所不及，四方实受其福。尝②怪夫世之贸贸③者，依稀仿佛，辄取试于人，而为害莫知。此《脉理会参》之所由作，广父祖之传以集其成也。今余子观化以往几年矣。游方之外者，不待生而存，将冥冥之际，与造物表里，其为用不更神乎！予婴疾，久赖保全以生者，令子林发，与吾邑汪广期。广期要予学仙，而未果于行。二君不离家法，妙手灵心，一时地上行仙。予乃暂得散佚其间，不他问长生诀。然自是而生，生无涯也。

　　　　　　　　　康熙己亥④四月望⑤前一日休宁⑥金伟序

---

　　①　伊川：程颐，北宋哲学家、教育家，世称伊川先生（家在伊河流域之洛阳），官至崇政殿说书，反对王安石新政，与兄程颢，同为北宋理学莫基人，世称"二程"。著《二程全书》，其学说被朱熹所继承和发展，世称"程朱学派"。

　　②　尝：副词，表示频度，相当于"常""经常"；另又表示动作行为已发生，相当于"曾""曾经"。此处指前者。

　　③　贸贸：蒙昧不明。《礼记》："有馁者蒙袂辑屦，贸贸然来。"

　　④　康熙己亥：康熙五十八年，即1719年。

　　⑤　望：古称夏历十五日为"望日"。

　　⑥　休宁：安徽省南部休宁县。

序

　　善觇①国者，不以城郭、甲兵、谋臣、策士，而察人心之向背，究伦理之从违，则国之兴亡以决。善觇病者，不以形貌肥瘠，饮食丰耗，而审精神之聚散，辨脉候之疑似，则病之生死以明。盖微乎 微乎，非浅率者所能善也。顾世之族医，曷尝不言脉理乎？存其名而不穷其实，无论变动之神，毫芒之析，即三部九候，尚有未暇体勘者，岂有他哉。所授受者，只此卤莽之术，而故方之不能舍也。余君抑庵②，赋性纯静，而学有渊源，深体生物之心，而不为求售之术，故于气化代谢消息，盈虚之理，莫不精义入神。凡人之以疾来谒者，不炫长，不示异，详审周密，必得其病之所由来，推其弊之所必至。是以有贯虱③之能，而无弩末④之失。亦非有他术也，气调而心细，合乎古人静虚为保之道也。周子⑤曰：静虚则明，明则通。可以作圣，而况于医！然君又岂以亿中乎？承屡叶之庭训⑥，而多读古人之书，神而明之，亦在乎脉理之中而已。古人之论綦⑦详矣，族医罔闻，奈之何哉！予交君之三世，尊公子敬先生，明见隔垣，

---

　　① 觇（chān）：察看。

　　② 抑庵：本书作者余之隽的字。

　　③ 贯虱：《列子·汤问》记载纪昌学箭的故事。箭穿透虱心，而悬挂虱子的线不断，极言箭法水平高超。

　　④ 弩末：即强弩之末的缩词。非常精良的弓射出的箭已到射程之外。比喻势力或能力已经衰竭，不起作用。

　　⑤ 周子：西周政治家姬旦，周武王之弟，分封在周，世称周公，辅助周成王朝政，政绩显赫。

　　⑥ 庭训：旧指父亲的训诲。以孔子教诲其子孔鲤的庭训为著名。

　　⑦ 綦（qí）：通"极"，很甚。

补造化之所不逮。君服膺家学，著述等身，不敢自是。惟是脉理之论，将欲砭疾者之膏肓，必先开医者之茅塞，不惜反履而详辨之，以救世也。嗣君林发，弗私为一家之秘，而愿与知道者共昌明之，斯谓仁心为质①者矣！夫岐黄往矣，而其书能生千万世之人，虽谓岐黄至今存可也。

康熙六十年辛丑仲秋虬涘吴蒏序

---

① 质：禀性，品质。

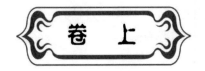

四脉统领

脉象二十有八，统贯于浮沉迟数四脉，故以此四脉为诸脉之纲领，而以诸脉分贯于四脉之下，不独条理分明，使学者便于诵习，且兼二脉三脉以取一脉，而此一脉始极真确而无模糊疑似之弊，逐项脉下。又详注脉形，略注主病，如振衣挈领①，而全衣已俱在握，辞简意赅，真诊家正的也。

浮脉统洪、虚、散、芤、濡、微、革七脉

浮脉法天。

此以浮脉提纲，而以洪、虚、散、芤、濡、微革七脉之皆兼于浮分者，统贯于浮脉下。

轻取皮毛。

金也，阳也。主病在表。

有力洪大，状若波涛，来盛去衰，又名为钩乙

洪如波涛汹涌。洪者，大也。又名钩者，言重而下垂如钩也。洪以水喻，钩以木喻，钩即是洪，名异实同。

---

① 振衣挈领：振，提起。要提起一件衣服，必须拎住衣领。比喻做事情要抓住关键。

无力虚大，迟而且柔。

浮而无力为虚脉，主诸虚、伤暑。

虚极则散，涣漫不收。

散脉亦浮而无力，但按之如无，比于虚脉则更甚矣。本伤危殆之候。

浮空为芤，中候难救。

芤革如葱，如以指按葱。浮沉皆着葱皮，中取独空，非中候绝无，但比浮沉则无力。主失血。

浮小为濡软，水上轻沤。

浮候细软，中沉二候，俱不可得。如水上浮沤①，随手而没。主虚损。

濡甚则微，有无依稀。

浮而极小极软，比于濡脉则更甚矣，所谓欲绝非绝，似有若无也。主气血大衰。

浮芤弦急，革脉如斯。

浮多沉少，外急内虚，状如皮革。仲景云：弦则为寒，芤则为虚，虚寒相搏而见革脉。主外邪有余而内亏不足。

沉脉 统伏、牢、实、弱、细五脉

沉脉法地。

此以沉脉提纲，而以伏、牢、实、弱、细五脉之兼于沉分者，统贯于下。

如水投石。

阴也，重浊在下之象。主寒积，病在里。

---

① 浮沤：水面上的泡沫，因其易生易灭，常比喻变化无常的世事和短暂的生命。

沉极为伏，推筋着骨。

沉脉犹在筋骨间，伏则推筋着骨而后见。主阴寒受病入深。

有力为牢，大而弦长。

沉而有力，且大且弦且长，为牢脉，合坚固牢实、深居在内二义。故主坚积，病在内。

牢甚则实，幅幅而强。

实则浮、中、沉三候皆有力，更甚于牢。主大邪热，大积聚。

无力为弱，柔小如绵。

沉而无力，极细极软为弱脉。主真阳衰弱。

细则直软。如蛛丝然。

沉而直且软为细脉，如蛛丝一线，更甚于弱脉矣。主气衰劳损。

迟脉_{统涩、结、代、缓四脉}

迟脉属阴。

此以迟脉提纲，而以涩、结、代、缓四脉之兼乎迟象者，统贯于下。

一息三至。

不及之象。主寒。

迟细为涩，往来极滞。

迟而又细又滞为涩脉，如轻刀刮竹，迟滞不前。主血少精伤。

迟而歇至，结脉有此。止数不乖，代脉为灾。

迟滞中时见一止，为结脉，主阴寒凝积。代则止，有常数，脏衰难救。

缓则四至，似迟实异，和匀胃气，兼脉始议。

迟以至数言，缓以脉象言。往来和缓，胃气脉也。必兼某脉，始可断症。

数脉_{统滑、紧、促、动、疾五脉。附弦、长、短三脉}

数脉属阳。

此以数脉提纲，而以滑、紧、促、动、疾五脉之兼乎数象者，统贯于下。

一息六至。

太过之象，主火热。

数而流利，滑脉不滞。

数而流利不滞为滑脉，滑如珠之走盘，主痰。

有力为紧，切绳相似。

状如切紧绳，左右弹手。主寒邪、诸痛。

数时一止，促脉乃是。

急数之中时见一止为促脉，如人疾走而蹶。主火亢、停滞。

数如豆粒，动摇之义。

数脉两头俯，中间高起，形如豆粒，厥厥动摇，为动脉。主痛与惊。

数至七八，疾脉最忌。

数极一息七八至，即疾脉。伤寒热极，方见此脉。阳极阴竭之候。

外更有弦。四脉俱兼。

浮沉迟数，俱有弦脉，故不专贯于一脉之内。

弦而有余，长脉宽舒。

弦脉轻软而带急，加以有余宽舒之象，即为长脉。

反长为短，两头俱损，中起涩小，指按不满。

短与长正相反，如动脉之两头俯中间起，但涩小不能满部。

四脉提纲，诸脉统备。补弦长短，更无遗义。一以贯之，诊宜详细。

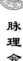
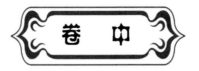

二十八脉详辨

二十八脉之统于四纲领，前篇既陈其大略矣。然差之毫厘，失之千里，况人命死生寄于三指之下，岂得仅以简便为贵乎。故于各脉之呈象主症，以及兼脉主症，又复详加订正，剖晰入微，稍有晦义，未复辨明，务使无一字影响，无一意挂漏。不惟恳的以示人，且于审顾命中之方，咸①和盘托出矣。本之统领，以求其经，参之详辨，以尽其变。其亦庶乎其可哉。

浮脉

浮在皮肤，如水漂木，举之有余，按之不足。

浮脉为阳，其病在表。六腑属阳，故浮主腑病。寸浮伤风，头疼鼻塞。左关得浮，中焦风客。右关得浮，风痰在膈。尺部若浮，下焦风匿，小便不利，大便秘涩。瘦人三部相得曰肌薄。肥人得之，未有不病者也。

无力表虚阴血亏虚，盖正气夺则虚，有力表实风邪所干，邪气盛则实。浮紧风寒，浮数风热，浮迟中风表寒喜近衣，浮缓风湿，浮洪虚火中沉无力，故知虚火，浮芤失血，浮涩血伤，浮短气怯，

---

① 咸：普遍，全部。《说文》："咸，皆也，悉也……"

浮虚伤暑，浮微两竭气血俱虚，浮濡阴戕，浮散虚绝散亡之象，虚极所致，浮弦痰饮，浮滑痰热，浮促痫疽，浮长风痫浮风长火，风火相搏，故肝病而痫生。

浮为轻清在上之象，在卦为乾，在时为秋，在人为肺。夫肺职掌秋金，天地之气，至秋而降，且金性重而下垂，何以与浮脉相应乎？不知肺金虽沉，然所主者实阳气也。又处于至高，为四藏六腑之华盖，轻清之用，与乾天合德，故与浮脉相应耳。

浮脉只轻手便得，非必中沉俱无。若崔氏云有表无里，有上无下，则脱然无根混于散脉矣，非浮脉之真面目也。

洪脉

洪脉极大。浮而盛大为洪。状如洪水，来盛去衰，滔滔满指。脉来大而鼓，若不鼓，犹不足以言洪。

洪为盛满，气壅火极。亢也。左寸洪大，心烦舌敝。右寸洪大，胸满气逆。左肝木甚，右脾火实。左尺若洪，水枯难溺。右尺得洪，龙火燔炙①。

有力实火，无力虚燔。洪急胀满，洪滑热痰，洪数暴吐，中毒可拟。诸失失血、遗精、白浊、盗汗，脉洪，病为难已。伤寒汗后，脉洪者死。凡下利、失血、久病、久嗽之人，俱忌脉洪。

大抵洪脉，只是根脚阔大，却非坚硬。若大而坚硬，则为实脉，而非洪脉矣。《内经》谓大则病进，谓其气方张也。又曰：夏脉如钩。夏脉，心脉也，南方火也，万物所以盛长也。其气来盛去衰，故曰钩。反此者病。反者，其气来盛去亦盛，为太过，病在外；来不盛去反盛，为不及，病在中。太过则令人身热而肤痛，为浸淫；不及则令人烦心，上见咳吐，下为气

---

① 燔炙：烧与烤，亦泛指烹煮。

泄。经曰：形瘦脉大，多气者死。谓形与脉不合，而且阳亢过极也。

叔和云：反得沉濡而滑者，是肾之乘心，水之克火，为贼邪，死不治；反得大而缓者，是脾之乘心，子之扶母，为实邪，虽病自愈；反得浮涩而短者，是肺之乘心，金之凌火，为微邪，虽病即瘥。

虚脉

虚合四形。浮而无力为虚。浮大迟软，及乎寻按，几不可见。

虚主正虚谓正气夺则虚，又主暑伤。左寸心亏，惊悸怔忘。怔忡健忘。右寸肺亏，气怯汗洋。左关肝损，血不营筋。右关脾寒，食必滞凝。左尺水衰，腰膝痿痹。右尺火衰，寒症蜂起。

虚则兼迟，迟寒无疑。虚极挟寒，理势所宜。尺虚且涩，艰嗣可知。

虚之异于散者，虚脉按之虽软，犹可见也；散脉按之绝无，不可见也。虚之异于芤者，虚则愈按而愈软；芤则重按而仍见也。

散脉

散脉浮乱虚极为散，有表无里，中候渐空，按则绝矣。渐重、渐无、渐轻、渐有，八字为散脉传神。

散为本伤，见则危殆。左寸之散，怔忡不寐。右寸之散，汗拭不逮。左关溢饮，右关胀紧。蛊胀。左尺水竭，右尺阳绝。血亡而气欲去之脉也，若无病而心脉得此，为心多喜。先父云：脉如杨花，危在顷刻。

散有二义，一自有渐无之象，一散乱不整之象也。比如扬花散漫，或至数不齐，多寡不一，为危殆之候。若心脉浮大而散，肺脉短涩而散，皆平脉也。软散则病脉矣，肾败之征。_{先天}_{资始之本绝}。脾脉代散，土绝之征。_{后天资生之本绝}。若二脉交见，尤为必死之符。

芤脉

芤乃草名_{浮而中空为芤}，绝类乎葱。浮沉俱有，中候独空。_{两边有，中间空，阴去阳存之脉也}。

芤脉中空，故主失血。左寸心亏，右寸肺缺。_{肺亏失血}。左肝不藏_{肝不藏血}，右脾不摄。_{脾虚不能摄血}。左尺便红，右尺精泄。

营行脉中，脉以血为形。芤脉中空，脱血之象也。伪诀[1]云：寸芤积血在胸中，关里逢芤肠胃痈。是以芤为蓄血积聚之实脉，非失血虚家之空脉矣。且云两头有，以头字换《脉经》之边字，便相去千里矣。

濡脉

濡脉细软，见于浮分。举之乃见，按之即遁。_{浮小为濡，按之无力，如水上浮帛，阴阳俱损之脉}。

濡主阴虚_{浮主气分，浮举之而可得，气犹未败；沉主血分，沉按之而全无，血已伤残。故曰阴虚}，髓竭精伤。左寸见濡，惊悸健忘。右寸见濡，虚汗洋洋。左关逢之，血不营筋。右关逢之，脾虚受侵。左尺精枯，右尺火灭。两尺濡甚，泄泻不绝。

濡脉之浮软，与虚脉相类，但虚脉形大，而濡脉形小也。濡脉之细小，与弱脉相类，但弱在沉分，而濡在浮分也。伪诀云：按之似有举还无。是弱脉而非濡脉矣。濡脉之无根，与散

---

① 伪诀：此指五代高阳生《脉诀》，后世称其为假借王叔和之名而为伪作。

脉相类，但散脉从浮大而渐至于沉绝，濡脉从浮小而渐至于不见也。从大而至无者，全凶之象；从小而至无者，凶吉相半也。在久病老年之人见之，尚未至于必绝。若平人少壮暴病见之，名为无根，去死不远矣。

微脉

微脉极细浮而濡甚为微，而又极软，似有若无，欲绝非绝。诸部见之，皆曰不足。近死之脉也。

微脉模糊，气血几无。左寸惊悸，右寸气呼。喘息。左关寒挛，右胃冷结。左尺阳衰，右尺精竭。阳微恶寒寸，阴微发热尺。

微之为言无也，其象极细极软。张仲景曰萦萦如蛛丝，状其细而难见也；瞥瞥如羹上肥①，状其软而无力也。轻取之而如无，故曰阳气衰；重按之而欲绝，故曰阴气竭。长病得之，多不可救，谓正气将次灭绝也；卒病得之，犹或可生，谓邪气不至深重也。

微主久虚血弱之症，阳微恶寒，阴微发热。若非峻补，难以回生。

革脉

革大弦急浮大而弦弦为革，浮取即得，按之乃空，浑如鼓革。阳中之阴，为表邪有余而内虚不足。

革主表寒，亦属中虚。左寸之革，心血无余。右寸之革，金衰气吁。肺虚气壅。左关遇之，疝瘕②为虞。右关遇之，虚痛

---

① 羹上肥：飘浮在汤上的油脂。
② 疝瘕：疾病名：多由寒邪与脏气相搏，结聚少腹，冤热而痛，溲出血液者。

脾枯。男尺精亡，女尺血亏。_{半产漏下。}

　　向以革脉即牢脉，非也。盖革浮而牢沉，革虚而牢实，形与症皆异也。叔和云：三部脉革，长病得之死，卒病得之生。《甲乙经》曰：浑浑脉至如涌泉，病进而色弊。绵绵其去如弦绝者死。_{言其去而不返。}言急如涌泉，则浮取之，不止于弦大，而且数且搏且滑矣，曰弦绝，不止于豁然，而且绝无根蒂矣，故曰死也。

沉脉

　　沉行筋骨，如水投石，按之有余，举之不及。

　　沉脉为阴，其病在里。为寒为积。寸沉短气，胸痛引胁，或为痰饮，或水与血。关主中寒，因而痛积，或为满闷，吞酸筋急。尺主背痛，亦主腰膝，阴下湿痒，浊痢淋沥。_{伤寒两寸沉曰难治。平人两寸沉曰无阳，必无寿。}

　　有力里实，或为痰食。无力里虚，或为气郁。沉弱虚衰，沉牢坚积。_{寒则坚牢，为㿉冷。}沉紧冷痛，沉缓寒湿。_{为水畜。}沉数内热_{身肿曰阳水}，沉实热极，沉迟虚寒_{身肿曰阴水}，沉涩血涩，沉滑痰饮，沉促食滞，沉伏吐利_{寸伏吐，尺伏利，}阴毒积集_{阴症伤寒。}

　　沉脉在卦为坎，在时为冬，在人为肾。黄帝曰：冬脉如营。冬为万物舍藏，其气来沉以软，故曰营。

　　夫肾之为藏，配坎应冬，万物蛰藏，阳气下陷，烈为雪霜，故其脉主沉阴而居里，若误与之汗，则如蛰虫出而见霜；若误与之下，则如飞蛾入而见汤。此叔和之至言也。

伏脉

　　伏为隐伏_{沉极为伏}，更下于沉。推筋著骨，始得其形。浮中二候绝无沉候，亦隐必至骨始见。

伏脉为阴，受病入深。为积聚，为疝瘕，为少气，为忧思，为痛甚。伏犯左寸，血郁之因。伏在右寸，气郁之征。左关值伏，肝血在腹。右关值伏，寒凝水谷。左尺伏见，疝瘕可验。右尺伏藏，少火消亡。

伏数热厥，阳极内结。亢极而兼水化也。伏迟寒厥，阴极将绝。

伏脉主病在沉阴之分，隐深之处，非轻浅之剂所得破其藩垣①也。在《伤寒论》中，以一手脉伏为单伏，两手脉伏为双伏，不可以阳症见阴脉为例也。火邪内郁，不得发越，乃阳极似阴。故脉伏者，必有大汗而解。如久旱将雨，必先六合阴晦，一回雨后，庶物咸苏也。又有阴症伤寒，先有伏阴在内，而外复感冒寒邪，阴气壮盛，阳气衰微，四肢厥逆，六脉沉伏，须投姜附，及灸关元，阳始回，脉始出也。若太溪肾脉，在足内踝后，跟骨上陷中，动脉是也冲阳胃脉一曰跌阳，在足面上五寸骨间动脉是也，皆无脉者，必死无疑。

刘元宾云：脉伏不可发汗，为其非表脉也，亦为其将自有汗也。

牢脉

牢在沉分沉而有力为牢，大而弦实，浮中二候，了不可得。

牢主坚积，病在乎内。左寸之牢，伏梁为病。右寸之牢，息贲可定。左关见牢，肝家血积。右关见牢，阴寒痞癖。左尺奔豚，右疝成疾。

树以根深为牢，盖深入于下者也。监狱以禁固为牢，深藏

---

① 藩垣：藩篱和垣墙。

于内者也。仲景曰：寒则牢固。又有坚固之义也。沈氏曰：似沉似伏，牢之位也。实大弦长，牢之体也。牢脉所主之病，以其在沉分也，故悉属阴寒；以其形弦实也，故咸为坚积。若失血亡精之人，内虚当得革脉；若反得牢脉，是脉与症反，可卜死期矣。

伏脉重按亦不见，牢既实大弦长，重按便满指有力矣。

实脉

实脉有力牢甚为实，长大而坚，应指幅幅，三候皆然。阴之中阳。

血实脉实，火热结壅。左寸舌强心劳，右寸咽肿。肺病则呕逆、咽痛。左关见实，肝火胁涸。右关见实，中满气涌。左尺见之，便闭腹捧。右尺见之，相火亢耸。见此脉者，必有大邪大热大积聚。

实而且紧，寒积稽留。实而且滑，痰凝为忧。

实为邪气盛满，坚劲有余之象。既大矣，而且长且坚，又且三候皆然，则诸阳之象，莫不毕备，故但主实热不主虚寒。紧与实虽相似，而实相悬。紧者热为寒束，故其象绷急，而不宽舒；实者邪为火迫，故其象坚满而不和柔。以症合之，以理审之，不可混淆。

弱脉

弱脉细小沉而无力为弱，沉分阳虚。按之始得，举之如无。阴也，久病羸弱之人多有之。

弱为阳陷，真气衰敝。左寸心虚，健忘惊悸。右寸肺虚，自汗短气。左关木枯，必苦挛急。右关土寒，水谷之疾。左尺涸流，右尺阳寂。灭也。

柳氏曰：气虚则脉弱，寸弱阳虚，尺弱阴虚，关弱胃虚。

浮以候阳。阳主气，浮取之而如无，则阳气衰微，确然可据。夫阳气者，所以卫外而为固者也，亦所以运行三焦，熟腐五谷者也。弱脉呈形而阴霾已极，自非见视，而阳何以复耶？《素问》云：脉弱以滑，是有胃气。脉弱以涩，是为久病。盖弱堪重按，阴犹未绝。若兼涩象，则气血交败，生理灭绝矣。

仲景曰：阳陷入阴，当恶寒发热，久病及年衰见之，犹可维持；新病及少壮见之则死。

细脉

细直而软沉直而软为细，萦萦累累，状若丝线，较显于微。阴也，诸部见之皆曰不足，近死之脉也。

细主气衰，诸虚劳损。细居左寸，怔卧不稳。怔忡不寐。细居右寸，呕吐气短。肝细阴枯，胃细胀满。左尺若细，遗利遗精、泻利不断。右尺若细，下元惫冷。

微脉模糊而难见，细脉则显而易见，故细比于微，稍稍较大也。《脉经》云：细为血少气衰。有此症则顺，无此症则逆。故吐利失血，得沉细者生。忧劳过度之人，脉亦多细，为自戕其血气也。春夏之令，少壮之人，俱忌细脉，谓时与形俱不合也。秋冬老弱，不在禁例。大抵细脉、微脉，俱为阳气衰残之候，非行温补之剂，何以复其散失之元乎？常见虚损之人，脉已细而身常热，医者不究其原，而仍以凉剂投之，无异恶醉强酒，遂使真阳衰败，饮食不进，上吐下泻，是速之毙耳。《素问》云：壮火食气，少火生气。人非此火，无以运行三焦，熟腐五谷。奈何火已衰而犹清之润之，如水益深，真可悯也。虚劳之脉，细数并见者死。细则气衰，数则血败故也。

迟脉

迟脉属阴，象为不及。往来迟慢，三至一息。

迟脉主藏，其病为寒。为阳虚。寸迟上寒，心痛，停凝。关迟中寒，癥结挛筋。尺迟火衰，溲便不禁，或病腿足疝痛牵阴。

有力冷痛，无力虚寒。迟而在浮，表冷何忧。迟而在沉，里寒阴深。迟而兼涩，血少无惑。迟兼宽缓，寒而多湿。迟滑胀满，迟微衰息。

阴性多滞，故阴寒之症，脉必见迟。与缓脉绝不相类，盖缓以形之宽纵得名，迟以至数之不及为义。故缓脉四至，宽缓和平；迟脉三至，迟滞不前，二脉迥别。医家动云迟缓，未知是一是二，可发一噱。

一呼一至曰离经，二呼一至曰夺精，三呼一至曰死，四呼一至曰命绝，此损脉也。总之至数愈迟，阴寒愈甚矣。

涩脉

涩脉蹇滞迟浮而细软为涩，如刀刮竹。迟细而短，三象俱足。阴也。男女尺中沉涩者，必艰于嗣。

涩为血少，亦主精空。寸涩心痛，或为怔忡。关涩阴虚，中热难驱。左关胁胀，右关土虚。尺涩遗淋，血利可虞。孕为胎病血不足以养胎，无孕血枯。

涩而坚大，为有实热。涩而虚软，虚炎难灭。

李时珍以病蚕食叶为喻者，谓其迟慢而艰难。盖涩脉往来迟难，有类乎止，而实非止也。又曰细而迟，往来难且散者，乃浮分多而沉分少，有类乎散，而实非散也。须知极细极软，似有若无为微脉，浮而且细且软为濡脉，沉而且细且软为弱脉。三脉皆有似于涩，而实有分别也。肺脏气多血少，故右寸见涩，犹为合度。肾藏专司精血，若右尺见之，为虚残之候。

凡物濡润者则必滑，枯槁者则必涩。故滑为痰饮。涩主阴衰。

结脉

结为凝结。迟而歇止为结。迟时一止，徐行而怠，颇得其旨。阴也，结而不散之义也。

结属阴寒，亦因凝积。左寸心寒，疼痛可识。右寸肺虚，气寒凝泣。左关疝瘕，右关痰食。右尺阴寒，左尺痿癖①。

结而居浮，积痛在外。结而伏居，积聚在内。然必有力，方为积内结；若无力，真气衰殆。

古人譬诸徐行而怠，偶羁一步，可为结脉传神。大凡热则流行，寒则凝结。如冬冷则水坚，理势然也。人惟少火衰弱，中气虚寒，失其乾健之运，则气血痰食互相纠缠，运行之机不利，故脉应之而成结。然结甚则积甚，结微则积微。若真气衰息，惟一味温补，为正治也。

代脉

代为禅代迟而止有常数为代，如数而止，不能自还，良久复起。如四时之代禅，不愆其期也。

代主脏衰，危恶之候。脾土败坏，吐利为咎。中寒不食，腹痛难救。两动一止，三四日死。四动一止，六七日死。次第推求，不失经旨。

结促之止，止无常数；代脉之止，止有常数。结促之止，一止即来；代脉之止，良久方至。《内经》以代脉之见为脏气衰

---

① 痿癖：进行性脊肌萎缩疾病患者。

第
六
辑

微，脾经脱绝之候也。惟伤寒心悸，怀胎三月，或七情太过，跌打重伤，及风家痛家，俱不忌代脉。若无病而羸瘦脉代者，危候也。久病脉代，万难回春。经曰：代则气衰。又曰：代散者死。夫代脉见而脾土衰，散脉见而肾水绝。二脉交见，虽神圣不能施其力也。

脉来一息五至，则五脏之气皆足。故五十动而不一止者，合大衍之数，谓之平脉；反此则止乃见焉。肾气不能至，则四十动一止；肝气不能至，则三十动一止；脾气不能至，则二十动一止；心气不能至，则十动一止；肺气不能至，则四五动一止。故《难经》谓三部九候，每候必满五十动，脉之止否方知。古人谓甚痛者脉多代，非死脉也。又云：少得代脉者死，老得代脉者生。自当通变。

缓脉

缓脉四至与迟不同，来往和匀，如初春柳，风微飐轻。缓为胃气，不主病。取兼脉乃可断症。

缓浮伤风，卫气不充。卫气受伤。缓沉寒湿，营弱无力。营血不足，是为营弱。缓而犹细，湿痹为忌。缓而加弱，气衰力薄。缓益以涩，血伤形脱。

左寸涩缓，少阴血虚。右寸浮缓，风邪所居。左关浮缓，肝风内急。右关沉缓，土弱侵湿。右尺缓涩，精宫不及。右尺缓细，真阳衰极。

脉缓以宽舒和缓为义，与紧脉正相反也。在卦为坤，在五行为土，在时为四季之末，在人身为足太阴脾经。若阳寸阴尺，上下同等，浮大而软，无有偏胜，为缓而和匀，不浮不沉，不大不小，不疾不徐，意思欣欣，悠悠扬扬，难以名状者，此真胃气脉也。土为胃气之母，中气调和，则百病不生。一切脉中，皆须挟缓，谓之胃气，非病脉也。《脉语》谓缓脉状如琴弦，久失更张，纵而不整。此言缓之兼乎浮、迟、虚、濡、细、涩之形者，故云为病。不足为风，为表虚也。脾旺之时，其脉宜大而缓。若得之反脉，亦视生克以定轻重吉凶，如前钩脉云云。

数脉

数脉属阳，象为太过。一息六至，往来越度。

数脉主腑，热病所宗。无论虚实，热脉必数。寸数喘咳，口疮肺痈。关数胃热，邪火上攻。尺数相火，遗浊淋癃①。数而坚如银钗之股曰蛊毒。若婴儿纯阳之象，六至和平，即七八至亦其常也。

有力实火，无力虚火。阴虚发热。浮数表热，沉数里热。阳数君焚，阴数相腾。相火上腾。右数阳亢，左数阴丧。阴血丧失。

数之为义，躁急而不能中和也。火性急速，故阳盛之症，脉来必数。肺部见之，为金家贼脉。秋月逢之，为克令凶征。

滑脉

滑脉流利数而流利为滑，往来替替不滞貌，盘珠之形，荷露之义。阳中之阴。滑必兼数。

滑脉为阳，多主痰溢。寸滑咳嗽，胸满吐逆。关滑胃热，壅气伤食。尺滑病淋，或为痢积。男子溺血，妇人经郁。尺滑为下焦畜血。两寸滑曰痰火。一手独滑曰半身不遂。

浮滑风痰，沉滑痰食。右关沉滑为食停。滑数痰火，滑短气塞。滑而浮大，阴痛尿涩。滑而浮散，中风瘫痪。滑而冲和，娠孕无讹。

滑之为言，往来流利而不滞涩也。盖脉者，血之府也。故

---

① 淋癃：淋沥不尽和癃闭。

血枯则脉涩，血盛则脉滑。

滑脉为阳中之阴，以其形兼数也，故为阳；以其形如水也，故为阳中之阴。大概兼浮者毗于阳，兼沉者毗于阴。是以或热或寒，古无定称也。惟辨之以浮沉尺寸，乃无误耳。

紧脉

紧脉有力 数而有力为紧，左右弹人，如绞转索，如切急绳。阴中之阳，为阴阳相搏也。

紧主寒邪，亦主诸痛。左寸逢紧，心满痛急。右寸逢紧，伤寒喘咳。左关人迎，浮紧伤寒。右关气口，沉紧伤食。左尺见之，脐下痛极。右尺见之，奔脉疝疾。中恶祟乘之脉而得浮紧，谓邪方炽而脉无根也。咳嗽虚损之脉而得沉紧，谓正已虚而邪已痼也。均为不治。浮紧伤寒，沉紧伤食 或为寒积。紧洪痈疽，紧数中毒，紧细疝瘕，紧实胀腹。

紧者，绷急而兼绞转之象也。热则筋纵，寒则筋急。此惟热郁于内而寒束于外，故紧急绞转之象见焉。夫寒者，北方刚劲肃杀之气，故紧急中复见左右弹手之象也。合观《内经》之左右弹，仲景之如转索，丹溪之如纫线，叔和之如切绳，可见紧之为义，不独纵有挺急，抑且横有转侧也。紧脉之挺急与弦相类，但比之于弦，有更加挺劲之异与转如绳索之殊也。

促脉

促为急促，数时一止。如趋而蹶，进则必死。阳也，阳盛而阴不能和之，故有此脉。

促因火亢，亦因物停。左寸见促，心火炎熏。右寸见促，咯咯肺鸣。左关血滞，右脾食凝。左尺逢之，遗滑堪惊。右尺逢之，灼热无阴。

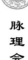

人身之血气贯注于经络之间，绵绵不息。脏气乖违，则稽留凝注，阻其运行之机，因而歇止者，其止为轻；若真元衰惫，则阳弛阴涸，失其揆度①之常，因而歇止者，其止为重。然促脉之故，得于脏气乖违者，十之六七；得于真元衰惫者，十之二三。或因气滞，或因血凝，或因痰停，或因食壅，或外因六气，内因七情，皆能阻其运行之机而为促也。如止数渐稀，则为病瘥。止数渐增，则病剧。所谓进则必死也。

动脉

动无头尾，其形豆若。厥厥动摇，必兼滑数。<small>数滑有力为动。</small>

动脉主痛，亦主于惊。左寸得动，惊悸不宁。右寸若动，自汗淋淋。左关拘挛，右关脾疼。左尺见之，病在亡精。右尺见之，龙火奋升。

动脉两头俯，中间起，极与短脉相似。但短脉为阴，不数不硬不滑也；动脉为阳，且数且硬且滑也。关前为阳，关后为阴。故仲景云：阳动则汗出。阳指寸也。左寸之心，汗为心之液。右寸之肺，主皮毛而司腠理，故动则汗出也。又曰：阴动则发热。阴言尺也。左尺动为肾水不足，右尺动为相火虚炎，故动则发热也。成无己曰：阴阳相搏，则虚者动。故阳虚则阳动寸也，主出汗；阴虚则阴动尺也，主发热。旧说谓动脉只见于关上者，观此可不辨而明矣。妇人手少阴心脉动，为妊子。

疾脉

疾脉太急<small>数极为疾</small>，数之至极，七至八至，脉流薄疾。

疾为阳极，阴气欲竭。脉号离经，虚魂将绝。渐进渐疾，

---

① 揆度：揣度，估量。

且夕殒灭。左寸疾成，弗戢自焚。右寸疾至，金被火乘。左绝肝血，右竭脾阴。左尺涸辙，右尺相烈。

疾一名极，总是急速之形，数之甚者也。惟伤寒热极，方见此脉，非他疾所恒有也。若痨瘵虚惫之人见之，则阴髓下竭，阳光上亢，有日无月，短期近矣。

阴阳易病者，脉常七八至，号曰离经，为不治。孕妇将产，脉亦离经，言离乎平日之脉，与此不同。

弦脉

弦如琴弦，指下挺然。轻虚而滑，端直长纤。阳中之阴也。浮沉迟数俱兼此脉，故不贯于四脉之下。

弦为肝风，痛疟痰饮。主此四症。弦在左寸，心痛难忍。弦在右寸，胸头痛甚。左关痰疟，更主癥瘕。右关胃寒，膈痛尤加。左尺逢弦，饮在下焦。右尺逢弦，疝难瘳。弦而搏曰饮，弦而急曰疝，弦而乍迟乍数曰疟。大概弦而软，其疾轻；弦而硬，其病重。

弦浮支饮外感风，弦沉悬饮肝气郁，弦数多热热生风，弦迟多寒，弦大主虚，弦细拘急，阳弦头痛，阴弦腹痛，单弦饮癖流饮作痛，双弦寒深脉来如引二线。

弦如琴弦之挺直，而略带长也。在卦为震，在五行为木，在四时为春，在五脏为肝，为寒在少阳。经曰：少阳之气，温和软弱，故脉为弦。其气来而实强为太过，病在外，令人善怒；其气不实而微，为不及，病在中，令人胸胁痛引背，两胁胀满。又肝脉来濡弱迢迢，如循长竿末梢，曰肝平。若过实则肝病，急劲则肝死。弦脉与长脉皆主春令，但弦为初春之象，阳中之阴，天气犹寒，故如琴弦之端直而挺然，稍带一分之紧急也。长为莫春之象，纯属于阳，绝无寒意，故如木干之迢以长，纯平发生之气象也。

又两关俱弦，亦谓之双弦，苦不能食，为木来克土，土已损矣，必不可治。

长脉

长脉迢迢，首尾俱宽，直上直下，如循长竿。过于本位，相引曰长，阳也，木也。

长主有余，气逆火盛。左寸见长，君火为病。右寸见长，满逆已定。左关若长，木实之症。右关若长，土郁胀闷。左尺长时，奔豚冲竞。右尺长时，相火专令。上部主吐，中部主饮，下部主疝。女人左关独长曰为木旺，男人两尺修长曰多春秋。长而软滑，犹曰气治。长而坚搏，则为气病。又为阳明病。长而且洪，颠狂尤甚。凡实、牢、弦、紧四脉皆兼长脉，故长脉主有余之疾。

长脉之应，与前弦脉略同。但弦之木，为万物之始生。此主春生之正令。天地之气，至此而发舒，故脉象应之为长脉也。《内经》云：长则气治。李月池曰：心脉长者，神强气旺。肾脉长者，蒂固根深。皆言平脉也。然惟长而和缓乃合春生之气，为健旺之征；长而硬满，即属火亢之形，而为疾病之应也。

昔人谓长脉过于本位，李士材先生非之。愚谓过于本位者，言其状如长竿，直上直下，宽然有余，不拘束于位中之意也。若真长过本部，则寸过而上之为溢脉，尺过而下之为覆脉，岂得谓之长哉。昔贤之言，当会悟其意，而不可泥其辞者，类如此。

短脉

短脉涩小，首尾俱仆。中间突起，不能满部。阴也，与长脉正相反。

短主不及，为气虚症。短居左寸，心神不定。右寸肺虚，头痛为病。短在左关，肝气有伤。短在右关，膈内为殃。左尺短时，少腹必痛。右尺短时，真火无用。关短缩食，尺短胫冷。乍短乍长曰邪祟。过于悲哀之人，其脉多短。

短反乎长，彼应春，此应秋；彼属肝，此属肺。肺主气，气属阳，宜乎充沛。短脉独见，气衰之兆，乃与肺应，何也？《素问》曰：肺之平脉，厌厌聂聂，如落榆荚。则短中自有和缓之象，气仍治也。若短而沉且涩，则气病矣。家刻《脉语》，谓上不至关为阳绝，下不至关为阴绝，正短而沉涩之脉也。所谓不至关者，非谓断绝不与关脉贯通，以真气虚衰短缩而不能伸耳。其不至绝也几希。

大抵长短二脉，为有余不及之象。长类于弦，而盛于弦，为有余；短类于动，而衰于动，为不及。弦脉带急，而长脉带缓。动脉形滑而且数，短脉形涩而必迟。诚能细心较量，锱铢不爽者也。

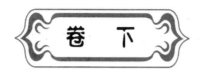

脉法备录

妇人脉

阴搏阳别，谓之有子。

阴，尺脉也。尺脉搏大，与寸脉迥别者，有子之象也。

阴虚阳搏，谓之崩。

阴血虚于内，则阳火离于外。血为火迫，不安其位，则崩。

手少阴脉动甚者，妊子也。

少阴，心也。心主血，心脉急数有力，动如豆粒，乃血旺之象，故当有子。

三部浮沉正等，无他病。而不月者，为有妊也。

左手沉实为男，右手浮大为女。又尺脉左大滑实为男，右大滑实为女，左右俱大实为二。

阴阳俱盛曰双躯。若少阴微紧者，血即凝浊，胎养不周，主偏夭。

体弱之妇，尺内按之不绝，便是有子。月断病多，六脉不病亦有子。所以然者，体弱而脉难显也。经断有躯，其脉弦者，后必大下不成胎也。

得革脉曰半产漏下，得离经之脉曰产期。

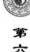

离经，言离乎平日之常脉，非七八至之疾脉也。

妊娠七八月，牢实强大者吉，沉细者难产而死。

迟脉微迟为居经，月事①三月一下。

尺脉微弱而涩，少腹冷，恶寒，年少得之为无子，年大为绝产。

新产伤阴，出血不止，尺脉不能上关者死。

带下，脉浮，恶寒漏下者，不治。

脉平而虚者，乳子也。

小儿脉

半岁以下，于额前眉端发际之间，以名、中、食三指候之。儿头在左，举右手候；儿头向右，举左手候。食指近发为上，名指近眉为下，中指居中。三指俱热，外感于风。鼻塞咳嗽，三指俱冷。外感于寒，内伤饮食。发热吐泻，食、中二指热，主上热下冷。名、中二指热，主夹惊。食指热，主食滞。

三岁以下，看虎口②三关。男左女右，初寅位为风关，次卯位为气关，三辰位为命关。纹色淡黄淡红者无病，色紫者热，色红伤寒，色青惊风，色白疳积，色黑者死。在风关轻，气关重，命关危。

三岁以上，以一指取寸关尺之处，六七至为常，加则为热，减则为寒。凡小儿四末独冷，股栗恶寒，面赤气涌，涕泪交至，必为痘疹。

---

① 月事：即月经。

② 虎口：中医名词，经外穴名，在手背拇、食指之间，主治烦热、头痛、眩晕、心痛等症。

怪脉 即死脉

沸釜

如釜中水，火燃而沸。有出无入，阴阳气绝也。又名涌泉，如泉之涌出而不返也。

弹石

脉在筋骨间，劈劈然而至，如石之弹指，肾绝也。

雀啄

连来三五下而歇，歇而再至，且锐且坚，如雀啄食，脾绝也。

屋漏

良久一至，如屋漏滴水之状，胃绝也。

解索

散乱如解绳索，精血绝也。

鱼翔

浮时忽一沉，如鱼游水面，忽然沉没，命绝也。

虾游

沉时忽一浮，如虾之游，静中忽一跃，神魂绝也。

然薪

脉如火燃薪，洪大之极，心精夺也。

散叶

如散落之叶，肝气大虚也。先父云：浮飘无根，违其沉弦之常矣。金旺则木绝。

偃刀

浮之小急，如刀口。按之坚大急，如刀背。寒热独并于肾也。一名循刀，如循锋刀之芒也。

省客

来如省问之客，旋复去也，是肾气不足也。

横格

如木之横格于指下，胆气不足也。

悬痈

如悬赘之痈，左右弹而根不移，十二俞予不足也。

如丸

滑不在手，按之不可得，大肠气不足也。

弦缕

如弦之急，如缕之细，胞精不足也。

颓土

按之即不可得见，如颓土之状，肌气不足也。

交漆

左右旁至，如绞漆之下，袅袅然而交也。

如春

极洪极实，如杵之春。

霹雳

静时忽鼓，数下而去，如霹雳之轰空也。

诸病宜忌脉

伤寒，未汗宜阳脉，忌阴脉；已汗宜阴脉，忌阳脉。

中恶宜紧细，忌浮大。

中风宜浮迟，忌急数。

中毒宜洪大而迟，忌细微。

咳嗽宜浮濡，忌沉伏。

喘急宜浮滑，忌短涩。

吐血宜沉小，忌实大。

衄血宜沉细，忌浮大。

脱血宜阴脉，忌阳脉。

崩漏宜微弱，忌实大。

带下宜迟滑，忌急疾。

新产宜滑沉，忌弦紧。

虚损宜软缓，忌细数。

下利宜沉细，忌浮大。

头痛宜浮滑，忌短涩。

心痛宜浮滑，忌短涩。

腹痛宜沉细，忌弦长。

腹胀宜浮大，忌沉细。

水肿宜浮大，忌沉细。

颠狂宜实大，忌沉细。

霍乱宜浮洪，忌微迟。

痿痹宜虚濡，忌紧急。

消渴宜数大，忌虚小。

癥瘕宜沉实，忌虚弱。

肠澼宜沉小，忌数大。

堕伤宜紧急，忌小弱。

金疮宜微细，忌紧数。

痈疽宜微缓，忌滑数。

蟨蚀宜虚小，忌紧急。

男女脉异

男以阳为主，寸旺于尺；反此者，肾不足也。女以阴为主，尺旺于寸；反此者，上焦有余也，不足固病有余，亦病。

老少脉异

老人脉宜缓弱，过旺者病；少壮脉宜充实，过弱者病；然旺而非躁，此天禀之厚，寿征也；弱而和缓，此天禀之静，清士也。

脉合形性

凡诊脉当视其人大小、长短及性气缓急。脉合形性者吉，脉反形性者逆也。

脉分五脏

肝脉弦，心脉钩，脾脉代，肺脉毛，肾脉石。

脉分四方

东极气暄和，脉多缓。南极气蒸炎，脉多软。西极气清肃，脉多劲。北极气凉洌，脉多石。

脉分病期

无肝脉，春得病。无心脉，夏得病。无肺脉，秋得病。无肾脉，冬得病。无脾脉，四季之月得病，或长夏得病。

脉忌无根

有表无里为无根。关前有，关后无，亦为无根。无根则阴道绝，阳岂能独存？

脉贵有神

有神者，有力也，虽六数、七疾、三迟、二败犹生。节庵辨伤寒，谓脉来有力为阳症，沉微无力为阴症，最确。

脉嫌先见

如春宜弦，得洪脉者夏死，得涩脉者秋死，得石脉者冬死，真藏之气先泄故也。余季可推。

阴阳相乘

浮与寸皆阳，若见紧、涩、短、小之类，是阳不足而阴乘之；沉与尺皆阴，若见洪、大、涩、滑之类，是阴不足而阳乘之。

阴阳相伏

阴脉之中阳脉，间一见此，阴中伏阳；阳脉之中阴脉，间一见此，阳中伏阴。

阴阳亢制

阳实者脉洪大，极则反伏匿，此乾之亢龙有悔也；阴虚者脉细微，极则反躁，此坤之龙战于野也。

重阴重阳

寸口浮大而疾，此阳中之阳；尺内沉细而迟，此阴中之阴。上部重阳，下部重阴。阳亢阴隔，颠狂乃成。

脱阴脱阳

六脉虚芤，此脱阴也；六脉陷下，此脱阳也；六脉暴绝，此阴阳俱脱也。脱阴者目盲，脱阳者见鬼，阴阳俱脱者危。

六残脉

弦、紧、涩、滑、浮、沉，此六脉为残贼，能与诸经作病。

上鱼脉

脉上鱼际，平人神色充实而有此，乃天禀之厚，主寿。若素无此脉，见之必病，为溢脉，为阴乘阳，主遗尿，女思得男。

胃气脉

胃气者，脉之中和也，如弦不甚弦之类，顺四时五行，而无太过不及也。又男人右脉充于左，女人左脉充于右，皆有胃气。胃气为本，有胃气，病虽重虽久，可治。

神门脉

两手尺中，为神门脉。叔和①云：神门诀断，两在关后。人无二脉，病死不救。神门脉绝，即是肾绝，资始之本绝也。

冲阳脉

冲阳，一曰跌阳，胃脉也，在足面大指后一寸骨间动脉是

---

① 叔和：王叔和，古代医家名。代表作品《脉经》。

也。病笃当候此，以验胃气之有无。土为万物之母，资生之本也。

太溪脉

太溪亦肾脉也，在足内踝后跟骨上陷中动脉是也。病笃当候此，以验肾气之有无。水为天一之元，资始之本也。

奇经八脉

督脉起于下极之俞，位于脊里，上至巅顶，极于上齿缝中龈交穴①。督者，都也。为阳脉之都纲，主外感风寒，脊强头重。

任脉起于中极之下，循腹上喉，至于龈交，极于目下承泣穴。为阴脉之都纲，主疝瘕、阴痛、拘急。

冲脉起于气街，在小腹毛中两旁各二寸，挟脐左右，上行至胸中而散，为十二经根本。冲脉血盛则灌皮肤、生毫毛，主逆气上冲。

阳跷脉起于跟中上外踝，循胁上肩，夹口吻至目，极于耳后风池穴。主腰背痛、癫痫、僵仆、偏枯、痿痹。阴跷脉起于跟上内踝，循阴上胸至咽，极于目内眦睛明穴。主阴疝、漏下、淫痹、腹痛、寒痛、癫痫。

阳维脉起于诸阳之会，发于足外踝下一寸五分，循膝上髀厌，抵少腹，循头入耳，至本神而止。

阴维脉起于诸阴之交，发于内踝上五寸，循股入小腹，循胁上胸，至顶前而终。主心胸痛、胁下满、癫痫、痹痒、汗出、

---

① 龈交穴：中医针灸穴位之一，隶属督脉，在上唇内、唇系带与上齿龈的相接处。

恶风。

带脉起于季胁，围身一周，如束带然。总束诸脉，使不妄行。主腹并少腹痛、腰冷、里急、月事不调、赤白带下。

凡人有此八脉，闭而不开。惟神仙以阳气冲开，故能得道。冲脉在风府穴下，督脉在脐后，任脉在脐前，带脉在腰，阴跷脉在尾闾前阴囊下，阳跷脉在尾闾后；节，阴维脉在顶前一寸三分，阳维脉在顶后一寸三分。此八脉者，先天大道之根，一炁之祖，采之惟以阴跷为先。此脉才动，诸脉皆通，上通泥丸，下澈涌泉。倘能知此，使真气聚散，皆从此关窍，则天门常开，地户永闭，雪里花开，道在是矣。

三焦

经曰：上焦如雾，中焦如沤，下焦如渎。人身以胸、膈、腹分三焦，脉以寸、关、尺分配三焦，至当不易。三焦通，则周身之气皆通。

人迎气口

经曰：人迎盛坚者伤于寒，气口盛坚者伤于食。盖人迎主表，盛坚为外感；气口主里，盛坚为内伤。

古称关前一分，人命之主，左为人迎，右为气口。人迎以察外因，气口以察内因。所谓关前一分者，正关之前一分也。左关之前一分，属少阳胆部。胆为风木之司，肝与胆相为表里。胆少阳之脉，行肝脉之分外。肝厥阴之脉，行胆脉之位内。两阴至是而交尽，一阳至是而初生，十二经脉至是而终。故左关之前一分为六腑之源头，为诸阳之主宰，察表者不能外也。右关之前一分，属阳明胃部。中央湿土得天地中和之气，万物所归之乡也。土为君象，故不主时，寄旺于四季之末，为五脏六腑之海。清气上交于肺，肺气从太阴而行之，为十二经脉之始。故右关之前一分为五脏之隘口，为百脉之根黄，察里者不能废也。况肝胆主春令，春气浮而上升，阳之象也，阳应乎外，故以候表焉；脾胃居中，土性凝而重，浊阴之象也，阴应乎内，故以候里焉。

五脏平脉

软弱迢迢，如循长竿末梢，曰肝平。

累累如连珠，如循琅玕，曰心平。

和柔相离，如鸡践地，曰脾平。

厌厌聂聂，如落榆荚，曰肺平。

喘喘累累如钩，按之而坚，曰肾平。

以上皆极状其和平之象，无太过不及，胃气脉也，故曰平。

五脏病脉

盈实而滑，如循长竿，曰肝病。

喘喘连属，其中微曲，曰心病。

实而盈数，如鸡举足，曰脾病。

不上不下，如循鸡羽，曰肺病。

有如引葛，按之益坚，曰肾病。

以上皆失其和缓之象，弦、钩、弱、毛、石脉多，而胃气少也，故曰病。

五脏死脉

急益劲，如张新弓弦，曰肝死。

前曲后居，如操带钩，曰心死。

锐坚如鸟之喙，如鸡之距①，如屋之漏，如水之流，曰脾死。

如物之浮，如风吹毛，曰肺死。

发如夺索，辟辟如弹石，曰肾死。

以上言各藏过极而全无胃气也，故曰死。

七诊

岐伯曰：察九候。

寸关尺各浮、中、沉三候，共九候。

独小者病，独大者病，独疾者病，独迟者病，独热者病，独寒者病，独陷下者病。

既言独疾独迟，则主热与寒矣。又言独热独寒者，必于阳部得洪、实、滑、数之脉为独热，必于阴部得沉、微、迟、涩之脉为独寒。独陷下者，沉伏而不起也。

形肉已脱，九候虽调犹死。

脾主肌肉，为五脏之本。大肉脱，则脾气绝矣。九候之中，虽无七诊独见之脉，亦不生。

七诊虽见，九候皆从者不死。

从，顺也，顺四时之令。五脏之常及与病症为顺也。既得顺脉，虽独脉亦不至死。

分配脏腑定位

《内经》曰：尺内两旁，则季胁也。在胁下两旁，为肾所居之处。尺外以候肾外，即前半部，尺里以候腹里，即后半部，大小肠膀胱俱在其中。中附上附尺之上，左外以候肝肝为阴中之阳，内以候

---

① 鸡之距：雄鸡的后爪，出自《全唐文》。

鬲中焦之鬲膜皆在其中；右外以候胃，内以候脾。胃为阳，脾为阴。上附上寸部，右外以候肺肺最高，内以候胸中鬲膜之上皆是；左外以候心，内以候膻中。膻中①，即心胞络之别名。上竟上者，咽喉中事也。竟上则尽于鱼际。下竟下者，少腹腰股胫足中事也。竟下则尽于尺部。

分析脏腑阴阳

《脉经》曰：左手关前寸口阳绝者，无小肠脉也；阴绝者，无心脉也。左手关上阳绝者，无胆脉也；阴绝者，无肝脉也。左手关后尺中阳绝者，无膀胱脉也；阴绝者，无肾脉也。右手关前寸口阳绝者，无大肠脉也；阴绝者，无肺脉也。右手关上阳绝者，无胃脉也；阴绝者，无脾脉也。右手关后尺中阳绝者，无子户脉也；阴绝者，无肾脉也。阳实阴实，可以类推。

此言左寸兼心与小肠，右寸兼肺与大肠也。世皆宗之。较前《内经》分配三部，似不相伴。李士材先生所以深诋之。然亦未可尽非也。前之定位，就身之胸、鬲、腹三段言也，此以脉络相表里言也。胸、鬲、腹不可上下倒置，而脉络未始不上下交缠。惟小肠之脉络于心，大肠之脉络于肺，故候左寸而并知小肠，候右寸而并知大肠。如心热则移于小肠，肺热则移于大肠，此其明验也。以上下隔远之位病且相干，岂以下络上之脉反不相属乎？至于前半部属腑，后半部属脏，腑阳脏阴，则阳先阴后自不待言。第胸、鬲、腹三焦之症，仍在寸、关、尺三部推详。如淋疝等症属在下焦，自当在尺部候之。未尝以下部之病，越候于上部之脉也。总之，前之分配，以一身之定位言，而表里之脉，究不可废；后之分析，以脉络之相表里言，

---

① 膻中：膻中穴，在前正中线上，两乳头连线的中点。

而胸、鬲、腹之三部，仍未尝淆。就不相侔之中，而得其相侔之理，庶几可合列圣于一堂耳。

推法

推而外之，内而不外，有心腹积也。

推求于表，但见沉分而无表脉，知其病在心腹之有积。

推而内之，外而不内，身有热也。

推求于里，浮而不沉，惟表有邪，故主热也。

推而上之，上而不下，腰足清也。

上指寸言，下指尺言，清冷也，上盛下虚，故腰足清冷。

推而下之，下而不上，头项痛也。

上部无力，此清阳不能上升，故头项痛。若阳虚而阴凑，亦头项痛。

按之至骨，脉气少者，腰脊痛而身有痹。

按至骨者，肝肾之分。脉气少者，无力之脉。肾水虚故腰脊痛，肝血亏则身有痹。

决死生

形气相得者生。

形盛脉亦盛，形小脉亦小，形与脉相得矣。相得者相合也，故曰生。

形盛脉细，少气不足以息者危。

外有余而内不足，枝叶盛而根本拨也，故曰危。

形瘦脉大，胸中多气者死。

阴不足而阳有余也，孤阳不生，故主死。

参伍不调者病。

参伍，数目也。言其至数不和匀，往来无常度。

上下左右之脉，相应如杵舂者，病甚。

上下左右，即两手之三部九候。脉来实大有力，如杵之舂。

上下左右之脉，相失不可数者死。

失其常度，至于急数而不可数，即八九至之绝脉也，安得不死。

三部九候，皆相失者死。

相失，如宜浮而沉，应大而小，违四时之度，失五藏之常。

中部之候相减者死。

众脏虽调，而中部之候独不及者，为根本败坏也，故亦主死。此即无胃气也。

诊脉初知

三部

寸、关、尺也。寸部法天，主胸以上至头；关部法人，主膈以下至脐；尺部法地，主腹以下至尽。

九候

浮、中、沉也。寸、关、尺三部，每一部浮中沉三候，三三共九候。浮亦法天，中亦法人，沉亦法地。

下指

先以中指取定关脉，再下前后二指。人长则下指疏，人短则下指密。初轻候之名曰举，次中候之名曰按，次重候之名曰寻。

上下来去至止

上者，自尺部上于寸；下者，自寸部下于尺。来者，自骨肉出于皮肤；去者，自皮肤还于骨肉。应日至，息日止。

至数

一呼吸四至，闰以太息五至，曰平人。一呼吸三至，曰少气。六至而躁热，曰病温。不热而滑，曰病风。八至以上死。脉绝不至曰死。乍数乍疏曰死。不满十至而代，是为乍数乍疏。

持脉论

《素问·脉要精微论》曰：持脉有道，虚静为保。言医者于持脉之时，必虚其心，无杂念，静其身，无躁动，然后神闲气定，乃能得脉之真。中病之寂，而人赖之以保其生也。先圣之垂训，其谆切也如此。今人则不然，诊视之际，如优人登场，关目略具而已。又且意在探病，罔窥精微，心意方尽，瞻顾不定，此全恃闻问工夫，与虚静二字正相反者也。间有所称高明之士，又往往故示神奇，才一下指，辄乱举方。夫脉必三部九候，每候五十，方合经旨。今即不能尽依古人，亦须逐一审详，庶乎有据。若一视便谓了然，虽黄岐复生，恐亦不能神异若此也。嗟嗟！病者竭诚而来，医者以卤莽应之，宁不以人命为草菅乎！况乎二十八脉之权变，又未必其果达也。于是制为一律之方，但用和平轻淡之品，无论寒热虚实，人人可服；服之不效，则久服之；久服不效，则归于命数。不知和平轻淡之品，虽不杀人，然实不能泻，虚不能补，病久渐深，日即于殆。犹之治国，大奸不除，大荒不救，养成祸乱，以致危亡，不杀之杀，深于杀矣。此病之不保，缘脉之不审，而持脉之道失也。昔人有言，死生大矣。谁号司命，可不念哉。

跋

今人动言不传之秘，愚谓苟有所秘矣，乌得不传？孟子曰：不能使人巧，又安能使人不巧哉！轮扁以为臣不能喻之于子，臣子亦不能受之于臣。然前此无斫轮者乎？曰：有后此无斫轮者乎？曰：有则不徐不疾，得之于手，而应之于心者，非独一轮扁也。盖所谓口不能言而有数焉。存乎其间者，曷尝不喻之于人，而人亦曷尝无受之者欤！顾人人有手与心，而不自求其巧，乃咎夫有秘不传，斯亦谬矣！世之以技鸣者，又往往自诩曰秘授。愚谓既云授矣，又乌得秘？是二说者，要皆浅率者之托以文其固而张其术也。夫为他事而不求其巧，不过艺之不精，名之不立已耳。若医之为道，则人之死生系焉，宁可让人以不传之秘，而忍以人命为戏乎！愚又不解其所秘授者，伊谁作俑也。古之称神医者，神于脉耳，静以候之，虚以听之，不徐不疾，得之于手，而应之于心矣。然二十八脉之名，诸君子亦尝诵之，有能于疑似之交，几微之辨，实明其理，而悉其数者乎！有能明其理，悉其数，而潜心静气以体认之者乎！是真不传之秘矣。己丑之夏，华病几殆，余君林发起而生之。盖其心之细，而论之精，虚静明通，直与神会。凡辨症施治，十不失一。此岂有所私授之秘，而后能巧哉！乃所自得，真有口不能言，而有数存乎其间者矣！今读尊公抑庵先生脉理一书，不啻大宣其秘而使人巧者，至能与不能，则存乎其人也。诚读是书而静以求之，则不徐不疾，得之于手而应之于心，人人可为轮扁矣。

虬山同学佘华瑞拜跋于程斋

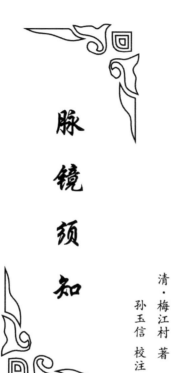

脉镜须知

清·梅江村 著

孙玉信 校注

内容提要

清·梅江村著。二卷。梅江村，清代安徽歙县人，生卒年代不详。据该书光绪二年（1876年）刘凤翥序记载，《脉镜须知》为贵池周明亮觅得，经刘凤翥编次后刊行。本书在前人脉法理论的基础上，结合个人心得体会，分门别类，综合证因，对脉之形态、部位、主病及四时脏腑病脉等方面详加论述，在阐明脉理的基础上联系临床实际，对脉诊中存在的错误或不当之处进行辩驳质疑。卷上阐述十二经络总论，左、右手寸、关、尺脉及二十八脉；卷下详述浮沉迟数等脉的归类比较、七表八里九道脉、七危重脉、奇经脉、神门脉、反关脉、五脏平脉、五脏相克的生死脉、四时平脉、死脉、孕脉、小儿反关斜行等。

本次整理，以清光绪八年（1882年）铅印本为底本。

目　录

脉镜须知

序

　　《脉镜》一书，周君惺斋所刊行也。书胡以刊？以遗憾终天而刊也。光绪乙亥，余馆于军督皖防之张公家，因与周君善。周君虽司武守，卓有文心，即士林中恒加称赏。越丙子，以《脉镜》一篇来相示，云将付梓以公诸世。展读既竟，自觉二十八脉了如指掌，斯真不负签所题《脉镜》二字矣。夫脉之理本深微也，镜之体本明显也。以深微之理，当明显之体，而深者何难明，微者何难显哉？因诘之曰：君欲以《脉镜》公世，毋亦精于脉理者乎？曰：不精脉理，所憾无自，既阅《脉诀》，遗憾安穷？余惊且问曰：君之憾胡遗也？乃为述《脉镜》之自，且为道遗憾之由，语次不觉涕泗交下者久之。余为之慰藉曰：君以《脉镜》公世，君之仁心见也，以此仁心补其遗憾，而憾又何至终遗耶？余亦因家慈衰老，不时染疾，苦里中无良医，广选岐黄书一涉猎焉。当母卧病时，辄较症检方投之，病良已。此脉理之门稍践一足，故得识此书真为《脉镜》。顷闻周君言，不禁恻然心动，固与余有微合也。今因《脉镜》将公诸世，遂不觉不揣陋劣，而勉为之序云。

　　　　　　　时在光绪二年丙子孟夏，识于皖江犀防幕次，
　　　　　　　　　　　　　　　星沙刘凤蓍汉卿氏谨序

原　序

考古医书所云：病必有症，症者证也；证必有脉，脉者脏腑、经络、寒热、虚实所由分也。察脉辨症而方立焉。然近世庸医，辄以执方医病，而病不能瘳①，甚或反致杀人者何？盖以脉之形象全然不谙，但将几个成方公然行道。余浅诵读，酷嗜医学，网罗成书，苦研蕴奥，或同异各存所见，莫知宗习何书。庚戌之夏，幸得徽歙梅江村先生手著秘传脉象二十有八，其义非有异于古，而各脉之呈象主症，始极精确，无一字邻于影忽，无一意失于挂漏，剖晰入微，使学者便于习诵，如振衣挈领，而全衣悉在握中，辞简意明，真诊家正的也。吾愿览是书者务宜体会参详，勿以是书为画古人之葫芦视焉可耳。

时光绪丙子孟春，识于池阳汪五世同堂

---

① 瘳（chōu）：指病愈。

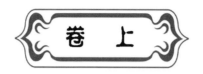

《脉诀》十二经络总论

夫脉有寸、关、尺三部位，以定经络。乃掌后高骨相对之处，即为关脉。其关位以中，上为寸，下为尺。两手皆然，共为六部。在治者以三指诊之，始可察其病源。

辨左手寸脉

【左寸】左手寸脉，乃心经也，名曰手少阴，为脏。又与心包络为表里，名曰手厥阴，为腑。是二经也，皆属火，多热，主南方夏气，色赤，苦味归之。论支干①，心为丁②，包络为丙。此二经虽同左寸，治者必以心为主。

辨右手寸脉

【右寸】右手寸脉，乃肺经也，名曰手太阴，为脏。属金，

---

① 支干：源泉中国远古时代对天象的观测。"甲、乙、丙、丁、戊、己、庚、辛、壬、癸"称为十天干，"子、丑、寅、卯、巳、午、未、申、酉、戌、亥"称为十二地支。

② 心为丁：心：对应象为南方火。指天干与方位关系即甲乙东方木，丙丁南方火，戊己中央土，庚辛西方金，壬癸北方水。

常燥，主西方秋令，色白，淡辛之味归之。古法与手阳明为表里。以支干属之，则大肠为庚，肺为辛。治者必以肺脏为主。

辨左手关脉

【左关】左手关脉，乃肝经也，名曰足厥阴，为脏。兼胆经，名曰足少阳，为腑。此二经皆属木，藏风，主东方春气，色青，酸味归之。论支干，胆为甲，肝则为乙。二经同在一脉，治者以肝为主。

辨右手关脉

【右关】右手关脉，乃脾经也，名曰足太阴，为脏。又兼胃，名曰足阳明，为腑。此二经皆属土，多湿，主中央四季之末，色黄，甘味归之。论支干，以胃为戊，脾为己。二经同在右关，治者以脾脏为主。

辨左手尺脉

【左尺】左手尺脉乃肾经也，名曰足少阴，为脏。又与膀胱为表里，名曰足太阳，为腑。古法心与小肠为表里，小肠经属火，与心同例，犹大肠之与肺同例也。其膀胱名曰足太阳，为腑，与肾皆属水，主北方冬令，色黑，咸味归之。在支干，以膀胱为壬，肾为癸。二经虽同左尺，治者以肾为主。

辨右手尺脉

【右尺】右手尺脉，亦主肾经，亦名曰足少阴，为脏。但此右肾为火，与命门一脏同位，非比左肾属水。又兼大肠经，名曰手阳明，为腑，此经属金，与肺同例。今古之论，多有不齐，然二经同在右尺，治者亦以肾脏为主。

以上左右手寸关尺分配已足，共十一经络，尚有三焦一经，则为一身之十二经络矣。其三焦则分列于左右手寸关尺之间，两寸为上焦，两关为中焦，两尺为下焦。此经名手少阳，为腑，无所定属。

论二十八脉

前之经络已明，共有十二家矣。但诊脉者须察其病脉。病在何处，脉主何病，故有二十八脉之名。其二十七脉皆为病脉，惟缓脉乃平人无病之脉，故有病之脉只列二十七科。

二十七脉总目

浮、沉、迟、数、滑、涩、洪、微、弦、紧、细、散、虚、濡、弱、疾、牢、革、长、短、芤、代、结、促、动、伏、实。

诊脉法

以上二十七脉，凡诊者必分三候，初下指于皮毛之间为浮候，稍重其指为中候，于筋骨之间为沉候。凡二十七脉之病，皆不能逃此三候于寸关尺之间也。

二十七脉科列

浮脉

浮，如初下指浮候即得其脉，中候脉则少，沉候脉更少，六部脉皆然，此即名为浮脉。只因浮候脉多，中、沉二候脉少。其主病伤寒表症，又主一切风疾，又主血虚。大凡一脉必主几症，所以诊脉必先将外症审查明白，然后细心诊之，始为万全。是以古人望、闻、问、切，在在留心。善诊者不拘于脉，苟拘于脉，必至混淆外症。外症混淆，何能施治奏功？故曰脉症相参，又曰能合色，始可万全，此古人用脉之玄妙也。是以六脉调和，皆平人无病之脉。若观其形色，大肉已去①，为必死之候，此则形色可知也。奈今之庸医，不先辨症，即便诊脉，含糊于三指之间，全不细心审察。更有病家不言病源，欲以试医，世俗往往自误者有之。盖一脉主几症，不察外症则不知为何病；且一人兼几症，将何以治之？岂不辨病脉、不言病源所能措手？此余所以深惜医与病家互相乖误，故为之力破世俗之谬云。以上脉象与所主之病，即为浮脉。

沉脉

沉，如初下指浮候其脉甚少，稍重指中候其脉尚少，直至再重指沉候其脉初见，则名为沉脉。主病伤寒里症，又主食积，又主痰郁，又主气滞，此为沉脉也。

---

① 大肉已去：指肌肉瘦削。

迟脉

迟，如一呼一吸之间脉来三至，则为迟脉，主病寒冷。予尝见痰气闷决之症，而得三至未及之脉，后几日改涩脉，予以痰气药治之，痰去脉平，终为得活。所以必参外症，此为迟脉也。至于一呼一吸之间，有脉来一至二至者，皆死也，虽亦有名，不在二十八之列。不敢臆陈其诊迟数之脉，总以平人呼吸之法定之。一呼一吸三至为迟，五至为数、为热，六七至其热极矣。

数脉

凡诊脉，医者审自己呼吸之气。如一呼一吸之间脉四至，则为平脉，无病。若一呼一吸脉来五六至，名曰数脉，主病为热为火，又主内风，兼主一切风疾外感，因阴阳伤损，亦其所主。故近世伤寒，无论表里皆得数脉，直至一解，始得四至平脉。至于平脉或有咳嗽虽久，脉仍四至，则阴未伤，未成劳瘵。倘咳嗽未久，脉来五六至，或细数，是已成劳瘵，阴已伤而将登鬼篆①矣，此数脉之最灵者。

滑脉

滑者，脉来流利，毫无蹇涩②之象，与涩相反，此为滑脉。二十八脉中，惟此脉难辨，何也？如谓流利不涩，则近于平人之脉，又何以为滑？不过言其宣行无阻之象。其浮滑、沉滑，即数脉亦带滑象，只不如数之快耳。随其各部位察之，主病痰

---

① 鬼篆：指阴间死人的名录。
② 蹇涩：指脉象不流畅。

饮，即为滑脉。

涩脉

涩者，二至迟，三至数，不为俱数、俱迟，而三五不齐者，是为涩脉。涩者何象？有蹇涩不利之义也。主病血少精伤，又主内热凝结，又或痰气凝结，故致蹇涩不利，此为涩脉。

洪脉

洪，如脉来阔大，与细脉相反，则名曰洪脉。主病为火、为热，又主邪气方张，又主伤寒。阳盛亦必洪而兼数，此必辨其有力无力，兼参外症。所得何症则定其为实火、虚火，以便措手。如有力则为实火，无力则为虚火，虚实一讹，生杀定于反掌。此洪脉与数脉相等，分别只在危微，其数脉亦当参外症，审其脉之有力无力，而洪、数之分立见矣。

微脉

微者，脉来太无力，按之似有若无，与细脉相反。不论其形之或洪或细，而辄模糊难见。细脉则确有一丝之明，微脉则不在于细小，而或洪或细，但指下难寻，不比细脉之易见，则为微脉。主病为死脉，惟霍乱一症见微脉则非死脉，余症见之皆为死脉。

弦脉

弦者，脉来如弓弦一线之直，较细，脉稍大，名为弦脉。主病为疾、为饮，又主疼，又主疟，主肝气。肝风如六脉皆弦极，毫无别象，则为纯弦，为木克土，其病已深，又为死脉。

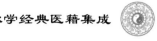

六脉带弦，不致弦极，则非死脉。

紧脉

　　紧者，脉来成弦象，或长，而左右动弹，如弹棉花之弓弦，不在一处动者，为左右弹，名为紧脉。主病为寒，又主疼，此紧脉如紧而不松之象。

细脉

　　细者，脉来如蛛丝之细，名为细脉。主病为气血大衰，必死之脉也。又主湿症，则非死脉。今观细脉，则前所立脉症相参之说，益信矣。夫一细脉，有生死之别。太细而不兼湿症，则死脉也；未至太细而有湿症，则非死脉。可不先考外之湿症乎？他脉仿此，此细脉也。

散脉

　　散者，脉既浮矣，浮而太浮于皮肤之间，而且散漫不整，按之中候沉候豁然绝无，名为散脉。其浮、濡、虚、革诸脉皆在浮候，其中、沉二候不过脉之少耳，尚有些小存者。散脉则中、沉二候全无，以此为别，且兼涣散之象。主病为速死，如物已无根，决无生理，此为散脉。

虚脉

　　虚者，脉既浮矣，浮而无力，其形阔大，则曰虚脉。主病为中暑，又主血虚。盖浮、中、沉三候，其浮候主气，沉候主血，故虚脉则沉候少，此为血虚。

濡脉

濡者，脉既浮矣，浮而无力，其形细小，则名为濡脉。乃将死必死之脉，虽症未及于死，必然不久。于沉候脉已将无，则血必大亏。浮候已细，不比虚脉之大，气虽未至大亏，然亦不为不亏，此濡脉既见，所以定其必死也。

弱脉

弱者，脉既沉矣，沉而全无力，名为弱脉。主病亦为将死必死之脉，与濡脉同。濡脉则阴血太亏，弱脉则阳气太亏，阴血虽未全亏，然亦半是亏损。此以浮候主气，沉候主血之法例耳，浮候脉将无，阳气太亏所致，此主死之脉，乃弱脉也。

疾脉

疾，如一呼一吸之间脉来七八至，乃为疾脉。主病为热极。小儿为平脉，亦不过小有病症，非死脉也。在大人则为死脉，决无生理，此为疾脉。

牢脉

牢者，脉既沉矣，沉而太有力，有牢固之义焉，名曰牢脉。主病为痞块积聚。以深重之药治之，或有生机。非轻浅之品所能消解者，乃半死半生之脉，此为牢脉。

革脉

革者，脉既浮矣，而脉来太硬，太有力，直至搏指之硬，则名为革脉，有鼓革中空之象焉。其主病为血亡精空①，又主伤寒表盛二症。虽未必死，然亦为几死之脉，此即为革脉。

长脉

长，如脉来长直，与短脉相反，较弦稍大，此名长脉。其主病为邪气有余，又主邪火，故惟痫症者有之，此为长脉。

短脉

短者，脉来如豆粒，则名为短脉。其病为气虚不足，如兼气郁，则为实症。虚实之辨，亦必察其有力为实，无力为虚，兼考外症，而短脉之旨可得矣。

芤脉

芤，如浮候有脉，至中候忽无，再至沉候有脉，是浮沉二候皆有，惟中候独无，名曰芤脉。主病为失血。如右寸芤为阴伤，左尺芤为便红，右尺芤为火炎，又为漏精，余皆为血虚，只以何脉辨何经虚耳。

代脉

代者，非结非促，脉来几至之数则去，脉去几至之数而又来。歇而又起，起而又歇，停歇几许时，起来又几许时，如是为长度，有相代之义焉，名为代脉。与促脉结脉不同，促结只歇一至即来，代脉停歇多时始到，且来几时，去亦几时，相代

---

① 血亡精空：《伤寒杂病论》论及单脉肘云"妇人则半产漏下，男子则亡血失精。"

不爽，此代脉与结、促二脉相别也。主病为痛盛，未可以死脉断之，何也？以痛止则不代也，苟非痛症，则诸症皆为死脉。

结脉

结者，脉既迟矣，迟而停歇一至，即便复求，亦如促脉之长度，名为结脉。主病为冷，中有积结，亦如促脉，但此脉不比促脉之常见，未曾经验，惜未确得其治法。

促脉

促者，脉既数矣，数中停歇一至，止歇一至，即便复来，少顷又歇一至，又即复来，如是为长度，名曰促脉。主病为热，其中有积有结，此脉伤寒症所常见，宜以通解之药治之，而促脉可立去也。

动脉

动者，脉既短矣，而非一处动，乃周回圆转而动，名曰动脉。主病为惊，又主疼痛，即为动脉。

伏脉

伏者，浮、中、沉三候俱无脉，直而推筋着骨，重按至筋骨之际，始有其脉，名曰伏脉。主病为痞积，年久根深蒂固，见此脉者，为旦夕将死之脉。又主伤寒阴毒，亦为必死。又主疼极，亦有此脉。如疼极见此脉，尚有可治，不得以死脉定之，何也？以疼过脉又起耳，此为伏脉。

实脉

实者，浮、中、沉三候脉俱有力，毫不少异，名曰实脉。主病为大积大聚，又主实热瘀结，乃可治之脉，此为实脉。

单论缓脉

缓，为平人无病之脉，名曰缓脉。不迟不数，来只四至。不浮不沉，皆不犯此二十七病脉之形，其象主于中和。盖二十七病脉，非太过则不及，非不及则太过。须知太过与不及，皆病脉也。无太过与不及，此中庸平和之形。三焦无病，以致六脉皆和，此为缓脉。

附：论缓脉兼病脉

缓为胃气所主，故宜来往和匀，或别兼病脉，方可断症。浮而缓者则伤风，沉而缓者则寒湿，缓而涩者薄于脾[1]，缓而弱者虚于气。左寸涩缓，血必虚于少阴。右寸浮缓，风邪人于五内。左关浮缓为肝风，右关沉缓为脾湿。左尺缓而涩，则精宫耗损。右尺缓而细，则真阳衰痿。略举大概，全在诊家以此类推，审其兼病何脉，按方治之，未必不能助效云尔。

---

[1] 薄于脾：指脾虚。

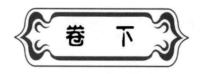

二十八脉形象

二十八脉之主病，前皆分论之矣。其间脉之形象，有相去悬绝者。如浮、沉之类，浮者在上，沉则在下。如迟、数之类，迟者二三至，数则五六至。皆相去天渊，不待琐辨，可以类推而知之。此稍能脉理者，亦能迥别。其间脉之形象，有相似而仿佛者。如虚、濡之类，皆在浮候无力，岂非相似？彼虚则阔大，濡则细小，自可分别。如细、微之类，同为渺茫。须知细有蛛丝之细，固可确见；微则不拘细大，渺然难寻。诊者可不审而别之乎？故极拟其象，重申论焉。若能照前法，按其脉络，审其形象，其病症无不了然也，以此推之，理可尽得。

纲论浮沉迟数主属_{附兼脉}

浮脉属阳，主表，举指轻按得之，曰浮。兼浮而有力为洪，浮而无力为芤，浮而长大为实。

沉脉属阴，主里，举指重按得之，曰沉。兼沉而有力为滑，沉而无力为弱，沉而似有似无为微，沉而至骨为伏。

迟脉属阴，主脏，举指稍重按之，在内一息三至为迟。兼迟而有力为涩，迟而无力为濡，迟而似有似无为缓。

数脉属阳，主腑，举指轻按，其来极急，一息六至为数。兼数而有力为弦，数而无力为紧。

五行属脉附

浮、涩、弱属金，弦、紧、伏属木，滑、沉、濡属水，芤、实、洪属火，微、缓、迟属土。

七表脉附

浮、芤、滑、实、弦、紧、洪。

八里脉附

微、沉、缓、涩、迟、伏、濡、弱。

九道脉附

长、短、虚、细、促、动、革、代、结。
以上共二十四脉，合数、牢、散、疾四脉，共二十八脉。

七危症脉①附

雀啄，脉来三五至而歇，歇而再至，如雀啄食状，此脾经之已绝也。

---

① 七危症脉：又名七死脉，多见于生命垂危的病人，是脏气将绝、胃气衰竭、无神、无根等危重证侯所出现的七种异常脉象。

屋漏，脉良久而一至，其状若屋漏之滴水焉，此胃腑之已绝也。

弹石，脉从骨间劈劈而至，如指弹石状，此肾脏之已绝也。

解索，脉散乱如解绳索，此精血已竭绝也。

虾游，脉沉时忽一浮，如虾游焉，静中一动，此神魂之已绝也。

鱼翔，脉沉时忽一浮，如鱼翔状，似有似无，欲静欲动，此命门之已绝也。

釜沸，脉如釜中水，火然①而沸，滚滚不休，有出无入，此阴阳二气之皆绝也。

奇经八脉附

督脉

寸关尺俱浮，直上直下。

按：督为阳脉之都纲，其脉起于下极之俞，并于脊里，上至巅顶，极于上齿缝中断交穴②。其病，主外感风寒之邪，又主腰背强痛，又主大人癫病，小儿风痫。

任脉

寸口脉紧细实长至关，又曰寸脉如丸。

按：任为阴脉之统会，起于中极之下，循复上喉，至下断交穴。极于目下承泣穴。其病，男子内结七病，女子带下瘕聚，又

---

① 然：同"燃"。《孟子》："若火之始然。"
② 断交穴：应为"龈交穴"，"龈"旧写亦作"齦"，俗写误为"断"。

腹中气痛，又主阴中痛。

冲脉

寸关尺俱牢，直上直下，与督脉同。但督浮冲沉可辨耳。

按：冲为十二经之根本，起于气街在少腹毛中两旁各二寸，夹脐左右，上行至胸而散。其病，为逆气，里急，或作躁热，又主恍惚狂痫。

带脉

关部左右弹。

按：带脉起于胁中，围身一周如束带然。其病，为腹满，腰溶溶如坐水中。又女人主少腹痛里急，瘛疭①，月事不调，赤白带下。

阳跷脉

寸部左右弹。其脉在肌肉之上，通贯六腑，主持诸表。

按：阳跷脉起于跟中，上外踝，循胁上肩，夹口吻，至目，极于耳后风池穴。其病，为阴缓，为阳急，又主腰背痛，癫痫僵仆，恶风，偏枯，瘴痹，体偏。瘴音顽，麻木也。

阴跷脉

尺部左右弹。其脉在肌肉之下，通贯五脏，主持诸里。

按：阴跷脉，起于跟，上内踝，循阴自胸至咽，极于目内眦睛明穴。其病主阳缓，主阴急，又主癫痫、寒热、皮肤淫痹，

---

① 瘛疭：又称抽搐、搐搦。指手足伸挛交替，抽动不已。

少腹痛里急，腰及髋髎音宽料下连阴痛，男子阴疝①，女人漏下。

阴维脉

尺外斜上至寸。

按：阴维脉，起于诸阴之交，发于内踝上五寸即筑宾穴。循股入小腹，循胁上胸，至顶前而终。其病，主癫痫僵仆，失音，肌肉痹痒，汗出恶风，身洗洗然也。如脉沉大而实，主胸心痛悸，胁满。如脉如贯珠，男子胁实腰痛，女人阴痛或有疮。

阳维脉

尺外斜上至寸。

按：阳维脉，起于诸阳之会，发于足外踝下一寸五分即申脉穴，循膝上髀厌②抵少腹，循头入耳至本神而止。其病，主肌肉痹痒，皮肤痛，下部不仁，汗出而寒，颠仆羊鸣，手足相引，甚者不能言，又主心痛。

神门脉附

神门脉，在两手尺脉之中，肾命二经所主，先天之根本。凡人之病死不救者，以其先绝二脉也。二脉之绝，缘于肾命皆虚。人若无神门脉，决无生理。近世《脉诀》③中谓为心脉，盖以心经有神门穴，误认心经为神门脉。殊不知心属上焦，应于左寸，岂有候心经于尺中乎？则神门脉既应于尺中，为肾命

① 阴疝：病名，又称睾丸疝气。
② 髀厌：又称髀枢，即髋关节。
③ 《脉诀》：此《脉诀》似指高阳生托名王叔和所著。

二经所主，决无疑矣！学者切勿错认心经之神门穴，为两尺之神门脉。彼神门穴原在掌后兑骨之端，何可浑误而不明辨欤？

反关脉 附

反关脉者，以其不由寸口正行于关上，转由列缺络入于臂后，故谓反关，为手阳明大肠经所主。正诊不见，寸关尺六脉皆无，必反其手而诊之，乃可见脉，其脉象病症，亦与正诊无异。《内经》曰①：人若左手见反关主贵，右手见反关主富，左右得之富而且贵，男女皆然。或曰：平人见反关，必主富贵。固然，亦有平时皆正脉，至病时始反关者，何以辨之？曰：若此反关主病，为气结、为痰闭、为邪火闭、为疯症、为霍乱②、为癫仆、中气、中痰及梦魇鬼魇等症始可见之。若他症犯此，则为几死之脉，何也？凡人之死，先死于足，后死于手，惟臂后缩存此脉，此寸关尺已死，而脉渐欲与心经绝也。是说也，谓非无理，余亦疑之，故姑存此，以俟有识者确断焉可。

五脏平脉总论

脏腑之病脉，前于二十八脉已备陈矣。其有各脏所当见之平脉，尚在未陈。前所论缓脉为平脉，乃统见于寸关尺，非各脏之本然平脉也。

---

① 《内经》曰：以下三条引文不见于今本《内经》。

② 霍乱：病名。以起病急骤，卒然发作，上吐下泻，腹痛或不痛为特征的疾病。因"其病变起于顷刻之间，挥霍缭乱"，故名。

论左寸平脉病脉

如左寸主心脏，其本然之平脉，则当浮、当洪。若不浮而沉，不洪而细，则心脏有病。

论右寸平脉病脉

右寸主肺脏。其脉则当浮、当短。若不浮而沉，不短而长且弦，则肺脏有病。

论左关平脉病脉

左关主肝脏。其脉则当在中沉之间，尤必弦且长。若不中沉而反浮，不弦且长而反短，则肝脏有病。

论右关平脉病脉

右关主脾脏。其脉当在中候，不浮不沉，不长不短，不大不小。若或浮或沉，或长或短，或大或小，有失中和，则脾脏有病。大抵两关当在中候为平脉，然肝脉不宜浮数，惟左关带沉，亦为平脉。

论左尺平脉病脉

左尺主肾脏。其脉当沉而有力，若不沉而反浮，弱而无力，则肾脏有病。

论右尺平脉病脉

右尺亦主肾脏，与左肾同例。但右肾为相火，其脉亦当沉而有力，尤宜稍大于左肾之脉，反此则肾脏有病。

然则究惟两寸独大，两关两尺皆不能及，方为六脉之平脉。两关当在中沉为平脉，两尺当在沉候为平脉。此寸关尺五脏所主，皆已昭然，而未及六腑三焦，何也？盖寸关尺原以五脏为主，五脏之脉既已平和合度，固为无病，则三焦六腑亦皆无病矣。若腑中有病，则脏脉亦因之现病。是以脏同腑为升降，言脏而不言腑者，以脏与腑相为表里也。五脏平病之脉既明，其主死脉，亦不外乎生克之理。

五脏生克总论

所谓五脏之相生者，如肺金生肾水，肾水生肝木，肝木生心火，心火生脾土，脾土生肺金，肺金又生肾水。金水木火土相生不已，则肺肾肝心脾周流不息，互相生长，五脏之脉自然和平。所谓五脏之相克者，如肺金能克肝木，肝木克脾土，脾土克肾水，肾水克心火，心火克肺金。金木土水火相克不安，则肺肝脾肾心相背不顾，互相克制，五脏之脉自然现病。治者虽当治其主脏之病，然必杜其所克之来，扶其所生之母，所谓止沸抽薪，节流开源之法也。

辨木克土生死脉

近世病症肝木克脾土者甚多。克之浅，则为病脉，不至见死脉，亦不得谓之克。所谓木乘土位，至克之深，则六脉必皆弦极且兼有力，此为肝脏之真脉，即肝木之死脉也，象在必死。

辨火克金生死脉

火克金之病症世亦不少。克之浅，谓之火乘金位，虽为病脉，要非死脉，此火不但心火、相火互乘金位，来乘者亦多。其脉或有数者，至克之深，则六脉皆洪极无比，此为心经之真脉，即心火之死脉也，象在必死。

辨水克火生死脉

其有六脉皆如搏指之硬，如弹石之状，绝无和缓之象。盖和缓主于胃气，至脉无和缓，则胃气已绝矣。此因其脉太有力，故致于死。此为肾脏之真脉，即肾水之死脉也，疑为水之克火，但诸书未有确断，又不敢强，然拟其象，亦在必死。

辨金克木生死脉

其有六脉皆太无力，甚至似有若无，如毛之生于皮肤，即二十八脉中之微脉也。而且兼浮，此为肺脏之真脉，即肺金之死脉也，象在必死。

辨土克水生死脉

其有六脉太迟，而致一二至者，相似屋漏，且或兼代脉，此为脾脏之真脉，即脾土之死脉也。盖脾之平脉固宜于缓，至于太迟则死脉矣。脾脉似代，至于真代，决无生矣，若脉有是象，亦在必死。

六脉独断总论

五脏死脉，亦已昭然，今必统论其独。所谓独者，如脉之过与不及，皆为病脉，要非死脉。彼有力则过，无力则不及。数则过，迟则不及。洪则过，细则不及。若此之类。凡人既病，即见于脉，何得概以死脉断之？若夫各脉至于过之极，与至于不及之极，皆为死脉，不得谓之病脉矣。

六脉分断

六脉弦极为死脉，即肝之真脉；六脉洪极为死脉，即心之真脉；六脉太有力为死脉，即肾之真脉；六脉太无力为死脉，即肺之真脉；六脉太迟为死脉，即脾之真脉；六脉太无力为死脉，即名为微脉；六脉太数为死脉，即名为疾脉；六脉太浮为死脉，即名为散脉；六脉太沉为死脉，即名为伏脉。

凡人之脉，必宜无过与不及，而且五脏合度为平脉，方为常人无病之脉。以上所主死脉之外，尚有芤、代等脉皆为死脉，然亦有不至于死者，以其病可减，而脉亦可平也。总之，六脉若皆太过与太不及，无论二十八脉之中，主死之脉固为必死，即主病之脉亦未必皆生。

辨四时平脉死脉

辨春脉

春令为肝经所主，其平脉乃六脉带弦，且六脉只须略见弦象，不宜纯弦。若纯弦之极，则又为死脉矣。夫春令带弦，较为平脉。若于春前、冬初、秋末等时带弦，乃非时之弦脉。一至春时，不能久延而死矣。或于春末、夏初见者亦然，四季皆为一例。

辨夏脉

夏令为心经所主，其平脉乃六脉带洪，不宜纯洪。若六脉纯洪之极，于夏前、春冬时见之，至夏亦死，决然无疑，余与春令同。

辨秋脉

秋脉乃肺经所主，其平脉乃六脉带浮，不宜纯浮。所谓浮者，乃浮于皮肤之间，浮候即有，为肺经之平脉。若六脉纯浮之极，于秋前、夏春见之，至秋必死。

辨冬脉

冬令为肾脏所主，其平脉乃六脉带石①，亦不宜纯石。所谓石者，即沉重有力之象，乃肾脏之平脉。至于纯石之极，则为

---

① 石：即石脉，系冬季脉来沉滑之象。

死脉，于冬前、秋夏见之，至冬必死。

脾经独辨

尚有脾经一脉，未曾申辨。其所主在四季之末，每季主一十八日，以其四季月为土令，脾经属土，故为所主。其平脉为和缓，亦不宜太过不及，此经难决先见之候。

孕脉

夫男妇之脉，古法固有所别。以予蠡见论之，究竟无所大异。方书所云妇人尺脉盛于男人，理或固然，实亦无所取重。予以为男妇之脉可以概例，惟孕脉有异。孕妇之脉，彼《内经》之所载，与诸书之所陈，各有拟象。予亦深为详辨，莫定去从，未敢偏信，姑为阙疑。如曰：妇人阴搏阳，则谓之有子。彼盖以尺脉为阴，寸脉为阳，阴脉搏大，盛于阳脉，则为有子，其说亦非不是。又有曰：妇人之尺脉，恒盛于寸脉。以二说参论，则有孕如此，平脉亦如此，亦似难于分别。且方书又曰：凡妇人手少阴心脉动甚者，谓之有子。予当察有孕之脉，心脉亦复如常，绝未当动，似此则所说亦难准信。独有滑伯仁所云：凡诊妇人之脉，来或五至，而无热病，则当问其月水如何。如不月则有孕，或月水仍来，脉为五至，则为有病而无孕。予所察孕妇之脉，惟依滑伯仁之论，历均有验。盖以有孕之脉，必然五至，非为四至。凡无孕之脉，一来五至，必有风热之症，或久于卧休，或不能饮食，则脉为五至。若毫无别症，其饮食起居，一切如常，而且不月，则定为有孕。又诊孕脉，能辨为男为女，有左数为男、右数为女之说，此法甚难确据，反不如外察之法最为准验。凡受孕于左，则左腹长动者为男；受孕于右，则右腹长动者为女。又左先动起者为男，右先动起者为女。又凡孕为男，婴儿之面必向内坐，故不长动；凡孕为女，其面必向外坐，故能常动。此数论似为明确可信，故附之。

小儿反关斜行

凡小儿之脉，大抵大同小异，惟数脉乃小儿之平脉。其无病之脉，一来六七至，方书所论皆同。小儿病脉，未必如大人，有二十八脉之全，不过几经脉象而已。若夫诊至小之脉，其法惟以虎口三寸为主，不必诊脉。即或诊之，只用一指诊其大略。盖以小儿之寸关尺，难容诊者之三指耳，且小儿之脉非同大人之凿凿可凭。至于稍大，则与大人之诊法略同。其诊虎口之法，痘疹幼科诸书自备，不待赘陈。又有反关之脉，与前论大人之反关无异，其诊法亦与诊大人之反关同，但此脉世不多见。更有一等斜行之脉，为世最多。其脉不由正道，乃斜行手臂之旁，故脉道中无脉。旁索其脉，方能得之，其病象亦与正脉同。若索之正道、斜行、反关三处皆无脉，则为脱脉，乃死症也。其诊斜行之脉，亦与前诊反关之法同。

《脉诀》一书，前人详言之矣。余也不敏，何敢菲薄前书，创立臆说以诬世？然管见虽微，曾经试验，故不揣陋劣，只陈所知。但愿有济于当世，小补于后学，则实出于予之万幸云，江村自跋。

辨小儿内热外热_附

小儿未谙调护，故易于病；小儿未泄真阳，尤易于愈。然审之未确，其生杀之机较大人为更易。故其病多起于发热，后转他症。然其热有内外之分，辨之不明，立方即误，其凶吉可立见也，故为之立辨云。所谓外热者，如偏身终日发热，时或肢冰，必主清涕、咳嗽、头痛、鼻塞等象，其脉则浮。如虎口之经文，其色或紫，则为闭热，红则伤寒，青则伤风，兼见则病亦兼有，其症必在风关。此为外热之症，切忌凉内之药，以荆防之剂表散之，得汗自愈。所谓内热者，如不时潮热，夜则热甚，日久缠绵，或口渴，或腹胀，或盗汗，或自汗，皆内热也。其体必瘦弱，其神必痿败，其脉为沉迟、为虚弱等象。其症由于伤食停痞，伏火伏燥，其体由于阴虚阳虚，或由调养失宜，察而治之，内热可解。切忌表散之剂，宜以内解之药，按症投之，可保无虞。此等热症，慎勿轻忽视之。其大势虽不同于外热之险，殊不知为害比外热更甚，何也？久热必致伤阴，阴既伤，则体渐消瘦，日复羸败，成为疳痨①之症。即有妙手，亦难回春，悔之何及？愿医世者告以调护于未病之先，慎其诊治于既病之候，何莫非保赤之一心也。

辨痰火闭症 附

痰火闭症，似惊风，实非惊风，即世俗所谓急惊风者是也。小儿有是症者，因其或感风寒，或伤于食，或停于乳，或伤于暑热，皆成此症。常考此症之由，必因饮食滞积于中，故不能生痰，痰积则化火，暑热闭于中，亦能生火。平时失于清解消散，则痰积火亦积，火升痰亦升，痰火上壅，闭其肺窍。肺窍既闭，诸窍亦闭。且痰火既甚，则肝必燥，故肺窍闭。其症为

---

① 疳痨：病证名，出自《颅囟经》，属肺疳重证。症见面色㿠白，骨蒸潮热，午后两颧发赤，精神疲倦，时有干咳或咽痛，睡中盗汗等。

目上直视，为牙关紧闭，为气息哮喘，为昏闷不醒。肝燥则生风，风动故筋急，为四肢拘挛抽搐、瘈颤反引等象。当其时，只可以手扶之，切不可用力紧抱，伤其筋络，致成废疾。初起，以通关散吹入鼻中，得嚏则醒。轻者以清火降痰汤，重则以抱龙丸，或清膈煎加菖蒲、竹茹等，无不愈者。醒后以清热养血汤调之，以免复发。世有庸医及愚夫伧妇①，一遇小儿见此症者，不问其为痰火闭，木侮土，概以内外定惊丸投之，贻误者十有七八。试思痰火闭，其病为实，木侮土，其病为虚。虚实不同，医治亦异，概以一丸，何以奏效？此生杀在反掌之间，不独为投此丸者恨之，而小儿之受误难堪，尤为赤子怜之也。愿世医按症投方，勿为儿戏，则幸甚。

木侮土症

木侮土一症，近世最多。其症势较痰火闭稍异，其愈较痰火闭稍难。其药方与之比较，则大相天渊，即世俗所谓慢惊风者是也。其症起于受暑受寒，或伤食伤乳，均能作吐作泻，甚至吐泻交加，久则脾土亏虚，故肝木乘而侮之，其泻渐见青色，面部痿白带青。此肝木之乘脾土，而内风动也。其四肢必微搐无力，与痰火闭之抽搐不同。彼则急为抽搐，清醒时即止；此则微搐无力，且匀而不止。其目上视，牙闭气哽，鼻歪口窜，头偏颈侧，皆与彼同。唯神气恹恹②不振，与之相反。此中气脱乏，谓之慢脾，宜补其脾，回其阳，则土振而木静矣。此症不补脾平肝即死，总因脾土亏虚所致。小儿脾土亏者极多，故平时宜长以补脾之剂调之，免成此症。尤宜保于平日，勿过伤饮

---

① 伧（cāng）妇：古代讥指粗俗、鄙贱的妇人。

② 恹恹（yān yān）：困倦，精神委靡。

食，勿感受暑寒，以免临时补之难及。其有脾土本亏者，稍因饮食失调，或偶受寒暑，即时作热，以致吐泻交作，三五日即成此症。更有脾土太亏，甚至一昼夜亦成此症者。如初起宜异功散；吐则加藿香、煨姜；若病已数日，泻见青色，加木香或肉桂；若手足皆冷、脉息微细、唇舌痿白，此将脱之症，急用附子理中汤，以温其中，回其阳，此十中尚可救其三四。诸脏之病，皆可稍缓，唯脾经一症，其变甚速，一至于脱，则万无一生，治者切勿缓视。

以上小儿症辨，皆予所搜括而成也。窃思儿体未充，受病必易，且世之贻误者亦多。予涉猎方书，稍解儿科，今因周君惺斋，以脉镜付梓，属①予编次。遂不禁保赤之心，矢中莫遏，不揣蠡见，为附数篇。此殆周君画蛇，予为之添其足也夫，凤翥自跋。

---

① 属：同"嘱"。